Obstetrícia Veterinária

SEGUNDA EDIÇÃO

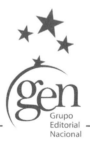

O GEN | Grupo Editorial Nacional – maior plataforma editorial brasileira no segmento científico, técnico e profissional – publica conteúdos nas áreas de ciências da saúde, exatas, humanas, jurídicas e sociais aplicadas, além de prover serviços direcionados à educação continuada e à preparação para concursos.

As editoras que integram o GEN, das mais respeitadas no mercado editorial, construíram catálogos inigualáveis, com obras decisivas para a formação acadêmica e o aperfeiçoamento de várias gerações de profissionais e estudantes, tendo se tornado sinônimo de qualidade e seriedade.

A missão do GEN e dos núcleos de conteúdo que o compõem é prover a melhor informação científica e distribuí-la de maneira flexível e conveniente, a preços justos, gerando benefícios e servindo a autores, docentes, livreiros, funcionários, colaboradores e acionistas.

Nosso comportamento ético incondicional e nossa responsabilidade social e ambiental são reforçados pela natureza educacional de nossa atividade e dão sustentabilidade ao crescimento contínuo e à rentabilidade do grupo.

Obstetrícia Veterinária

SEGUNDA EDIÇÃO

Nereu Carlos Prestes

Professor Adjunto do Departamento de Reprodução Animal e Radiologia Veterinária da Faculdade de Medicina Veterinária e Zootecnia da Universidade Estadual Paulista (FMVZ/Unesp), Campus de Botucatu (SP). Docente da disciplina Obstetrícia Veterinária, na FMVZ/Unesp.

Fernanda da Cruz Landim-Alvarenga

Professora Titular do Departamento de Reprodução Animal e Radiologia Veterinária da Faculdade de Medicina Veterinária e Zootecnia da Universidade Estadual Paulista (FMVZ/Unesp), Campus de Botucatu (SP). Docente da disciplina Obstetrícia Veterinária, na FMVZ/Unesp.

Segunda edição

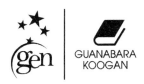

- Os autores deste livro e a EDITORA GUANABARA KOOGAN LTDA. empenharam seus melhores esforços para assegurar que as informações e os procedimentos apresentados no texto estejam em acordo com os padrões aceitos à época da publicação, *e todos os dados foram atualizados pelos autores até a data da entrega dos originais à editora.* Entretanto, tendo em conta a evolução das ciências da saúde, as mudanças regulamentares governamentais e o constante fluxo de novas informações sobre terapêutica medicamentosa e reações adversas a fármacos, recomendamos enfaticamente que os leitores consultem sempre outras fontes fidedignas, de modo a se certificarem de que as informações contidas neste livro estão corretas e de que não houve alterações nas dosagens recomendadas ou na legislação regulamentadora.

- Os autores e a editora se empenharam para citar adequadamente e dar o devido crédito a todos os detentores de direitos autorais de qualquer material utilizado neste livro, dispondo-se a possíveis acertos posteriores caso, inadvertida e involuntariamente, a identificação de algum deles tenha sido omitida.

- **Atendimento ao cliente: (11) 5080-0751 | faleconosco@grupogen.com.br**

- Direitos exclusivos para a língua portuguesa
  Copyright © 2017 by
  EDITORA GUANABARA KOOGAN LTDA.
  Uma editora integrante do GEN | Grupo Editorial Nacional
  Travessa do Ouvidor, 11
  Rio de Janeiro – RJ – CEP 20040-040
  www.grupogen.com.br

  Reservados todos os direitos. É proibida a duplicação ou reprodução deste volume, no todo ou em parte, em quaisquer formas ou por quaisquer meios (eletrônico, mecânico, gravação, fotocópia, distribuição pela Internet ou outros), sem permissão, por escrito, da EDITORA GUANABARA KOOGAN LTDA.

- Capa: Bruno Sales
  Ilustrações: Ana Augusta Pagnano Derussi | Diane Hama Sassaki
  Editoração eletrônica: Diretriz

- Ficha catalográfica

P939o
2. ed.

    Prestes, Nereu Carlos
    Obstetrícia veterinária / Nereu Carlos Prestes, Fernanda da Cruz Landim-Alvarenga. - 2. ed. - [Reimpr.]. - Rio de Janeiro : Guanabara Koogan, 2025.
    il

    ISBN 978-85-277-3079-2

    1. Medicina veterinária. I. Landim-Alvarenga, Fernanda da Cruz. II. Título.

16-37556   CDD: 636.089
                                                                                CDU: 636.09

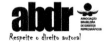

Colaboradores

Bruna De Vita

Médica-Veterinária formada pela Universidade Paulista (Unip). Pós-Doutoranda do Departamento de Reprodução Animal e Radiologia Veterinária da Faculdade de Medicina Veterinária e Zootecnia da Universidade Estadual Paulista (FMVZ/Unesp), Campus de Botucatu (SP).

Claudia Barbosa Fernandes

Professora Doutora do Departamento de Reprodução Animal da Faculdade de Medicina Veterinária da Universidade de São Paulo (USP), São Paulo (SP).

Josiane Adelaide Camargo Lourenção

Bióloga formada pela Universidade Sagrado Coração, Bauru (SP). Mestranda do Programa de Biotecnologia Animal da Faculdade de Medicina Veterinária e Zootecnia da Universidade Estadual Paulista (FMVZ/Unesp), Campus de Botucatu (SP), sob orientação do Professor Nereu Carlos Prestes.

Teresa Cristina Macedo dos Santos

Médica-Veterinária formada pela Faculdade de Medicina Veterinária e Zootecnia da Universidade Estadual Paulista (FMVZ/Unesp), Campus de Botucatu (SP).

Apresentação

Recebi o convite para escrever a Apresentação desta obra e, envaidecida, aceitei prontamente, pensando que a tarefa seria fácil. Ledo engano. Logo após ter me sentado para começar a escrever, descobri que a presente tarefa, caso eu quisesse enveredar pela apreciação do conteúdo do livro, demandava mais do que o conhecimento de uma bióloga.

Obstetrícia Veterinária é um livro que trata principalmente, mas não somente, das bases teóricas e práticas da Obstetrícia de animais de interesse veterinário. É um texto ao mesmo tempo básico e avançado, o qual, em seus 17 capítulos, documenta de maneira acessível, tanto a estudantes quanto a profissionais, os meandros e desafios dessa área. Possui, além de tudo, o grande mérito de fazê-lo de maneira ampla, clara, bem ilustrada e atualizada, incorporando a experiência prática dos autores no trato diário com os problemas próprios do ambulatório de um hospital veterinário.

O livro, essencialmente, não se limita à prática da Obstetrícia em si, mas aborda itens relacionados, tanto os de natureza biológica como os de natureza clínica.

A Obstetrícia, hoje, não prescinde de conhecimento dos fatores hormonais e genéticos que controlam a gametogênese masculina e feminina, a fecundação, o desenvolvimento embrionário e as relações do embrião com o organismo materno. Diante disso, o livro aborda em muitos capítulos temas como embriogênese, placentação, gestação normal e possíveis patologias, sem deixar de lado, no entanto, o aborto e o parto, normais ou induzidos, além das particularidades das espécies que frequentemente requerem a interferência do veterinário.

Já no início do século 20 sabia-se que "a chave de qualquer problema biológico deve ser em última instância procurada na célula" (Wilson, 1925). Com isso, é estimulante verificar que não só os aspectos anatômicos, mas também os celulares e moleculares, são considerados nos capítulos, em uma abordagem atualizada, a qual incorpora os avanços ocorridos na Biologia em geral. Na verdade, dificilmente a Biologia pode ser identificada hoje como um assunto relegado somente aos profissionais dessa área, como se pensava 20 anos atrás. Com o conhecimento adquirido sobre os mecanismos moleculares atuantes nas células e a respeito das inter-relações funcionais que mantêm a homeostase dos organismos vivos, nenhuma disciplina que deles trate prescinde de atentar para fatores antes não considerados. Nesse sentido, é sintomático que um capítulo que aborda obtenção, cultivo e aplicação de células-tronco no tratamento de algumas lesões de animais, principalmente cães, gatos e equinos, tenha sido incorporado ao livro. É importante salientar que esse capítulo não relata apenas aspectos teóricos sobre o tema em questão, mas também incorpora experiência laboratorial e prática dos autores.

Nesse contexto, estou certa de que esta obra oferecerá aos seus leitores conhecimentos indispensáveis, seja para estudantes ou profissionais da área de Obstetrícia Veterinária.

Carminda da Cruz Landim
Professora Emérita da Universidade Estadual Paulista (Unesp)

Prefácio

> Aluno de uma geração de obstetras com grande habilidade no uso do fórceps, para quem a cesariana era o único recurso, por causa do risco da operação na época em que os antibióticos não tinham sido descobertos, ele insistia com tranquilidade quando perdíamos a paciência de aguardar o nascimento pela via normal e sugeríamos a cirurgia: Calma meninos! Obstetrícia é uma palavra que vem do latim *obstare*: 'Ficar parado na frente – esperar'"
>
> **Dráuzio Varella**
> *Por um fio*, Companhia das Letras (2004)

Na Medicina Veterinária, diferentemente da Obstetrícia humana, cada parto é uma entidade ímpar para o mesmo animal e espécie específica.

Este livro foi totalmente revisado e utilizou em sua bibliografia, dentre outras referências, obras clássicas de autores renomados e, ainda, uma despretensiosa, porém sólida, experiência didática, científica, ambulatorial e cirúrgica dos autores. Estamos conscientes de possíveis equívocos ou omissões, mas temos plena certeza de que o leitor encontrará uma nova linguagem na abordagem dos capítulos.

A Obstetrícia Veterinária é um compartimento estanque, pois a gestação e o parto são eventos fisiológicos desde os primórdios do ciclo de vida dos mamíferos. Encontramos livros especializados e completos, desde 1931, como a obra *The Diseases of the Genital Organs of the Domestic Animals*, do autor W. A. Williams, traduzido para o italiano por Atílio Grignani, em 1936, com 476 páginas, e, do mesmo autor, *Veterinary Obstetrics*, de 1932. No Prefácio da edição italiana mencionada, está escrito: "Em 1909, publicava em volume intitulado: *Obstetrícia Veterinária, Comprese le Malatie del Neonato e Degli Animal di Reproduzione*", que foi seguido de dois volumes, um intitulado *Obstetrícia Veterinária*, publicado em 1921, e o livro *In my Opinion – Being a Book of Dissertations on the Horses Horsemanship*, editado pelo major W. E. Lyon em 1931.

Em 1933, Cristiano Garcia Alfonso publica o *Tratado de Obstetrícia Veterinária*, exigindo uma segunda edição da obra, permeando o texto desse Professor da Faculdade de Veterinária de Madrid.

Outro exemplar raro foi o livro *Obstetrícia Veterinária: Higiene Prática das Mãos*, especificamente escrito em português e publicado em 1936 por Dr. René Straurnard, este intitulado "Lente Catedrático da Escola de Veterinária de São Paulo e Veterinário Oficial de Jockey-Club", conforme afirmou no Prefácio que o obstetra sempre deverá intervir com método, rapidez e decisão. O livro, de 361 páginas e ilustrado, constitui-se em uma obra de arte histórica.

Em 1941, o Dr. Franz Benesch, Professor da Escola Veterinária de Viena, publicou o livro *Obstetrícia de la Vaca y de la Yegua*, com 335 páginas, ricamente ilustrado e dedicado especialmente a correções de distocias fetais.

Uma versão aperfeiçoada e completa, denominada *Obstetrícia y Ginecología Veterinarias*, surgiu em 1965, contendo 881 figuras em 853 páginas, incluindo capítulos de fisiologia da reprodução e uma parte de biotécnicas.

Outra obra importante foi escrita pelo Professor Ernesto Antônio Matera, intitulada *Distocia Dependentes de Apresentação e Posição do Feto*, autografada pelo autor, entretanto sem registro do ano de publicação.

No livro *Manual de Obstetrícia Veterinária*, de 1965, cuja terceira edição foi disponibilizada em 1977, Grunert, Bove e Stopiglia reproduzem na apresentação um pequeno texto em inglês, de autoria de Lee (1933), relatado no *Principles and Practice of Obstetrics*, em que afirmou: "Obstetrícia não é o melhor ramo da Veterinária e merece toda a atenção e o melhor da capacidade mental do profissional".

Autores contemporâneos, como Morrow, Roberts, Grunert e Birgel, Toniollo e Vicente, ao lado de tantos outros, deram preciosa colaboração ao ensino e à difusão da Obstetrícia Veterinária. Dedicamos este livro a todos os médicos-veterinários, em especial àqueles que trabalham diretamente com reprodução animal. Desejamos boa leitura a todos e que o acadêmico em formação extraia o melhor desta obra.

Os autores

Sumário

1 Fecundação e Clivagem, 1
Fernanda da Cruz Landim-Alvarenga

2 Reconhecimento Materno do Concepto
e Início da Placentação, 19
Fernanda da Cruz Landim-Alvarenga

3 Líquidos Fetais e sua Constituição Bioquímica, 33
Nereu Carlos Prestes

4 Crescimento e Desenvolvimento
do Concepto, 43
Fernanda da Cruz Landim-Alvarenga

5 Gestação, 59
Fernanda da Cruz Landim-Alvarenga

6 Parto Normal, 69
Fernanda da Cruz Landim-Alvarenga

7 Lactação e Patologias da Glândula Mamária, 81
Fernanda da Cruz Landim-Alvarenga ▪ Nereu Carlos Prestes

8 Interrupção da Gestação e Indução de Parto, 87
Fernanda da Cruz Landim-Alvarenga ▪ Nereu Carlos Prestes ▪
Claudia Barbosa Fernandes

9 Abortamento Não Infeccioso, 99
Nereu Carlos Prestes

10 Patologias da Gestação, 109
Fernanda da Cruz Landim-Alvarenga

11 Prolapso de Vagina e Cérvix em Fêmeas
Gestantes e Não Gestantes, 127
Nereu Carlos Prestes ▪ Fernanda da Cruz Landim-Alvarenga ▪
Josiane Adelaide Camargo Lourenção

12 Manejo do Neonato, 139
Fernanda da Cruz Landim-Alvarenga ▪ Nereu Carlos Prestes ▪
Teresa Cristina Macedo dos Santos

13 Distocias de Causa Materna, 155
Nereu Carlos Prestes

14 Estática Fetal, 163
Nereu Carlos Prestes

15 Possibilidades Auxiliares para Intervir no
Parto Distócico, 175
Nereu Carlos Prestes

16 Parto Distócico e Principais Emergências
Obstétricas em Equinos, 187
Nereu Carlos Prestes

17 Células-Tronco | Do Desenvolvimento à
Manutenção do Organismo Adulto, 199
Fernanda da Cruz Landim-Alvarenga ▪ Bruna De Vita

Índice Alfabético, 207

Encarte

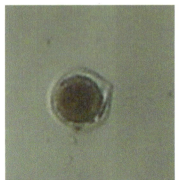
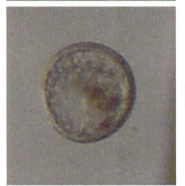
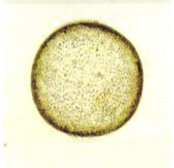

Figura 1.15 Estágios do desenvolvimento do embrião equino.

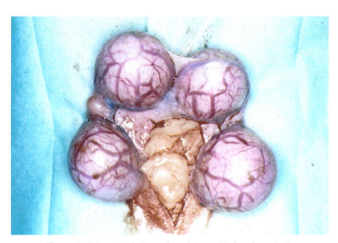

Figura 4.16 Aspecto do útero da cadela aos 23 dias de gestação.

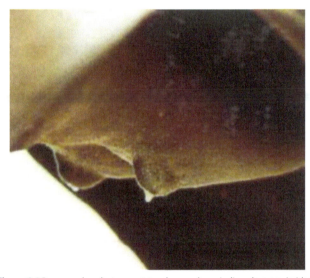

Figura 6.4 Presença de colostro nas tetas de uma égua, indicando a proximidade do parto.

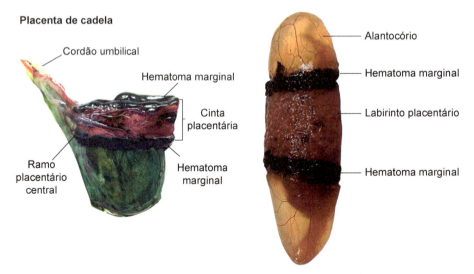

Figura 2.6 Aspecto da placenta da cadela, do tipo endoteliocorial e zonária. (Fotografia: Isadora Frazon Costa.)

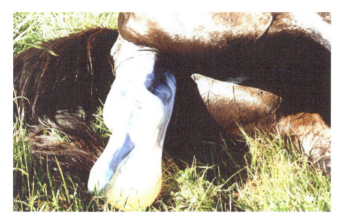

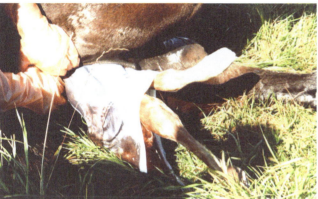

Figura 6.7 Expulsão do potro.

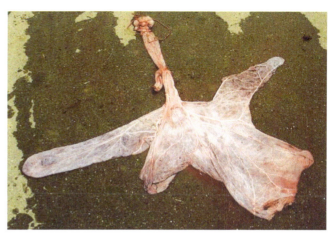

Figura 6.9 Aspecto da placenta equina logo após a sua expulsão.

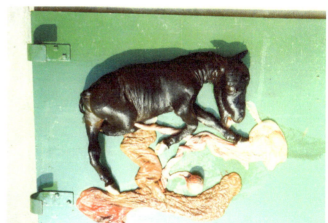

Figura 9.7 Feto equino abortado. Note o cisto de saco vitelínico anexo ao cordão umbilical.

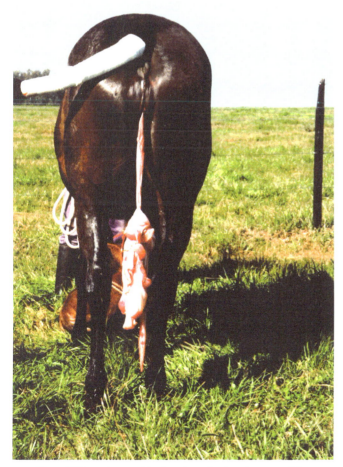

Figura 6.8 Aspecto normal da placenta equina durante sua expulsão.

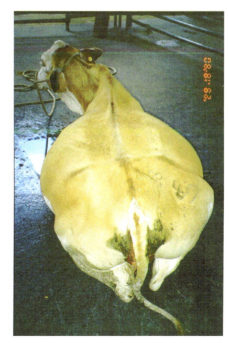

Figura 10.3 Vaca Jersey apresentando hidropisia dos envoltórios fetais.

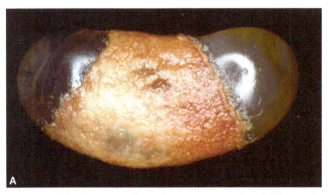
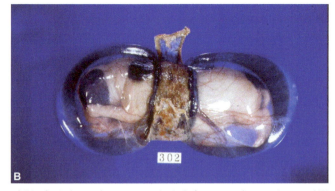

Figura 10.6 Mola cística em carnívoros. Compare o aspecto da mola (**A**), na qual os envoltórios fetais desenvolvem-se na ausência do feto, com o da gestação normal (**B**).

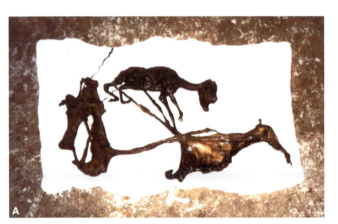
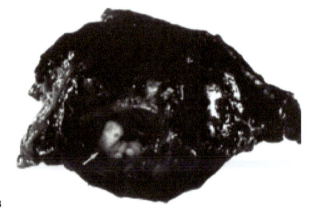

Figura 10.11 Aspecto de um feto equino (**A**) e de um bovino (**B**) após processo de mumificação.

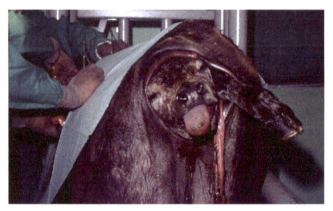

Figura 10.12 Feto enfisematoso bovino, insinuado no canal do parto.

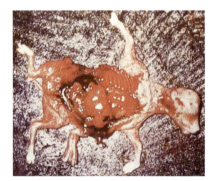
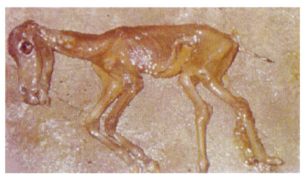

Figura 10.13 Aspecto de fetos equinos em maceração.

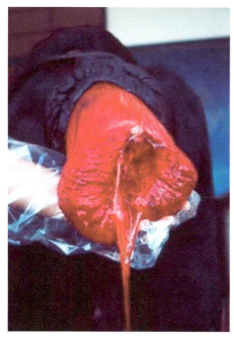

Figura 11.1 Prolapso total da vagina em vaca gestante, exibindo o tampão cervical mucoso.

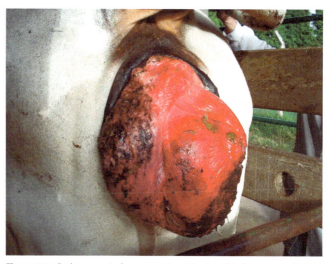

Figura 11.4 Prolapso vaginal em vaca não gestante exibindo graus variáveis de desidratação e necrose superficial da mucosa.

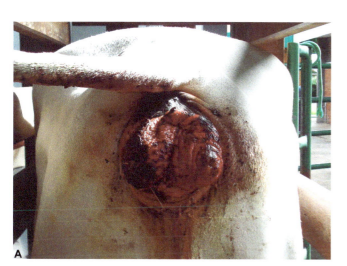

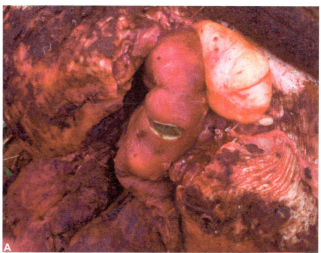

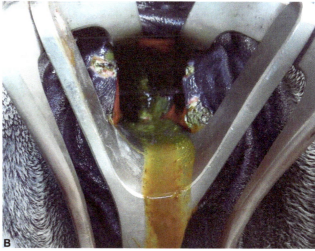

Figura 11.5 A. Evisceração pela ruptura do fundo vaginal, com segmento de alça intestinal permeado por outras estruturas anatômicas. **B.** Aderência do intestino delgado ao fundo vaginal com formação de trajeto fistuloso, drenando o material fecal contínuo visualizado pela passagem de espéculo vaginal.

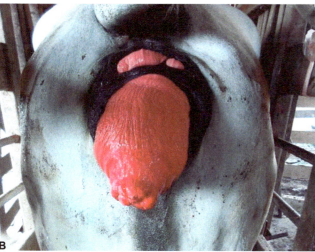

Figura 11.3 A. Prolapso vaginal em vaca não gestante. **B.** Prolapso de grau grave em vaca não gestante, exteriorizando, inclusive, o anel cervical com laceração da pele na comissura dorsal da vulva, provocada pelos esforços expulsivos que romperam a sutura de Bühner previamente aplicada.

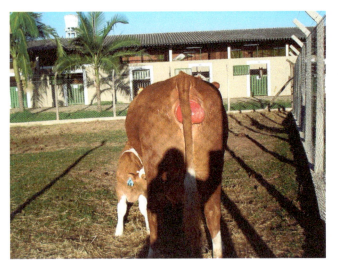

Figura 11.6 Vaca recém-parida apresentando prolapso parcial de vagina.

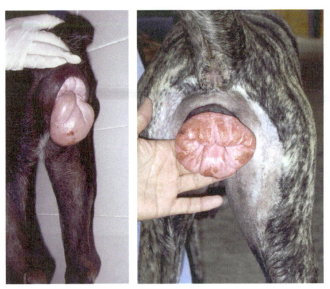

Figura 11.9 Aspecto da hiperplasia vaginal em cadelas no período de cio.

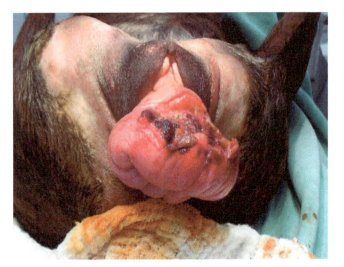

Figura 11.10 Hiperplasia da mucosa vaginal em cadela durante o estro, com áreas de automutilação.

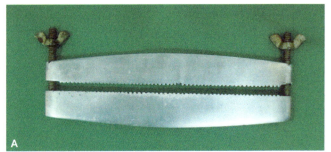

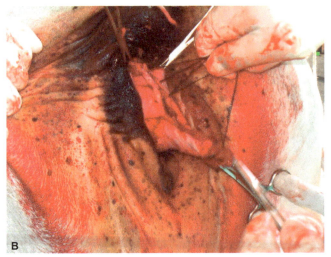

Figura 11.11 A. Pinça de conchotomia, que pode ser utilizada como demarcação da porção da mucosa a ser removida e auxiliar na hemostasia na cirurgia de colpoplastia. **B.** Procedimento cirúrgico da colpoplastia, iniciando a sutura das bordas da mucosa vaginal.

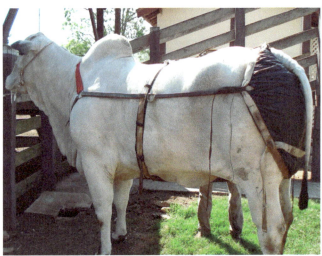

Figura 11.12 Imagem de um tipo de suspensório utilizado para reduzir a pressão sobre o períneo.

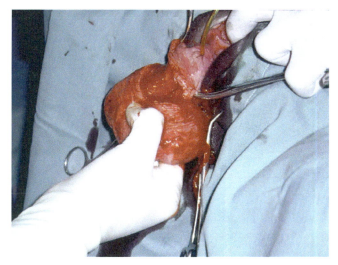

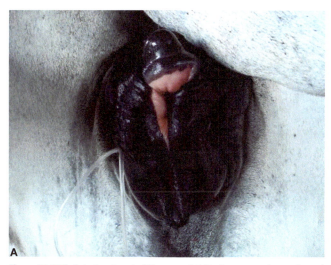

Figura 11.15 A. Foto da sutura de Bühner com intuito de manter a área prolapsada interiorizada no espaço vaginal.

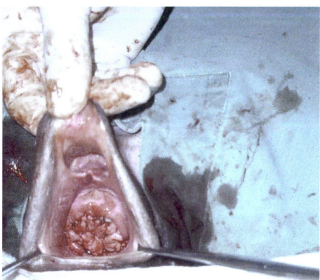

Figura 11.13 Remoção de tecido hiperplasiado em cadela por meio do processo de colpoplastia.

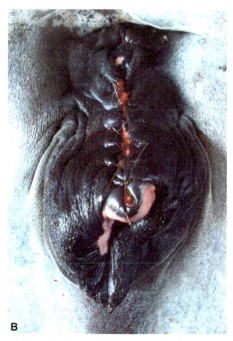

Figura 11.17 B. Foto da técnica de Caslick com intuito de reduzir o comprimento efetivo da vulva.

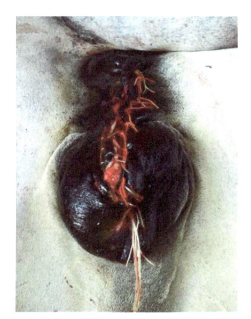

Figura 11.14 Técnica de Mondino-Merck utilizada para a correção do prolapso vaginal em vacas não gestantes. Ela é mais resistente do que a técnica de Caslick pela adição de uma sutura interna na porção dorsal da mucosa do vestíbulo vaginal.

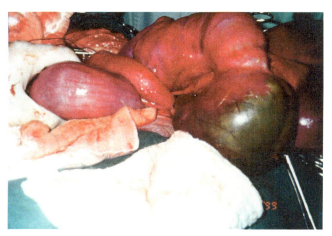

Figura 13.1 Torção uterina em cadela observada em laparotomia.

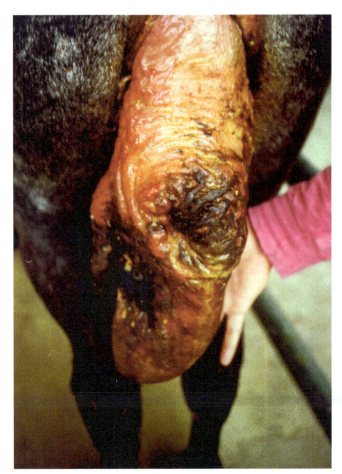

Figura 13.5 Prolapso total em útero de égua.

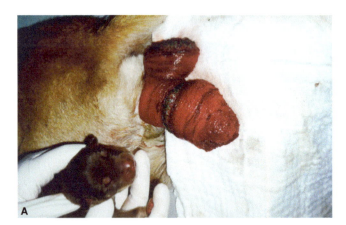

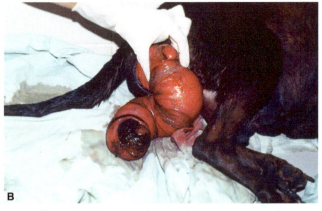

Figura 13.12 Prolapso uterino em cadela após o parto normal.

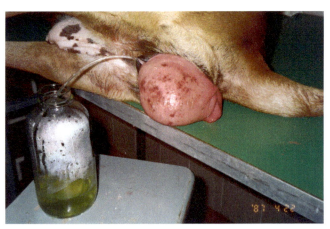

Figura 13.13 Hiperplasia vaginal, com exteriorização de toda parede da vagina, contendo a bexiga urinária no interior do volume exposto.

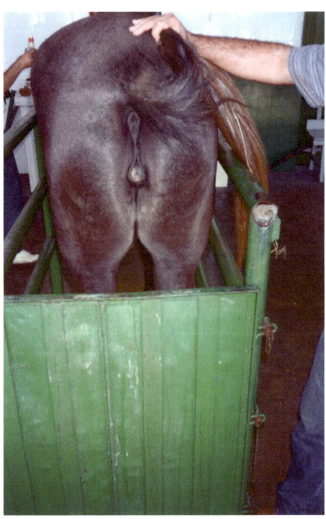

Figura 14.2 Fotografia de égua exibindo hipertrofia de clitóris.

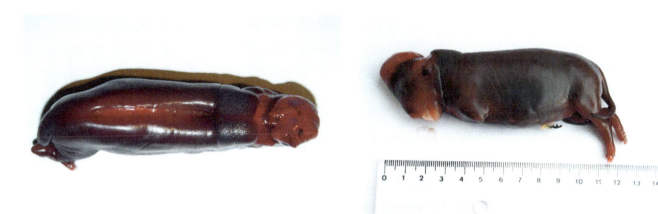

Figura 14.3 Malformações diversas em feto canino.

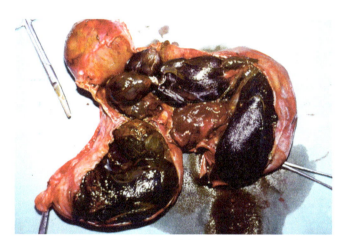

Figura 14.6 Fotografia de útero de cadela contendo fetos em putrefação.

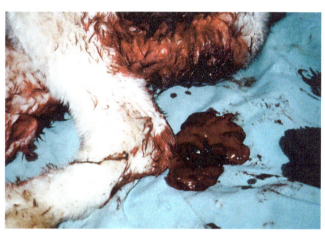

Figura 14.7 Metrorragia grave em cadela após a realização de cesariana, devido à subinvolução uterina.

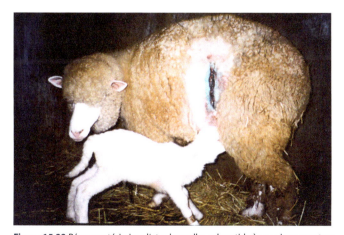

Figura 15.28 Pós-operatório imediato de ovelha submetida à cesariana, que tem como acesso o flanco esquerdo.

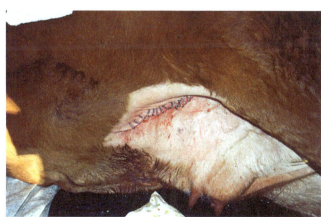

Figura 15.29 Pós-operatório imediato da cesariana na vaca, tendo como via de acesso a região paramamária.

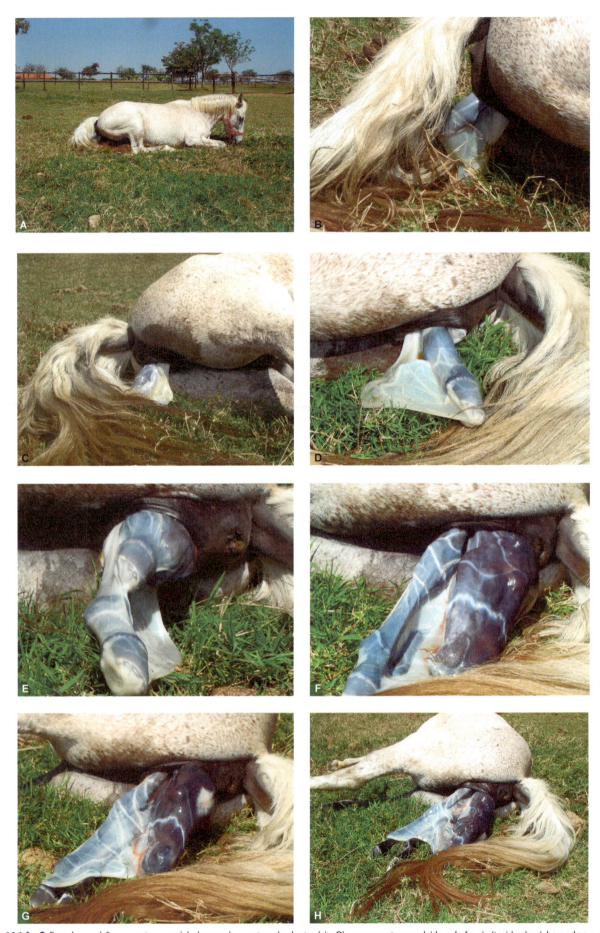

Figura 16.1 A a Q. Fase de expulsão em parto normal de égua após a ruptura do alantocório. Observar o potro envolvido pelo âmnio (tecido claro), havendo a ruptura do cordão umbilical e o reconhecimento materno da sua cria. (*continua*)

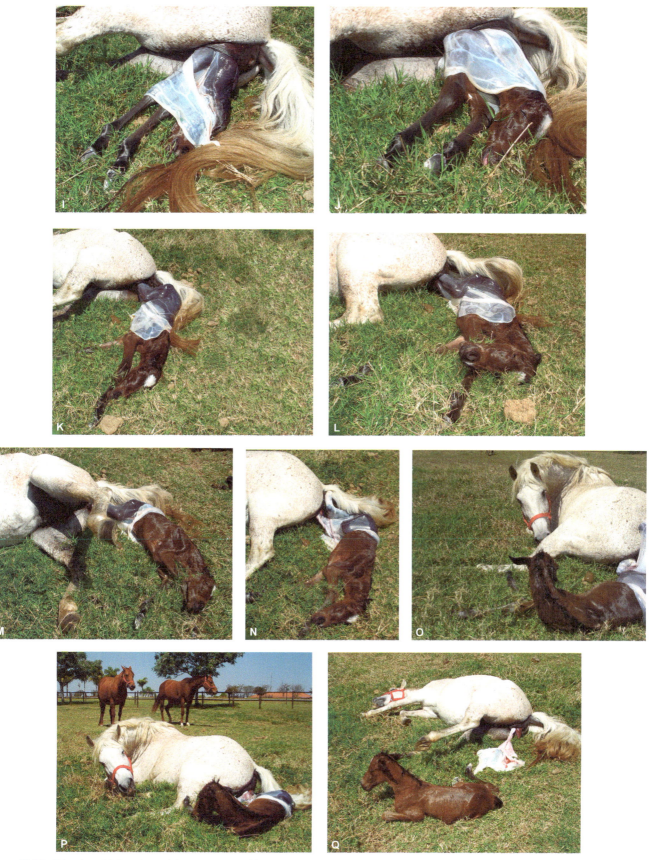

Figura 16.1 A a **Q** (*continuação*). Fase de expulsão em parto normal de égua após a ruptura do alantocório. Observar o potro envolvido pelo âmnio (tecido claro), havendo a ruptura do cordão umbilical e o reconhecimento materno da sua cria.

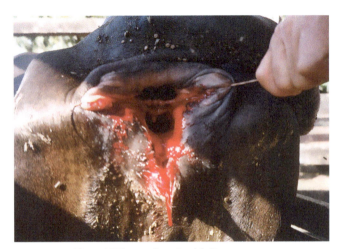

Figura 16.5 Laceração perineal de 3º grau em vaca.

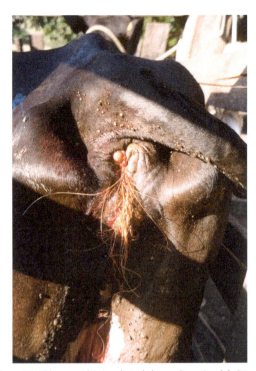

Figura 16.6 Pós-operatório imediato da laceração perineal de 3º grau.

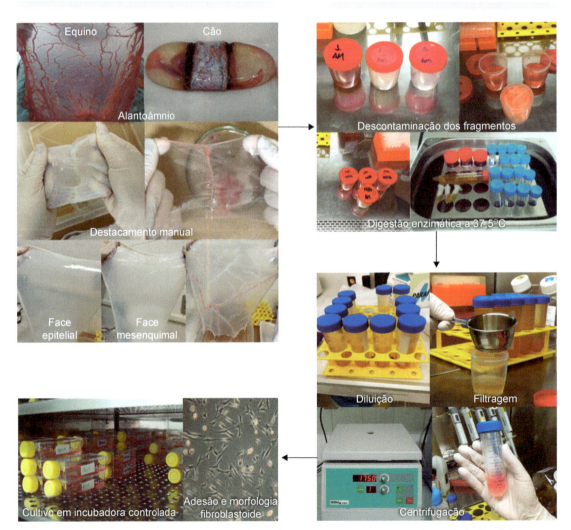

Figura 17.5 Coleta e processamento de membranas amnióticas e alantoideanas de equinos e cães para a separação da população das células-tronco mesenquimais. (Fotografias cedidas pela autora Bruna De Vita.)

1 Fecundação e Clivagem

Fernanda da Cruz Landim-Alvarenga

FORMAÇÃO DOS GAMETAS FEMININOS

A unidade funcional da gônada feminina que contém o gameta feminino é o folículo. O folículo ovariano é uma estrutura altamente organizada, constituída essencialmente pelo ovócito circundado por células foliculares e demarcado por uma membrana basal que os separa do estroma ovariano. A principal função do folículo é proporcionar um ambiente ideal para o crescimento e a maturação do ovócito, bem como produzir hormônios como o estrógeno e o estradiol e peptídeos, tais como inibina A e B, ativina e folistatina.

De acordo com a ausência ou presença do antro, os folículos ovarianos são classificados como:

- Folículos pré-antrais, que não têm antro ou cavidade antral
- Folículos antrais, que têm a cavidade antral, no seu interior, repleta de líquido folicular.

Os folículos pré-antrais representam mais de 90% da população folicular do ovário e são classificados em primordiais, primários e secundários, de acordo com seu estágio de desenvolvimento. Os folículos primordiais encontram-se em estágio de quiescência, são os primeiros a serem formados no ovário e são compostos por um ovócito primário circundado por uma única camada de células da pré-granulosa com aspecto achatado, sendo considerados o reservatório de gametas durante toda a vida reprodutiva da fêmea mamífera. Os folículos primários são constituídos de um ovócito em crescimento circundado por uma camada de células da granulosa de formato cuboide, não têm células tecais diferenciadas e apresentam uma zona pelúcida em formação. Os folículos secundários são caracterizados por um ovócito inteiramente circundado por uma zona pelúcida e a presença de pelo menos duas camadas de células da granulosa de formato cúbico. Ao contrário dos folículos primordiais, os primários e secundários são considerados folículos em estágio inicial de crescimento.

A categoria de folículos antrais compreende os folículos terciários (dominantes e subordinados) e de De Graaf ou pré-ovulatórios. Estes folículos são constituídos por: um ovócito circundado pela zona pelúcida, pela *corona radiata* e pelas células do *cumulus*, células foliculares, uma cavidade contendo líquido folicular, uma membrana basal e duas camadas de células tecais. Próximo à ovulação, os folículos pré-ovulatórios apresentam um ovócito secundário, todos os componentes presentes nos folículos terciários e representam o estágio final do desenvolvimento folicular.

Ao nascimento, as fêmeas dos mamíferos têm, em seus ovários, folículos primordiais contendo ovócitos estacionados no estágio dictióteno da prófase I da meiose. Estes ovócitos não têm habilidade de reassumir a meiose, ou de sofrer fertilização, permanecendo os seus núcleos em um estágio de imaturidade conhecido como vesícula germinativa (GV). O processo de maturação dos folículos ovarianos culmina na aquisição da capacidade do ovócito de ser fertilizado e ocorre em duas fases.

A primeira é conhecida como fase de crescimento do folículo e confere ao ovócito a capacidade de reiniciar a meiose. Durante a fase de crescimento do folículo a célula germinativa feminina também cresce e apresenta um aumento de 5 vezes em seu diâmetro (100 a 120 µm de diâmetro). No entanto, durante esta fase o núcleo do ovócito ainda permanece no estágio de vesícula germinativa. O ovócito presente nestes folículos em crescimento, ou ovócito primário, é ativado provavelmente pela transmissão de sinais estimulatórios diretamente através das células do *cumulus* com as quais está intimamente associado. As células imediatamente adjacentes ao ovócito (*corona radiata*) têm longas extensões citoplasmáticas que penetram a zona pelúcida e terminam em bulbos associados com a membrana plasmática da célula ovocítica através de junções comunicantes. A função destas junções é tornar possível a passagem de substâncias de baixo peso molecular das células do *cumulus* para os ovócitos. Com o crescimento folicular, o número de camadas de células da granulosa aumenta e se forma uma cavidade denominada antro, repleta de líquido folicular. A cada ciclo, diversos folículos antrais são recrutados e iniciam seu desenvolvimento; entretanto, poucos são aqueles que chegam até a ovulação. Em bovinos e outras espécies mono-ovulatórias, o desenvolvimento folicular ocorre em 2 ou 3 ondas, mas somente uma onda contém o folículo que irá ovular. Todos os folículos que crescem em ondas não ovulatórias sofrem atresia.

A segunda fase, caracterizada pelo reinício da meiose, é normalmente denominada maturação final e ocorre somente após a puberdade no folículo pré-ovulatório. A maturação ovocítica envolve modificações nucleares e citoplasmáticas, e é um processo regulado pela combinação de influências extracelulares das células foliculares, hormônios esteroides e gonadotrofinas.

Entende-se como maturação nuclear as mudanças que ocorrem no núcleo do ovócito, mais especificamente a duplicação e a divisão do DNA. O reinício da meiose é marcado por início da condensação dos cromossomos e rompimento da vesícula germinativa, liberando-os para alinharem-se na placa metafásica da 1ª divisão da meiose, metáfase I.

Na 1ª divisão da meiose ocorre redução do número de cromossomos à metade. Um dos núcleos resultantes permanece no ovócito e o outro é eliminado com uma pequena quantidade de citoplasma que forma o corpúsculo polar. Logo após os cromossomos do ovócito entram na 2ª divisão da meiose, formando-se a placa metafásica II. Este ovócito é conhecido por ovócito secundário (Figura 1.1). Na maioria das espécies domésticas os ovócitos são ovulados nesta fase. A maturação citoplasmática é caracterizada por diversas mudanças na morfologia e localização das organelas celulares. Estas mudanças estão intimamente relacionadas com a aquisição da competência meiótica e com a capacidade do ovócito de ser fecundado e sofrer desenvolvimento embrionário. As modificações finais que ocorrem durante a maturação ovocítica são mediadas pela interação do hormônio luteinizante (LH) com receptores na membrana plasmática das células do *cumulus*.

FORMAÇÃO DOS GAMETAS MASCULINOS

O testículo dos mamíferos é constituído por túbulos seminíferos imersos em uma trama de tecido conjuntivo frouxo, rico em vasos e nervos e envolvido por uma cápsula de tecido conjuntivo rica em fibras colágenas, a túnica albugínea. Os túbulos seminíferos são constituídos por uma cápsula ou túnica própria de tecido conjuntivo fibroelástico, uma nítida lâmina basal e uma camada interna formada por um complexo epitélio estratificado, constituído basicamente por dois tipos celulares: as células de Sertoli, de sustentação, e as células germinativas em várias fases de desenvolvimento. As células germinativas passam por uma série contínua de divisões celulares e modificações que caracterizam um processo denominado espermatogênese.

A espermatogênese é definida como o processo de divisão e diferenciação celular que resulta na formação do espermatozoide e ocorre no interior dos túbulos seminíferos. Mais especificamente, a espermatogênese é o processo cronológico por meio do qual espermatogônias-tronco se dividem, por mitose, para manter constante sua população e produzir outros tipos de espermatogônias que proliferam, ainda por mitose, e se transformam em espermatócitos primários, que por sua vez entram em meiose produzindo espermátides haploides que se diferenciam em espermatozoides. A espermatogênese pode ser dividida em três fases com duração semelhante: mitótica ou espermatocitogênese, meiótica e espermiogênica.

Fase mitótica ou espermatocitogênese

A maioria dos machos mamíferos em atividade reprodutiva produz milhões de espermatozoides por dia. A estratégia reprodutiva adotada pelos machos de todas as espécies é a de aumentar o número de células germinativas no início do processo espermatogênico. A população de células espermatogoniais participa deste processo. Estas células relativamente imaturas sofrem numerosas mitoses, construindo uma grande população celular, que, subsequentemente, inicia um processo de meiose e diferenciação até espermatozoide. Simultaneamente a este processo é necessária a manutenção de uma população de células de reserva.

As células-tronco são relativamente resistentes e com frequência sobrevivem quando outros tipos celulares são destruídos. Sua destruição leva a perda irreversível da capacidade espermatogênica e esterilidade. Portanto, elas funcionam como uma população espermática reserva que pode repovoar os túbulos seminíferos após uma lesão testicular grave. Sua pouca capacidade de divisão contribui para sua resistência a várias substâncias que afetam adversamente outros tipos celulares do ciclo espermatogênico. O mecanismo por meio do qual as células-tronco se transformam em espermatogônias diferenciadas e simultaneamente renovam sua população é assunto de muitos estudos.

A espermatogônia mais amplamente conhecida como célula-tronco é a chamada A isolada (Ais). Após a divisão de uma espermatogônia Ais, suas filhas podem se transformar em novas Ais, ou quando a citocinese não se completa elas permanecem ligadas por pontes celulares e se transformam em A pareadas (Apr). Normalmente, cerca de metade da população de espermatogônias-tronco se divide para formar as espermatogônias Apr, enquanto a outra metade se renova, mantendo o número de células-tronco constante. As espermatogônias Apr se dividem para formar cadeias de 4, 8 ou 16 espermatogônias A alinhadas (Aal). As Aal se diferenciam em espermatogônias do tipo A1, que correspondem à 1ª geração de espermatogônias em diferenciação. As espermatogônias A1 se diferenciam durante uma série de 6 divisões que resultam em A1, A2, A3, A4, intermediária (In) e, finalmente, espermatogônias tipo B.

Um número menor de divisões contribui para a formação do *pool* de espermatogônias A1 do que o indicado. Entretanto,

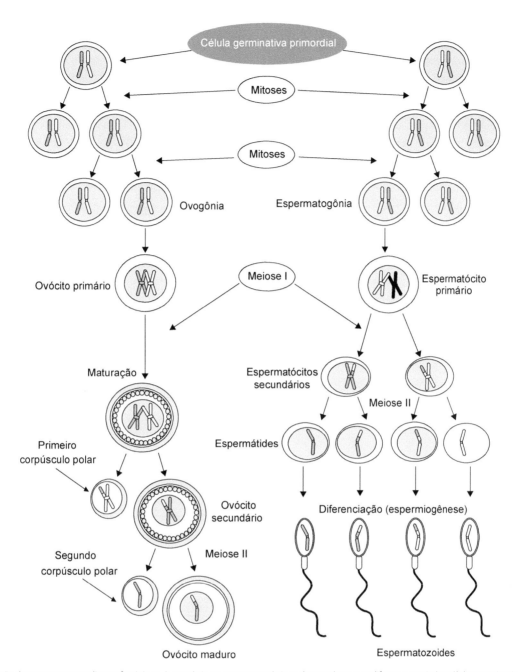

Figura 1.1 Formação dos gametas masculinos e femininos. A ovogônia e a espermatogônia se desenvolvem e proliferam a partir das células germinativas primordiais. Na fêmea, após algumas divisões mitóticas, a ovogônia inicia a 1ª divisão meiótica, sendo então chamada ovócito primário. Nos mamíferos, os ovócitos primários são formados antes do nascimento, e seu núcleo se mantém estacionado na prófase meiótica da 1ª divisão até a puberdade. A cada ciclo estral, um pequeno número de ovócitos primários sofre maturação, sob influência hormonal, e completa a 1ª divisão meiótica, transformando-se em ovócitos secundários. Na maioria das espécies de mamíferos, o ovócito secundário é liberado na ovulação e completa a 2ª divisão meiótica durante a fertilização. No macho, durante a puberdade, as espermatogônias proliferam rapidamente. Enquanto algumas retêm a capacidade de continuar a se dividir infinitamente (células-tronco), outras sofrem maturação e, após um número adicional de divisões mitóticas, iniciam a meiose, transformando-se em espermatócitos primários. Os espermatócitos secundários formados ao fim da primeira divisão meiótica rapidamente finalizam a segunda divisão meiótica, transformando-se em espermátides haploides que se diferenciam em espermatozoides. A formação do gameta masculino se diferencia da do feminino em diversos aspectos: 1) no macho, a partir da puberdade, muitas células entram em meiose continuamente; 2) cada célula que inicia a meiose dá origem a quatro espermatozoides maduros, diferente da fêmea, na qual cada célula dá origem a somente um ovócito; 3) o espermatozoide se diferencia por meio de um elaborado processo morfogênico que se inicia após a finalização da meiose.

cerca de 16 espermatogônias A1 são observadas conectadas por pontes citoplasmáticas, indicando serem resultado da progênie de uma única célula-tronco. É conhecido que uma degeneração considerável ocorre durante as divisões espermatogoniais.

As espermatogônias residem na superfície basal dos túbulos, apresentando uma face achatada em contato com a lâmina basal e uma face arredondada em contato com as células de Sertoli.

Fase meiótica

Quando uma célula se divide por intermédio da mitose observamos que cada célula-filha apresenta sempre o mesmo número de cromossomos da célula-mãe (célula diploide). Quando os gametas são formados, observamos que estes apresentam somente a metade do número de cromossomos (células haploides) das células das quais se originaram. O processo que promove esta redução do número de cromossomos chama-se *meiose*.

No final da fase de diferenciação, a maioria das espermatogônias se divide para formar o espermatócito I jovem ou em pré-leptoteno (PI). Os PI ou espermatócitos em descanso são as últimas células da sequência espermatogênica que permanecem na fase de síntese (S) do ciclo celular. Durante a fase **S** da interfase ocorre a duplicação do DNA. Admite-se que, para ocorrer a duplicação, um filamento de DNA formado por dupla cadeia em hélice precisa se desenrolar e separar as cadeias, ocorrendo a síntese de duas novas cadeias graças à polimerização de desoxirribonucleotídios ao lado de cada cadeia inicial. Na fase G2 ocorre uma mudança que direcionará a célula para que ela entre em meiose e não em mitose. Os cromossomos são recombinados e o material genético é dividido em cada célula durante as duas divisões meióticas. A redução dos cromossomos ocorre na 1ª divisão celular, e a redução da quantidade de DNA se processa na 2ª divisão.

A 1ª divisão meiótica se caracteriza por uma longa prófase (cerca de 3 semanas) durante a qual os cromossomos homólogos pareiam intimamente e trocam material genético. Existe uma transição morfológica gradual de uma fase da prófase para a outra.

O tamanho da célula e seu núcleo aumentam gradativamente durante a prófase, sendo este aumento mais evidente no final. As mudanças nucleares são a base das subdivisões da prófase, a saber:

Pré-leptoteno → Leptoteno → Zigoteno → Paquiteno → Diploteno

O pré-leptoteno corresponde ao início da prófase meiótica. Os cromossomos são muito finos e difíceis de serem observados. No leptoteno, cada cromossomo é constituído por duas cromátides. Geralmente os cromossomos se encontram ligados ao envelope nuclear por um ponto próximo ao centrômero. Esta posição particular é denominada Bouquet. Durante a transição do pré-leptoteno para leptoteno a célula move-se lentamente da base do túbulo, e a célula como um todo, inclusive o núcleo, assume um formato arredondado a fim de que fiquem isoladas no compartimento intermediário do testículo formado pela barreira hematotesticular.

Nas células em zigoteno os cromossomos homólogos começam a parear. Como os cromossomos estão agora pareados ao longo de seu comprimento, os filamentos de cromossomos aparecem mais espessos no núcleo das células em zigoteno, na microscopia de luz, do que aqueles das células em leptoteno.

Nas células em paquiteno os cromossomos já estão totalmente pareados. E, no rato, permanecem assim por até 2 semanas. Na realidade, o paquiteno na maioria das espécies mamíferas dura pelo menos 1 semana. A recombinação genética conhecida como *crossing over* ocorre nesse período, levando as células germinativas a apresentarem uma combinação de material genético distinta daquelas das células somáticas do animal.

A fase de diploteno nos machos é breve: ele é facilmente reconhecido pelo espalhamento dos cromossomos. As células em diploteno são os maiores espermatócitos primários e também as maiores de todas as células germinativas e apresentam a mesma quantidade de cromatina das células em paquiteno, mas como seu núcleo aumentou de tamanho, demonstram grandes áreas claras entre os cromossomos. O diploteno é o cume da longa prófase, e o restante da divisão celular se processa rapidamente. A metáfase, a anáfase e a telófase da meiose I sucedem a prófase e as células originadas são os espermatócitos II, que rapidamente iniciam a 2ª divisão meiótica, originando as espermátides.

As células em metáfase I, anáfase I e telófase I são grandes como as células em diploteno das quais se originam, diferentes das pequenas células da meiose II. Os espermatócitos II têm uma vida muito curta, pois rapidamente se dividem, formando as espermátides. Este fato dificulta sua caracterização, pois sempre estão presentes em uma fração muito pequena nas seções de túbulos estudadas. Seu núcleo tem cerca de 30 a 40% do volume do núcleo das espermátides arredondadas, com as quais são comumente confundidos.

Fase espermiogênica

A espermiogênese corresponde ao conjunto de transformações morfológicas que a espermátide sofre até se transformar em espermatozoide. Este processo ocorre sem divisão celular e é a maior transformação morfológica celular que ocorre no indivíduo. Apesar de diferentes eventos acontecerem simultaneamente nas espermátides durante a espermiogênese, a maneira mais fácil de acompanhar as transformações das espermátides é focalizar um processo morfológico de cada vez.

Desenvolvimento do flagelo

A primeira evidência do flagelo é observada na espermátide recém-formada. Após a migração do par de centríolos para a superfície celular, um dos dois centríolos na superfície celular forma o axonema, uma estrutura contendo microtúbulos (arranjo 9 + 2) que causa uma protuberância da membrana celular para fora da célula. O delicado flagelo em formação, recoberto pela membrana plasmática, rapidamente se estende em direção ao lúmen tubular. O par de centríolos formando o flagelo se move, então, da superfície celular até o núcleo da célula, formando uma dobra na membrana plasmática aderida ao axonema. Após o contato com o núcleo, o centríolo proximal o deforma, formando a fossa de implantação. Apesar de o flagelo poder se implantar em qualquer região não acrossomal do núcleo da espermátide, ele se movimenta ao longo da superfície nuclear posicionando-se na região diretamente oposta ao acrossomo em formação. O posicionamento do flagelo oposto ao acrossomo estabelece o polo flagelar e acrossomal do núcleo espermático.

Componentes acessórios são adicionados ao flagelo para formar a peça intermediária, principal e final. As mitocôndrias são recrutadas do citoplasma para formar a hélice mitocondrial ao redor da peça intermediária. Um cinturão fibroso e suas nove fibras densas se formam ao redor do axonema. As fibras densas estão associadas individualmente a cada um dos nove pares de microtúbulos do axonema, formando colunas contínuas a partir do colo da espermátide, alongando-se por toda a peça intermediária e principal. O desenvolvimento flagelar é um processo contínuo, demorando desde o início da espermiogênese até o momento da espermiação. Apesar de o flagelo conferir motilidade ao espermatozoide, os espermatozoides liberados no testículo são imóveis, e a capacidade de se movimentar só é adquirida durante o trajeto destes pelo epidídimo.

Desenvolvimento do acrossomo

Apesar de as características gerais do desenvolvimento do acrossomo serem similares em todos os mamíferos, cada espécie difere da outra em pequenos detalhes na formação e forma final do acrossomo sobre a cabeça do espermatozoide. A formação

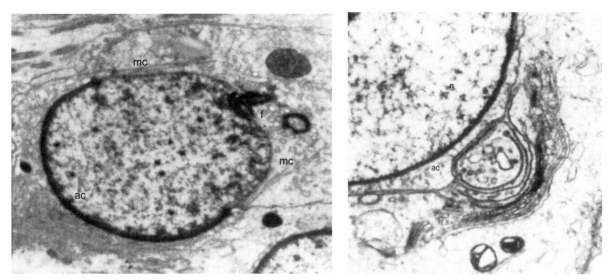

Figura 1.2 Eletromicrografia mostrando detalhes do desenvolvimento do acrossomo (ac) e do posicionamento do flagelo (f) durante a espermiogênese nos mamíferos. n: núcleo; mc: manchete.

do acrossomo também é um processo lento que não se completa até o final da espermiogênese.

As espermátides de rato imaturas não têm acrossomo, mostrando somente um aparato de Golgi perinuclear. Logo após a formação das espermátides, o aparato de Golgi é envolvido na produção de pequenos vacúolos em condensação ou vesículas pró-acrossomais que contêm um material denso, os grânulos pró-acrossomais. Um a quatro pequenos grânulos pró-acrossomais eventualmente coalescem em uma grande vesícula membranosa – vesícula acrossomal –, que contém um único grânulo. A vesícula acrossomal é redonda até fazer contato com o núcleo da espermátide. Então ela se torna achatada no lado em contato com a superfície nuclear, sobre a qual se estende, permanecendo o grânulo acrossomal intacto (Figura 1.2). O aparato de Golgi permanece próximo e contribui com mais material para o desenvolvimento do acrossomo. O processo de alongamento do acrossomo continua até que 2/3 do núcleo espermático estejam recobertos por um saco membranoso firmemente aderido ao envelope nuclear (ver Figura 1.2). A membrana da vesícula acrossomal em contato com o núcleo é denominada membrana acrossomal interna, e a que não está em contato com o núcleo, membrana acrossomal externa.

Por meio de um mecanismo desconhecido, o núcleo da espermátide se move para a superfície da célula. Neste local, a região acrossomal se torna firmemente aderida à superfície celular, impondo polaridade à célula, segregando a região da cabeça ou nuclear (anterior) da região da cauda ou flagelo (caudal). A junção entre a cabeça e o flagelo da espermátide é chamada de colo. Concomitantemente a célula passa a assumir um aspecto alongado conforme o citoplasma é esticado ao longo do flagelo. Com o passar do tempo, o núcleo também se alonga. O aparato de Golgi se move para longe do acrossomo e migra para a parte caudal da célula (Figura 1.3). Nesse momento o acrossomo parece não crescer mais em tamanho, mas sofre um processo gradual de aumento de densidade. Estas mudanças morfológicas são facilitadas pela rotação de cada espermátide, de maneira que o acrossomo fica voltado para a parte basal do túbulo e o flagelo em direção ao lúmen.

Existem estudos que atribuem as mudanças no formato da cabeça dos espermatozoides a padrões de condensação da cromatina

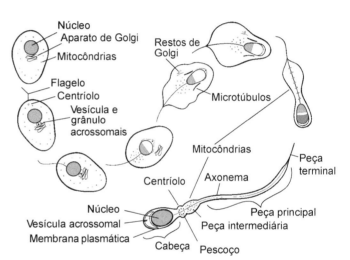

Figura 1.3 Espermiogênese ou modificação morfológica da célula germinativa masculina (espermatócito) até se transformar no espermatozoide. O aparato de Golgi forma a vesícula acrossomal na futura extremidade anterior do espermatozoide, e o centríolo produz um longo flagelo que se situará na extremidade posterior. Mitocôndrias agrupam-se ao redor do flagelo, na base do núcleo haploide, incorporando-se à peça intermediária do espermatozoide. O citoplasma restante é descartado e o núcleo se condensa. O tamanho do espermatozoide maduro foi ampliado em relação às outras figuras.

característicos de cada espécie. O DNA do núcleo é empacotado devido à ação das histonas e outras proteínas básicas específicas associadas ao DNA. O volume nuclear diminui substancialmente como resultado do empacotamento do DNA e, provavelmente, da eliminação de líquido do núcleo. Por meio das mudanças no formato e volume do núcleo, a cabeça do espermatozoide se torna hidrodinâmica para se mover através do líquido do trato reprodutivo da fêmea.

Eliminação do citoplasma

A espermátide é reduzida a aproximadamente 25% de seu volume antes da espermiação. Existem pelo menos três fases nesse processo de diminuição das espermátides:

- A água deve ser eliminada do núcleo e do citoplasma durante o alongamento da espermátide. Como resultado, a

espermátide alongada aparece mais densa do que os outros tipos celulares
- A eliminação do citoplasma empacotado (corpo residual) é responsável pela redução de até 1/4 do volume. O corpo residual, formado por um agregado citoplasmático, contém RNA condensado e outras organelas e inclusões que foram necessárias para a diferenciação da espermátide, mas não têm mais utilidade para o espermatozoide
- O corpo residual é eliminado no momento da espermiação. Estes fragmentos citoplasmáticos são fagocitados pelas células de Sertoli e transportados até a parte basal da célula onde, então, são digeridos. Após a eliminação do corpo residual, uma pequena quantidade de citoplasma, a gota citoplasmática, permanece ao redor do colo da espermátide.

Assim como o ovócito, o gameta masculino deve sofrer um processo de maturação para adquirir a capacidade de fertilizar o óvulo. Logo após a saída do testículo, os espermatozoides dos mamíferos são imóveis e incapazes de fertilizar. É no epidídimo, durante o transporte e em presença do líquido epididimário, que ocorre sua maturação, desenvolvendo-se a capacidade de manutenção da motilidade e a habilidade fecundante. Todavia, os mecanismos envolvidos nesse processo ainda não foram totalmente elucidados. No processo de maturação ocorrem mudanças em motilidade espermática, morfologia, propriedades da membrana plasmática e enzimas acrossomais.

FECUNDAÇÃO

A vida de um novo indivíduo é iniciada com a fusão do material genético de dois gametas – o espermatozoide e o óvulo. Esta fusão, chamada de fecundação, estimula o ovo ou zigoto a iniciar o desenvolvimento embrionário. A fecundação realiza duas atividades independentes: a sexual (combinação dos genes derivados dos pais) e a reprodutiva (criação de novos organismos). Portanto, a 1ª função da fecundação envolve a transmissão dos genes dos pais para os descendentes e a 2ª é iniciar no citoplasma do ovo as reações que tornam possível que o desenvolvimento embrionário ocorra.

Nos mamíferos, a fertilização ocorre internamente. Os espermatozoides são ejaculados no interior da vagina ou do útero e devem ser transportados até a ampola do oviduto, onde a fertilização irá ocorrer. No entanto, para que o espermatozoide esteja apto a fertilizar, ele precisa passar por mudanças preparatórias no ambiente do sistema reprodutor feminino que possibilitem o reconhecimento espécie-específico entre óvulo e espermatozoide. Essas mudanças envolvem o processo de colonização dos reservatórios espermáticos no oviduto e a capacitação espermática.

Durante sua migração no sistema reprodutor feminino, o espermatozoide muda sua fisiologia e suas características morfológicas, passando por transformações drásticas em seu padrão de movimentação (movimento de hiperativação) e adquirindo competência para sofrer a reação acrossomal. A reação acrossomal é um processo de exocitose que libera enzimas hidrolíticas contidas no acrossomo, o qual recobre a região anterior da cabeça espermática. Essa reação é pré-requisito para a penetração da zona pelúcida e a fusão das membranas plasmáticas do óvulo e do espermatozoide. Dessa forma, a fertilização em mamíferos é um processo que envolve vários passos inseparáveis que ocorrem em cascata.

Os pormenores da fecundação variam de espécie para espécie (Figura 1.4), sendo cinco, de um modo geral, seus principais eventos:

- Contato e reconhecimento espécie-específico entre espermatozoide e óvulo, por meio de ligação do espermatozoide à zona pelúcida do óvulo
- Após ligação, o espermatozoide deve sofrer reação acrossomal e penetrar a zona pelúcida
- Ligação e fusão com a membrana vitelínica
- Ativação de metabolismos do óvulo que iniciam o desenvolvimento
- Fusão do material genético dos pronúcleos masculino e feminino no interior do óvulo.

Capacitação espermática

Espermatozoides de mamíferos ejaculados não são capazes de fertilizar o ovócito; essa habilidade é adquirida após uma série

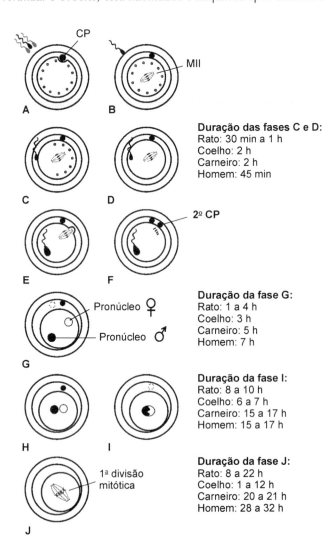

Figura 1.4 Sequência da fertilização nos mamíferos. **A.** Ovócito secundário pronto para a fertilização. **B.** Ligação do espermatozoide à zona pelúcida. **C.** Penetração da zona pelúcida e ligação do espermatozoide à membrana vitelínica do óvulo. **D.** Penetração do espermatozoide no citoplasma do óvulo. **E.** Finalização da 2ª divisão meiótica do óvulo. **F.** Liberação do 2º corpúsculo polar e início da descondensação do núcleo espermático. **G.** Formação dos pronúcleos masculino e feminino. **H.** Migração dos pronúcleos para a região central da célula feminina. **I.** União dos pronúcleos (singamia) para restabelecimento do número diploide de cromossomos característico da espécie. **J.** Condensação dos cromossomos e formação do fuso da 1ª divisão mitótica.

de mudanças moleculares e fisiológicas, conhecidas coletivamente como capacitação, as quais ocorrem durante o trânsito pelo sistema reprodutor feminino.

O local em que o espermatozoide inicia e termina a capacitação varia conforme a espécie. Em espécies nas quais o sêmen é depositado no útero durante o coito, os espermatozoides iniciam o processo de capacitação espermática quando entram em contato com o fluido uterino, mas parecem completar toda a capacitação ou a maior parte dela no istmo.

Nas espécies nas quais os espermatozoides são depositados na vagina durante o coito, a capacitação espermática começa enquanto o espermatozoide passa através do muco cervical. Apesar de alguns espermatozoides estarem em estágio avançado de capacitação logo após passarem através do muco, não é conhecido se eles são capazes de adentrar o oviduto e participar da fertilização ou se esse é somente um processo de seleção, uma vez que a maioria dos espermatozoides que chegam à junção uterotubárica e colonizam os reservatórios está intacta.

Aparentemente os espermatozoides não completam a capacitação e deixam o istmo todos ao mesmo tempo, mas alguns parecem capacitar-se em índices diferentes (talvez devido a diferenças fisiológicas entre os indivíduos ou devido a sua localização no istmo) e deixar o istmo em períodos distintos. Talvez, também, muitos espermatozoides morram ao longo do istmo sem sofrer capacitação completa. Esse mecanismo é importante para que eles atinjam o local de fertilização em ondas, e não todos ao mesmo tempo. Além disso, somente atingem a ampola espermatozoides completamente capacitados e com motilidade para penetrar o material que circunda o óvulo, ou seja, a camada de células do *cumulus-oophorus* contida na matriz de ácido hialurônico.

Geralmente é aceito que a capacitação envolve a perda de fatores que recobrem a superfície espermática, resultando em uma série de modificações metabólicas e funcionais que ocorrem nos espermatozoides. Essas mudanças incluem:

- Propriedades de membrana, como adesão, remoção e redistribuição de proteínas
- Alteração na composição e na distribuição de lipídios, podendo levar a assimetrias, difusão lateral, perda de colesterol e reorganização de domínios de membrana
- Aceleração de metabolismo
- Mudanças internas de pH e concentrações de Ca^{2+} e outros íons
- Hiperpolarização das membranas
- Fosforilação de proteínas
- Alterações do citoesqueleto.

Entre as alterações mais significativas, destaca-se a remoção de uma capa de glicoproteínas e proteínas do plasma seminal da região da membrana espermática que recobre o acrossomo, que aumenta a permeabilidade da membrana espermática ao cálcio, levando à desestabilização das membranas celulares na região acrossomal e à maior facilidade para a fusão da membrana plasmática com a membrana acrossomal externa (reação acrossomal). Além disso, as modificações oriundas da capacitação também propiciam o aparecimento do movimento de hiperativação e a exposição dos sítios de ligação com a membrana do óvulo.

A finalização do processo de capacitação espermática parece ser desencadeada por mudanças na composição do fluido do oviduto. Bastante diferente do fluido uterino, ele é composto de uma mistura de moléculas originadas da transudação dos vasos sanguíneos e da secreção das células do epitélio do oviduto com participação do fluido folicular e do fluido peritoneal. Próximo ao momento da ovulação, o fluido do oviduto se torna rico em bicarbonato, albumina e outras proteínas de alta densidade, além de fosfolipídios. Essas moléculas são indutoras do efluxo de colesterol, que irá auxiliar a desencadear as modificações da membrana do espermatozoide que resultam na reação acrossomal.

Ligação do espermatozoide à zona pelúcida

A zona pelúcida é uma camada acelular que se forma ao redor do óvulo durante seu desenvolvimento. Além de proteger o óvulo após a saída do ambiente folicular, essa camada é a principal barreira entre os espermatozoides e a membrana do óvulo. Geralmente a ligação do espermatozoide à zona pelúcida é espécie-específica, ou seja, as moléculas presentes na zona pelúcida de óvulos de determinada espécie, ou subespécies, somente são reconhecidas por espermatozoides da mesma espécie. Estudos realizados em ovócitos de camundongos determinaram que a zona pelúcida é composta por quatro glicoproteínas denominadas ZP1, ZP2, ZP3 e ZP4. Em camundongos, existem somente três, pois a ZP4 é um pseudogene (Figura 1.5).

A zona pelúcida é constituída por filamentos longos interconectados com cerca de 7 nanômetros de largura. Os filamentos são compostos por repetições de uma unidade constituída de uma molécula de ZP2 e uma de ZP3 e de ZP4, ligados entre si pelas moléculas de ZP1. Diversos estudos têm demonstrado que zonas pelúcidas de diferentes espécies são formadas por diferentes combinações dessas proteínas. Por exemplo, em suínos e bovinos, a zona pelúcida é formada por ZP2, ZP3 e ZP4. Essa arquitetura filamentosa resulta na exposição de milhões de moléculas na superfície da zona pelúcida.

Inicialmente, acreditava-se que os O-oligossacarídeos das moléculas ZP3 fossem os sítios específicos de ligação dos espermatozoides. No entanto, em camundongos transgênicos com remoção genética dessa glicoproteína e impedimento da ligação de açúcares aos átomos de oxigênio da ZP3, a fertilização não foi impedida. Dessa forma, outras glicoproteínas da zona pelúcida começaram a ser estudadas, e hoje se sabe que o sítio de ligação,

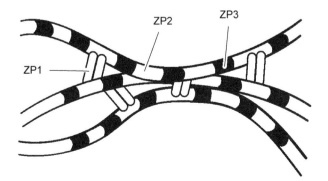

Figura 1.5 Organização molecular da zona pelúcida, composta por filamentos que combinam moléculas de ZP2 e ZP3, ligados por moléculas de ZP1. (Adaptada de Bleil e Wassarman, 1980.)

pelo menos em humanos, é a porção N-terminal da molécula de ZP2 (Figura 1.6).

Apesar de diversos grupos de pesquisadores buscarem a identificação das proteínas espermáticas que se ligam à zona pelúcida (*egg binding proteins* = EBPs), os resultados continuam incertos. O espermatozoide de mamíferos adquire a habilidade de fertilizar o óvulo durante um processo denominado capacitação, no qual ocorrem modificações marcantes na distribuição de carboidratos e glicoproteínas da superfície espermática. Estas modificações estruturais da lâmina basal espermática aparentemente levam à exposição de proteínas capazes de reconhecer as moléculas específicas presentes na zona pelúcida.

Cerca de duas dúzias de proteínas da superfície espermática já foram indicadas como participantes da ligação espécie-específica espermatozoide-ZP2. A natureza destes componentes ainda é controversa, mas entre eles está incluída uma série de enzimas (como β-galactosiltransferase e α-frucosiltransferase, uma quinase proteica da tirosina e fosfolipase A) e proteínas semelhantes a lecitinas (como proteínas ligadas a manose e galactose e espermadesinas), além de diversas outras proteínas como zonadesina e proteína espermática 56 (SP56). Atualmente existem quatro possibilidades para explicar a razão para um número tão grande de possíveis EBPs:

- Envolvimento de diferentes proteínas espermáticas como EBPs em espécies diversas
- Participação de diversas proteínas espermáticas como EBPs, atuando individualmente ou como complexos multiproteicos
- Participação de múltiplas proteínas espermáticas como EBPs, cada uma com afinidades diferentes pelo receptor e podendo atuar em sequência
- Alguns dos testes utilizados *in vitro* para identificar determinada EBP podem não refletir os eventos *in vivo*.

Reação acrossomal

Logo após a ligação à zona pelúcida do óvulo o espermatozoide sofre um processo de exocitose celular, a reação acrossomal (Figuras 1.7 e 1.8). O acrossomo é uma organela, derivada do aparato de Golgi, em formato de vesícula, contendo enzimas semelhantes às lisossomais, líticas. O acrossomo recobre a parte apical do núcleo e é envolto por uma única membrana que, na

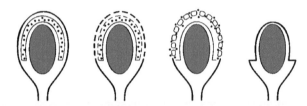

Figura 1.7 Esquema da reação acrossomal em espermatozoide de mamíferos. A membrana plasmática se funde à membrana acrossomal externa, formando pequenas vesículas e liberando as enzimas acrossomais.

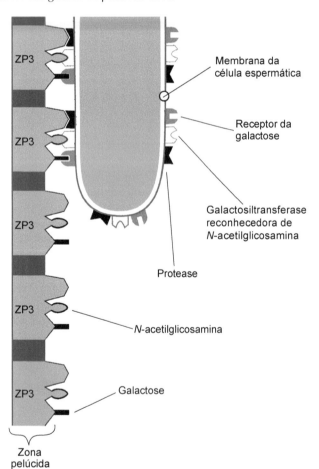

Figura 1.6 Modelo para a ligação do espermatozoide à molécula de ZP3 na zona pelúcida. Acredita-se que os locais de ligação do espermatozoide na zona pelúcida estejam localizados na ZP3. Esta glicoproteína parece ser reconhecida por pelo menos 3 proteínas localizadas na membrana plasmática do espermatozoide: 1. Uma proteína com 56.000 kDa que reconhece especificamente o terminal galactose da ZP3. 2. A galactosiltransferase que reconhece os resíduos N-acetilglicosamina expostos da ZP3. 3. Uma protease que reconhece e provavelmente digere uma região do peptídeo da ZP3. (Adaptada de Gilbert, 1991, p. 48.)

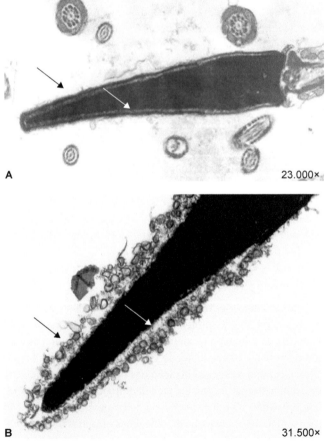

Figura 1.8 Eletromicrografia mostrando o aspecto ultraestrutural do acrossomo (*setas*) de espermatozoides de equinos. **A.** Acrossomo intacto. **B.** Acrossomo vesiculado, após a reação acrossomal.

região em que esta faz contato com a membrana plasmática do espermatozoide, é chamada de membrana acrossomal externa, e a região em que faz contato com a membrana nuclear é chamada de membrana acrossomal interna. Morfologicamente a reação acrossomal envolve fusões múltiplas da membrana acrossomal externa com a membrana plasmática da região anterior da cabeça espermática, que resulta na formação de vesículas membranosas híbridas e liberação do conteúdo acrossomal. Somente os espermatozoides que sofreram reação acrossomal podem penetrar a zona pelúcida e se fundir ao oolema.

Existem duas substâncias fisiologicamente relevantes que desencadeiam a reação acrossomal *in vivo*: a progesterona e as proteínas da zona pelúcida. Acreditava-se que as proteínas da zona pelúcida fossem o principal gatilho, uma vez que a reação acrossomal acontece quando o espermatozoide se liga à ZP3, desencadeando os demais eventos da fertilização. Entretanto, estudos em camundongo demonstraram a importância da progesterona *in vivo*, uma vez que esta é secretada e está presente na matriz extracelular do complexo *cumulus-oophorus*, induzindo reação acrossomal quando em contato com espermatozoides capacitados.

Na membrana do espermatozoide, receptores de proteína G estão envolvidos nas modificações que induzem a reação acrossomal. Os receptores de proteínas G inibitórias (Gi) levam à ativação da fosfolipase C (PLC) e da adenilatociclase (AC) para a produção de cAMP, o qual, por sua vez, ativa a proteína quinase A (PKA) e responde à ativação pelas moléculas de ZP3 (Figura 1.9).

A ligação a esses receptores induz a formação de inositol-1,4,5-trifosfato (IP3) e de diacilglicerol (DAG). O IP3, bem como a PKA ativa os canais de Ca^{2+} presentes na membrana acrossomal externa, promovendo a transferência de Ca^{2+} das reservas intracelulares (nesse caso, o acrossoma) para o citoplasma. Por sua vez, o DAG ativa a proteína quinase C (PKC), levando à abertura dos canais de Ca^{2+} na membrana plasmática. Como resultado, a concentração de Ca^{2+} no citosol aumenta, enquanto a concentração de Ca^{2+} acrossomal reduz, o que leva à ativação de *store-operated calcium channels* (SOC) e a um maior aumento de concentração de Ca^{2+} no citoplasma. Os níveis elevados de cálcio ativam, então, a hidrólise da actina, destruindo a barreira de f-actina presente entre a membrana externa do acrossoma e a membrana plasmática subjacente. Assim, as duas membranas podem entrar em contato, possibilitando a posterior fusão durante a reação acrossomal.

Dessa maneira, a ligação do espermatozoide com múltiplas moléculas de ZP3 leva à agregação da β-galactosil transferase presente na membrana espermática. Essa ligação ativa o complexo de proteínas G (G_{i1}, G_{i2} e $G_{q/11}$), que despolarizam a membrana espermática (de –60 mV para –30 mV), ativando os canais de Ca^{2+} (tipo voltagem-dependente), levando a um aumento do pH (0,3 unidade) e do Ca^{2+} intracelular (150 a 400 nM). Estas modificações levam a um aumento da capacidade fusogênica da membrana plasmática, que se funde com a membrana acrossomal externa, levando à liberação das enzimas acrossomais.

Nas células somáticas, a progesterona liga-se a seus receptores presentes no núcleo e regula a transcrição de genes. No entanto, os espermatozoides não apresentam receptores de progesterona no núcleo. Assim, a progesterona atua na membrana plasmática, sendo responsável por aumentar o cálcio intracelular no flagelo dos espermatozoides e atuar sobre os canais CatSper presentes nessas células. A ativação desses canais libera o Ca^{2+} de seus reservatórios intracelulares no envelope nuclear, propagando sinais de cálcio para o movimento de hiperativação e para auxiliar na reação acrossomal.

Ligação e fusão com o oolema

Após atingir o espaço perivitelínico, o espermatozoide reagido se liga e se funde à membrana do ovócito pela região pós-acrossomal. A Izumo1 é a única proteína que provou ser essencial para a fusão do espermatozoide com o óvulo. Trata-se de uma proteína transmembrana específica de testículos e relacionada diretamente com a fertilidade. Camundongos *knockout* para Izumo1 são completamente inférteis, e seus espermatozoides se acumulam no espaço perivitelínico, mostrando que a proteína não é importante para a penetração da zona pelúcida, mas somente para a fusão das membranas plasmáticas.

A Izumo1 se localiza tanto na membrana acrossomal interna como na externa em espermatozoides com acrossomo intacto e migra para a superfície celular quando as vesículas híbridas se formam durante a reação acrossomal. Essa migração e a exposição da Izumo1 na superfície do espermatozoide, por meio das vesículas que ficam aderidas à membrana acrossomal interna, são consistentes com o fato de que somente espermatozoides com acrossomo reagido são capazes de se fundir à membrana do óvulo.

O receptor da Izumo1 é uma proteína ancorada a um glicosil fosfatidilinositol, denominada Juno. Tanto a Izumo1 como a Juno são extremamente conservadas nos mamíferos eutérios, estando presentes na maior parte das espécies. A Juno desaparece da membrana do óvulo cerca de 40 minutos após a fertilização, sugerindo a participação dessa proteína no mecanismo de bloqueio rápido da polispermia (Figura 1.10).

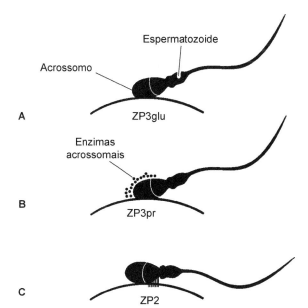

Figura 1.9 Ligação do espermatozoide à zona pelúcida. **A.** A região glucídica (*glucidic moiety*) da ZP3 (ZP3glu) é responsável pela ligação do espermatozoide com acrossomo intacto à zona pelúcida do ovócito (ligação primária). **B.** A reação acrossomal é mediada pelo polipeptídeo ZP3 (ZP3pr) que induz à liberação das enzimas acrossomais. **C.** A ligação secundária do espermatozoide à zona pelúcida é mediada pela ZP2 e pelos resíduos de acrosina que permanecem ligados à membrana acrossomal interna.

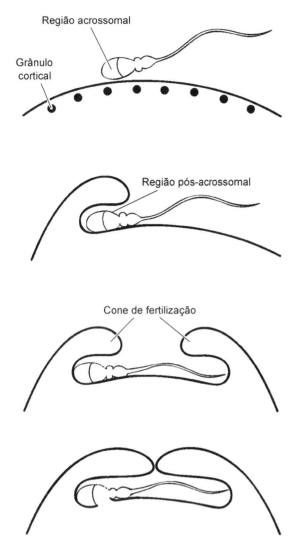

Figura 1.10 Após atravessar a zona pelúcida, o espermatozoide interage com o óvulo por meio da ligação da proteína Izumo1 ao seu receptor Juno presente no óvulo. Enquanto ocorre a fusão entre o óvulo e o espermatozoide, inicia-se a formação de extensões do citoplasma do óvulo recobrindo o espermatozoide (cone de fertilização). Nessa fase, formam-se pontes celulares entre os gametas, as quais vão se alargando, até o núcleo espermático e parte das organelas do espermatozoide serem incorporados ao óvulo.

Os mecanismos celulares pelos quais as fusões celulares acontecem ainda não estão completamente elucidados, mas geralmente são mediados por proteínas chamadas fusogênicas, as quais costumam ter duas propriedades fundamentais:

- Apresentam uma região transmembrana
- Exibem transições conformacionais entre os eventos pré e pós-fusão, como conversão de ligação *cis* para *trans*.

O complexo Izumo1-Juno não satisfaz essas propriedades, uma vez que Juno não é uma proteína transmembrana e as modificações de conformação da Izumo1 são insuficientes em comparação com a maioria das proteínas fusogênicas. Isso sugere que o complexo Izumo1-Juno tem mais uma função de adesão do que de fusão e que outras moléculas estariam envolvidas no processo de fusão subsequente. Entre essas proteínas, uma possível candidata é a CD9, capaz de gerar alterações fusogênicas em membranas de ovócitos mamíferos. No entanto, mais estudos precisam ser realizados para essa confirmação.

A análise da quantidade de espermatozoides presentes no espaço perivitelínico de zigotos de diversas espécies animais mostra que, em algumas espécies, como o coelho, centenas de espermatozoides estão presentes; em outras, como gatos, ratos, porcos, vacas e humanos, dezenas de espermatozoides estão presentes; e em uma terceira categoria, como os cães e as ovelhas, praticamente não se observam espermatozoides no espaço perivitelínico após a fertilização. Isso indica que diferentes espécies utilizam diversos mecanismos de bloqueio à poliespermia, com eficiência variável, e que, em algumas delas, existe um mecanismo de bloqueio no nível da membrana do óvulo (bloqueio rápido) e, em outras, somente de modificações da zona pelúcida por meio da reação cortical.

Já foi comentado que, em camundongos, cerca de 40 minutos após a ligação entre o espermatozoide e a membrana do óvulo, a proteína de reconhecimento Juno desaparece da superfície do zigoto. A perda de Juno e da receptividade a novos espermatozoides acontece mais ou menos no mesmo momento em que ocorre a exocitose dos grânulos corticais, levando a modificações da zona pelúcida. No entanto, existem várias diferenças nos mecanismos que desencadeiam o bloqueio da zona pelúcida, a poliespermia e o bloqueio rápido. O bloqueio da zona pelúcida ocorre em resposta à ativação do óvulo após a entrada do espermatozoide, o que resulta em picos de liberação de Ca^{2+}, induzindo a exocitose dos grânulos corticais.

Nas espécies em que o bloqueio à poliespermia ocorre também na membrana plasmática, aparentemente a incorporação da membrana do espermatozoide à membrana do óvulo é fundamental para o processo de fertilização e perda da receptividade a novos espermatozoides. Nessas espécies, após a técnica de injeção espermática intracitoplasmática (ICSI), o desenvolvimento embrionário só é atingido após a ativação química do óvulo, sem a qual o zigoto não se desenvolve. Aparentemente essa interação de proteínas de membrana ativa a actinomiosina do citoesqueleto do óvulo, modificando as propriedades da membrana plasmática, mas sem interferir na exocitose dos grânulos corticais.

Após a fusão da membrana do espermatozoide com o óvulo, uma protrusão do citoplasma do óvulo rica em filamentos de actina se forma logo abaixo da cabeça do espermatozoide, o cone de fertilização (ver Figura 1.10). Essa protrusão é uma extensão do citoplasma do óvulo que engloba o espermatozoide, e pontes citoplasmáticas se formam entre os dois gametas, as quais vão se alargando até que todo o núcleo espermático passe por elas. Normalmente todo o espermatozoide, incluindo seu núcleo, centríolos, mitocôndrias e até mesmo parte do axonema, penetra no citoplasma do óvulo. Microfilamentos presentes no cone de fertilização são responsáveis por guiar o núcleo espermático para o interior desse citoplasma.

Ativação do óvulo e reação cortical

Para que, após a penetração do espermatozoide, se inicie o desenvolvimento embrionário, são necessárias mudanças no metabolismo do óvulo, as quais são denominadas ativação do óvulo. Os principais fatos envolvidos na ativação do óvulo são a exocitose dos grânulos corticais, com consequente bloqueio à poliespermia, o reinício da meiose, a formação dos pronúcleos e o estímulo para o início do desenvolvimento embrionário.

Em ovócito de mamíferos, os eventos que caracterizam a ativação oocitária são desencadeados por um aumento transitório, mas repetitivo, das concentrações intracelulares de Ca^{2+}, o qual dura várias horas (Figura 1.11).

No camundongo, essas oscilações começam 1 a 2 minutos após a fusão do espermatozoide com a membrana do óvulo. A liberação de Ca^{2+} da primeira oscilação se inicia a partir do ponto onde ocorreu a fusão e se transmite em ondas pelo restante do citoplasma do óvulo. Esses aumentos ou picos transitórios de Ca^{2+} persistem por 5 a 6 horas e terminam próximo ao momento da formação dos pronúcleos. A frequência das oscilações de Ca^{2+} varia entre as espécies, podendo durar 10 a 20 minutos no zigoto de camundongo e 30 a 60 minutos em bovinos ou humanos.

O aumento do Ca^{2+} intracelular após a fertilização é resultado da liberação do Ca^{2+} de seus reservatórios intracelulares, ou seja, o retículo endoplasmático. Hoje a ideia mais aceita é a de que o espermatozoide introduz no óvulo um fator solúvel após a fusão. Esse fator ativa a proteína G, localizada internamente na membrana plasmática do óvulo, estimulando a atividade da PLC, localizada na face interna da membrana. A PLC causa hidrólise do fosfatidilinositol para DAG e IP3. O DAG permanece na membrana plasmática, ativando a bomba de Na^+/H^+, responsável pelo aumento do pH. Em contraste, o IP3 é liberado da membrana e se difunde no citoplasma, onde se liga ao retículo endoplasmático e induz o aumento de Ca^{2+} no citoplasma (Figura 1.12).

O fator que causa a liberação de Ca^{2+} não é espécie-específico, uma vez que extratos de espermatozoides de diferentes espécies de mamíferos são capazes de ativar óvulos de diversas espécies. No entanto, é específico de espermatozoides, já que

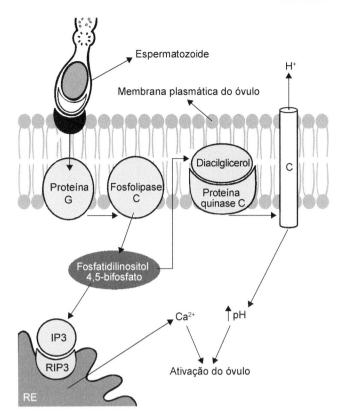

Figura 1.12 Modelo relativo à ativação do óvulo. Quando o espermatozoide se liga ao receptor na membrana do óvulo, ocorre a ativação da proteína G que, por sua vez, ativa a fosfolipase C, quebrando o fosfatidilinositol 4,5-bifosfato em diacilglicerol e IP3. O diacilglicerol ativa a proteína quinase C, a qual estimula o transporte de sódio extracelular para o citoplasma, aumentando o pH celular. O IP3, por sua vez, se liga ao retículo endoplasmático (RE), liberando Ca^{2+} das reservas intracelulares.

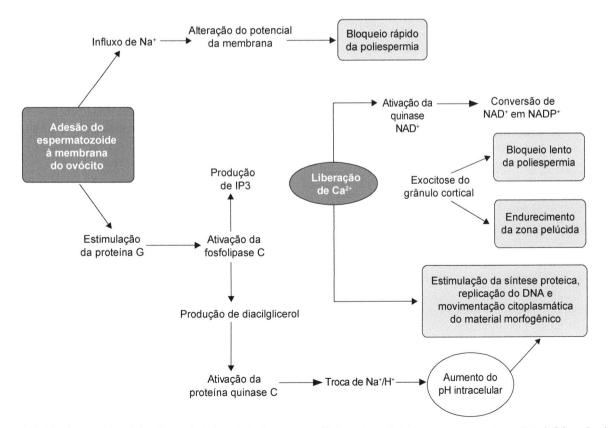

Figura 1.11 Modelo relativo ao bloqueio à poliespermia. Após a adesão do espermatozoide à membrana do óvulo, ocorre um aumento nos níveis de Ca^{2+} que leva à alteração do potencial de membrana e ao bloqueio rápido à poliespermia. Concomitantemente, ocorre estimulação da proteína G de membrana, que desencadeia uma cascata de reações, as quais culminam com a exocitose dos grânulos corticais induzindo ao bloqueio lento à poliespermia.

extratos de tecidos somáticos não desencadeiam oscilações de Ca^{2+} semelhantes. Foi proposto que esse fator solúvel seria um tipo específico de PLC encontrado especificamente em testículos de mamíferos, a PLC-ζ, uma vez que microinjeções dessa PLC causam oscilações de Ca^{2+} e ativam o desenvolvimento de zigotos murinos até o estágio de blastocisto. Além disso, a PLC-ζ é encontrada na região equatorial e pós-acrossomal, justamente onde o espermatozoide se funde à membrana do óvulo.

Um evento-chave da ativação oocitária é a liberação dos grânulos corticais, que leva ao bloqueio à poliespermia. Aparentemente o primeiro pico de liberação de Ca^{2+} é o que desencadeia o processo de fusão de membranas responsável pela liberação dos grânulos corticais. A liberação das enzimas contidas nos grânulos corticais é responsável pelas modificações que irão ocorrer na zona pelúcida, impedindo que novos espermatozoides se liguem a ela e nela penetrem (ver Figura 1.11).

Foi proposto que as enzimas dos grânulos corticais destacariam os resíduos terminais de açúcar da ZP2, liberando os espermatozoides já aderidos à zona pelúcida e impedindo a aderência de novos espermatozoides. Hoje já foi reconhecido que a metaloproteinase, contida nos grânulos corticais, responsável pela clivagem das moléculas de ZP2, é a ovastacina. A clivagem da ZP2 causada pela ovastacina também leva ao "endurecimento" da zona pelúcida, que se torna resistente à digestão por proteases. O mecanismo da reação cortical é semelhante ao da reação acrossomal, ou seja, na presença do aumento do Ca^{2+} intracelular, as membranas dos grânulos corticais se fundem com a membrana plasmática do óvulo, liberando seu conteúdo.

O outro evento fundamental para o desenvolvimento embrionário, e que é desencadeado pela ativação oocitária, é o reinício da meiose. No momento da ovulação, os ovócitos da maioria dos mamíferos estão com sua meiose bloqueada no estágio de metáfase II. Para que a formação do pronúcleo feminino ocorra, a divisão meiótica precisa ser reiniciada e evoluir para a transição metáfase-anáfase, com a liberação do segundo corpúsculo polar. Esse segundo bloqueio meiótico é mantido por níveis elevados do fator promotor da maturação (MPF), que é estabilizado pelo fator citostático (CSF) e pela proteína c-mos por meio da mediação MAPK (MAP quinase). A proteína que liga as oscilações de Ca^{2+} com o declínio da atividade do MPF é uma proteína quinase II dependente de calmodulina (CAMKII).

Existem pelo menos duas vias que ligam a CAMKII e a retomada da meiose. Primeiro, a CAMKII ativa e fosforila o EMI2, que, por sua vez, bloqueia a capacidade de o EMI2 inibir o complexo promotor da anáfase (APC). Como consequência, o APC destrói o EMI2, bem como a coesão, que mantém as cromátides irmãs juntas, destruindo também a ciclina B, o que leva a uma perda da atividade do MPF. A segunda ligação entre CAMKII e atividade de MPF envolve a fosforilação da proteína quinase WEE1B, uma quinase que fosforila CDK1 e inibe a atividade de MPF; portanto, quando WEE1B é fosforilada, a atividade de MPF cai.

Enquanto um único aumento de Ca^{2+} após a fusão do espermatozoide desencadeia a retomada meiótica, aumentos múltiplos e transitórios são necessários para completar o processo de ativação. Um único aumento de Ca^{2+} pode levar a uma redução na atividade do MPF, mas esse é um efeito passageiro. A atividade do MPF é retomada se não se estabelecerem picos suficientes de Ca^{2+}, o que pode levar ao restabelecimento da parada da metáfase: a chamada parada da metáfase III. São necessários pelo menos oito aumentos transitórios de Ca^{2+} para que a meiose seja finalizada e ocorra a formação do pronúcleo feminino.

Fusão do material genético do espermatozoide e do óvulo

Em mamíferos, o processo de fusão nuclear demora cerca de 12 horas. O núcleo espermático penetra no ovócito tangencialmente. O núcleo do óvulo, enquanto haploide, é chamado de pronúcleo feminino, e o do espermatozoide, de pronúcleo masculino. Quando o núcleo do espermatozoide é incorporado pelo citoplasma do óvulo, ocorre uma série de modificações. O envelope do núcleo masculino sofre vesiculação, expondo a cromatina altamente condensada do espermatozoide ao citoplasma do óvulo. As protaminas que mantêm a cromatina masculina condensada são substituídas por histonas (H) derivadas do óvulo. Esta mudança possibilita a descondensação da cromatina espermática e sua reprogramação epigenética.

Logo novas vesículas membranosas se agregam ao longo da periferia da massa de cromatina e se conectam com os fragmentos já existentes do antigo envelope nuclear para formar um novo envelope. O pronúcleo masculino aumenta em tamanho enquanto o núcleo do ovócito completa a 2ª divisão meiótica. Conforme os pronúcleos se formam, a cromatina materna e a paterna sofrem descondensação, que é controlada por fatores presentes no óvulo. Durante esse processo, o DNA paterno, que se encontrava altamente metilado no espermatozoide, sofre demetilação, enquanto o DNA materno se encontra protegido da demetilação pela presença da PGC7 (Stella). Posteriormente, a cada ciclo de replicação de DNA, durante as divisões celulares, uma demetilação passiva ocorre no DNA de ambos os genomas. Com isso, o genoma do zigoto vai sendo gradativamente ativado.

Além do remodelamento da cromatina, o citoesqueleto celular também passa por diversas modificações nessa transição de ovócito para zigoto. Embora a maior parte do citoesqueleto do zigoto seja de origem materna, um aspecto importante trazido pelo espermatozoide, além do material genético, são os centríolos. Esse centrossomo modificado é a principal fonte de microtúbulos que irá organizar o fuso meiótico para promover as clivagens.

Na maior parte das espécies animais, os centríolos são perdidos durante a maturação oocitária, embora proteínas e material pericentriolar permaneçam presentes. No espermatozoide, entretanto, os centríolos estão presentes, e eles contribuem com essas organelas após a fertilização em muitas espécies animais. É interessante o fato de que, no camundongo, os centríolos são perdidos tanto no óvulo quanto no espermatozoide, e o primeiro fuso mitótico é acentriolar.

Antes da formação do fuso mitótico, os pronúcleos precisam atingir o centro do zigoto. A migração correta dos dois pronúcleos e a formação adequada do fuso ao redor deles é dependente dos centríolos derivados dos espermatozoides na maioria das espécies, incluindo os humanos. Cada um dos pronúcleos migra em direção ao outro, replicando seu DNA durante o caminho. Quando se encontram, os dois envelopes nucleares fragmentam-se, mas, em vez de se formar um novo núcleo, a cromatina condensa-se em cromossomos.

O posicionamento dos pronúcleos na região central do óvulo fertilizado é um pré-requisito para a correta disposição dos cromossomos no fuso e na finalização da 1ª clivagem. O movimento dos pronúcleos depende da atividade do citoesqueleto, que envolve tanto microfilamentos de actina como microtúbulos. A união dos pronúcleos é o que define a transição final do ovócito para o zigoto e o início do desenvolvimento embrionário. Nos mamíferos, isso envolve uma reorganização massiva do citoesqueleto celular e o reposicionamento de organelas para que ocorra a primeira clivagem.

INÍCIO DO DESENVOLVIMENTO EMBRIONÁRIO

Os embriões dos mamíferos estão entre os menores do reino animal, o que os torna difíceis de serem manipulados experimentalmente (o ovo de quase todos os mamíferos tem tamanho médio de 0,1 mm). Além disso, os zigotos dos mamíferos não são produzidos em quantidades comparáveis aos embriões de ouriço-do-mar ou rãs. O desenvolvimento dos embriões dos mamíferos ocorre geralmente dentro de outro organismo, o que constitui outro obstáculo, e só recentemente foi possível reproduzir algumas das condições internas e observar o desenvolvimento *in vitro*.

A fertilização marca o início do período embrionário pré-implantação, caracterizado por uma sucessão de divisões celulares mitóticas até a ocorrência da primeira diferenciação celular no estágio de blastocisto e a liberação da zona pelúcida.

Imediatamente depois da fecundação, inicia-se a clivagem. Denomina-se clivagem a série de divisões mitóticas, extremamente rápidas, por meio das quais o zigoto, que tem grande volume citoplasmático, é dividido em numerosas células pequenas. Estas células são chamadas de blastômeros. A primeira clivagem (estágio de duas células) separa o zigoto em dois blastômeros de tamanhos iguais, e em todas as espécies de mamíferos, ocorre entre 11 e 20 horas após a fertilização. A primeira diferença fundamental da clivagem dos mamíferos é a lentidão relativa das divisões.

A segunda é caracterizada pela orientação singular dos planos de clivagem. A primeira clivagem é uma divisão meridional comum; entretanto, na 2ª clivagem um dos dois blastômeros se divide meridionalmente e o outro equatorialmente. Este tipo de clivagem é chamado de clivagem rotacional.

A 3ª diferença fundamental entre a clivagem dos mamíferos e a da maioria dos outros embriões é a assincronia marcante das divisões iniciais. Os blastômeros não se dividem todos ao mesmo tempo. Assim, embriões de mamíferos não crescem uniformemente do estágio de duas células para o de quatro e de oito células, mas frequentemente contêm um número ímpar de células. Além disso, diferente da maioria dos outros animais, o genoma do mamífero é ativado durante as clivagens iniciais, produzindo as proteínas necessárias para a ocorrência da clivagem. No camundongo e na cabra a mudança do controle genético materno para o zigótico ocorre no estágio de duas células.

Talvez a maior diferença entre a clivagem de mamíferos e todos os outros tipos de clivagem envolva o fenômeno de compactação. Os blastômeros de mamíferos, até o estágio de oito células, formam um arranjo frouxo, com espaço abundante entre eles. Em seguida à 3ª ou 4ª divisão (estágio com oito blastômeros nos camundongos e 16 nos bovinos), os blastômeros sofrem uma drástica mudança em seu comportamento. Repentinamente se amontoam, aumentando o contato entre si, formando massa compacta de células. Este arranjo firmemente empacotado é estabilizado por junções de oclusão que se formam entre as células superficiais, vedando a passagem para o interior da esfera. As células internas da esfera formam entre si junções comunicantes, tornando possível o transporte de pequenas moléculas e íons entre elas.

Antes do início do processo de compactação, cada um dos blastômeros sofre extensivas mudanças em suas membranas, conhecidas como polarização. Componentes distintos da superfície celular migram para diferentes regiões da célula.

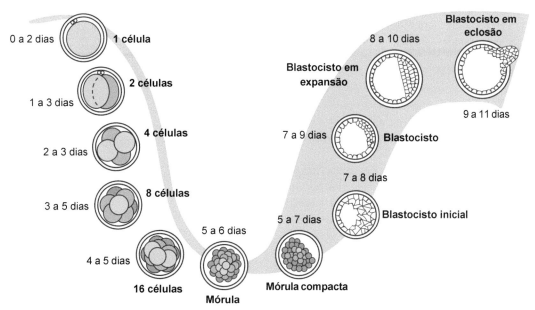

Figura 1.13 Desenvolvimento do embrião bovino, desde embrião de uma célula ou zigoto, logo após a fertilização, até a saída da zona pelúcida (blastocisto em eclosão).

A marcação com sondas fluorescentes para glicoproteínas celulares mostra que, no embrião com quatro células, estas se distribuem aleatoriamente, mas no embrião com oito células concentram-se nos polos mais distantes do centro do agregado celular. Este fenômeno parece ser influenciado pela interação das células, uma vez que acontece em agregados de blastômeros, mas não em blastômeros isolados. Além disso, proteínas de superfície, específicas, como a uvomorulina (glicoproteína com 120.000 kDa encontrada na superfície dos blastômeros) parecem ter um papel fundamental na compactação. Esta proteína é encontrada no embrião de duas células espalhada pela membrana.

No entanto, quando se inicia a compactação, a uvomorulina é visualizada somente nos locais onde as membranas dos blastômeros fazem contato com outras células. Anticorpos contra esta proteína causam descompactação da mórula. Experimentos têm demonstrado que o fosfatidilinositol também é importante no início da compactação. Se um embrião de camundongo, com quatro células, é colocado em meio contendo substâncias que ativam a proteína quinase C, ocorre a compactação prematura. Quando isto ocorre, observa-se que a uvomorulina se acumula nas junções entre os blastômeros. Estes resultados sugerem que a ativação da proteína quinase C na superfície da célula inicia a compactação por meio da mudança de localização da uvomorulina. Finalmente a membrana celular também é modificada durante a compactação por reorganização do citoesqueleto. Microvilosidades, sustentadas por microfilamentos de actina, aparecem na superfície de células adjacentes, realizando a ligação entre as células. Estas microvilosidades talvez sejam os locais onde a uvomorulina funcione intermediando a adesão celular. O achatamento de um blastômero contra o outro também pode acontecer devido ao encurtamento das microvilosidades pela despolimerização da actina. Desse modo, existem evidências crescentes de que a compactação é causada por mudanças na arquitetura da superfície dos blastômeros.

As células do embrião compactado se dividem para produzir uma mórula de 32 células que consiste em um pequeno grupo de células internas rodeadas por um grupo maior de células externas. A maioria das descendentes das células externas não produz estruturas embrionárias, transformando-se em células do trofoblasto que originam o cório ou porção embrionária da placenta.

O cório é o tecido que possibilita ao feto obter oxigênio e alimento a partir da mãe. Ele também secreta hormônios, que possibilitam ao útero da mãe reter o feto, além de produzir reguladores da resposta imune, assim a mãe não rejeita o embrião como rejeitaria um enxerto de heterólogo.

O embrião é derivado das descendentes das células internas da mórula no estágio de 32 células, suplementadas por uma célula ocasional originada do trofoblasto durante a transição para o estágio de 64 células. Estas células originam a massa celular interna (MCI) que dará origem ao botão embrionário. As células da MCI não são apenas morfologicamente diferentes das células do trofoblasto, mas também sintetizam proteínas diversas nesse estágio inicial do desenvolvimento. Próximo ao estágio de 64 células, as camadas celulares da MCI e do trofoblasto se separam. Assim, o primeiro evento de diferenciação do desenvolvimento embrionário dos mamíferos é a distinção entre os blastômeros do trofoblasto e da MCI.

Inicialmente a mórula não tem uma cavidade interna. Entretanto, durante um processo chamado cavitação, as células do trofoblasto secretam um líquido para o interior da mórula, ocupando um espaço central, que dá origem à blastocele ou cavidade central da mórula. A massa celular interna posiciona-se de um lado do anel de células do trofoblasto, formando a estrutura característica da clivagem dos mamíferos, conhecida como blastocisto. A principal característica da fase de blastocisto é a diferenciação em trofoblasto e botão embrionário.

O trofoblasto é constituído por células especializadas, que são achatadas e com numerosas microvilosidades, formando a parede do blastocisto em contato com a zona pelúcida. Ele ocupa aproximadamente 1/3 do volume total do embrião. Em contraste, a MCI é constituída por células esféricas, pequenas, que se dividem rapidamente e são pouco especializadas.

A formação da MCI distinta do trofoblasto é um processo crucial no desenvolvimento embrionário inicial dos mamíferos, visto que ou darão origem a uma porção do novo organismo ou a um singular tecido de sustentação que será descartado ao nascimento. No entanto, parece não haver qualquer predisposição das células para seguir um ou outro destino. Observações de embriões *in vitro* sugerem que esta decisão se deva meramente ao fato de a célula estar no lugar certo, no momento certo.

Até o estágio de oito células não há diferenças óbvias em bioquímica, morfologia ou totipotência de qualquer dos blastômeros. Contudo, a compactação coloca as células interna ou externamente, cada qual com propriedades muito diferentes. Marcando os blastômeros, foi possível descobrir que as células que, por acaso, se situam externamente, formarão o trofoblasto, enquanto as células que, por acaso, se encontram internamente originarão a MCI. Portanto, aparentemente uma célula se torna trofoblasto ou MCI simplesmente dependendo de sua localização externa ou interna após a compactação.

ATIVAÇÃO DO GENOMA EMBRIONÁRIO

Em muitos animais, o início do desenvolvimento é controlado por produtos do genoma materno que são sintetizados durante a ovogênese, estocados no óvulo e ativados após a maturação meiótica e a fertilização. Embora a transcrição não seja essencial após a fertilização, a atividade de tradução é. Isto foi demonstrado tratando-se ovos não fertilizados de ouriço-do-mar e de anfíbio com substâncias que interferem na síntese de proteínas, resultando em bloqueio do desenvolvimento após a primeira clivagem. Portanto, as proteínas necessárias para o desenvolvimento embrionário inicial resultam de uma tradução *de novo* de RNAm existentes no óvulo.

As evidências experimentais de que o início do desenvolvimento é controlado pelo genoma materno são:

- Dominância materna inicial em híbridos interespecíficos
- Início da clivagem na ausência de um núcleo funcional
- Desenvolvimento até o estágio de blástula (exceto em mamíferos) quando a transcrição nuclear é bloqueada
- Expressão fenotípica de genes mutantes maternos.

Para que se inicie a síntese de proteínas sob controle do genoma materno é necessária a preexistência no ovócito não fertilizado de uma quantidade substancial de cada um dos componentes envolvidos, isto é, RNAm, RNAt, ribossomos, fatores de iniciação etc. Os ovócitos dos mamíferos contêm RNAm oogênico e os outros componentes necessários para a tradução. No entanto, seu desenvolvimento lento e tamanho pequeno fazem com que estes sejam dependentes da ativação do genoma zigótico em uma fase muito inicial do desenvolvimento.

Apesar de os componentes necessários para a tradução estarem presentes em óvulos não fertilizados, estes exibem níveis muito baixos de síntese de proteínas. O aumento da síntese após a fertilização depende, primariamente, da ativação dos componentes de tradução armazenados por meio das modificações dos níveis de Ca^{2+} e pH intracelulares. Dessa maneira, um ou mais destes componentes deve estar inativo no ovócito não fertilizado. Apesar de essa questão ter sido bastante estudada por diversas décadas, estes componentes ainda não foram precisamente identificados. Uma das ideias é a de que os RNAm oogênicos estejam ligados a proteínas inibidoras que previnem sua ligação com fatores de inicialização de síntese, ribossomos ou outros componentes de tradução.

Após a fertilização as proteínas inibidoras seriam removidas ou degradadas. Outra alternativa é que a estrutura dos RNAm seria diferente em ovócitos não fertilizados e fertilizados. Existem indicações de que RNAm oogênicos tenham a extremidade 5 metilada e a região da cauda poli-A curta, sendo, portanto, inativos. Após a fertilização, a extremidade destes RNA seria desmetilada e a cauda poli-A, alongada. Estas modificações estariam ligadas ao início da atividade de tradução. Além disso, outra possibilidade é o sequestro do RNAm ovocítico para compartimentos onde este permaneceria inativo.

Como resultado da ação dos elementos de poliadenilação citoplasmática certos RNAm são preferencialmente adenilados em diferentes momentos após a fertilização, de acordo com a necessidade das proteínas durante o desenvolvimento. Além disso, os RNA de origem materna também são degradados de acordo com um programa específico. Dessa maneira, os RNAm maternos são traduzidos durante a maturação ovocítica,

originando quantidade suficiente de proteína para sustentar o início do desenvolvimento embrionário, após o que estes RNAm podem ser degradados. Em outros casos, o RNAm é estabilizado e transferido durante a clivagem para os blastômeros, sendo utilizado em diferentes etapas do desenvolvimento.

Com o desenvolvimento do embrião ocorre uma mudança do controle do genoma materno para o embrionário. Em alguns organismos esta mudança é abrupta, em outros ela é gradual. Em camundongos ocorre um decréscimo dramático na quantidade de RNAm materno no estágio de duas células. O mesmo acontece em embriões humanos e de bovinos, mas só no estágio de 16 células, ou seja, no 4º ciclo celular. Posteriormente este RNAm é reposto devido à transcrição do genoma embrionário. Apesar de a maior parte do RNAm sintetizado no zigoto codificar as mesmas proteínas do RNAm materno, novos transcritos específicos aparecem, modificando o padrão de síntese de proteínas (Figura 1.14).

ECLOSÃO DO BLASTOCISTO

Enquanto o embrião está se movendo no interior do oviduto, forma-se a blastocele, a qual se expande após a entrada do blastocisto no útero. As membranas das células do trofoblasto contêm bomba de sódio voltada para a blastocele, transportando íons sódio para a cavidade central. Este acúmulo de íons sódio faz com que a água entre por osmose na blastocele, dilatando-a.

Durante este período é essencial que a zona pelúcida evite a adesão do blastocisto à parede do oviduto. A ocorrência de tal aderência leva à gestação ectópica. Esta condição é perigosa porque pode causar hemorragia e risco à vida.

Quando alcança o útero, o embrião precisa eclodir, isto é, sair da zona pelúcida, de modo que possa aderir à parede do útero. A eclosão ocorre pela lise de uma porção da zona pelúcida, formando um orifício através do qual o blastocisto se comprime e abandona a zona pelúcida, enquanto se expande. Uma protease semelhante à tripsina, chamada estripsina, localizada na membrana das células do trofoblasto, lisa a matriz fibrilar da zona pelúcida, formando o orifício. No caso de embriões de ruminantes e, principalmente, de suínos, após a eclosão o embrião se alonga, formando uma fina fita que se distribui ao longo dos cornos uterinos.

Uma vez fora da zona pelúcida, o blastocisto pode fazer contato direto com o útero, onde as células do trofoblasto secretam outras proteínas, tais como colagenase, estromalisina e um ativador de plasminogênio. Estas enzimas, que hidrolisam proteínas, digerem a matriz extracelular do tecido uterino, capacitando o blastocisto a penetrar na parede uterina.

PARTICULARIDADES DO EMBRIÃO DE EQUINOS

No caso de embriões de equinos, algumas considerações especiais devem ser feitas.

A fertilização do óvulo dos equinos ocorre na ampola do oviduto, como na maioria das espécies de mamíferos. A primeira clivagem ocorre aproximadamente 24 horas após a fecundação e a compactação se inicia no estágio de 8 a 16 células. A chegada do embrião ao útero ocorre em geral ao redor do 6º dia após a fecundação, no estágio de mórula ou blastocisto inicial.

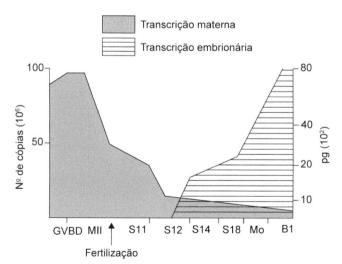

Figura 1.14 Distribuição de RNA com cauda poli-A longa durante o desenvolvimento pré-implantação do embrião de camundongo. Enquanto os transcritos de origem materna decrescem com o avanço do desenvolvimento, o início da transcrição fetal é ativado ao redor do 2º ciclo celular. GVBD: *germinal vesicle breakdown*; MII: metáfase II; Mo: mórula. (Adaptada de Ménézo e Renard, 1993.)

Nas éguas observa-se um fenômeno raro, que é a retenção de óvulos no oviduto. O óvulo pode ficar retido por mais de 7 meses e geralmente acaba degenerando. O mecanismo pelo qual somente ovos viáveis são transportados até o útero permanece obscuro, mas parece estar ligado aos processos de clivagem e à liberação de prostaglandina E (PGE_2) pelo embrião viável.

O processo de clivagem do ovo ou zigoto de equino é similar ao observado nos demais mamíferos. Entretanto, nessa espécie ocorre um processo de extrusão de material celular para o espaço vitelínico, chamado deutoplasmólise. O material segregado se deposita em um dos polos do embrião, no espaço perivitelínico, e os blastômeros continuam seu desenvolvimento no outro polo. A partir do estágio de 16 blastômeros o material extrudado vai diminuindo e desaparece. O processo de deutoplasmólise parece estar associado à quantidade de lipídios presente no ovo. Em ovos particularmente ricos em lipídios, como os de equinos e suínos, muito material é eliminado durante a segmentação.

Durante o processo de clivagem, no oviduto, o embrião de equino apresenta formato elipsoidal, sendo formado por massa celular densa, tornando-se esférico e com massa celular mais rarefeita, na medida em que se inicia a formação da blastocele.

O estágio de blastocisto, logo após a entrada do embrião no útero, caracteriza-se também pela formação de uma cápsula acelular entre a zona pelúcida e as células do trofoblasto. Durante alguns dias a cápsula permanece recoberta pela zona pelúcida, que vai se adelgaçando gradativamente até a ocorrência da eclosão do embrião, mas mesmo depois da eliminação da zona pelúcida, o embrião fica recoberto pela cápsula acelular até aproximadamente o 20º dia de gestação quando, então, aparentemente, esta se fragmenta, ou se desintegra devido à ação de enzimas proteolíticas secretadas pelo trofoblasto, ou pelo endométrio uterino. No entanto, o momento preciso e a maneira como a cápsula é perdida ainda não estão esclarecidos. A coincidência da formação da cápsula com a formação do blastocisto indica que ambos os tecidos, trofoblasto e MCI, podem estar envolvidos na sua formação. O fato de blastômeros isolados de embriões equinos poderem se desenvolver no interior de zonas pelúcidas de suíno, quando incubados em oviduto de ovelha, indica que a formação da cápsula é independente da presença de uma zona pelúcida homóloga. Além disso, a transferência de hemiembriões sem cápsula para o interior do útero leva à formação de blastocistos com cápsulas, demonstrando que o depósito de material capsular está associado à formação do estágio de blastocisto e não necessita da zona pelúcida como substrato.

Mórulas ou blastocistos mantidos em condições *in vitro* são incapazes de formar cápsulas, a despeito do desenvolvimento normal dos embriões, indicando que uma contribuição uterina deve estar envolvida na formação dessa estrutura. Por outro lado, blastocistos que já formaram a cápsula sempre a retêm quando em cultivo.

A cápsula é constituída por dois componentes principais: matriz com estrutura semelhante ao colágeno, pois o tratamento com colagenase do tipo II, embora não a destrua totalmente, a torna mais flexível; e uma série de glicoproteínas que se coram pela reação do ácido periódico Schiff (PAS) e pelo ácido fosfotúngstico. Conforme o embrião cresce, a aderência entre os dois componentes torna-se maior.

Especula-se que a função da cápsula é semelhante à da zona pelúcida, substituindo-a após sua perda. Entretanto, essa função aparentemente não é essencial, pois hemiembriões transferidos sem esta proteção se desenvolvem normalmente. Acredita-se também que desempenhe uma função protetora contra um ambiente uterino potencialmente adverso.

A cápsula parece ser impermeável a vírus e bactérias, como sugere sua estrutura, mas, assim como a zona pelúcida, provavelmente é permeável a macromoléculas. É possível que ela também proteja os antígenos do concepto da atividade do sistema imune materno; no entanto, a função imunoprotetora parece não ser muito importante, pois embriões transferidos sem a presença da cápsula são compatíveis com a gestação.

Mesmo quando sua espessura é fina, a cápsula é bastante resistente e representa uma estrutura importante para o desenvolvimento do embrião de equino. Caracteriza-se por ser um envoltório sujeito a pressões consideráveis durante a fase de migração do embrião através do útero, fenômeno fundamental para que ocorra o reconhecimento materno da gestação. Durante a migração, o formato esférico da vesícula sofre distorções; contudo, a elasticidade e a resistência da cápsula protegem o embrião das contrações uterinas. A mobilidade do embrião termina ao redor do 15º dia de gestação, antes do desaparecimento da cápsula. Durante esse período, ocorrem mudanças na sua composição e propriedades de adesão. Tais modificações podem estar associadas com a fixação e a orientação do embrião no endométrio.

PARTICULARIDADES DO EMBRIÃO DE CADELA

Na cadela, aparentemente, todas as ovulações ocorrem em um curto intervalo de tempo. No entanto, os óvulos caninos ainda estão imaturos nesse momento, sendo ovulados como ovócito primário. Assim, o término da maturação ovular ocorre no oviduto e pode durar de 2 a 5 dias. Diversos processos têm sido desenvolvidos para estimar o momento da ovulação em cadelas, como a observação direta dos ovários, e métodos indiretos fundamentados em dia do ciclo, comportamento, citologia vaginal e concentração plasmática de LH ou progesterona.

O momento da ovulação pode ser determinado a partir da mensuração da onda pré-ovulatória de LH. A ovulação ocorre cerca de 48 horas após o pico de LH na maioria das cadelas. O pico de LH é determinado diretamente por meio de sua mensuração no plasma sanguíneo, que deve ser feita diariamente, se possível a cada 12 horas até a detecção do pico. Entretanto, o pico de LH está associado a concentrações plasmáticas de progesterona de 2 a 4 ng/mℓ e, no momento da ovulação, a progesterona se encontra ao redor de 7 ng/mℓ.

A fertilização ocorre 2 a 3 dias após a ovulação; portanto, para a maioria das cadelas o momento da fertilização ocorre 4 a 5 dias após a onda de LH.

O embrião se desenvolve até a mórula nos segmentos iniciais do oviduto e a entrada do blastocisto no útero ocorre através da abertura da junção uterotubárica, ao redor do 10º dia após a ovulação, no estágio de mórula compacta ou blastocisto inicial. Após a entrada no útero, o embrião migra no corno ipsolateral à ovulação durante 3 dias e durante mais 3 dias migra de um corno para o outro. O embrião em estágio de blastocisto

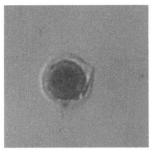
Mórula
200 a 300 μm

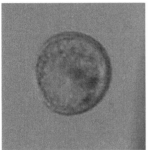
Blastocisto inicial
300 a 450 μm

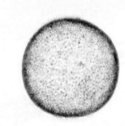
Blastocisto expandido
500 a 1.500 μm

Figura 1.15 Estágios do desenvolvimento do embrião de equino. (Esta figura encontra-se reproduzida em cores no Encarte.)

é caracterizado por estar envolvido por uma estrutura muito mais fina que a zona pelúcida presente nos primeiros estágios de clivagem; entretanto, não se sabe se ocorre adelgaçamento da zona pelúcida ou se uma cápsula semelhante à dos equinos se forma. Ao redor do 16º dia esta estrutura se rompe e os locais de adesão começam a se estabelecer. A implantação é evidente ao redor do 18º dia.

Devido à variação no tempo de maturação ovular é muito difícil precisar o estágio de desenvolvimento do embrião através dos dias pós-ovulação. Desse modo, no 5º dia podem tanto ser encontrados embriões de uma célula como embriões com oito células. Esta variação praticamente não ocorre entre embriões de um mesmo animal, mas é evidente entre diferentes animais. É interessante notar que, apesar da variação no estágio de desenvolvimento do embrião, o período de gestação a partir da data da ovulação é bastante constante, sugerindo que a variação individual do intervalo entre ovulação e fertilização seja eliminada ao longo do período de gestação.

REFERÊNCIAS BIBLIOGRÁFICAS

Bleil JD, Wassarman PM. Structure and function of the zona pellucida: identification and characterization of the proteins of the mouse oocyte's zona pellucida. Dev Biol.1980; 76:185-202.

Gilbert SF. Fertilization: Beginning a new organism. In: Developmental biology. Sunderland: Sinauer Associates; 1991. p. 48.

Ménézo Y, Renard JP. The life of the egg before implantation. In: Thibault C, Levasseur MC, Hunter RHF. Reproduction in mammals and man. Paris: Ellipses; 1993. p. 349-68.

BIBLIOGRAFIA DE APOIO

Adashi EY. Endocrinology of the ovary. Hum Reprod. 1994; 9:815-27.

Alberts B, Lewis DBJ, Raff M et al. Germ cells and fertilization. In: Alberts B, Lewis DBJ, Raff M et al. Molecular biology of the cell. New York: Garland; 1983. p. 769-813.

Assey RJ, Hyttel P, Greve T et al. Oocyte morphology in dominant and subordinate follicles. Mol Reprod Develop. 1994; 37:335-44.

Baer KE von. De ovi mammalium et hominis genesis. Leipzig: Voss; 1827.

Baibakov B, Boggs NA, Yauger B, Baibakov G, Jurrien D. Human sperm bind to the N-terminal domain of ZP2 in humanized zonae pellucidae in transgenic mice. J Cell Biol. 2012;197(7):897-905.

Baker TG. Electron microscopy of the primary and secondary oocyte. Advances in the Biosciences. 1971; 6:7-23.

Baker TG. Oogenesis and ovulation. In: Austin CR, Short RV (Eds.). Reproduction in mammals: Germ cells and fertilization. Book 1. Cambridge: Cambridge University Press; 1982. p. 17-45.

Betteridge KJ, Eaglesome MD, Mitchell D et al. Development of horse embryos 8 to 22 days after ovulation: observations on fresh specimens. J Anat. 1982; 135:191-209.

Bianchi E, Wright GJ. Find and fuse: unsolved mysteries in sperm-egg recognition. PLoS Biol. 2020;18(11):e3000953.

Brevini Gandolfi TAL, Gandolfi F. The maternal legacy to the embryo: cytoplasmic components and their effect on early development. Theriogenology. 2001; 55:1255-76.

Browder LW. Oogenesis. In: Developmental biology. Philadelphia: Saunders College Publishing; 1984. p. 248-323.

Cortvrindt R, Smitz J. In vitro follicle growth: Achievements in mammalian species. Reprod Dom Anim. 2001; 36:3-9.

Cran DG, Moor RM. Programming the oocyte for fertilization. In: Bavister BD, Cummins J, Roldan ERS. Fertilization in mammals. Norwell: Serono Symposia; 1990. p. 35-50.

Crozet N. Fertilization in vivo and in vitro. In: Thibault C, Levasseur MC, Hunter RHF. Reproduction in mammals and man. Paris: Ellipses; 1993. p. 327-48.

Cruz DF, Freitas MJ, Patrício A, Fardilha M. Vias de sinalização reguladoras das funções do espermatozoide. Rev Int Androl. 2014;12(3):104-11.

Day ML, Winston N, McConnell JL et al. tiK+ toK+: an embryonic clock? Reprod Fertil Dev. 2001; 13:69-79.

Dekel N, Galiani D, Beers W. Induction of maturation in follicle-enclosed oocytes: the response to gonadotropins at different stages of follicular development. Biol Reprod. 1988; 38:517-21.

Downs SM. Factors affecting the resumption of meiotic maturation in mammalian oocytes. Theriogenology. 1993; 39:65-79.

Ducibella T. Biochemical and cellular insights into the temporal window of normal fertilization. Theriogenology. 1998; 49:53-56.

Dzulfiqor Y, Setiadi MA, Karja NWK. Transformation of ram sperm nuclei in oocytes cytoplasm during in vitro fertilization. J Indonesian Trop Anim Agric. 2019;44(2):146-54.

Eddy EM. Germ plasm and the differentiation of the germ cell line. Int Ver Cytol. 1975; 43:229.

Eppig JJ. Intercommunication between mammalian oocytes and companion somatic cells. Bioessays. 1991; 11:569-74.

Figueiredo JR. Isolement, caractérisation et culture de follicules préantaux chez les bovins [tese]. Liège: Université de Liège; 1995.

Fissore RA, Gordo AC, Wu H. Activation of development in mammals: Is there a role for a sperm cytosolic factor? Theriogenology. 1998; 49(1):43-52.

Flemming WN, Saacke RG. Fine structure of the bovine oocyte from the mature Graafian follicle. J Reprod Fertil, 1972; 29:203-13.

Flood PF, Betteridge KJ, Diocee MS. Transmission electron microscopy of horse embryos 3-16 days after ovulation. J Reprod Fertil. 1982; Suppl. 32:319-27.

Fortune JE. Ovarian follicular growth and development in mammals. Biol Reprod. 1994; 50:225-32.

Gandolfi F. Embryonic development as a function of oocyte competence. In: Lauria A, Gandolfi F, Enne G, Gianaroli L (Eds.). Gamete development and function. Rome: Serono Symposia; 1998.

Gilbert SF. Clivagem: Criando a multicelularidade. In: Sociedade Brasileira de Genética (SBG). Biologia do desenvolvimento. Ribeirão Preto: SBG; 1994. p. 158-9.

Gilula NB, Epstein ML, Beers WH. Cell-to-cell communication and ovulation. A study of the cumulus-oocyte complex. J Cell Biol. 1978; 78:58-75.

Ginther OJ. Reproductive biology of the mare. 2. ed. Cross Plains: Equiservices; 1992. Chapter 8.

Gordon I. Recovering the primary oocyte. In: Gordon I. Laboratory production of cattle embryos. Cambridge: CAB International, Raven Press; 1994. p. 71-82.

Grøndahl C, Grøndahl NC, Greve T et al. In vivo fertilization and initial embryogenesis in the mare. Equine Vet J. 1993; (Suppl. 15):79-83.

Hadek R. The structure of the mammalian egg. International Review of Cytology. 1965; 18:29-71.

Hamilton WJ, Day FT. Cleavage stages of the ova of the horse, with notes on ovulation. J Anat. 1945; Suppl. 79:127-30.

Hewitson L, Simerly C, Sutovsky P et al. The fate of sperm components within the egg during fertilization: implications for infertility. In: Gagnon C (Ed.). The male Gamete. Clearwater: Cache River Press; 1999. p. 273-82.

Hirshfield AN. Development of follicles in the mammalian ovary. Intern Rev Cytol. 1991; 124:43-101.

Hyttel P, Fair T, Callesen H et al. Oocyte growth, capacitation and final maturation in cattle. Theriogenology. 1997; 47:23-32.

Hyttel P, Greeve T, Callesen H. Ultrastructural aspects of oocyte maturation and fertilization in cattle. J Reprod Fert. 1989; 38:35-47.

Hyttel P, Xu KP, Smith S et al. Ultrastructure of the final nuclear maturation of bovine oocytes in vitro. Anat Embryol. 1987; 176(l):35-40.

Kruip TAM, Cran DG, Van Beneden TH et al. Structural changes in bovine oocytes during final maturation in vivo. Gam Res. 1983; 8:29-47.

Kurokawa M, Sato K, Fissore RA. Mammalian fertilization: From sperm factor to phospholipase C. Biol Cell. 2004; 96:37-45.

Liu J, Van Der Elst J, Van Den Broecke R et al. Maturation of mouse primordial follicles by combination of grafting and in vitro culture. Biol Reprod. 2000; 62:1218-23.

Masui Y, Markert CL. Cytoplasmic control of nuclear behavior during meiotic maturation of frog oocytes. J Exp Zool. 1971; 177:129-46.

McKinnon AO, Squires EL. Morphologic assessment of the equine embryo. J Am Vet Med Ass. 1988; 192:401-6.

Meaders JL, Burgess DR. Microtubule-based mechanisms of pronuclear positioning. Cells. 2020;9(2):505.

Moor RM, Polge C, Willadsen SM. Effect of follicular steroids on the maturation and fertilization of mammalian oocytes. J Embryol Exp Morphol. 1980; 56:319-35.

Myles DG, Cho C, Yuan R et al. A current model for the role of ADAMs and integrins in sperm-egg membrane binding and fusion in mammals. In: Gagnon C (Ed.). The male Gamete. Clearwater: Cache River Press; 1999. p. 249-56.

Odor L. Electron microscopic studies on ovarian oocytes and unfertilized tubal ova in the rat. J Biophys Biochem Cytol. 1960; 7:567-74.

Paynton BV, Bachvarova R. Changes in maternal RNAs during oocyte maturation. In: Bavister BD, Cummins J, Roldan ERS. Fertilization in mammals. Norwell: Serono Symposia; 1990. p. 25-34.

Qu J, Godin PA, Nizolle M et al. Distribution and epidermal growth factor receptor expression of primordial follicles in human ovarian tissue and after cryopreservation. Hum Reprod. 2000; 15:302-10.

Ritcher JD. Dynamics of Poly(A) addition and removal during development. In: Hershey JWB, Mathews MB, Sonenberg N (Eds.). Translational control. New York: Cold Springs Harbor Laboratory Press; 1996. p. 481-503.

Robaire B. Fifty years of insight into the seminiferous epithelium: A tribute to Yves W. Clermont. In: Gagnon C (Ed.). The male Gamete. Clearwater: Cache River Press; 1999. p. 1-4.

Rousseu JP, Ménézo Y. Role of the female genital tract in the transport and survival of gametes and the fertilized egg. In: Thibault C, Levasseur MC, Hunter RHF. Reproduction in mammals and man. Paris: Ellipses; 1993. p. 369-86.

Russell LD, Ettlin RA, Sinha Hikim AP et al. (Eds.). Histological and histopathological evaluation of the Testis. Clearwater: Cache River Press; 1990.

Saint-Dizier M, Mahé C, Reynaud K, Tsikis G, Mermillod P, Druart X. Sperm interactions with the female reproductive tract: a key for successful fertilization in mammals. Molecular and Cellular Endocrinology. 2020;516:110956.

Sanders JR, Swann K. Molecular triggers of egg activation at fertilization in mammals. Reproduction. 2016;152(2):R41-50.

Sathananthan AH. Ultrastructural changes during meiotic maturation in mammalian oocytes: Unique aspects of the human oocyte. Microsc Res Tech. 1994; 27:145-64.

Satouh Y, Ikawa M. New insights into the molecular events of mammalian fertilization. Trends Biochem Sci. 2018;43(10):818-828.

Saumande J. Ovogenèse et folliculogenèse. Rec Méd Vét. 1981; 157:29-38.

Shalgi R, Raz T. The role of carbohydrate residues in mammalian fertilization. Histol Histopathol. 1997; 12:813-22.

Simons J, Fauci LA. Model for the acrosome reaction in mammalian sperm. Bulletin of Mathematical Biology. 2018;80:2481-501.

Snell W, White JM. The molecules of mammalian fertilization. Cell. 1996; 85:629-37.

Squires EL. Embryo transfer. In: McKinnon AO, Voss JL (Eds.). Equine reproduction. Philadelphia: Williams & Wilkins; 1993. p. 89-91.

Taieb F, Thibier C, Jessus C. On cyclins oocytes and eggs. Molec Reprod Develop. 1997; 48:396-411.

Thaler CD. Defining the biochemical mechanisms of sperm zona pellucida binding. In: The male gamete. Ed. Gagnon C. Clearwater: Cache River Press; 1999. p. 195-204.

Vanderwall DK. Early embryonic development and evaluation of equine embryo viability. Vet Clin North Am Equine Pract. 1996; 12(1):61-83.

Wassarman PM. Fertilization in mammals. Scient Am. 1988; 52-8.

Wassarman PM. Mammalian fertilization: Molecular aspects of gamete adhesion, exocytosis and fusion. Cell. 1999; 96:175-83.

Wassarman PM, Jovine L, Litscher ES. A profile of fertilization in mammals. Nat Cell Biol. 2001; 3:E59-64.

Yanagimachi R. Mammalian fertilization. In: Knobil E, Neill D. The physiology of reproduction. Vol. 1. 2. ed. New York: Raven Press; 1993. p. 189-318.

Zigo M, Maňásková-Postlerová P, Zuidema D, Kerns K, Jonáková V, Tůmová L et al. Porcine model for the study of sperm capacitation, fertilization and male fertility. Cell and Tissue Research. 2020;380:237-62.

2 Reconhecimento Materno do Concepto e Início da Placentação

Fernanda da Cruz Landim-Alvarenga

ASPECTOS HORMONAIS DO RECONHECIMENTO MATERNO DA GESTAÇÃO

A secreção de progesterona é indispensável para a manutenção da gestação em todos os mamíferos. A sobrevivência do embrião no útero depende do prolongamento da funcionalidade do corpo lúteo (CL) formado após a ovulação, que passa a ser denominado CL gravídico. O fenômeno pelo qual o CL periódico do ciclo é transformado em CL gravídico é chamado de reconhecimento materno da gestação.

O útero, mais especificamente a mucosa endometrial, desempenha um papel importante na regressão normal do CL, por isso, deve estar de alguma maneira envolvida nos mecanismos de reconhecimento materno da gestação.

É evidente que o concepto deve estar presente para que ocorra o reconhecimento materno da gestação. Uma das maiores demonstrações desse fato é o sucesso das transferências de embriões, em que o concepto é retirado do útero de uma fêmea gestante e transferido para uma não gestante, fazendo com que a gestação, mesmo assim, tenha condições de prosseguir.

O período pré-implantação depende de uma série de interações materno-fetais, que levam ao reconhecimento materno e manutenção da gestação. O embrião, em início de desenvolvimento, sintetiza uma grande quantidade de substâncias e, entre elas, estão: citocinas (interferonas, interleucinas, fatores estimulantes de macrófagos, fator de necrose tumoral etc.), enzimas (proteases), prostaglandinas (PGF, PGE), hormônios (hormônio liberador de corticotrofinas, estrógenos) e outros fatores ainda não determinados.

O momento em que acontece o reconhecimento materno da gestação varia entre as diferentes espécies, sendo particularmente precoce em éguas, nas quais somente óvulos fertilizados e viáveis migram para o útero. Aparentemente, embriões viáveis secretam PGE_2, que provoca um relaxamento da musculatura da junção ampola-istmo e do istmo, enquanto os não viáveis são retidos na ampola do oviduto. Este fato indica que, em equinos, o reconhecimento pode ocorrer mesmo antes de o produto exercer seu efeito sobre o CL, contudo, na maioria das espécies, este reconhecimento é retardado até que o blastocisto seja transportado para o lúmen uterino.

Um requerimento crítico para o reconhecimento materno da gestação é a manutenção da produção de progesterona. Para isso, o CL precisa ser mantido, pois é aí que este hormônio é sintetizado. Esta condição pode resultar das seguintes situações:

- O concepto previne a secreção de $PGF_{2\alpha}$, que tem efeito de lisar o CL
- O concepto altera a distribuição da $PGF_{2\alpha}$, sem atingir o CL da maneira apropriada, o que resulta na sua manutenção
- O concepto secreta uma substância que compete com os efeitos da $PGF_{2\alpha}$ no CL, ou seja, exerce efeito antiluteolítico.

Na ausência de gestação a secreção de $PGF_{2\alpha}$ é estimulada por um processo complexo. O mecanismo mais aceito em ruminantes é o preconizado por McCracken et al. (1999). Nos primeiros 10 dias do diestro a P4 bloqueia os receptores de estrógeno alfa (ESR1) e os receptores de ocitocina (OXTR) no epitélio uterino. Após este período, a própria P4 passa a regular negativamente os receptores de progesterona (PGR) levando a um aumento rápido na expressão dos ESR1, enquanto o estrógeno liberado pelos folículos em crescimento estimula a síntese de OXTR no endométrio. A ocitocina, liberada de forma pulsátil pela neuro-hipófise, liga-se a estes receptores e induz a produção de $PGF_{2\alpha}$ pelo epitélio uterino entre os dias 15 e 16 do ciclo. Os pulsos iniciais de $PGF_{2\alpha}$ estimulam a liberação de ocitocina também pelo corpo lúteo e ampliam ainda mais a de $PGF_{2\alpha}$ pelo epitélio uterino que, por sua vez, atinge o CL por meio de anastomoses com a artéria ovariana, produzindo um estímulo para a liberação de mais ocitocina e de $PGF_{2\alpha}$, levando à lise do CL (Figura 2.1).

Nas células do endométrio a ocitocina se acopla a um receptor de membrana, estimulando a ação da fosfolipase C. Sob ação desta enzima, fosfolipídios da membrana são degradados, levando à liberação de Ca^{++}, o qual estimula a ativação da proteína quinase C. Esta enzima promove a fosforilação da fosfolipase A2 no citoplasma da célula, mobilizando o ácido araquidônico a partir de fosfolipídios de membrana. O ácido araquidônico é convertido em PGH_2 pela ação das enzimas prostaglandina-endoperoxidase sintase 1 ou 2 (PTGS1 ou PTGS2), conhecidas anteriormente como COX-1 e 2 (ciclo-oxigenase). A enzima $PGF_{2\alpha}$ sintase converte a PGH_2 em $PGF_{2\alpha}$ e a enzima PGE sintase converte a PGH_2 em PGE.

Reconhecimento materno da gestação em ruminantes

O reconhecimento materno da gestação ocorre ao redor do 12º ao 13º dia de gestação na ovelha e do 14º ao 16º dia na vaca. A substância que está mais diretamente envolvida na sinalização da gestação é uma proteína secretada pelo trofoblasto, a trofoblastina, identificada como um tipo pouco usual de interferona do tipo I, a interferona τ (IFNτ). As moléculas de interferona são citocinas com propriedades antivirais, antiproliferativas e imunomodulatórias, sendo críticas para a resposta imunológica que protege o organismo contra infecções virais e células malignas. A IFNτ é um tipo único de interferona, produzido pelo concepto e que leva ao reconhecimento da gestação em ruminantes. Esta molécula age de maneira parácrina no útero, inibe a expressão dos receptores de estrógeno e de ocitocina no epitélio luminal do endométrio e evita a liberação de pulsos luteolíticos de prostaglandina $F_{2\alpha}$ (Figura 2.2).

A IFNτ é liberada em grandes quantidades pelas células do trofoectoderma quando o blastocisto começa a se alongar. O concepto ovino secreta IFNτ entre o 10º e o 25º dia, com pico de secreção entre os dias 14 e 16 da gestação. No bovino, a secreção ocorre entre o 12º e o 26º dia, com pico entre os dias 15 e 16. Acredita-se que a IFNτ atue por meio do silenciamento dos transcritos do gene para ESR1, o qual impede a expressão de OXTR nas células do epitélio luminal e glandular superficial do útero, e do silenciamento da expressão do ESR1; e previna o estradiol de induzir a formação de receptores de prostaglandina (PGR). A perda dos PGR é necessária para expressão dos genes estimulados pela P4 e pelo IFNτ que suportam o desenvolvimento inicial do concepto.

Em ruminantes, a IFNτ atenua a produção de $PGF_{2\alpha}$ pela inibição dos níveis celulares de PTGS2 livre, assim como da produção de novas moléculas de PTGS2 e de fosfolipase A2. Em ovelhas foi demonstrado que a IFNτ previne a luteólise por meio da inibição da expressão dos receptores endometriais para estrógeno e ocitocina.

Em bovinos, durante a prenhez, ocorrem aumento da concentração de ácido linoleico nas células do endométrio, um ácido graxo que inibe a síntese de prostaglandinas, e diminuição do ácido araquidônico, precursor da $PGF_{2\alpha}$. O aumento na concentração de ácido linoleico é responsável pela inibição da PTGS2. A administração exógena de IFNτ no período crítico de regressão do CL estende o ciclo estral na maioria dos animais, mas raramente ocasiona pseudogestação prolongada. Assim, acredita-se que outros fatores, possivelmente lactogênios placentários, são produzidos subsequentemente, sendo necessários para a manutenção da função luteínica.

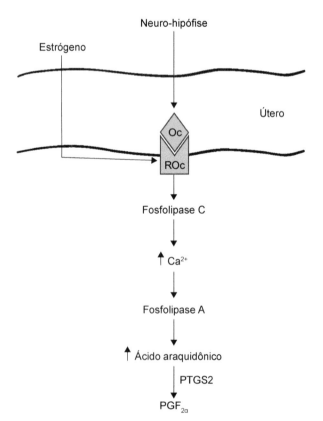

Figura 2.1 Esquema da cadeia de reações que levam à formação do $PGF_{2\alpha}$ no útero. Na ausência de gestação, o estrógeno liberado pelos folículos em crescimento estimula a síntese de receptores para ocitocina (ROc) nas células do endométrio. A ocitocina liberada pela neuro-hipófise liga-se a estes receptores, ativando a fosfolipase C, que leva a um aumento do Ca^{2+} intracelular, ativando a fosfolipase A, quebrando os fosfolipídios de membrana e liberando ácido araquidônico, o qual sofre ação da enzima prostaglandina-endoperoxidase sintase 2 (PTGS2), sendo convertido em prostaglandina F ($PGF_{2\alpha}$).

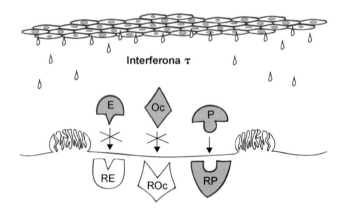

Figura 2.2 Mecanismo de reconhecimento materno da gestação em ruminantes. O trofoblasto em alongamento libera grandes quantidades de IFNτ. Aparentemente a presença de IFNτ atenua a produção de $PGF_{2\alpha}$ por meio da regulação ou estabilização dos receptores para progesterona (RP) no endométrio e da inibição direta dos receptores para estrógeno (RE) e ocitocina (ROc). Dessa maneira, ocorre a inibição dos mecanismos pós-receptores que culminariam com a produção de $PGF_{2\alpha}$.

Reconhecimento materno da gestação em suínos

Na porca são necessários, no mínimo, 4 embriões para que ocorra a inibição do efeito luteolítico do útero. O blastocisto suíno sofre modificações substanciais entre os dias 10 a 12 de gestação transformando-se, de esferas com 10 a 15 mm de diâmetro em estruturas tubulares com 15 a 50 mm e, finalmente, filamentosas, com 100 a 200 mm. Entre os dias 12 e 15 de gestação os blastocistos suínos apresentam tamanho de 800 a 1.000 mm. Este alongamento rápido do concepto torna possível a maximização da área de contato entre as trofoectodermes e o elitélio uterino. Durante este período a trofoectoderme dos embriões suínos secretam estrógenos (estrona e estradiol), interferona G (IFNG) e interferona D (IFND).

A função da IFNG e da IGND não é conhecida, mas sabe-se que em suínos o fator produzido pelo concepto envolvido com o reconhecimento materno da gestação é o estrógeno, que deve ser produzido entre os dias 11 e 15 de gestação. O estrógeno não inibe a secreção de $PGF_{2\alpha}$, mas altera a maneira como a $PGF_{2\alpha}$ é secretada em porcas prenhes. Em animais não prenhes a $PGF_{2\alpha}$ é secretada pelo endométrio uterino, no polo basal das células, ao redor do dia 15, voltado para o miométrio, de onde ganha a circulação local e é carreada até o CL (secreção endócrina). Por outro lado, em animais prenhes, ao redor do dia 15 a $PGF_{2\alpha}$ é secretada primeiramente para o lúmen uterino (secreção exócrina), no qual é degradada, prevenindo a lise do CL (Figura 2.3).

No entanto, a introdução de quantidades de estrógeno semelhantes às produzidas pelo concepto no útero somente prolonga o ciclo estral por alguns dias, demonstrando que, também nestes animais, outras substâncias são importantes para a manutenção da gestação.

Reconhecimento materno da gestação em equinos

A equina é uma das poucas espécies domésticas em que o produto produzido pelo concepto responsável pelo reconhecimento materno da gestação ainda não é conhecido. O embrião de equino produz uma enorme quantidade de estrógeno, assim como o do suíno e, inicialmente acreditou-se que esta seria a substância que teria a função da IFNτ no reconhecimento materno da gestação. A remoção cirúrgica do feto ou abortamento entre os dias 44 e 89 de gestação resulta em um decréscimo significativo na concentração de sulfato de estrógeno na urina da mãe, o que sugere uma correlação entre a dosagem de estrógeno e a viabilidade do feto. No entanto, ao contrário do que acontece nos suínos, a concentração de prostaglandina luminal decresce na égua prenhe.

O mecanismo luteolítico ainda não está completamente elucidado na espécie equina, mas existem evidências de que a ocitocina participe diretamente no mecanismo de luteólise, uma vez que a administração exógena de ocitocina no final do diestro induz um aumento imediato dos níveis de metabólitos de $PGF_{2\alpha}$ (PGFM). Na égua, sob o estímulo da $PGF_{2\alpha}$, a ocitocina é produzida pela hipófise no início da luteólise. Posteriormente também é produzida pelas células endometriais, diferente do que ocorre em ruminantes, uma vez que a ocitocina produzida pelo corpo lúteo não parece ser importante para a luteólise em equinos. Durante o ciclo estral o aumento na produção de $PGF_{2\alpha}$ culmina na lise do CL ao redor dos 14 dias após a ovulação. Sendo assim, o fator responsável pelo reconhecimento materno da gestação na égua tem que estar presente antes dos 14 dias de gestação.

Na espécie equina a responsividade à ocitocina é alterada durante a gestação, indicando que ajustes na liberação de prostaglandina podem contribuir para a manutenção do corpo lúteo gravídico. Ao redor do 14º dia após a ovulação, em éguas prenhes, ocorre diminuição da liberação de metabólitos da $PGF_{2\alpha}$, que coincide com diminuição da capacidade de ligação da ocitocina às células endometriais. Estudos demonstram que um aumento significativo da produção do fator de inibição da produção de prostaglandina ocorre nos dias 12 e 13 pós-ovulação, sendo que aos 16 dias de gestação estes níveis não são mais significativos, indicando uma onda de supressão justamente no momento em que deveria estar ocorrendo o pico de liberação de $PGF_{2\alpha}$. A redução da produção de $PGF_{2\alpha}$ que ocorre na égua no início da gestação está associada à redução da PTGS2 (antiga COX-2) e à expressão dos OXTR, sendo a redução da PTGS2, aparentemente, a principal resposta ao fator desconhecido secretado pelo concepto.

O embrião de equino apresenta como característica a movimentação no interior do útero no início do desenvolvimento embrionário. É por meio dessa migração que ocorre a diminuição da produção de $PGF_{2\alpha}$ pelo endométrio (Figura 2.4). Os fatores que auxiliam a mobilidade são: o formato esférico, a presença da cápsula que lhe confere resistência e a orientação longitudinal das dobras endometriais. A parada da movimentação do embrião, que ocorre ao redor do 16º dia de gestação, é chamada de "fixação" e ocorre devido ao aumento do tônus uterino associado ao aumento de tamanho da vesícula embrionária. A força de propulsão é determinada pela contração uterina, portanto, o controle da mobilidade embrionária e o tônus uterino estão interligados. Ao mesmo tempo que o tônus uterino aumenta o padrão de contratilidade o miométrio se modifica, coincidindo com a fixação do embrião. Este fato tem sido interpretado como um indicador de que a motilidade do concepto é responsável pela contratilidade uterina, e que a mudança de contratilidade é um resultado da fixação do embrião. A mobilidade do embrião de equino aparentemente se

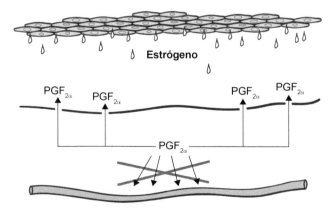

Figura 2.3 Mecanismo de reconhecimento materno da gestação em suínos. Na porca, o fator produzido pelo concepto, que leva ao reconhecimento materno da gestação, parece ser o estrógeno. A presença de altas concentrações de estrógeno no lúmen uterino altera a maneira como as células endometriais secretam a $PGF_{2\alpha}$. Em animais não prenhes, a $PGF_{2\alpha}$ é secretada pela superfície celular voltada para o miométrio, atingindo a circulação local e o corpo lúteo. Quando os conceptos estão presentes no útero, o estrógeno faz com que a $PGF_{2\alpha}$ seja secretada na superfície celular voltada para o lúmen uterino, onde é sequestrada e destruída.

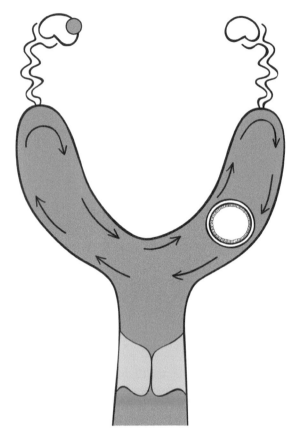

Figura 2.4 Migração do embrião equino no útero. A partir do momento em que atinge o útero até o 17º dia de gestação, quando o concepto se fixa, o embrião equino se movimenta de um corno para o outro.

compara com a expansão do trofoblasto do embrião de bovino no corno ipsolateral à ovulação.

Algumas substâncias têm sido estudadas como indutoras de contratilidade uterina liberadas pelo concepto, dentre elas as prostaglandinas. O embrião equino secreta PGE_2 desde o início de seu desenvolvimento (5 dias após a ovulação) e, quando este chega ao útero, passa a secretar também outras prostaglandinas como a $PGF_{2\alpha}$ e a PGI_2. De fato, a presença destas prostaglandinas no lúmen uterino no início da gestação parece estar associada à contratilidade uterina, uma vez que a administração de antiprostaglandínicos como a flunixina meglumina resultou em um decréscimo significativo da mobilidade embrionária. Além disso, a administração intrauterina de PGE_2 aumentou o tônus uterino e a contratilidade miometrial (Klein, 2016).

Reconhecimento materno da gestação em carnívoros domésticos

Na cadela, até o presente, pouco se sabe como ocorre o reconhecimento materno da gestação. Até o momento não se consegue identificar um fator ligado ao reconhecimento precoce da gestação nas espécies de canídeos, como acontece em outras espécies animais.

RECONHECIMENTO IMUNOLÓGICO DA GESTAÇÃO

A gestação visa ao desenvolvimento do concepto até um ponto em que sua sobrevivência fora do ambiente uterino seja possível. No entanto, como a unidade fetoplacentária é um produto de genes tanto da mãe como do pai, constituindo um elemento heterólogo, este representa um alvo potencial para o sistema imunológico materno.

Apesar do fato de o útero responder a infecções causadas por bactérias e produzir anticorpos contra transplantes de antígenos fetais, além de serem detectados, no soro da mãe, antígenos específicos contra o embrião, o componente "estranho", que é o feto, normalmente não é alvo da ação citotóxica de linfócitos T. Como o concepto histoincompatível consegue sobreviver em um útero imunocompetente continua sendo um mistério. Aparentemente a rejeição imunológica do concepto é bloqueada, em parte, devido à redução da expressão de antígenos de histocompatibilidade classes I e II (*major histocompatibility complex* – MHC I e MHC II) na superfície do concepto. Além disso, durante a gestação é criado um ambiente intrauterino no qual os tecidos maternos e o trofoblasto secretam moléculas inibidoras da replicação de linfócitos ou inibidoras da atividade celular para reduzir a reatividade imunológica.

Tem sido enfatizado que as células trofoblásticas talvez não expressem um complemento normal de antígenos de histocompatibilidade em suas superfícies celulares, minimizando a incompatibilidade entre os tecidos por meio da redução da apresentação de antígenos de origem paterna aos linfócitos T ou às células *natural killer* da mãe. O padrão de distribuição das proteínas MHC na placenta de bovinos indica que ocorre uma repressão parcial da expressão destes antígenos. Durante as fases intermediária e final da gestação a expressão de MHC I ocorre no epitélio coriônico interplacentomal, mas não nas vilosidades coriônicas do cotilédone. Além disso, não são todas as células do epitélio interplacentomal que expressam o MHC I. Por outro lado, proteínas MHC II não são expressas no epitélio placentário.

O feto pode ser comparado a um parasita de sucesso que desenvolveu mecanismos que minimizam o confronto com o sistema imune hostil do hospedeiro. Estes mecanismos devem, no entanto, ser suficientemente sutis para não comprometerem as defesas do hospedeiro, no caso a mãe, contra outros eventuais parasitas ou infecções.

Os mecanismos de defesa utilizados contra invasores podem ser empiricamente divididos em 2 tipos: aqueles relativamente não específicos e geralmente rápidos; e aqueles que atacam mais precisamente o alvo, mas requerem tempo para serem mobilizados. Citocinas e linfocinas como as interferonas são agentes que informam as células linfoides quando devem se dividir, onde se concentrarem e como agirem. No entanto, estas substâncias também podem agir como imunossupressoras. Tanto o concepto quanto a mãe produzem substâncias que podem inibir a proliferação de linfócitos. Três moléculas são produzidas pelo trofoblasto bovino durante a gestação, as quais, *in vitro*, inibem a função de linfócitos T. A primeira é a PGE_2, produzida pelo endométrio e pelo trofoblasto durante a maior parte da gestação. A segunda é a IFNτ, a molécula antiluteolítica produzida transitoriamente entre os dias 15 e 25 de gestação em ruminantes.

Em bovinos foi demonstrado que a IFNτ age conjuntamente com a PGE e, aparentemente, inibe a proliferação de certas populações de linfócitos, regulando a produção de citocinas pelos linfócitos endometriais. Sabe-se que a progesterona também pode inibir a função linfocitária; no entanto, as concentrações necessárias para esta ação são muito altas, talvez maiores do que aquelas observadas na placenta durante a maior parte da gestação. Uma possibilidade é que a progesterona induza a síntese de outras moléculas envolvidas na inibição da função dos linfócitos.

Outra questão interessante é o fato de o número de linfócitos intraepiteliais diminuir em bovinos, no início da gestação. A quantidade de linfócitos encontrada no epitélio uterino, ao redor dos 25 dias de gestação, é menor do que a metade da encontrada durante o cio ou nos primeiros dias de gestação. Esta diminuição está temporalmente relacionada à formação do sincício pelas células do trofoblasto e à invasão do endométrio materno pelas células coriônicas binucleadas.

Táticas como produção de proteínas que se ligam a citocinas ou análogos de citocinas que possam confundir a resposta imune são caminhos comuns adotados por patógenos. Embora as táticas utilizadas pelo concepto para se proteger da reação imunológica do organismo materno ainda sejam pouco claras, algumas moléculas têm sido identificadas. Dentre estas, a PAG (*pregnancy-associated glycoprotein*), que foi inicialmente isolada de tecido placentário bovino.

Dos muitos tipos de PAG a forma antigênica mais estudada é a PAG-1. Já foram identificadas 3 diferentes PAGs bovinas, 2 ovinas, 2 porcinas e 1 equina. As PAGs têm um local bem definido de ligação a peptídeos, de preferência polipeptídeos básicos e hidrofóbicos. Estas proteínas não têm ação de enzimas e acredita-se que possam ser hormônios, que poderiam se ligar a receptores específicos em células-alvo maternas. No entanto, a descoberta de diversos tipos de PAGs e a constatação de que cada uma delas tem especificidade distinta parece não favorecer esta hipótese. Uma explicação alternativa é que estas glicoproteínas sequestrariam ou transportariam anticorpos, mas novamente a falta de especificidade parece inconsistente com a hipótese. Outra hipótese, mais aceita, propõe que as PAGs sejam capazes de competir com os antígenos embrionários pelos anticorpos produzidos contra estes antígenos. Dessa maneira, estas glicoproteínas interfeririam com a ativação das células T.

Evidências adicionais da interação imunológica entre o feto e a mãe vêm do estudo de citocinas maternas produzidas durante a gestação que estariam envolvidas no balanço da distribuição de linfócitos Th1 e Th2. As citocinas Th1 são geralmente lesivas para a gestação e, quando citocinas Th1 predominam, há proliferação excessiva de células *natural killer* induzida por interleucina-2 e IFNγ. A Th1 está, portanto, associada a um aumento da morte embrionária precoce. Foi proposto que a gestação cause uma resposta imune preferencialmente regulada por células Th2, ocorrendo devido à produção de citocinas específicas, incluindo as interleucinas-4, -5 e -10, na interface materno-fetal da unidade fetoplacentária.

A falha na apresentação de antígenos, embora descrita para camundongos e humanos, parece não ser universal. As células coriônicas invasivas (*girdle cells*) do trofoblasto equino apresentam antígenos fetais em sua superfície e, em determinada fase da gestação, provocam uma reação imunológica violenta no útero materno.

A gestação em equinos é única entre os mamíferos devido à formação dos cálices endometriais, que são estruturas de origem fetal, inseridas no endométrio materno que produzem uma go-nadotrofina coriônica (eCG). Estas estruturas estão relacionadas com uma resposta imune materna humoral e celular. No momento da invasão das *girdle cells* o epitélio uterino apresenta significativa quantidade de linfócitos granulares grandes e a invasão estimula a migração de linfócitos pequenos para o estroma. Portanto, as *girdle cells* migram para um estroma rico em linfócitos, em macrófagos e em células plasmáticas. Imunologicamente as *girdle cells* são diferentes por apresentarem altos níveis de antígenos MHC I tanto antes como durante o período da invasão. A expressão de MHC I é perdida aos 45 dias, quando estas células se diferenciam e formam os cálices endometriais. Foi proposto que a resposta celular local materna associada à formação dos cálices endometriais talvez desempenhe um papel importante da degeneração e descamação destes ao redor dos 120 dias de gestação. Além disso, foi postulado que o breve período de expressão dos antígenos MHC I pelas *girdle cells* estimularia a resposta imune humoral Th2, ajudando a manter a gestação e estabelecendo um ambiente imune uterino adequado.

IMPLANTAÇÃO

Após a eclosão do blastocisto, algumas modificações começam a acontecer no útero e no embrião, resultando na implantação. Como implantação entende-se o contato físico após a dissolução da zona pelúcida, entre o trofoblasto e o endométrio. A duração da implantação varia de acordo com o tipo de desenvolvimento placentário. É difícil definir o momento preciso em que a implantação começa. Próximo do momento da implantação ocorre um aumento da permeabilidade capilar do útero. O embrião jovem é protegido do ataque de leucócitos por uma cobertura mucopolissacarídica, a zona pelúcida, e, quando está coberto por esta, ele é uma estrutura que não tem carga elétrica. Quando o embrião eclode, ele se torna eletricamente negativo e muito adesivo, portanto, uma das funções atribuídas à zona pelúcida é a prevenção da adesão do embrião ao epitélio do oviduto.

A implantação do embrião inicia-se nos bovinos ao redor de 11 dias e termina perto dos 40 dias de gestação, nos ovinos entre 10 e 20 dias de gestação e, nos equinos, 30 a 35 dias após a fecundação.

Em espécies na quais ocorre alongamento do blastocisto antes da implantação (ruminantes), a implantação ocorre em locais específicos da parede uterina, as carúnculas. Em cavalos e porcos não existe uma área especial, e a implantação ocorre em áreas inespecíficas do endométrio e em toda a superfície do trofoblasto.

Na maioria dos animais domésticos, após o 9º dia de gestação o blastocisto se alonga rapidamente. Por exemplo, na ovelha a vesícula embrionária tem 1 cm no dia 12, 3 cm no dia 13 e 10 cm no 14º dia. No suíno, o comprimento de cada embrião aos 13 dias é de, aparentemente, 33 cm, no entanto, quando desconectado do convoluto endométrio, estes chegam a apresentar mais de 1 m de comprimento. Em comparação aos embriões de outras espécies, o embrião de bovino se alonga pouco, e, com 1 mês de gestação, apresenta cerca de 1 cm. O embrião de equino apresenta como particularidade a formação de uma cápsula acelular que envolve o blastocisto, o que faz com que ele permaneça esférico.

O processo de implantação é regulado por citocinas, hormônios, enzimas e por outros fatores. Em equinos foi destacada a importância do IGF-II (*insulin-like growth factor – II*) e do EGF (*epidermal growth factor*) na implantação e na placentação. Esses fatores de crescimento funcionam estimulando e/ou promovendo a secreção do leite uterino pelas glândulas endometriais. Além disso, a expressão desses fatores, bem como do TGF-β1 (*transforming growth factor β1*), nas células do alantocório indica que estes funcionam como mitógenos estimulando a divisão celular e, assim, o crescimento e a diferenciação deste tecido. Em bovinos, o trofoblasto sintetiza IFNτ que, em conjunto com a produção da proteína B específica da gestação, induz nas células endometriais a produção da proteína-2 quimiotática para granulócitos (*granulocyte chemotactic protein-2* – GCP-2). Acredita-se que a GCP-2 ajude na adesão e estimule a angiogênese, ou seja, a produção de novos capilares sanguíneos, durante o início da implantação. O embrião de bovino em fase de implantação secreta TGF-α, TGF-β1, TGF-β2, IL-1, IL-6, IGF-I e IGF-II. IGF tanto I como II é importante regulador do crescimento fetal, exercendo papel significativo na proliferação celular do trofoblasto e do endométrio. Em ovinos e suínos, acredita-se que IGF-II é o principal promotor do desenvolvimento placentário.

PLACENTAÇÃO

Após a implantação inicia-se, então, a placentação. A placenta é um órgão intermediário entre a mãe e o feto que serve para suprimento de oxigênio e nutrientes, remoção de detritos metabólicos, produção e secreção de hormônios e fatores de crescimento fetal e regulação do ambiente uterino do feto. A placentação consiste na justaposição das vilosidades do cório fetal, denominada porção fetal da placenta, com as criptas da mucosa uterina. O tipo de relação entre estas duas partes torna possível diferenciar os animais em dois grandes grupos. No primeiro, existe somente uma firme aderência do epitélio corial ao epitélio uterino sem, no entanto, haver lesão da parede uterina. Neste tipo de placentação, os anexos fetais não são eliminados durante o parto juntamente com o feto; devido à aderência, estas placentas são denominadas adeciduadas e são encontradas em éguas, jumentas, porcas e ruminantes. No segundo grupo de animais, a união das porções fetais e maternas da placenta exige a dissolução prévia da mucosa uterina, e os anexos fetais são eliminados durante o parto juntamente com o feto; por isso, a placenta destes animais denomina-se deciduada e ocorre em carnívoros, primatas e roedores.

Com base na maior ou menor interação das partes materna e embrionária das placentas, Strahl as classificou em: placentas verdadeiras e semiplacentas.

Nos animais que apresentam placenta verdadeira ocorre, no momento do parto, descolamento placentário da parede do útero, com desprendimento e hemorragia da mucosa uterina, sendo os anexos fetais eliminados juntamente com o feto; a placenta é, portanto, deciduada. Nos animais que apresentam semiplacenta, o descolamento do epitélio coriônico ocorre sem perdas de porções da mucosa uterina e sem hemorragia, permanecendo a placenta retida no interior do útero, por um curto período, sendo por isso denominada adeciduada.

O princípio fisiológico da placentação é o intercâmbio entre o sangue materno e fetal. As circulações do feto e da mãe permanecem morfologicamente separadas por um número variável de camadas de tecido (Figura 2.5). Como o componente fetal da placenta é formado por tecido coriônico vascularizado por vasos alantoidianos, a separação consiste em três camadas potenciais de tecidos: o endotélio dos vasos, o mesênquima e as células do trofoblasto. O equivalente materno consiste basicamente em outras três camadas correspondentes na ordem inversa, ou seja, do epitélio uterino superficial, tecido conjuntivo, correspondente ao mesênquima e endotélio dos vasos maternos. Estas camadas formam a membrana placentária, que é uma barreira conjunta e altamente seletiva entre os fluxos sanguíneos fetal e materno e ao mesmo tempo uma via de transporte no intercâmbio sanguíneo materno-fetal.

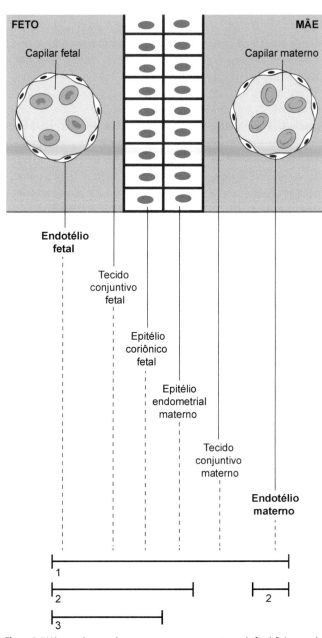

Figura 2.5 Número de camadas que separa o sangue materno do fetal. Seis camadas celulares funcionam como barreiras potenciais para o transporte de nutrientes e gases entre a mãe e o feto. **1.** Epiteliocorial (6 camadas, ocorrendo em equinos, suínos e ruminantes). **2.** Endoteliocorial (4 camadas, ocorrendo em carnívoros). **3.** Hemocorial (3 camadas, ocorrendo em primatas e roedores). (Adaptada de Austin e Short, 1982.)

O número de camadas dos componentes teciduais maternos varia com as espécies. Portanto, as placentas são também classificadas com base no número de camadas de tecido uterino, como adiante (Tabela 2.1).

Epiteliocorial. Todas as três camadas persistem (égua, jumenta, porca).

Sinepiteliocorial/sindesmocorial. Nos ruminantes, logo após a ligação do embrião ao tecido uterino, desenvolve-se um sincício formado no lado materno do placentoma pela fusão de células binucleadas derivadas da trofoectoderme e do endométrio. Na vaca, ao contrário do que acontece na ovelha e na cabra, o sincício é somente temporário e as placas de sincício são rapidamente substituídas pelo epitélio materno circundante.

Endoteliocorial. O epitélio uterino e o tecido conjuntivo estão ausentes e apenas o endotélio separa o sangue materno do tecido fetal (cadela e gata).

Hemocorial. Todas as três camadas estão ausentes, deixando o trofoblasto livremente exposto ao sangue materno (primatas e roedores).

Placenta difusa. A maior parte do saco coriônico está uniformemente unida ao endométrio por pregas ou vilos (porca, égua). Os vilos se interdigitam com depressões correspondentes no epitélio uterino e as trocas fisiológicas acontecem através de toda esta superfície.

Placenta cotiledonária. Tufos isolados de vilos coriônicos ramificados, os cotilédones, unem-se a proeminências endometriais ovais aglandulares pré-formadas, as carúnculas. As estruturas materna e fetal combinam-se para formar os placentomas (ruminantes), que são os únicos pontos de troca materno-fetal neste tipo de placenta.

Placenta zonária. Os vilos coriônicos ocupam uma faixa, semelhante a uma cinta, ao redor do equador do saco coriônico, onde se unem ao endométrio (carnívoros). O cório penetra no epitélio uterino e mantém uma relação muito próxima com os capilares maternos (Figura 2.6).

Placenta discoidal. Uma área do cório com formato de disco se une ao estroma endometrial (primatas). Neste caso ocorre erosão total do tecido materno e a parte fetal da placenta fica em contato direto com o sangue materno.

A placenta tem por função produzir aumento da área de contato entre as partes fetal e uterina. Para tanto, são formados os vilos e microvilos, que caracterizem áreas de maior contato materno-fetal, que fornece uma extensa superfície para intercâmbio. A parte do cório coberta por vilos é denominada cório frondoso, e a parte lisa é o cório liso. *Grosso modo*, o formato de qualquer placenta é governado pela distribuição e padrão dos vilos coriônicos. Nesta base, quatro tipos de configurações placentárias são reconhecidas (Figura 2.7) (Tabela 2.1).

Tabela 2.1 ■ Tabela comparativa entre as principais espécies domésticas, mostrando os dias após ovulação em que ocorre a formação do blastocisto, a entrada do embrião no útero e a implantação.

Espécies	Blastocisto (dias)	Entrada no útero (dias)	Implantação (dias)	Tipo de placenta (anatômico)	Tipo de placenta (histológico)
Bovina	8 a 9	3 a 4	17 a 20	Cotiledonária	Epiteliocorial
Ovina	6 a 7	2 a 4	15 a 16	Cotiledonária	Epiteliocorial
Caprina	6 a 7	2 a 4	15 a 16	Cotiledonária	Epiteliocorial
Equina	8 a 9	4 a 10	28 a 40	Difusa	Epiteliocorial
Suína	5 a 6	2 a 2,5	11 a 14	Difusa	Epiteliocorial
Canina	5 a 6	8 a 15	17/18 a 21	Zonária	Endoteliocorial
Felina	5 a 6	4 a 8	13 a 14	Zonária	Endoteliocorial
Humana	4 a 5	4 a 5	6,5 a 20/26	Discoidal	Hemocorial

Os tipos de placenta estão classificados para cada espécie, de acordo com a distribuição das vilosidades coriônicas e número de camadas materno-fetais.

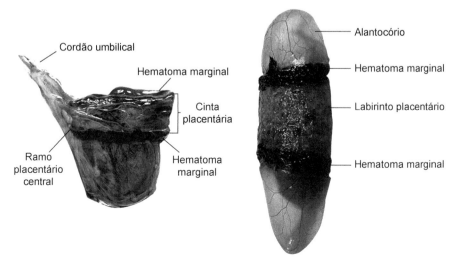

Figura 2.6 Aspecto da placenta da cadela, do tipo endoteliocorial e zonária. (Fotografia: Isadora Frazon Costa). (Esta figura encontra-se reproduzida em cores no Encarte.)

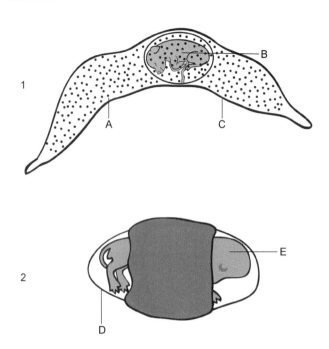
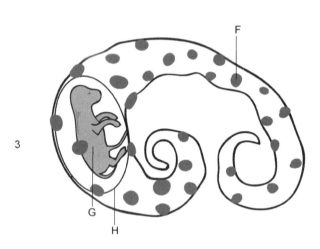
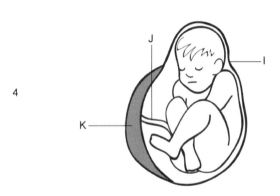

Figura 2.7 Ilustração dos tipos de placenta de acordo com a distribuição das vilosidades coriônicas. **1.** Placenta difusa, em que as vilosidades do cório estão distribuídas por toda a superfície placentária. Ocorre em equinos e em suínos. **2.** Placenta zonária, em que as vilosidades coriônicas se distribuem em uma faixa na região equatorial do saco placentário. Ocorre em carnívoros. **3.** Placenta cotiledonária, em que as vilosidades do cório (cotilédones) estão restritas a regiões especializadas do endométrio (carúnculas), formando unidades placentárias típicas denominadas placentomas. Ocorre em ruminantes. **4.** Placenta discoidal, em que as vilosidades do córion estão agrupadas em uma região central ou marginal, em formato de disco. Ocorre em primatas e em roedores. **A:** cavidade alantoidiana; **B:** feto suíno; **C** e **D:** alantocório; **E:** feto canino; **F:** placentoma; **G:** feto bovino; **H:** membrana amniótica; **I:** membrana alantoidiana; **J:** cordão umbilical; **K:** placenta discoidal.

Formação das membranas fetais

Com o desenvolvimento do embrião, o trofoblasto funde-se com a membrana interna de células da mesoderme formando o cório, que envolve externamente todo o embrião e as outras três membranas fetais: o âmnio, o saco vitelínico e o alantoide (Figura 2.8A).

O *saco vitelínico* nos mamíferos se desenvolve precocemente a partir da blastocele e torna-se vestigial após algumas semanas.

O *âmnio* se desenvolve a partir de dobras do trofoblasto em conjunto com a mesoderme avascular, circundando completamente o embrião (Figura 2.8B). É constituído por dois folhetos e, entre ambos, está o espaço amniótico, que contém o líquido amniótico, o qual é considerado como produto de secreções das paredes ou folhetos amnióticos, bem como por saliva, secreção nasal do feto e temporariamente pela sua urina. Considerando que este líquido envolve diretamente o feto, nele podem ser encontrados pelos, células epiteliais, restos de escamações cutâneas e, em casos de sofrimento fetal, mecônio. O feto "flutua" no líquido amniótico, o qual o protege da desidratação e de choques mecânicos.

Conforme o embrião começa a se transformar em um feto, mas antes que a parede abdominal se feche, uma projeção do intestino fetal se estende a partir do feto em direção ao tecido mesodérmico solto. Esta estrutura é o *saco alantoidiano*, que se compõe também de um folheto interno e se apresenta bem junto ao folheto interno do âmnio, formando o alantoâmnio, e um folheto externo, o qual adere ao cório, formando o alantocório. Entre o alantocório e o alantoâmnio encontra-se o espaço alantoidiano que envolve o embrião parcialmente (ruminantes e suínos) ou totalmente (equinos). O líquido alantoidiano é de origem renal, geralmente composto pela urina fetal.

O alantocório assumirá formatos diferentes dependendo da espécie animal, conforme ele adira, ou, em alguns casos, invada o endométrio do útero gravídico.

O alantoâmnio e o alantocório juntam-se aos vasos umbilicais alongados, formando o cordão umbilical, que estabelece a ligação entre os envoltórios fetais e o produto conceptual.

Função dos líquidos fetais

- Proteger o feto contra traumatismos, desidratação e variações de temperatura
- Tornar possível o crescimento do feto e seus movimentos sem prejudicar o útero
- Promover a dilatação de cérvix, vagina e vulva durante o parto
- Aumentar a lubrificação da vagina após o rompimento das bolsas, facilitando a passagem do feto
- Inibir o crescimento bacteriano, por sua ação mecânica de limpeza, e prevenir aderências.

Funções da placenta

Órgão respiratório do feto. Os pulmões do feto são inativos e o sangue oxigenado chega ao endométrio atingindo a veia umbilical. As trocas gasosas ocorrem no nível da circulação capilar das criptas e vilosidades dos placentomas. Existe uma transferência de $O_2 \leftrightarrow CO_2$ materno-fetal por difusão. O suprimento de sangue oxigenado é derivado da artéria uterina e das anastomoses das artérias ovariana e vaginal, passa pelo ducto venoso, chega aos átrios esquerdo e direito do feto, aorta e sai pela artéria umbilical (Figura 2.9). O ducto venoso, o forame oval e o ducto ar-

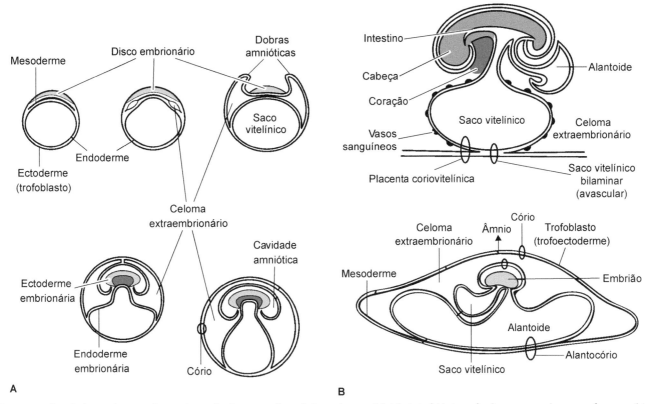

Figura 2.8 Padrão de desenvolvimento das membranas fetais nos mamíferos. **A.** A ectoderme, originária do trofoblasto, se funde com a mesoderme para formar o cório. A cavidade blastocélica, agora envolta pela endoderme origina o saco vitelínico, que regride gradativamente. O âmnio se desenvolve a partir do celoma extraembrionário e envolve o embrião em crescimento. **B.** O alantoide se desenvolve a partir do intestino primitivo e em continuidade com a bexiga urinária. Conforme a gestação avança, o saco vitelínico se torna vestigial e o alantoide ocupa a maior parte da cavidade uterina, fazendo contato com o cório (alantocório) e com o âmnio (alantoâmnio). (Adaptada de Austin e Short, 1982.)

terioso desviam sangue oxigenado do fígado, ventrículo direito e pulmões afuncionais, respectivamente.

Órgão de alimentação do feto. A água atravessa a barreira placentária nos dois sentidos, por difusão, sendo que certa quantidade de água se difunde para os líquidos fetais. Entre os elementos inorgânicos importantes, por exemplo, cálcio, fósforo, iodo e ferro, geralmente existe uma preferência direcional da mãe para o feto. Nos carnívoros o ferro é absorvido da hemoglobina do sangue nas hemorragias maternas; na porca e nos ruminantes a principal fonte é a secreção glandular. Na placenta hemocorial o ferro é absorvido da hemoglobina e de alimentos ferrosos no fluxo sanguíneo materno. A transferência de substâncias orgânicas é mais complexa. A glicose é parcialmente convertida para frutose, e os dois açúcares são transferidos independentemente. Lipídios também são parcialmente alterados ou fragmentados pelas enzimas placentárias durante a passagem. Aminoácidos são rapidamente transferidos, enquanto a passagem de proteínas depende de diferentes fatores. Os valores de glicose e ácidos graxos são maiores no sangue materno que os observados no sangue do feto. Em contraposição, o teor de aminoácidos no sangue fetal é substancialmente maior do que o observado no sangue materno, o que indica uma transferência seletiva de metabólitos da mãe para o feto, em conformidade com as necessidades de desenvolvimento do produto.

Órgão de filtração. A placenta forma uma barreira para algumas substâncias estranhas ao organismo, porém esta ação filtradora depende da solubilidade e da concentração destas substâncias. É necessário consignar que a barreira ocorre nos dois sentidos: materno-fetal e feto-materna. A placenta é impermeável a soluções coloidais. Da mesma maneira, ela é impermeável a elementos celulares como corpúsculos, leucócitos, bactérias e outros. Os anestésicos vencem a barreira placentária e alcançam o feto, devendo-se destacar que suas ações deletérias dependerão da profundidade e da duração da anestesia. Tanto os narcóticos inalados como os sistêmicos transpõem a barreira placentária, porém os barbitúricos difundem-se mais lentamente para o feto, e o halotano, por ser completamente metabolizado nos pulmões, praticamente não atinge o feto.

Órgão de secreção interna. É bem conhecida a síntese de hormônios pela placenta. Os progestógenos, estrógenos e gonadotrofinas, produzidos pela placenta, difundem-se para o sangue materno, podendo ser estudadas as variações das taxas destes hormônios durante a gestação, bem como difundem-se ao feto, e alguns deles são detectados no cordão umbilical, no sangue ou nas fezes dos recém-nascidos. Deve-se destacar, ainda, que a placenta tem função muito importante na preparação do parto e na indução ou supressão da lactação, por meio da variação na taxa de produção de seus hormônios.

Função de imunoproteção. A passagem transplacentária de imunoglobulinas depende do tipo de placenta. Nos ruminantes, suínos e equinos, a placenta é impermeável às imunoglobulinas, por isso, nestas espécies animais não há possibilidade de transferência de imunidade durante a gestação; esta só será possível, nas primeiras horas de vida do recém-nascido, pela ingestão de colostro. Nesta oportunidade, as imunoglobulinas do colostro serão absorvidas integralmente pelo intestino, isto é, sem sofrer digestão. Nos carnívoros há transmissão passiva de imunoglobu-

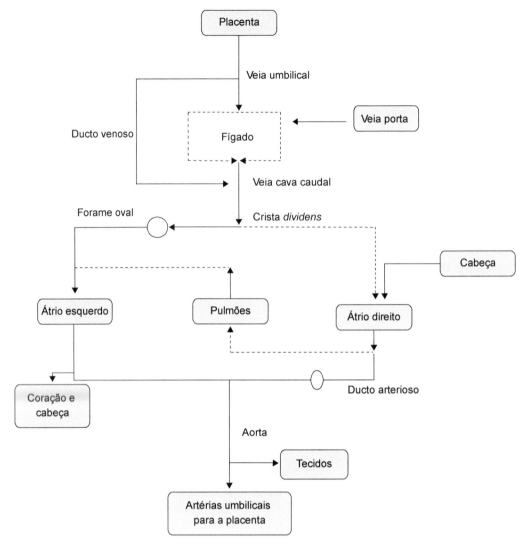

Figura 2.9 Esquema da circulação fetal.

linas através da placenta durante a gestação; sendo assim, estes animais já têm certa imunidade ao nascer, que será reforçada pela ingestão de colostro.

PLACENTA DE RUMINANTES

A placenta cotiledonária é característica dos ruminantes. Em vez de as vilosidades coriônicas serem uniformemente distribuídas por toda a superfície do cório, aparecem agrupadas em regiões circulares bem definidas, denominadas cotilédones, que se desenvolvem em regiões onde o cório faz contato com áreas predeterminadas do endométrio, aglandulares, conhecidas como carúnculas. O cotilédone fetal e a carúncula materna formam a unidade conhecida como placentoma, o único ponto de trocas materno-fetais (Figura 2.10). O cório intercotiledonário permanece desprovido de vilosidades e desligado do endométrio.

A vesícula coriônica de bovinos inicialmente apresenta formato de fita, com uma distensão central correspondente ao âmnio contendo o embrião. Progressivamente esta vesícula é preenchida pelo líquido alantoidiano que forma o saco alantoidiano, o qual começa a distender o útero gravídico ao redor dos 35 dias de gestação. Neste momento, o cório já se distendeu

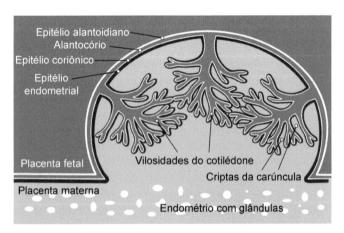

Figura 2.10 Apresentação esquemática de um placentoma de bovino. As vilosidades do cotilédone fetal penetram as criptas do endométrio na carúncula materna.

para o útero não gravídico, e seu tamanho é de aproximadamente 40 cm, com sua parte mais larga medindo 4 a 5 cm.

O alantoide, derivado do intestino fetal, alonga-se para dentro da vesícula coriônica, fazendo contato com o cório para formar o alantocório vascularizado. Na vaca este processo se inicia ao redor do 15º dia de gestação, sendo caracterizado pelo contato de pequenas áreas do trofoblasto com o epitélio caruncular. No entanto, somente ao redor do 30º dia a formação do placentoma é evidente a olho nu. Esta estrutura está completa entre os 40 e 60 dias de gestação e o alantocório já pode participar das funções placentárias.

Nos ruminantes o alantocório adere ao endométrio uterino ao redor da 4ª semana de gestação. O contato se torna mais íntimo em áreas especializadas denominadas carúnculas, mediante processos ou vilosidades semelhantes a dedos, contendo capilares que crescem do alantocório em direção às criptas das carúnculas maternas, circundadas por plexos capilares. A estrutura formada é denominada placentoma. Com o desenvolvimento da gestação os placentomas aumentam gradativamente de tamanho e se transformam em estruturas ovoides com 10 a 20 cm de comprimento e 2 a 3 cm de largura. É por meio dessas estruturas que acontecem as trocas gasosas e de nutrientes entre mãe e feto. Em média existem cerca de 120 cotilédones funcionais na vaca e cerca de 80 na ovelha. O cório e o alantoide se estendem também para o interior do útero não gravídico, por isso, neste também são encontrados cotilédones. No entanto, os maiores placentomas são encontrados no corno gravídico.

A parte do alantocório que se estende entre os placentomas não apresenta interdigitações com o endométrio e é chamada de área interplacentomal ou alantocório liso. Tanto a área cotiledonária como a intercotiledonária atuam para suprir a crescente demanda metabólica fetal e sustentar o rápido crescimento tecidual, tanto do feto como da placenta. O final do alantocório, que ocupa a ponta de cada um dos cornos uterinos, geralmente sofre degeneração e necrose. Esta área necrótica tem aproximadamente 3 a 5 cm em comprimento.

Durante o início do desenvolvimento dos ruminantes ocorre uma fusão extensiva entre o alantoâmnio e o alantocório, levando a uma obliteração da cavidade alantoidiana. Como resultado, nos locais em que este repousa sobre o âmnio, o alantoide é reduzido a canais estreitos. O formato do alantoide lembra a letra T, com o corpo saindo do úraco, juntamente com o cordão umbilical e os braços divergindo para as faces laterais do âmnio (Figura 2.11). Consequentemente há pouco líquido alantoidiano sobre a área amniótica. A maior parte dele repousa nas extremidades do alantoide, uma das quais está no corno não gravídico. No entanto, estudos têm demonstrado que com a progressão da gestação e o aumento do acúmulo de líquido alandoidiano, a tendência do alantocório é se separar do alantoâmnio, de maneira que no final da gestação o alantoide praticamente circunde o âmnio.

Aspectos histológicos da placenta de ruminantes

Como já foi descrito, o cório é formado por uma camada epitelial contínua de células do trofoblasto. Entretanto, nesta camada existem subpopulações celulares com funções diferentes.

Duas populações de células trofoblásticas mononucleadas apresentam fenótipo de células fagocitárias. A primeira se localiza no lado fetal dos placentomas, na base das vilosidades cotiledonárias, e é responsável pela fagocitose de eritrócitos maternos que se acumulam entre o tecido endometrial e o alantocório. A segunda área, o corioalantoide interplacentomal, contém células trofoblásticas com características fogocitárias e recobre a abertura das glândulas endometriais. Quantidades microscópicas de leite uterino se acumulam na saída das glândulas endometriais, formando estruturas arredondadas diminutas denominadas *auréolas*. As células trofoblásticas localizadas nesta região são altas e contêm, em seu interior, leite uterino fagocitado.

Aproximadamente 1/5 das células trofoblásticas dos bovinos são binucleadas. Apesar de essas células apresentarem um aspecto microscópico semelhante, a análise citoquímica demonstra que existem inúmeras subpopulações. Estudos ultraestruturais têm demonstrado que as células binucleadas migram da camada coriônica da vilosidade cotiledonária, invadindo o

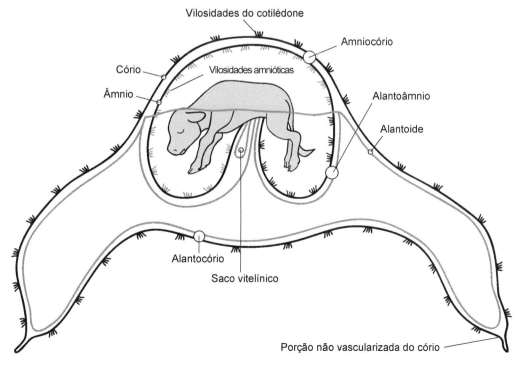

Figura 2.11 Esquema dos envoltórios fetais no bovino.

epitélio celular simples das criptas carunculares. As células binucleadas que migram rotineiramente se fundem com células endometriais epiteliais. Esta fusão forma, temporariamente, uma célula híbrida com 3 núcleos.

Outro tipo importante de célula presente na placenta dos bovinos são os macrófagos fetais. Estas células podem se originar tanto do cório mesenquimático no início do período de gestação, como de monócitos da medula óssea fetal. Estas células produzem citocinas pró-inflamatórias, que funcionam como sentinelas de defesa contra agentes infecciosos.

PLACENTA DE EQUINOS

Uma das principais características do concepto equino é a presença de um saco vitelínico persistente. Apesar de a maioria dos animais domésticos desenvolverem o saco vitelínico, este logo se torna não funcional e aparentemente não contribui significativamente para a nutrição do embrião. No equino, no entanto, o saco vitelínico é uma estrutura proeminente durante as primeiras 3 a 4 semanas de desenvolvimento, e parece desempenhar um papel importante, se não crítico, na nutrição embrionária. O saco vitelínico é formado pelo tecido endodérmico que emana da massa celular interna que recobre a camada de trofoectoderme. A bicamada resultante pode ser observada no embrião com 10 a 11 dias. Ao redor do 14º dia começa a se desenvolver a mesoderme, a partir do disco embrionário, a qual se interpõe entre a endoderme e a ectoderme. A estrutura com 3 camadas formadas se desenvolve esfericamente acompanhada pelo desenvolvimento de uma vascularização primitiva.

A parte distal da camada trilaminar, na região oposta ao disco embrionário, é demarcada pela presença de uma proeminente coleção de veias, sendo conhecida como *sinus terminalis*. Nesta região ocorrerão eventos críticos no processo de placentação equina, sendo o local de ligação do cordão umbilical. Durante as primeiras 3 ou 4 semanas de gestação a placentação equina pode ser descrita como coriovitelínica. Conforme o alantoide se desenvolve ao redor da 4ª ou 5ª semana da gestação, a placenta se torna corioalantoidiana, devido à presença predominante do saco alantoidiano composto por endoderme, mesoderme e ectoderme, que constitui o alantocório.

O embrião equino permanece esférico durante as primeiras 8 semanas de gestação, ao contrário das demais espécies domésticas, nas quais o corioalantoide se expande, alongando-se. Este formato anômalo está associado à mobilidade do embrião equino e à formação da cápsula acelular.

Conversão da placenta coriovitelínica para corioalantoide

Conforme o alantoide se desenvolve, o saco vitelínico regride. Isto faz com que o embrião que inicialmente repousa junto ao assoalho da vesícula, ao redor do dia 21, comece a migrar em direção ao polo dorsal da vesícula, suspenso pelo alantoide em formação na região ventral. O alantoide aumenta gradualmente enquanto o saco vitelínico diminui até praticamente desaparecer ao redor do dia 40. Nesta fase, ao exame ultrassonográfico, o embrião parece estar suspenso pelo alantoide, flutuando dentro de um saco de aspecto anecoico. A maioria dos embriões começa sua ascendência ao redor dos 22 a 25 dias de gestação.

No 27º dia estão na região inferior da vesícula, no 30º dia no centro e, no 33º dia, no terço superior.

Conforme estas mudanças acontecem, delimita-se uma região entre a área do alantoide em formação e o saco vitelínico em regressão. Ao redor do dia 30 de gestação, esta área, que circunda o concepto, se diferencia, apresentando características avasculares e sendo composta por células coriônicas denominadas *girdle cells* (Figura 2.12).

A égua tem placentação epiteliocorial, que representa uma das maneiras menos invasivas de placentação. No entanto, as *girdle cells* representam uma subpopulação de células trofoblásticas altamente invasivas que se diferenciam entre os dias 25 e 36 de gestação, para formar um cinturão avascular, que circunda o concepto esférico na região entre o alantoide em formação e o saco vitelínico em regressão. Ao contrário das demais células não invasivas do trofoblasto equino, as *girdle cells* aderem ao epitélio uterino e começam a invadi-lo ao redor dos 35 dias de gestação. Em um período de 48 horas estas células migram agressivamente através do epitélio em direção ao estroma uteri-

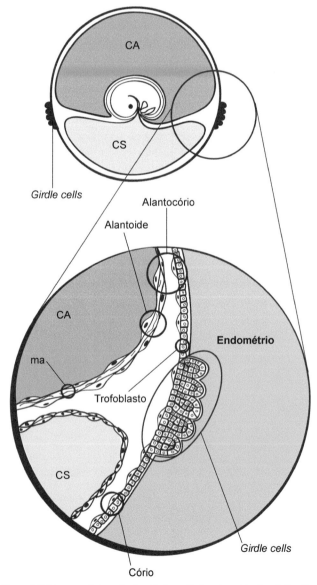

Figura 2.12 Esquema da invasão das células coriônicas denominadas *girdle cells* no endométrio equino. CA: cavidade alantoidiana; CS: cavidade vitelínica (saco vitelínico); ma: membrana alantoidiana.

no, onde formam nódulos distintos, de 0,5 a 1,0 cm, compostos por estruturas altamente diferenciadas denominadas cálices endometriais (Figura 2.13). O processo de invasão destrói o epitélio endometrial em contato com as *girdle cells*. No entanto, o epitélio se regenera rapidamente e recobre a face luminal dos cálices endometriais, ao redor do 45º dia, deixando este tecido completamente separado da placenta. As *girdle cells* coriônicas se diferenciam em células secretoras binucleadas e perdem o poder invasivo durante a formação dos cálices endometriais. As células dos cálices endometriais começam a secretar a eCG ao redor dos 33 dias de gestação (Figura 2.14).

Na égua, as vilosidades do cório fetal se distribuem uniformemente, sendo a placenta do tipo difuso. Além desta, a égua apresenta placenta do tipo epiteliocorial, na qual não ocorre destruição do tecido epitelial uterino, que se encontra em contato com o cório fetal. As trocas gasosas são feitas por meio de regiões especializadas de contato materno-fetal denominadas microcotilédones.

Entre os dias 50 e 60 irregularidades do corioalantoide (macrovilosidades) começam a se alongar e se transformam nos microcotilédones que constituem o principal local de trocas nutricionais da placenta equina. O alantocório se alonga durante os próximos 40 dias e ocupa todo o interior do útero ao redor do 80º ao 85º dia. Na interface materno-fetal começam a se desenvolver vilosidades no alantocório, semelhantes a dedos, que se interdigitam com regiões espessadas do endométrio. Após cerca de 60 dias, estas vilosidades do alantocório e seus respectivos sulcos endometriais se tornam mais longos e mais fundos. A vascularização dos tecidos materno e fetal aumenta e o epitélio das criptas maternas diminui. Ao redor do 100º dia as estruturas já apresentam o aspecto típico de microcotilédone.

Cada microcotilédone é suprido com uma artéria no lado materno e um vaso placentário equivalente à artéria no lado fetal para maximizar as trocas hemotróficas (Figura 2.15). Além disso, as longas e convolutas glândulas endometriais continuam funcionais durante a gestação, liberando sua secreção rica em proteínas, o leite uterino, em espaços bem definidos adjacentes aos microcotilédones, denominados aréolas. O epitélio trofoblástico adjacente à abertura das glândulas se torna pseudoestratificado e parece estar especialmente adaptado para absorver estas gotas de leite uterino.

Na égua a maior parte do alantocório e grande parte do âmnio estão contidas no útero gravídico, em continuação direta com o corpo uterino de igual largura. A parte do alantocório

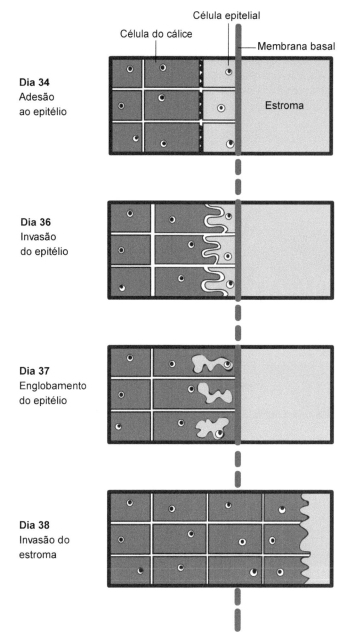

Figura 2.13 Esquema da formação dos cálices endometriais. Aos 34 dias de gestação inicia-se a ligação das células do cálice ao endométrio materno, ocorrendo a invasão do epitélio ao redor dos 36 dias, e o englobamento deste aos 37 dias. Aos 38 dias a invasão do estroma está completa. (Adaptada de Lunn *et al.*, 1997.)

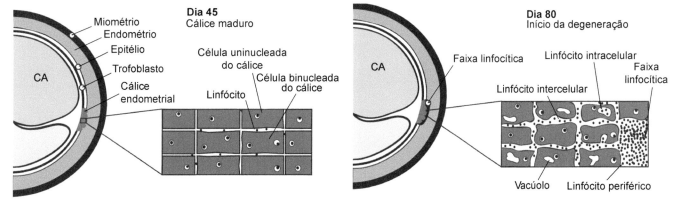

Figura 2.14 Esquema do tecido dos cálices endometriais maduros aos 45 dias de gestação e da invasão de linfócitos que acompanha o início do processo de degeneração aos 80 dias. CA: cavidade alantoidiana. (Adaptada de Lunn *et al.*, 1997.)

que se projeta para o corno não gravídico é muito mais estreita e com um comprimento de aproximadamente dois terços do corno gravídico (Figura 2.16).

A superfície do alantocório aderente ao endométrio apresenta coloração vermelha e textura aveludada. A área adjacente à abertura interna da cérvix não tem vilosidades, apresentando uma coloração esbranquiçada, sendo conhecida como "estrela cervical".

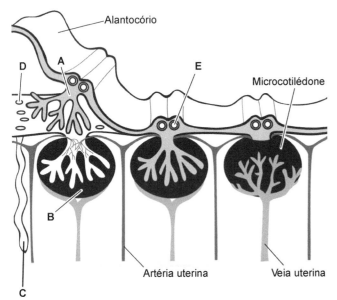

Figura 2.15 Diagrama da placenta madura de equinos ilustrando a estrutura dos microcotilédones, compostos por uma porção fetal de tecido coriônico (**A**) e uma porção materna no endométrio (**B**). As convolutas glândulas endometriais (**C**) continuam funcionais, produzindo o leite materno secretado em espaços adjacentes aos microcotilédones através de orifícios denominados auréolas (**D**). Cada microcotilédone é suprido por uma artéria e uma veia materna e vasos placentários equivalente (**E**) no lado fetal.

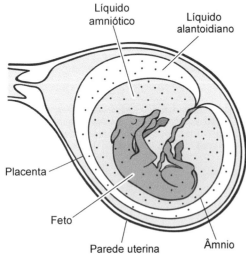

Figura 2.16 Esquema dos envoltórios fetais no equino.

REFERÊNCIAS BIBLIOGRÁFICAS

Austin CR, Short RV. Embryonic and fetal development. Book 2. Cambridge: Cambridge University Press; 1982.

Klein C. Early pregnancy in the mare: old concepts revisited. Domest Anim Endocrinol. 2016; 56:S212-17.

Lunn P, Vagnoni KE, Ginther OJ. The equine immune response to endometrial cups. J Reprod Immun. 1997; 34:203-16.

McCracken JA, Custer EE, Lamsa JC. Luteolysis: a neuroendocrine-mediated event. Physiol Rev. 1999; 79(2):263-323.

BIBLIOGRAFIA DE APOIO

Allen WR. Fetomaternal interactions and influences during equine pregnancy. Reproduction. 2001; 121:513-27.

Allen WR. The physiology of early pregnancy in the mare. AAEP Proceed. 2000; 46:338-54.

Antoniazzi AQ, Henkes LE, Oliveira JFC et al. Função do interferon-tau durante o reconhecimento materno da gestação em ruminantes. Ciênc Rural. 2011; 41(1):176-85.

Bazer FW. Pregnancy recognition signaling mechanisms in ruminants and pigs. J Anim Sci Biotech. 2013; 4:23. Disponível em:www.jasbsci.com/content/4/1/23.

Binelli M, Thatcher WW. Conceptus-stimulated signal transduction pathway in the endometrium to maintain pregnancy. Ann Rev Biomed Sci. 1999; 1:59-85.

Bischof RJ, Brandon MR, Lee CS. Cellular immune responses in the pig uterus during pregnancy. J Reprod Immun. 1995; 29:161-78.

Chaouat G, Menu E. Immunology of pregnancy. In: Thibault C, Levasseur MC, Hunter RHF. Reproduction in mammals and man. Paris: Ellipses; 1993. p. 461-80.

Costa IF. Análise morfológica e imunohistoquímica de placentas caninas provenientes de eutocia e distocia [dissertação]. Botucatu: Unesp; 2015.

Davies CJ, Hill JR, Edwards JL et al. Major histocompatibility antigen expression on the bovine placenta: its relationship to abnormal pregnancies and retained placenta. Anim Reprod Sci. 2004; 82-3:267-80.

England GCW. Pregnancy diagnosis, abnormalities of pregnancy and pregnancy termination. In: Simpson G, England GCW, Harvey M. Manual of small animal reproduction and neonatology. Shurdington: British Small Animal Veterinary Association; 1998. p. 113-26.

Ginther OJ. Reproductive biology of the mare. 2. ed. Cross Plains: Equiservices; 1992. Chapter 8.

Grunert E, Birgel EH. Obstetrícia veterinária. 3. ed. Porto Alegre: Sulina; 1989.

Hansen PJ. Interactions between the immune system and the bovine conceptus. Theriogenology. 1997; 47:121-30.

Hansen PJ, Liu W. Immunological aspects of pregnancy: concepts and speculations using the sheep as a model. Anim Reprod Sci. 1996; 42:483-93.

Kaufmann P, Burton GJ. Anatomy and genesis of the placenta. In: Knobil E, Neill D. The physiology of reproduction. Vol. 1, 2. ed. New York: Raven Press. 1993. p. 441-86.

Klein C, Troedsson MHT. Maternal recognition of pregnancy in the horse: a mystery still to be solved. Reprod Fert Develop. 2011; 23:952-63.

Martal J, Cédard L. Endocrine functions of the placenta. In: Thibault C, Levasseur MC, Hunter RHF. Reproduction in mammals and man. Paris: Ellipses; 1993. p. 435-60.

McKinnon AO, Voss JL. Equine Reproduction. Philadelphia; London: Lea & Febiger; 1993.

Noakes DE. Development of the conceptus. In: Noakes DE, Parkinson TJ, England GCW (Ed.). Arthur's veterinary reproduction and obstetrics. 8. ed. London: W.B. Saunders; 2001. p. 57-68.

Noakes DE. Fertilidade e obstetrícia em bovinos. São Paulo: Livraria Varela; 1991.

Noakes DE. Pregnancy and its diagnosis. In: Noakes DE, Parkinson TJ, England GCW (Ed.). Arthur's veterinary reproduction and obstetrics. 8. ed. London: W.B. Saunders; 2001. p. 69-118.

Roberts RM, Chen Y, Ezashi T et al. Interferons and the maternal-conceptus dialog in mammals. Semin Cell Dev Biol. 2008; 19(2):170-77.

Roberts RM, Xie S, Mathialagan N. Maternal recognition of pregnancy. Biol Reprod. 1996; 54:294-302.

Roberts SJ. Veterinary obstetrics and genital disease (Theriogenology). 3. ed. New York: Edwards Brathers; 1986.

Schafer-Somi S. Cytokines during early pregnancy of mammals: a review. Anim Reprod Sci. 2003; 75:73-94.

Schlafer DH, Fisher PJ, Davies CJ. The bovine placenta before and after birth: placental development and function in health and disease. Anim Reprod Sci. 2000; 60-1:145-60.

Sharp DC. The early fetal life of the equine conceptus. Anim Reprod Sci. 2000; 60-1:679-89.

Spencer TE, Burghardt RC, Johnson GA et al. Conceptus signals for establishment and maintenance of pregnancy. Anim Reprod Sci. 2004; 82-3:537-50.

Thatcher WW, Binelli M, Burke J et al. Antiluteolytic signals between the conceptus and endometrium. Theriogenology. 1997; 47(1):131-40.

Toniollo GH, Vicente WRR. Manual de obstetrícia veterinária. São Paulo: Varela; 1993.

Troedsson MHT, Renaudin CD, Zent WW et al. Transrectal ultrasonography of the placenta in normal mares with pending abortion: a field study. AAEP Proceed. 1997; 43:256-58.

Zeeman GG, Khan-Dawood FS, Dawood MY. Oxytocin and its receptor in pregnancy and parturition: Current concepts and clinical implications. Obstet Gynecol. 1997; 89(5):873-83.

3 Líquidos Fetais e sua Constituição Bioquímica

Nereu Carlos Prestes

INTRODUÇÃO

Os embriões dos répteis e aves desenvolvem-se no interior de um ovo envolto por uma casca calcária, portanto, relativamente isolados do meio ambiente. Toda água e alimento necessários estão presentes e as excretas nitrogenadas, sob forma de ácido úrico, permanecem armazenadas no interior do alantoide até a eclosão.

Nos mamíferos superiores, pelo fato de serem eutérios (placentários verdadeiros), o embrião se desenvolve intraútero e realiza trocas com o organismo materno. A célula-ovo original é minúscula e praticamente desprovida de nutrientes (vitelo). A oxigenação, a nutrição e a remoção das excretas nitrogenadas são feitas por meio de trocas circulatórias placentárias. Dessa maneira, os anexos fetais desempenham funções diferentes daquelas exercidas nas espécies ovíparas; o saco vitelínico é vestigial, o âmnio e o alantoide protegem o feto de choques mecânicos e desidratação, armazenam parte da urina fetal, auxiliam na dilatação e lubrificação das vias fetais no momento do parto, apresentam papel bactericida e evitam aderências.

ENVOLTÓRIOS E LÍQUIDOS FETAIS

Roberts (1971) considerou, como membranas extraembrionárias, o saco vitelínico primitivo, o âmnio, o alantoide e o trofoblasto, também chamado de cório ou serosa, que juntos formam o alantocório. O saco vitelínico é uma estrutura primitiva, desenvolvida no período embriônico a partir da endoderme, desaparecendo em curto período de tempo nos ruminantes. Ele exerce uma função de "placenta" no início da prenhez, absorvendo os nutrientes do leite uterino, providenciando a sobrevivência do embrião e, desse modo, sua função perde importância na progressão da gestação. O alantoide aparece entre a segunda e a terceira semana da gestação nos bovinos, consistindo em endoderme coberta por uma capa vascular originada da mesoderme esplancnoplêurica. Esta vesícula aumenta e se expande entre o verdadeiro e falso âmnio e sua porção externa se funde ao trofoblasto, também denominado serosa, para formar o corioalantoide. Sua cavidade é repleta de líquido, que, progressivamente, aumenta de volume com o funcionamento do rim fetal.

Segundo o mesmo autor, o âmnio forma-se 13 a 16 dias após a concepção em ovelhas e vacas, sendo uma vesícula ectodérmica originada de uma prega do cório ou de um espaço da massa celular interna do blatocisto, como um saco de parede dupla que envolve completamente o feto, exceto no anel umbilical. Durante a fase fetal, assume aspecto membranoso transparente e muito resistente.

Mellor e Slater (1974) afirmaram que, na espécie ovina, com prenhez simples, as porções finais da cavidade alantoidiana ocupam cada corno uterino gestante e não gestante, comunicando-se entre si e com o úraco por meio de um istmo tubular estreito localizado próximo à superfície do âmnio, expandindo-se durante a gestação, porém sem cobrir mais que a metade de sua superfície. As trocas entre sangue materno e fetal ocorrem por intermédio dos vilos coriônicos nos 50 a 120 cotilédones e o cório intercotiledonário é uma membrana vascular, que recebe a mesma quantidade de sangue cardíaco fetal, constituindo-se em potencial superfície de troca.

O intercâmbio entre o sangue materno e líquido alantoidiano é passível de acontecer, porém, trocas de soluto entre o sangue materno e o líquido amniótico e entre este e o líquido alantoidiano parecem ser impedidas. Contudo, os solutos podem passar do líquido amniótico aos vasos da pele fetal. Portanto, enquanto o sangue fetal e o líquido alantoidiano podem ser influenciados por alterações maternas, fatores maternos sobre o líquido amniótico parecem ser mediados pelo feto.

Segundo Arthur (1969), a fonte do líquido amniótico no início da prenhez constitui-se da secreção do próprio epitélio e urina fetal, pois é muito aquoso. Com o avançar da gestação, o líquido alantoidiano aumenta de volume, e o amniótico permanece praticamente estável, tornando-se viscoso, pois o esfíncter vesical impede a liberação de urina até a cavidade amniótica. A provável fonte mucoide está representada por saliva e secreção nasofaríngea do feto. O volume do líquido parece ser regulado pela deglutição e normalmente não é inalado aos pulmões (Tabela 3.1).

Para Mellor e Slater (1971), o volume total médio do líquido amniótico de ovelhas aumenta de 170 para 550 mℓ entre os 60 e 85 dias, cresce vagarosamente para 620 mℓ aos 115 dias e então declina para 360 mℓ aos 145 dias da gestação.

Tangalakis et al. (1995) afirmaram que o feto cresce envolto pelo líquido amniótico. Na ovelha há um segundo compartimento, cheio de líquido alantoidiano, que em gestações simples forma dois compartimentos conectados localizados no corno gestante e não gestante. Até aos 75 dias da gestação, a urina fetal drena exclusivamente ao alantoide e no último terço da prenhez igual quantidade de excreta renal é emitida via uretra ao âmnio e via úraco ao alantoide.

AMNIOCENTESE

A amniocentese está sendo empregada há mais de 100 anos, inicialmente para o tratamento do poli-hidrâmnio humano. Posteriormente foi usada para instilar soluções salinas hipertônicas para interromper a gestação no segundo trimestre. Nos anos 1950, a técnica foi popularizada para o monitoramento de gravidez complicada pela isoimunização Rh, sendo empregada pela primeira vez no diagnóstico do sexo da criança pela análise da cromatina sexual presente nas células esfoliadas imersas no líquido amniótico. Dez anos mais tarde foi demonstrado que estas células podem ser cultivadas e cariotipadas para o estudo e diagnóstico de anomalias cromossômicas (Viscarello et al., 1991).

A amniocentese é um procedimento amplamente conhecido e rotineiramente utilizado na espécie humana para: monitorar viabilidade e maturidade fetal; determinar precocemente o sexo da criança; estudos placentários; diagnosticar anomalias cromossômicas; estimar a maturidade pulmonar; detectar a presença de

bactérias; medir as concentrações de mecônio e de bilirrubina e efetuar o diagnóstico de distúrbios bioquímicos (Bravo et al., 1995). Em Medicina Veterinária, estudos de amniocentese foram iniciados e desenvolvidos em bovinos (Bongso e Basrur, 1975; Leibo e Rall, 1990); em ovinos (McDougall, 1949; Alexander et al., 1958; Challis, 1971; Mellor e Slater, 1971; 1974); em caprinos (Aidasani et al., 1992) e equinos (Schmidt et al., 1991), entre outros.

Bongso e Basrur (1975) afirmaram que a amniocentese apresenta limitações em Medicina Veterinária, porém, este procedimento pode ser utilizado principalmente para animais de produção, no diagnóstico precoce do sexo do produto e de possíveis anomalias de causas genéticas.

Para Leibo e Rall (1990), a análise citogenética em gestação humana tem sido aplicada em Medicina pré-natal em uma grande variedade de situações clínicas. A despeito de seu valor diagnóstico, esta técnica não é muito utilizada em outras espécies. Esses autores realizaram as coletas usando técnica cirúrgica, por laparotomia via flanco esquerdo (fossa paralombar), retirando 15 a 20 mℓ de líquido amniótico de cada vaca entre 7 e 22 semanas de gestação.

McDougall (1949) trabalhou com amostras de líquido amniótico de ovelhas que foram sacrificadas em grupos, com intervalos de 28 dias, durante o período de gestação. O líquido coletado imediatamente após o óbito foi armazenado em geladeira, obtendo-se os resultados expressos na Tabela 3.2.

Constatou-se que, após a remoção das amostras, ocorria a perda de gases dissolvidos e isto poderia alterar os valores do pH; durante o armazenamento, haveria atividade enzimática, alterando os valores dos constituintes. Sugeriu-se ainda que o líquido amniótico poderia ser considerado como um transudato do soro materno e o líquido alantoidiano dependia da intervenção do feto.

Alexander et al. (1958) procederam à amniocentese em ovelhas com o objetivo de determinar a variação na composição do líquido fetal e urina durante a gestação. Promoveram punções no âmnio, alantoide e bexiga dos 45 aos 142 dias da prenhez, para determinar pressão osmótica, nitrogênio total e não proteico, aminoácidos, ureia, sulfato, fosfato total e inorgânico, creatinina, ácido úrico, Na, K, Cl, pH e osmolaridade. Os autores afirmaram que a concentração de ureia na bexiga aumenta com a idade fetal, refletindo-se na sua presença nos líquidos fetais. Os valores de creatinina encontrados no líquido amniótico excedem aqueles obtidos no plasma fetal, mas são mais baixos que na urina. O feto é capaz de produzir quantidade considerável de urina. A introdução desta urina, pobre em Na e Cl, nos envoltórios fetais resultará em progressiva redução destes elementos nos líquidos. Ressaltaram ainda que os eletrólitos Na^+, K^+ e Cl^- contribuem com 74% da osmolaridade do líquido amniótico e os compostos nitrogenados e açúcares colaboram com 10 a 20%. Concluíram que a urina produzida e sua distribuição na vesícula amniótica sugerem que a ingestão e a absorção do líquido pelo trato gastrintestinal possam ser fatores reguladores do seu volume, principalmente em gestações adiantadas.

COMPONENTES

Challis (1971) afirmou que o aumento da atividade da adrenal fetal em ovinos, que se inicia 5 dias pré-parto, pode estar envolvido com a sua indução. Esta glândula está associada com

Tabela 3.1 ▪ Volume de líquido fetal em ovinos.

Estação (meses)	Amniótico (mℓ)	Alantoidiano (mℓ)	Total (mℓ)
1	3	38	41
2	169	89	258
3	604	131	735
4	686	485	1.171
5	369	834	1.203

Fonte: Arthur, 1969.

Tabela 3.2 ■ Valores médios das concentrações dos elementos bioquímicos coletados em intervalos de 28 dias da gestação de ovelhas.

Gestação (dias)	Sexo	Volume líq. (mℓ)	pH	mg/100 mℓ				
				Na⁺	K⁺	Ca⁺⁺	Mg⁺⁺	Cl⁻
28	–	0,85	–	–	–	–	–	–
28	–	1,19	–	302	–	–	–	378
56	–	164	7,47	296	67	7,1	1,4	438
56	–	184	7,47	293	57	6,3	1,3	446
56	–	149	7,39	258	75	6,6	2,2	409
84	M	630	7,67	309	–	6,9	1,5	424
84	M	675	7,60	312	37	7,0	1,6	432
84	F	602	7,12	302	–	6,7	1,4	447
112	F	255	6,68	287	–	10,8	2,8	448
112	F	738	4,86	293	53	9,2	3,0	430
112	M	1.263	4,53	284	47	8,2	2,8	416
140	M	1.684	8,40	279	43	5,9	3,4	382
140	F	1.416	6,46	233	33	4,3	2,6	348

Fonte: McDougall, 1949.

secreção de esteroides precursores da biossíntese de estrógenos placentários usando o sistema enzimático aromatase. Devido ao rápido aumento do estrógeno materno circulante acontecendo 2 dias antes do parto, foi sugerido um mecanismo fetal indutor do parto em ovinos.

Mellor e Slater (1971) mensuraram pH, osmolaridade, Na⁺, K⁺, Cl⁻, ureia e aminoácidos de amostras dos líquidos fetais de ovelhas nos últimos 3 meses da gestação. Afirmaram que a composição do líquido amniótico foi influenciada principalmente pelo procedimento anestésico e cirúrgico, enquanto o líquido alantoidiano foi afetado pelo jejum imposto aos animais, requerendo 7 dias de pós-operatório para estabilizar sua composição. A relativa impermeabilidade do âmnio parece ser a maior responsável pela composição do seu líquido, e o mecanismo de bombeamento no corioalantoide aparece como o responsável pela composição do líquido correspondente. Do experimento efetuado afirmaram que o procedimento cirúrgico parece ter sido a maior causa da elevação de K⁺ e Cl⁻ no líquido amniótico durante o ato operatório. A manutenção de altas concentrações de Cl⁻ sugere o líquido pulmonar como a maior fonte adicional deste íon no líquido amniótico; e que a hipotonicidade deste líquido após 112 dias da gestação seja devida a uma relativa impermeabilidade do âmnio à água.

Mellor e Slater (1974), estudando a fisiologia dos líquidos fetais em ovelhas, constataram que a entrada de urina nos envoltórios tende a reduzir a osmolaridade e a concentração de sódio, potássio, cloreto e glicose em ambos os líquidos e a concentração de aminoácidos no líquido alantoidiano; também aumenta as concentrações de frutose e ureia em ambos os compartimentos e de aminoácidos no líquido amniótico. A composição do líquido amniótico não é modificada somente pela urina fetal. Até os 130 dias da gestação, o cloreto é ativamente transportado para a vesícula amniótica, do sangue ou vasos da pele fetal ou ambos, e o intercâmbio de sódio, potássio e glicose parece acontecer. A secreção pulmonar fetal entra no líquido amniótico e, embora o feto degluta 250 a 480 mℓ/dia, o tecido pulmonar libera em igual período um volume de 100 a 200 mℓ. As secreções nasofaríngea e bucal podem ser fontes do componente mucoide do líquido amniótico que aparece entre 130 e 135 dias da gestação. A deglutição e a produção de saliva podem alterar o grau de diluição dos solutos, bem como a produção de urina e o transporte ativo entre o líquido amniótico e o sangue fetal. A formação do líquido alantoidiano parece ser menos complexa e tem a urina fetal como maior fonte, no entanto, a passagem de solutos e água entre o sangue endometrial e o líquido alantoidiano e entre o sangue fetal no corioalantoide e este líquido também pode ocorrer.

O sódio passa do alantoide ao sangue fetal e o potássio segue direção inversa. O transporte ativo destas substâncias pode ser aos pares, sendo provavelmente regulado por corticoides do plasma fetal. A indução de hipocalcemia materna, estresse fetal ou outros fatores após 120 dias da gestação ativam o eixo hipotálamo-hipófise-adrenal fetal, aumentando a secreção de corticoides, particularmente a atividade mineralocorticoide, que parece atuar nos rins fetais e corioalantoide, aumentando a concentração do potássio e diminuindo a de sódio na urina fetal e no líquido alantoidiano. Estas alterações na urina fetal produzem, indiretamente, mudança similar na composição iônica do líquido amniótico. Simultaneamente, mediante a atividade glicocorticoide, ao aumentar a concentração no plasma fetal de corticoides, parece decrescer a síntese de frutose placentária, o que resulta paralelamente na queda deste açúcar na urina e indiretamente nos líquidos amniótico e alantoidiano. Este efeito tende a ser revertido pelo aumento da concentração de glicose no plasma materno. Os autores concluíram que o pH da urina fetal pode ser um índice sensível do bem-estar fetal e que um prematuro decréscimo no seu valor sugere, de alguma maneira, estresse fetal. O pH da urina fetal variou de 7,2 a 7,4 entre 100 e 130 dias da gestação, e 6,8 e 5,2 dos 120 a 145 dias.

Bongso e Basrur (1975) descreveram um método de aspiração do líquido amniótico de vacas entre 70 e 100 dias da gestação e o subsequente cultivo celular in vitro para diagnosticar o sexo do produto. A unidade aspirativa incluía um tubo estéril acoplado a uma seringa de 60 mℓ e uma agulha 18-G. O procedimento foi realizado via fundo vaginal dorsal e a análise cromossômica investigada nas células amnióticas cultivadas *in vitro*, durante 4 a 7 dias. Afirmaram que este método é simples e eficiente, sendo um procedimento seguro para a detecção pré-natal do sexo e defeitos citogenéticos nos bovinos (Figura 3.1).

Para Aidasani *et al.* (1992), a composição dos líquidos fetais dos mamíferos é influenciada pela excreção de urina fetal. A mudança na composição durante a gestação reflete a atividade metabólica do feto. Os autores continuaram o estudo coletando os líquidos fetais diretamente do útero de cabras, após o sacrifício do animal. No líquido alantoidiano estas variáveis apresentaram concentrações mais altas. Para esses autores a glicose da circulação materna é a maior fonte de energia para o feto, correspondendo a 50 a 70% do total de substrato oxidado. A frutose existente não é consumida pelo feto, sendo proveniente da urina fetal. A concentração de proteína total é maior no soro fetal que no líquido alantoidiano e deste com relação ao líquido amniótico. A perda e a troca de solutos pelo líquido alantoidiano podem explicar o aumento da quantidade de creatinina e ácido úrico durante a prenhez.

Williams *et al.* (1992a) relataram que nos equinos a vesícula amniótica flutua livre na cavidade alantoidiana ligada somente pelo segmento umbilical. A cavidade alantoidiana armazena produtos de excreção renal que passam via úraco. O líquido amniótico torna possíveis o crescimento e os movimentos do feto e acumula células epiteliais e secreção nasofaríngea. A amniocentese foi realizada em 10 éguas ao final da gestação (323,8 ± 10,2 dias) e o líquido foi coletado de ambas as cavidades e imediatamente analisado em laboratório. Comparado ao líquido amniótico, os valores encontrados no líquido alantoidiano foram significativamente mais altos para densidade específica, bilirrubina T, gama-glutamil transferase, fósforo, proteína total e globulina, e foram mais baixos para Na+, Cl– e fosfatase alcalina. Concluíram que o conhecimento do comportamento dos líquidos fetais é fundamental para se auferir a viabilidade e bem-estar do feto.

Segundo Tomoda *et al.* (1987), próximo ao final da gestação, o feto ovino deglute cerca de 200 a 1.000 mℓ de líquido amniótico por dia, que apresenta osmolaridade de 250 a 280 mOsm/kg. Por outro lado, excreta um volume de 570 a 1.700 mℓ/dia de líquido hipotônico de origem renal e 150 a 450 mℓ/dia de líquido traqueal.

A produção de urina pelo feto é determinada por uma série de mecanismos influenciados pelo volume e composição dos líquidos corporais fetais e pela disponibilidade de líquidos e eletrólitos do

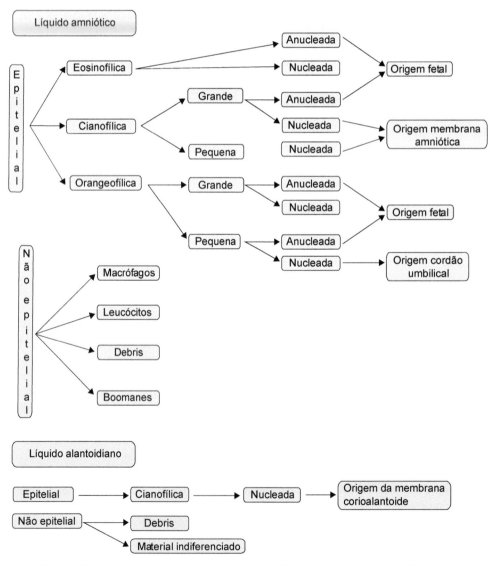

Figura 3.1 Células dos líquidos fetais bovinos agrupados de acordo com morfologia, padrão tintorial e origem presuntiva. (Adaptada de Bongso e Basrur, 1975.)

compartimento materno. Assim sendo, quando a osmolaridade materna aumenta pela infusão de soluto que não é capaz de atravessar a placenta, a quantidade de água disponível ao feto é reduzida e a osmolaridade e o hematócrito aumentam. A osmolaridade plasmática fetal é 2 mOsm/kg menor que a materna, sugerindo que a diferença da pressão hidrostática entre as duas circulações é a responsável pelo estado hipo-osmótico do feto (Lumbers *et al.*, 1985).

Leibo e Rall (1990) determinaram o sexo de 1.056 fetos bovinos pela análise citogenética de células amnióticas coletadas cirurgicamente de vacas gestantes resultantes de transferência de embriões. As células foram cultivadas durante 5 a 30 dias para obter um número suficiente de metáfases que tornasse possível a análise citogenética. Concluíram que, em 325 amostras, o resultado foi errôneo e em 220 análises o diagnóstico foi correto, acontecendo 33 abortamentos em virtude do procedimento. Finalizaram o experimento afirmando que a amniocentese contribuirá com engenharia genética, imunologia, biologia molecular e outras disciplinas, contudo, o procedimento pode provocar problemas para a gestante, resultar em abortamento ou parto prematuro, determinar complicações perinatais ou anormalidades manifestadas após o nascimento. Prestes *et al.* (2001) encontraram os valores na análise bioquímica do líquido amniótico apresentados na Tabela 3.3.

AUXÍLIO DA ULTRASSONOGRAFIA

Com o progresso técnico para o desenvolvimento de equipamentos e a aplicabilidade da ultrassonografia, tornou-se possível determinar a idade fetal e proceder à amniocentese por métodos menos invasivos.

Wani (1989) estudou o tempo de gestação em ovelhas e cabras por mensuração fetal por meio de ultrassonografia e Sergeev *et al.* (1990) trabalharam com o mesmo propósito na espécie ovina. Concluíram que os diâmetros da cabeça e do tórax são medidas altamente confiáveis para determinar a idade fetal.

Vos *et al.* (1990) coletaram líquido amniótico e alantoidiano entre o segundo e o quarto mês da gestação em bovinos, via fundo vaginal, guiados por um transdutor setorial de 5,0 MHz,

e os animais foram submetidos a sedação com cloridrato de detomidina e anestesia epidural. Os autores observaram que punções sucessivas tendem a aumentar os riscos de aborto ou contaminação bacteriana intraútero e relataram isolamento de *Actinomyces pyogenes*. No esfregaço das células obtido após a centrifugação dos líquidos, constataram a presença de mais material celular no líquido amniótico do que no alantoidiano. Trabalho semelhante foi desenvolvido por Garcia e Salaheddine (1997).

Kamimura *et al.* (1997) realizaram um estudo para a determinação do sexo de fetos bovinos a partir do líquido aspirado com auxílio de ultrassom, por via vaginal, utilizando a reação em cadeia da polimerase (PCR). Obtiveram sucesso de coleta em 30 animais, sendo que 5 abortaram 1 semana após o procedimento. Afirmaram que a PCR pode ser usada com segurança para determinar o sexo fetal, entre 70 e 100 dias da gestação.

Schmidt *et al.* (1991) realizaram amniocentese transabdominal guiada pelo ultrassom em 8 éguas no período final de gestação. Para um total de 26 procedimentos com sucesso, relataram dois episódios de abortamento que foram atribuídos ao descolamento da placenta, determinando degeneração com necrose das microvilosidades. Ao cultivo, foi isolado *Micrococcus* spp., microrganismo ambiental comum e contaminante da pele. Concluíram que aos moldes da espécie humana, uma agulha nova descartável e bem cortante é fundamental e que amniocenteses seriadas em éguas são caracterizadas como um procedimento de alto risco, podendo ser realizadas sob adequada sedação materna e fetal, utilizando rigorosa antissepsia e necessária evolução da técnica para obter melhor visualização do líquido amniótico em uma única tentativa de inserção da agulha.

Williams *et al.* (1992b) realizaram amniocentese transabdominal guiada por ultrassom setorial 5 ou 3 MHz em éguas, com o objetivo primordial de mensurar os valores de fosfatidilglicerol e lecitina-esfingomielina, que em Medicina Humana são utilizados para determinar a maturidade pulmonar.

Ao realizar um estudo sobre o volume e constituintes bioquímicos dos líquidos fetais de caprinos, Chauhan *et al.* (1992) subdividiram a gestação em 3 períodos (I, II, III), com base na

Tabela 3.3 ■ Média, desvio padrão e coeficiente de variação da análise bioquímica do líquido amniótico de ovelhas aos 70, 100 e 145 dias da gestação.

Variáveis	Estágio da gestação								
	Dia 70			Dia 100			Dia 145		
	Média	DP	CV	Média	DP	CV	Média	DP	CV
pH	8,36[a]	0,51	6,08	7,54[b]	0,49	6,47	7,37[b]	0,40	5,44
Glicose (g/dℓ)	16,06[a]	6,81	42,45	8,58[b]	3,23	37,67	3,79[c]	4,26	112,27
Ureia (mg/dℓ)	42,68[a]	38,31	89,77	33,53[a]	62,60	97,21	25,49[b]	27,44	107,63
Creatinina (g/dℓ)	0,85[a]	0,65	76,81	5,04[b]	2,08	41,28	11,25[c]	3,75	33,34
GGT (UI/ℓ)	12,58[a]	8,22	65,36	14,20[a]	5,18	36,51	12,30[a]	3,84	31,19
Sódio (mmol/ℓ)	146,50[a]	28,48	19,44	129,42[b]	6,85	5,30	103,85[c]	16,72	16,10
Potássio (mmol/ℓ)	9,79[a]	3,75	38,30	6,15[b]	2,57	41,82	8,65[a]	3,33	38,55
Cloreto (mmol/ℓ)	96,59[a]	21,99	22,76	85,28[b]	22,62	26,53	65,35[c]	20,03	30,65
Proteína (g/dℓ)	0,14[a]	0,19	128,52	0,23[b]	0,10	44,38	0,24[b]	0,13	52,36

Médias seguidas de mesma letra não diferem estatisticamente (Teste de Tukey, p < 0,05). DP: desvio padrão; CV: coeficiente de variação; GGT: gamaglutamil transferase. Fonte: Prestes *et al.*, 2001.

medida craniocaudal fetal: fetos de 4 cm – I; de 4 a 20 cm – II e maiores que 20 cm – III. A concentração de proteína total foi maior no líquido alantoidiano que no amniótico; a de ácido úrico e creatinina aumentou progressivamente no decorrer da gestação; a de sódio foi maior no líquido amniótico que no alantoidiano, embora potássio e magnésio estivessem mais elevados no alantoidiano, e não observaram diferença na concentração de fósforo inorgânico nos dois líquidos (Tabela 3.4).

Os autores atribuíram ao transporte ativo a responsabilidade pela manutenção do gradiente de concentração dos eletrólitos e houve indícios que possibilitaram a conclusão de que mecanismos de bombeamento do corioalantoide podem reduzir a concentração do sódio no líquido alantoidiano, concomitantemente com a elevação da concentração do potássio. Alterações nas concentrações de sódio e potássio no líquido alantoidiano associadas com a evolução da gestação podem ser reguladas pelos corticoides plasmáticos fetais. O fósforo inorgânico acumulado, aparentemente, pode ser utilizado no arcabouço do esqueleto fetal.

Patel *et al.* (1992) coletaram amostras de sangue em cabras, 1 vez/dia, entre os 135 dias da gestação até o parto e a cada 2 dias até o 20º dia do puerpério com o intuito de dosar a concentração de 17β-estradiol no soro dos animais. Observaram aumento nos níveis deste hormônio próximo ao parto e interpretaram como uma necessidade fisiológica para estimular a ação da ocitocina sobre a contratilidade uterina. A aparente flutuação nos níveis de estradiol entre 14 e 20 dias pós-parto parece ser um fator benéfico para a reativação da função ovariana e manifestação do primeiro cio pós-parto.

Okab *et al.* (1992) estudaram as características hematobioquímicas e hormonais em vários estágios da gestação ao parto, em um grupo de 32 ovelhas, durante verão e inverno. A concentração de cortisol plasmático mostrou máximo aumento no final da prenhez, declinando muito após o parto. A concentração de sódio diminuiu durante a gestação, e o potássio plasmático aumentou nos períodos médio e final. Com exceção do potássio plasmático, todos os parâmetros mensurados foram maiores no verão que no inverno. Os autores afirmaram que o aumento do cortisol no plasma, próximo e no final da gestação, tem origem fetal e participa do mecanismo do parto. O declínio observado do sódio plasmático e o aumento do potássio durante os períodos mediano e final da gestação parecem ser a razão do aumento da aldosterona plasmática retendo sódio e excretando potássio.

Dickson e Harding (1994) estudaram a função dos envoltórios e líquidos fetais de ovelhas, submetendo os animais a teste de privação de água. Relataram que o papel dos líquidos amniótico e alantoidiano na manutenção do equilíbrio hídrico fetal não está bem esclarecido. Postulou-se que os envoltórios funcionassem como um reservatório e que os líquidos eram importantes para a manutenção de volume e composição do sangue fetal. Os resultados obtidos nesse estudo possibilitaram aos autores inferir que, em condições normais de hidratação materna, os envoltórios fetais não desempenham função importante na manutenção da composição do plasma fetal. Nesse experimento verificaram que a drenagem dos líquidos fetais, urina ou líquido pulmonar aumentava a osmolaridade e a concentração de Na^+ e Cl^- no líquido amniótico, diminuindo a produção de líquido pulmonar, mas sem alterar estado gasoso sanguíneo, pH, osmolaridade e concentração de Na^+, K^+ e Cl^- no plasma.

Cock *et al.* (1994) estudaram o efeito da redução do fluxo sanguíneo uterino por 24 h sobre a composição do líquido fetal em ovinos. Referiram que a produção de líquido pulmonar fetal, que contribui com o líquido amniótico, fica inibida durante a hipoxia fetal e reduzida na perfusão uteroplacentária. A deglutição fetal que remove o líquido amniótico também fica inibida por um curto período. A concentração de cortisol no plasma fetal, que se eleva durante a hipoxia, pode aumentar a excreção de sódio e a produção de urina. A redução do fluxo sanguíneo ao útero causa profundo decréscimo na concentração de Na^+ e Cl^- do líquido traqueal, pois o transporte de cloreto pelo epitélio pulmonar fica inibido.

NOVAS DETERMINAÇÕES

Kolb *et al.* (1991) estudaram a concentração de ácido ascórbico no plasma, líquidos amniótico e alantoidiano em 13 fetos e em cordeiros neonatos. Concluíram que a sua concentração decresce no líquido amniótico e aumenta no alantoidiano, adrenais e na parte fetal da placenta com o progresso da gestação. A função do ácido ascórbico durante o desenvolvimento fetal é discutível.

Novos estudos estão sendo realizados no líquido amniótico devido à sua importância na fisiologia fetal durante a gestação. Wongprasartsuk *et al.* (1994) determinaram as concentrações de inibina e folistatina nos tecidos e líquidos fetais de ovelhas e a evidência da presença de ativina no líquido amniótico. Esse estudo demonstrou significativa concentração de inibina e folistatina existentes no líquido amniótico, gônadas e adrenal do feto e na placenta de ovelhas gestantes. Afirmaram que o papel destas proteínas no desenvolvimento fetal requer pesquisas adicionais.

Lovell *et al.* (1995) desenvolveram e verificaram a eficiência da técnica de aspiração de líquido fetal, guiada pelo ultrassom, para o diagnóstico pré-natal da β-manosidase em caprinos. Esta substância é uma glicoproteína caracterizada em ser humano, cabras e bovinos, cuja falta redunda em neonatos debilitados e com tremores. Realizaram coleta em 13 cabras entre 59 e 65 dias da gestação, utilizando ultrassom 5 MHz convexo, aspirando 3 a 5 mℓ de líquido amniótico e o mesmo volume de líquido

Tabela 3.4 ■ Média e desvio padrão dos constituintes bioquímicos do líquido amniótico de caprinos coletados em 3 momentos da gestação.

	Proteína total (mg/dℓ)	Ácido úrico (mg/dℓ)	Creatinina (mg/dℓ)	Na^+ (mEq/ℓ)	K^+ (mEq/ℓ)	Mg^{++} µg (mEq/ℓ)	P inorgânico (mg/100 mℓ)
I	54,16 ± 3,27	0,28 ± 0,03	4,20 ± 1,05	94,67 ± 1,29	20 ± 1,16	0,22 ± 0,07	3,89 ± 0,09
II	75,00 ± 7,74	0,77 ± 0,16	3,5 ± 1,22	100,33 ± 2,39	14,50 ± 1,12	0,19 ± 0,09	3,08 ± 0,40
III	310 ± 63,18	1,02 ± 0,17	20,70 ± 6,08	67,17 ± 10,43	15,33 ± 1,23	0,53 ± 0,18	4,92 ± 0,76

Fonte: Chaunan *et al.*, 1992.

alantoidiano. Relataram a ocorrência de um abortamento relacionado com a penetração do placentoma pela agulha, resultando em aspirado sanguinolento.

Já Tangalakis et al. (1995) examinaram o efeito do tratamento materno com dexametasona sobre volume e composição dos líquidos fetais e morfologia placentária em ovelhas, entre 80 e 90 dias da prenhez. Os autores concluíram que a dexametasona altera significativamente a composição dos líquidos fetais, mas não tem efeito sobre o peso corporal, órgãos e placenta. Os valores médios encontrados no líquido amniótico nos animais-controle e tratados encontram-se na Tabela 3.5.

Reddy et al. (1995) realizaram estudo bioquímico no líquido amniótico de ovelhas durante diferentes fases da gestação. Um período de 120 dias da gestação foi dividido em 4 fases de 30 dias cada. Cinco amostras de líquido foram coletadas de ovelhas diferentes no mesmo período da prenhez e usadas para análise bioquímica (Tabela 3.6).

Uma significativa diferença nos níveis médios de glicose no líquido amniótico foi observada nas várias fases da gestação, declinando durante o terceiro e o quarto mês e aumentando nos dois primeiros meses, devido, provavelmente, ao acréscimo no transporte deste açúcar para a vesícula amniótica. Afirmaram que o declínio nos níveis de glicose no final da gestação pode ser devido ao seu consumo pelo reflexo de deglutição fetal. Os baixos níveis de proteína no líquido amniótico foram atribuídos à ausência do fibrinogênio e outras proteínas ligadas ao mecanismo de coagulação sanguínea.

Tabela 3.5 ■ Valores médios encontrados no líquido amniótico nos animais-controle e tratados.

Variáveis analisadas	Controle	Tratados
Volume (mℓ)	515 ± 79	341 ± 63
Osm (mOsmol/kg de H$_2$O)	289 ± 9,3	281,5 ± 5,7
Na$^+$	134,7 ± 1,5	124,3 ± 4,6
K$^+$	7,02 ± 0,66	8,48 ± 0,51
Cl$^-$	114,1 ± 1,6	101,7 ± 5,1
Ureia	5,5 ± 0,7	6,1 ± 0,3
Creatinina (mmol/ℓ)	0,064 ± 0,001	0,064 ± 0,008
Ca^{++}	1,78 ± 0,11	2,48 ± 0,11
Mg^{++}	0,57 ± 0,04	0,71 ± 0,05
Glicose	0,93 ± 0,05	2,50 ± 0,35
Frutose	11,7 ± 1,6	18,4 ± 4,7
Proteína total (g/ℓ)	0,79 ± 0,3	1,02 ± 0,5

Fonte: Tangalakis et al., 1995.

Tabela 3.6 ■ Amostras de líquido amniótico* coletadas de ovelhas para estudo bioquímico.

Elementos bioquímicos	Período da gestação (dias)			
	30	31 a 60	61 a 90	91 a 120
	n = 5	n = 5	n = 5	n = 5
Proteína total	0,15	1,28	1,78	0,68
Glicogênio	0,04	0,02	0,46	0,28
Glicose	0,42	0,81	0,23	0,27
Frutose	0,17	0,16	0,07	0,02

*Valores em mg/mℓ. n: número de animais. Fonte: Reddy et al., 1995.

Wintour et al. (1995) analisaram a função renal de feto de lhama e compararam com dados prévios obtidos em fetos ovinos, além de estudarem comparativamente alguns elementos componentes do líquido amniótico. Afirmaram que as maiores diferenças com os valores obtidos de feto ovino foram a alta osmolaridade e a maior concentração de ureia no feto de lhama.

O amplo conhecimento do líquido amniótico é fundamental para se conhecerem as modificações fisiológicas ou patológicas que acontecem durante o desenvolvimento fetal.

Inúmeros autores se preocuparam em desvendar todos os componentes do âmnio e seu líquido em todas as espécies. Brzezinska et al. (1995) procederam à dosagem de tiroxina; 3,3,5-tri-iodotironina; 3,3-di-iodotironina e 3,5-di-iodotironina no líquido amniótico de suínos durante a gestação. Chauhan e Tiwari (1996) estudaram a variação na atividade de transaminase e fosfatase alcalina em líquido fetal caprino, nas diferentes fases da gestação, coletado em matadouro, imediatamente após o sacrifício dos animais. Rudge et al. (1996) estabeleceram o perfil de fosfolipídios do líquido amniótico de mulheres gestantes diabéticas. Salahuddine et al. (1998) procuraram estabelecer um índice de variação do líquido amniótico ao longo da gestação e definiram um padrão para a mulher japonesa durante a evolução de uma gravidez normal.

LÍQUIDOS AMNIÓTICO E ALANTOIDIANO DE CADELAS

Barreto (2002) promoveu a avaliação bioquímica, citológica e do perfil eletroforético de proteínas nos líquidos fetais de cadelas aos 30 e 40 dias da gestação e no momento da cesariana. O autor observou, ao final da gestação, quatro tipos celulares: células imaturas ou profundas; células medianamente maduras ou intermediárias; células maduras não cornificadas e nucleadas e células hipermaduras anucleadas cornificadas (escamas).

Foi sugerido feto em estágio de pós-maturidade em amostras nas quais a presença de escamas for superior a 90%.

Na avaliação bioquímica dos líquidos fetais, entre 30 e 40 dias da gestação, foram obtidas as médias ajustadas e os desvios padrão expressos na Tabela 3.7.

Ao final da gestação e para os mesmos elementos avaliados foram verificadas as médias e os desvios padrão apresentados na Tabela 3.8.

Tabela 3.7 ■ Médias ajustadas e desvio padrão das concentrações dos elementos bioquímicos obtidas dos líquidos amniótico (n = 33) e alantoidiano (n = 19) de cadelas entre 30 e 40 dias de gestação.

Elementos analisados	Líquido amniótico	Líquido alantoidiano
Proteína total (mg/dℓ)*	35,47[a] (4,39)	56,55[a] (5,45)
Glicose (mg/dℓ)*	1,68 (0,27)	1,96 (0,26)
Ureia (mg/dℓ)*	3,48 (0,14)	3,52 (0,14)
Creatinina (mg/dℓ)	1,45 (0,14)	1,55 (0,14)
Cloretos (mEq/ℓ)*	3,97 (0,46)	3,79 (0,46)
pH	8,55 (0,20)	8,37 (0,22)

*Dados transformados em logaritmo; [a]diferença significativa (p = 0,0014). Fonte: Barreto, 2002.

Tabela 3.8 ▪ Médias ajustadas e desvio padrão das concentrações dos elementos bioquímicos obtidas dos líquidos amniótico (n = 33) e alantoidiano (n = 19) de cadelas ao final da gestação.

Elementos analisados	Líquido amniótico	Líquido alantoidiano
Proteína total (mg/dℓ)*	3,37ª (0,10)	3,62ª (0,11)
Glicose (mg/dℓ)*	1,15 (0,14)	1,10 (0,16)
Ureia (mg/dℓ)*	3,71 (0,12)	3,76 (0,12)
Creatinina	1,50ª (0,16)	1,82ª (0,17)
Cloretos (mEq/ℓ)*	4,57ᵇ (0,10)	4,36ᵇ (0,12)
pH	8,14ª (0,10)	7,86ª (0,13)

*Dados transformados em logaritmo; [a]diferença significativa (p = 0,0014); [b]dif. significativa (p < 0,05). (Fonte: Barreto, 2002.)

Verificam-se diferenças entre as duas tabelas que exibem tempos diversos da gestação, porém a autora do trabalho não observou variações quanto ao sexo do feto. Com relação à eletroforese, foram encontradas diversas bandas proteicas que podem espelhar a fisiologia da gestação da cadela.

Algumas bandas proteicas foram consideradas exclusivas ao tipo de líquido e sexo do feto.

Amniocentese, biopsia de vilo coriônico, cordocentese, ultrassonografia, endoscopia, fetoscopia e embrioscopia são procedimentos rotineiros em obstetrícia humana. O médico-veterinário deve adquirir o hábito do exame e do diagnóstico pré-natal e explorar os marcadores bioquímicos presentes nos líquidos fetais e soro materno, exemplificados nas Tabelas 3.9 e 3.10, que são indicativos de maturidade fetal.

Tabela 3.9 ▪ Valores (média e desvio padrão) para o teste de Clements (TC), citologia, densidade óptica (DO), proteínas totais (PT) e cortisol presentes nos líquidos amniótico e alantoidiano (n = 40) de cadelas gestantes (n = 16).

Variáveis	Líquido amniótico	Líquido alantoidiano
TC 0,9	2,13 ± 0,16ª	0,6 ± 0,78ª
TC 0,8	1,23 ± 0,95ª	0,18 ± 0,38ª
TC 0,7	0,45 ± 0,64ª	0,03 ± 0,16ª
TC 0,6	0,13 ± 0,4	0,03 ± 0,16
Citologia (%)	92,8 ± 10,46	94 ± 4,56
DO	0,220 ± 0,190	0,250 ± 0,02
PT (mg/dℓ)	22,29 ± 16,19ª	37,86 ± 12,52ª
Cortisol (µg/dℓ)	0,82 ± 0,54ª	1,55 ± 0,69ª

[a]Diferença significativa entre linhas (p < 0,05). Fonte: Barreto et al., 2006.

As Tabelas 3.11 a 3.14 demonstram a análise do líquido amniótico de bezerros produzidos in vitro, por transferência de embriões e por inseminação artificial.

Tabela 3.10 ▪ Valores médios (valores mínimos/máximos) da densidade óptica integrada (IOD) da banda proteica da massa de 66 kDa presente nos líquidos amniótico (35/40) e alantoidiano (27/40) de cadelas gestantes (n = 16).

IOD	Líquido amniótico (n = 35)	Líquido alantoidiano (n = 27)
Média	15,94	13,3
Valores mínimos	1,15	0,48
Valores máximos	95,95	60,25

Fonte: Barreto et al., 2006.

Tabela 3.11 ▪ Porcentagem média dos tipos celulares presentes no líquido amniótico de bezerros da raça Nelore dos grupos 1, 2 e 3, no momento do parto.

Tipo	Grupo 1 (PIV)	Grupo 2 (TE)	Grupo 3 (IA)
CIP	1,80ᵇ (72/4.000)	2,98ª (119/4.000)	2,97ª (119/4.000)
CIG	7,10ª (283/4.000)	7,44ª (298/4.000)	6,82ª (273/4.000)
CSN	33,24ª (1.330/4.000)	24,31ᶜ (972/4.000)	30,65ᵇ (1.226/4.000)
CSA	57,86ᵇ (2.315/4.000)	65,27ª (2.610/4.000)	59,56ᵇ (2.382/4.000)

Letras iguais na mesma linha não apresentam diferença estatística (p > 0,05). PIV: produção in vitro; TE: transferência de embrião; IA: inseminação artificial; CIP: célula intermediária pequena; CIG: célula intermediária grande; CSN: célula superficial nucleada; CSA: célula superficial anucleada. Fonte: Moya, 2005.

Tabela 3.12 ▪ Porcentagem média de células orangeofílicas (CO) e cianofílicas (CC) presentes no líquido amniótico de bezerros da raça Nelore dos grupos 1, 2 e 3, no momento do parto.

Tipos	Grupo 1 (PIV)	Grupo 2 (TE)	Grupo 3 (IA)
CC	97,45ª (3.898/4.000)	98,00ª (3.920/4.000)	96,60ᵇ (3.864/4.000)
CO	2,55ᵇ (102/4.000)	2,00ᵇ (80/4.000)	3,44ª (136/4.000)

Letras iguais na mesma linha não apresentam diferença estatística (p < 0,05). PIV: produção in vitro; TE: transferência de embrião; IA: inseminação artificial. Fonte: Moya, 2005.

Tabela 3.13 ▪ Média e desvio padrão dos parâmetros avaliados na análise bioquímica do líquido amniótico no momento do parto nos diferentes grupos.

Variável	Grupo 1 (IA)	Grupo 2 (TE)	Grupo 3 (PIV)	Valor de p
Ureia (mg/dℓ)	28,1 ± 17,1ᵇ	38,3 ± 20,5ª	40,3 ± 16,5ª	0,004
Creatinina (mg/dℓ)	5,2 ± 4,6ᵇ	5,9 ± 4,9ᵃᵇ	8,0 ± 5,3ª	0,003
Glicose (mg/dℓ)	4,4 ± 7,1	6,7 ± 7,7	4,4 ± 6,1	0,30
PT (g/dℓ)	0,27 ± 0,29	0,36 ± 0,57	0,45 ± 0,46	0,17
GGT (UI/ℓ)	35,0 ± 42,9ª	22,6 ± 13,0ᵃᵇ	17,2 ± 14,6ᵇ	0,016
Cloreto (mmol/ℓ)	101,1 ± 43,5ª	88,8 ± 23,8ª	63,7 ± 31,5ᵇ	< 0,001
Sódio (mmol/ℓ)	74,4 ± 33,9ᵇ	77,7 ± 33,4ª	94,8 ± 33,6ª	0,015
Potássio (mmol/ℓ)	5,9 ± 8,1ᵃᵇ	3,9 ± 1,8ᵇ	8,3 ± 7,1ª	0,02

Médias seguidas de mesma letra não diferem estatisticamente (Teste de Tukey, p < 0,05). PIV: produção in vitro; TE: transferência de embrião; IA: inseminação artificial; GGT: gamaglutamil transferase; PT: proteína total. Fonte: Piagentini, 2008.

Tabela 3.14 ■ Média e erro padrão dos parâmetros hormonais avaliados no líquido amniótico no momento do parto dos diferentes grupos.

Variável	Grupo 1 (IA)	Grupo 2 (TE)	Grupo 3 (PIV)	Valor de p
Progesterona (ng/mℓ)	7,9 ± 6,1	8,1 ± 6,3	6,1 ± 5,4	0,51
Testosterona (ng/dℓ)	7,8 ± 6,6	8,7 ± 11,4	5,1 ± 4,6	0,35

PIV: produção *in vitro*; TE: transferência de embrião; IA: inseminação artificial.
Fonte: Piagentini, 2008.

REFERÊNCIAS BIBLIOGRÁFICAS

Aidasani R, Chauhan RAS, Tiwari S *et al*. Some metabolic constituents of caprine foetal fluids and foetal serum. Ind J Anim Sci. 1992; 62(4):335-6.

Alexander DP, Nixon DA, Widdas WF *et al*. Gestation variations in the composition of the foetal fluids and foetal urine in the sheep. J Physiol. 1958; 140:1-13.

Arthur GH. The fetal fluids of domestic animals. J Reprod Fert. 1969; Suppl. 9:45-52.

Barreto CS. Avaliação bioquímica, citológica e do perfil eletroforético de proteínas no líquido amniótico e alantoideano de cadelas entre 30 a 40 dias da gestação e no momento da cesariana [dissertação]. Botucatu: Unesp; 2002.

Barreto CS, Souza FF, Prestes NC. Avaliação bioquímica dos fluidos amniótico e alantoideano de cadelas entre 30 e 40 dias de gestação. Rev Port Ciênc Vet. 2006; 101:215-7.

Bongso TA, Basrur PK. Prenatal diagnosis of sex in cattle by amniocentesis. Vet Rec. 1975; 96(8):124-7.

Bravo RR, Shulman LP, Phillips OP *et al*. Transplacental needle passage in early amniocentesis and pregnancy loss. Obstet Ginecol. 1995; 86(3):437-40.

Brzezinska E, Slebodzinski AB, Krysin E. Amniotic and allantoic fluid concentration of thyroxine, T_3 and 3,5 Di-iodothyronine in the pig during the period of gestation. J Endocrinol. 1995; 147:245-51.

Challis JRG. Sharp increase in free circulating oestrogens immediately before parturition in sheep. Nature. 1971; 229(15):208.

Chauhan RAS, Tiwari S, Datta IC. Changes in the volume and biochemical constituents of caprine foetal fluids with gestational age. Ind J Anim Reprod. 1992; 13(1):72-4.

Chauhan RAS, Tiwari S. Variation in the transaminase and alkaline phosphatase activity of caprine fetal fluids with gestational age. Ind Vet J. 1996; 73:1045-7.

Cock ML, Wlodek ME, Hooper SB *et al*. The effects of twenty-four hours of reduced uterine blood flow on fetal fluid balance in sheep. Am J Obstet Gynecol. 1994; 170(5):1442-51.

De Vita B, Campos LL, Listoni AJ *et al*. Comparação da composição bioquímica do líquido amniótico equino colhido em diferentes estágios gestacionais e no momento do parto. Pesq Vet Bras (Impresso). 2014; 34:582.

Dickson KA, Harding R. Role of fetal sac fluids during maternal water deprivation in sheep. Exp Physiol. 1994; 79:147-60.

Garcia A, Salaheddine M. Bovine ultrasound-guided transvaginal amniocentesis. Theriogenology. 1997; 43:1003-8.

Kamimura S, Nishiyama N, Ookutsu S *et al*. Determination of bovine fetal sex by PCR using fetal fluid aspirated by transvaginal ultrasound-guides amniocentesis. Theriogenology. 1997; 47:1563-9.

Kolb E, Wahren M, Leo M *et al*. The concentration of ascorbic acid in the plasma, in the amniotic and allantois fluid in the placenta and in 13 tissues of sheep fetuses and of newborn lambs. Dtsch Tierärztl Wschr. 1991; 98(11):424-7.

Leibo SP, Rall WF. Prenatal diagnosis of sex in bovine fetuses by amniocentesis. Theriogenology. 1990; 33(2):531-53.

Lovell KL, Sprecher DJ, Ames NK *et al*. Development and efficacy of ultrasound-guided fetal fluid aspiration techniques for prenatal diagnosis of caprine β-mannosidosis. Theriogenology. 1995; 44:517-27.

Lumbers ER, Smith FG, Stevens AD. Measurement of net transplacental transfer of fluid to the fetal sheep. J Physiol. 1985; 364:289-99.

McDougall EI. The composition of fostal fluids of sheep at different stages of gestation. Biochem J. 1949; 45(4):397-400.

Mellor DJ, Slater JS. Daily changes in amniotic and allantoic fluid during the last three months of pregnancy in concious, unstressed ewes, with catheters in their foetal fluid sacs. J Physiol. 1971; 217:573-604.

Mellor DJ, Slater JS. Some aspects of the physiology of sheep foetal fluids. Br Vet J. 1974; 130:238-48.

Moya CF. Tipificação citológica da líquido amniótico no momento do parto de bezerros nelore oriundos de produção in vitro, transferência de embriões e inseminação artificial [tese]. Botucatu: Unesp; 2005.

Okab AB, Mekkawy MY, Elbanna IM *et al*. Seasonal changes in plasma volume, adrenocortical hormones, osmolality and electrolytcs during pregnancy and at parturition in barki and rahmani ewes. Ind J Anim Sci. 1992; 62(4):302-6.

Patel AV, Pathak MM, Mehta VM. Serum oestradiol levels around parturition stages in goats. Ind J Anim Sci. 1992; 62(3):241-2.

Piagentini M. Composição bioquímica e hormonal do líquido amniótico dos fetos oriundos de inseminação artificial (IA), transferência de embriões (T.E.) e produção in vitro (PIV) [tese]. Botucatu: Unesp; 2008.

Prestes NC, Chalhoub MCL, Lopes MD *et al*. Amniocentesis and biochemical evaluation of amniotic fluid in ewes at 70, 100 and 145 days of pregnancy. Small Rum Res. 2001; 39:277-81.

Reddy AP, Reddy VSC, Rao AS *et al*. Biochemical studies in the ewe (ovis aries) amniotic fluid during different phases of gestation. Ind J Anim Sci. 1995; 10:321-3.

Roberts SJ. Gestational period, embriology. In: Roberts SJ. Veterinary obstetrics and genital disease. 2. ed. Michigan: Edwards Brothers; 1971. p. 36-46.

Rudge MVC, Calderon IMP, Ramos MD *et al*. Perfil fosfolipídico do líquido amniótico de gestantes diabéticas. Rev Bras Ginec Obstet. 1996; 18(10):785-978.

Salahuddin S, Noda Y, Fujino T *el al*. An assessment of amniotic fluid index among japanese. J Matern Fetal Invest. 1998; 8:31-4.

Schmidt AR, Williams MA, Carleton CL *et al*. Evaluation of transabdominal ultrasound-guided amniocentesis in the late gestational mare. Equine Vet J. 1991; 23(4):261-5.

Sergeev L, Kleeman DO, Walker SK *et al*. Real-Time ultrasound imaging for predicting ovine fetal age. Theriogenology. 1990; 33(2):531-53.

Tangalakis K, Moritz K, Shandley L *et al*. Effect of maternal glucocorticoid treatment on ovine fetal fluid at 0.6 gestation. Reprod Fertil Dev. 1995; 7:1595-8.

Tomoda S, Brace RA, Longo LD. Amniotic fluid volume regulation: basal volumes and responses to fluid infusion withdrawal in sheep. Am J Physiol. 1987; 252:380-7.

Viscarello RR, Golin YG, Hobbins JC. Métodos alternativos de diagnóstico para o primeiro trimestre. Clín Obst Ginec Amér Norte. 1991; 4:845-59.

Vos PLAM, Pieterse MC, Van Der Weyden GC *et al*. Bovine fetal fluid collelction: transvaginal, ultrasound-guided puncture technique. Vet Rec. 1990; 127(17):502-4.

Wani GM. Detection of foetal age in sheep and goats by ultrasonic technique. Ind J Anim Sci. 1989; 59(12):1525-6.

Williams MA, Schmidt AR, Carleton CL *et al*. Amniotic fluid analysis for antepartum foetal assessment in the horse. Equine Vet J. 1992b; 24(1):236-8.

Williams MA, Wallace S, Tyler J *et al*. Comparision of amniotic and allantoic fluid in late gestational mares. J Vet Intern Med. 1992a; 6(2):143.

Wintour EM, Riquelme R, Gaete C *et al*. Renal function in the chronically cannulated fetal llama: comparision with studies in the ovine fetus. Reprod Fertil Dev. 1995; 7:1311-9.

Wongprasartsuk S, Jenkin J, McFarlane JR *et al*. Inhibin and follistatin concentrations in fetal tissues and fluids during gestation in sheep: evidence for activin in amniotic fluid. J Endocrinol. 1994; 141:219-29.

BIBLIOGRAFIA DE APOIO

Barreto CS. Aspectos fisiológicos da maturidade fetal em cães [dissertação]. Botucatu: Unesp; 2006.

Barreto CS, Prestes NC, Souza FF *et al*. Concentração proteica nos fluidos fetais como método indicador da maturidade renal de fetos caninos. Vet Zootec. 2012; 19: 337-45.

Barreto CS, Prestes NC, Souza FF *et al*. Uso do teste de Clements modificado e densidade óptica do líquido amniótico e alantoideano para avaliação da maturidade pulmonar em cães. Vet Zootec. 2011; 18:63-9.

Bradley RM, Mistretta CM. Swallowing in fetal sheep. Science. 1973; 179:1016-7.

Chalhoub M, Prestes NC, Ferreira JCP *et al*. Correlação entre comprimento crânio-caudal e medidas fetais realizadas através da ultrassonografia na espécie ovina. XXXV Reunião da Sociedade Brasileira de Zootecnia (Anais...). 1998; 3:134-6.

Chalhoub M, Prestes NC, Lopes MD *et al*. Estudo ultra-sonográfico do perfil de crescimento do embrião e feto ovino do 21º ao 41º dia da gestação − XXXV Reunião da Sociedade Brasileira de Zootecnia (Anais...). 1998; 3:208-10.

Curi PR. Metodologia e análise da pesquisa em ciências biológicas. Botucatu: Tipomic; 1998.

Kaneki JJ, Harvey JW, Bruss ML. Clinical biochemistry of domestic animals. 5th ed. San Diego: Academic Press; 1997. p. 885-6.

Kjeldsberg C, Knight J. Body fluids: laboratory examination of amniotic, cerebrospinal, serous and synovial fluids. 3. ed. Chicago: American Society of Chemical Pathologists; 1993.

Moya CF, Prestes NC, Piagentini M *et al*. Amniotic fluid cytolgy at parturition from Nelore calves conceived by artificial insemination, embryo transfer, or in vitro production. Anim Reprod. 2006; 3:391-5.

Moya CF, Prestes NC, Piagentini M *et al*. Comparison of the cytokines concentration in amniotic fluid of the Nelore calves conceived by reproduction biotechnologies. ARS Vet. 2009; 25:1003.

Moya-Araujo CF, Prestes NC, Piagentini M *et al*. Quantification of cytokines in the amniotic fluid at the moment of delivery of Nelore calves conceived by in-vitro production and artificial insemination. Scient J Anim Sci. 2014; 3:49-52.

Piagentini M, Prestes NC, Moya-Araujo CF *et al*. Biochemical and hormonal profile of the amniotic fluid from Nelore calves conceived by different reproduction biotechnologies. Rev Acad Ciên Agrár Amb (PUC/PR, Impresso). 2012; 10:205-9.

Zanella LF, Takahira RK, Ona CMME *et al*. Biochemical profile of amniotic and allantoic fluid during different gestacional phases in mares. J Equine Vet Sci (Print). 2014; 34:403-6.

4 Crescimento e Desenvolvimento do Concepto

Fernanda da Cruz Landim-Alvarenga

INTRODUÇÃO

Os embriões de vertebrados apresentam, no início de seu desenvolvimento, características similares, sendo três as camadas germinativas que dão origem aos diferentes órgãos: ectoderme, mesoderme e endoderme.

A partir da ectoderme formam-se a epiderme e o sistema nervoso. E, a partir da endoderme, os sistemas digestivos e suas glândulas anexas, e o sistema respiratório. A mesoderme é responsável pela formação do tecido conjuntivo, das células sanguíneas, do sistema circulatório e do sistema urogenital.

Existem diversas classificações com relação à nomenclatura do concepto em suas diferentes fases de desenvolvimento. Nos animais domésticos, é comumente aceito o concepto ser chamado de embrião na fase compreendida entre a fertilização e o início da ossificação, sendo denominado feto somente após o início da mineralização dos ossos. Em mamíferos ocorre um crescimento considerável do concepto durante o período embrionário tardio e o período fetal. À medida que cresce, desde óvulo fertilizado esférico até feto a termo, o embrião não apenas aumenta de tamanho e peso, como também sofre muitas modificações morfológicas. O padrão de crescimento é muito mais rápido nos estágios iniciais da gestação e diminui à medida que a gestação progride, enquanto o incremento absoluto por unidade de peso aumenta exponencialmente, atingindo o máximo no final da gestação. Em bovinos, por exemplo, mais da metade do aumento do peso fetal ocorre durante os dois últimos meses da gestação.

Os padrões de crescimento do feto e de seus órgãos e tecidos variam durante os diferentes estágios da vida intrauterina. O programa de crescimento; isto é, o quanto um organismo ou órgão individual cresce; é especificado em um estágio inicial de desenvolvimento. Diferentes velocidades de crescimento em partes distintas do corpo ou em diferentes momentos durante o desenvolvimento fetal afetam profundamente a forma de órgãos e do organismo adulto. Por exemplo, durante o desenvolvimento fetal precoce, a região cefálica cresce rapidamente e, consequentemente, a cabeça do feto é desproporcionalmente grande. No final da gestação, a taxa de crescimento cefálico diminui. Ao nascimento a cabeça e os membros estão proporcionalmente mais desenvolvidos que os músculos.

Enquanto certos órgãos fetais crescem rapidamente no início da vida pré-natal, outros começam a crescer mais tarde. Para cada órgão e tecido o padrão de crescimento aumenta até um máximo e, então, declina. Esses padrões de crescimento ocorrem em uma sequência definida: primeiro o sistema nervoso central, depois os ossos e, finalmente, os músculos e o tecido adiposo.

O ambiente materno desempenha um papel importante no controle do desenvolvimento fetal. Isto é bem ilustrado pelo cruzamento entre equinos da raça Shire, que apresentam grande porte, e pôneis Shetland. Quando a mãe é uma égua Shire, o potro recém-nascido tem o tamanho similar ao de um potro Shire, mas quando a mãe é uma égua Shetland, o recém-nascido é muito menor. Com o crescimento após o nascimento, a progênie de ambos os cruzamentos adquire um tamanho similar e atinge um tamanho final intermediário entre o das raças parentais.

O suporte nutricional que o embrião recebe também pode ter um efeito profundo na sua vida posterior. Na vida intrauterina inicial, a subnutrição tende a produzir animais pequenos, com poucas reservas energéticas, mas normalmente proporcionais. Por exemplo, em fêmeas caninas mal alimentadas, pode haver redução do peso fetal de até 23%, levando a diminuição significativa da glicose sanguínea fetal no momento do parto. Além disso, a subnutrição durante o período final de crescimento pré-natal leva a danos seletivos em diversos órgãos. Na dependência do estágio da gestação em que o feto for privado de nutrientes, alguns órgãos são mais afetados que outros. Entretanto, alguns órgãos, como o coração e o cérebro, parecem ter preferência nutricional, apesar do estado de carência.

DETERMINAÇÃO E DIFERENCIAÇÃO DO SEXO

Determinação genética do sexo

Em espécies que têm dois sexos genotípicos e fenotípicos, o desenvolvimento sexual é o resultado da modificação de um programa básico para que um dos sexos possa se desenvolver. O embrião inicial é similar em machos e fêmeas, com diferenças sexuais somente se desenvolvendo em estágios mais tardios. Em mamíferos a presença do cromossomo Y determina o sexo masculino. Na sua ausência, os indivíduos são invariavelmente fêmeas, independentemente do número de cromossomos X que apresentem. No entanto, na sua presença, os indivíduos são quase sempre machos, também independente de quantos X estejam presentes.

Dessa forma, a presença de um cromossomo Y causa o desenvolvimento dos testículos e os hormônios produzidos por este alteram o desenvolvimento de todos os tecidos somáticos para uma rota masculina característica. Na ausência de um cromossomo Y, o desenvolvimento dos tecidos somáticos segue a rota feminina.

Este modelo sugere que exista um ou mais genes, presentes no cromossomo Y, que comandam a diferenciação sexual. Como o pequeno cromossomo Y é capaz de dirigir o complexo desenvolvimento do testículo é uma questão fascinante, uma vez que oferece uma oportunidade única de correlacionar um processo morfogenético complexo com os genes determinantes. Em humanos, acredita-se que o gene para o fator determinante do testículo se encontre no braço curto do cromossomo Y. O primeiro evento específico da cascata molecular que leva ao desenvolvimento diferencial da gônada é a expressão do gene determinante do testículo presente no cromossomo Y (*Sry – sex determining region of Y-chromosome*), nas células da crista genital indiferenciada do macho.

O modelo proposto para a determinação do sexo nos mamíferos diz que o primeiro gene a ser ativado seria o *Sry*, suprimindo a diferenciação do ovário (*Od*). Este gene expressaria sua função precocemente no desenvolvimento em relação aos determinantes do ovário que são controlados por genes localizados no cromossomo X ou em autossomos (Figura 4.1). Assim, testículos seriam formados quando o *Sry* está presente e ovários, na sua ausência.

No entanto, esta teoria é uma forma simples de explicar um processo extremamente complexo e os mecanismos moleculares de controle da diferenciação das gônadas não estão totalmente entendidos. Em animais com sexo cromossômico heteromórfico as divergências estão relacionadas ao fato de os cromossomos sexuais serem bastante diferentes entre si (X e Y em mamíferos), sendo este o único fator de distinção nos zigotos em desenvolvimento. Esta divergência, assim, em um conjunto de genes presentes nos cromossomos sexuais, e que determinam primariamente o sexo, direciona os eventos subsequentes, incluindo a produção de hormônios, a diferenciação morfológica e a formação do cérebro.

Apesar de muitos dos genes envolvidos na diferenciação primária do sexo ainda não terem sido identificados, acredita-se que sejam principalmente de 2 tipos. A classe I compreende genes presentes somente nos machos, no cromossomo Y, os quais determinam efeitos que só ocorrem no indivíduo do sexo

1. O gene Sry *inicia o desenvolvimento testicular*

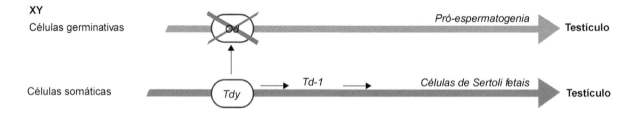

2. *Na ausência do* Sry, *o gene* Od *induz o desenvolvimento ovariano*

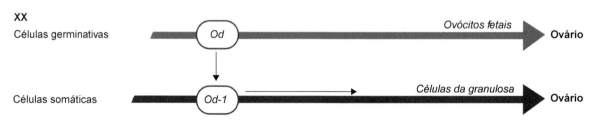

Figura 4.1 Modelo genético para explicar a determinação do sexo em mamíferos. **1.** O gene *Sry*, quando presente nas células somáticas da gônada, inicia o desenvolvimento testicular por meio da inibição do gene *Od* nas células germinativas e ativação do gene *Td-1*. **2.** Na ausência do *Sry*, a expressão do gene *Od* presente nas células germinativas induz o desenvolvimento do ovário. (Adaptada de Gilbert, 1994.)

masculino. O *Sry* é o principal exemplo dos genes de classe I, mas outros genes presentes no cromossomo Y também são importantes para a espermatogênese normal e para outras funções masculinas. Já os genes sexuais de classe II são aqueles presentes no cromossomo X, os quais são expressos em níveis mais elevados nas fêmeas do que nos machos em virtude do número de cromossomos X. No blastocisto fêmea, antes da inativação de um dos cromossomos X, boa parte dos genes presentes no cromossomo X são desse tipo. Nesta fase inicial do desenvolvimento muitos dos genes do cromossomo X são expressos em níveis mais altos nas fêmeas, modificando a expressão futura de vários genes autossômicos. Esses efeitos serão futuramente minimizados com a inativação de um dos cromossomos X das células somáticas das fêmeas, de modo que o dimorfismo sexual não seja tão evidente. Apesar disso, mesmo após a ocorrência da inativação do X, alguns genes continuam a ser expressos a partir de ambos os cromossomos X nas fêmeas.

Diferenciação das gônadas

Como regra as células germinativas primordiais (CGP) originam-se da endoderme extraembrionária, no epitélio dorsal do saco vitelínico, próximo ao alantoide em desenvolvimento. No entanto, apesar do grande número e variedade de experimentos realizados por inúmeros pesquisadores, ainda não foi possível determinar, com segurança, quando e de onde se origina a linhagem celular das CGP de mamíferos. As células germinativas têm sido identificadas em locais extragonadais no início do desenvolvimento embrionário em muitos mamíferos. No rato, as CGP foram rastreadas desde a endoderme intestinal até a crista genital. Em humanos, mapeou-se a migração das CGP do saco vitelínico através do mesentério para as gônadas.

Para isso, diversos métodos têm sido utilizados, desde histológicos básicos a citoquímicos, pois as CGP têm alto grau de atividade da fosfatase alcalina e apresentam citoplasma basofílico, sendo facilmente identificadas.

O mecanismo que envolve o deslocamento das CGP do epiblasto através do saco vitelínico antes do desenvolvimento das gônadas também é pouco conhecido. Em muitos estudos ultraestruturais as CGP são descritas como possuidoras de extensões celulares semelhantes a pseudópodes, as quais indicam movimentos ativos (Figura 4.2).

No entanto, em seus estágios iniciais as CGP são esféricas e com poucas e pequenas extensões citoplasmáticas. Isso sugere que alguns dos tecidos nos quais as CGP estão embebidas transportam-nas como resultado de movimentos morfogenéticos dos tecidos, colaborando para que sua chegada à crista genital possa ser parcialmente acidental. Propõe-se também que as CGP seriam guiadas e atraídas por substâncias quimiostáticas produzidas pela crista gonadal em diferenciação.

Durante a migração e após o assentamento nas cristas gonadais as CGP se dividem e seu número aumenta rapidamente. Em ratos, CGP tratadas para demonstrar a presença de fosfatase alcalina têm sido encontradas no alantoide, no intestino primitivo, no mesentério e finalmente na crista genital do dia 8 até o dia 13 de vida fetal. Dez a 100 CGP estão presentes no dia 8 e próximo ao dia 13 a crista genital contém mais de 25.000 CGP.

A migração e a proliferação das células germinativas primordiais dependem da interação do receptor c-kit, uma tirosino-

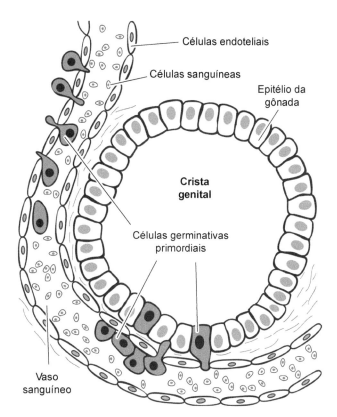

Figura 4.2 Migração das células germinativas primordiais de seus locais extragonadais até a crista genital em formação. Aparentemente, movimentos ameboides são importantes para que estas atinjam a circulação fetal, quando então são transportadas, invadindo a crista genital.

quinase, com o seu ligante na membrana celular correspondente, o fator de célula-fonte. O receptor c-kit e o fator de célula-fonte são produzidos pelas células germinativas primordiais durante sua rota de migração. A ausência do receptor c-kit ou do fator de célula-fonte resulta em gônadas com deficiência de células germinativas primordiais.

Cerca de 2.500 a 5.000 células germinativas primordiais se alojam no mesênquima da parede dorsal corporal e induzem a proliferação das células dos mesonéfrons e das células do epitélio celomítico, formando um par de gristas gonadais. Logo após terem alcançado a gônada as CGP são sequestradas em compartimentos específicos, onde proliferam e se diferenciam, reguladas pelas células somáticas circundantes.

Em mamíferos, a gônada primordial está situada na área cranial ventral dos mesonéfrons e, além das poucas células germinativas, ela consiste em 3 tipos celulares diferentes: o epitélio celomático, o mesênquima e o tecido mesonéfrico. A gônada se forma por meio do desenvolvimento e de interações bem controladas entre esses 3 tipos celulares. No início do desenvolvimento, os 3 tipos de células somáticas são praticamente indistinguíveis. O epitélio celomático e o tecido mesonéfrico só se tornam claramente diferentes após a diferenciação da gônada.

Para determinar os processos iniciais da formação da gônada, as células nefrogênicas que se diferenciam em tecido mesonéfrico precisam ser rastreadas. No embrião de camundongo com 9 dias, as células nefrogênicas surgem no mesênquima entre a aorta primitiva e os somitos em conexão com o epitélio celomático. Aos 9 dias, a população de células germinativas no broto da gônada é pequena.

As células germinativas migrantes, ao atingirem as gônadas, instalam-se no epitélio celomático ou movem-se para o interior do tecido mesenquimático entre o mesonéfron e o epitélio celomático. Das massas de células nefrogênicas se diferenciam os ductos de Wolff e os túbulos mesonéfricos (Figura 4.3A). Corpúsculos de Malpighi se desenvolvem na parte funcional do mesonéfron, originando os rins. Durante esta diferenciação as células nefrogênicas escapam continuamente dos túbulos mesonéfricos em crescimento e se movem através do epitélio celomático. Ao mesmo tempo, células do epitélio celomático também se movem para dentro do mesênquima através do mesonéfron. A área da crista genital em desenvolvimento entre a estrutura mesonéfrica e o epitélio celomático gradualmente muda de tecido mesenquimal frouxo para massa compacta de células derivadas das células do epitélio celomático e das células mesenquimais do mesonéfron com células germinativas infiltradas entre elas (Figura 4.3B). Como resultado da contínua migração de células mesonéfricas e da contínua atividade mitótica de todas as células gonadais, a crista gonadal logo se torna macroscopicamente visível como uma elevação alongada sobre a superfície ventral do mesonéfron (em humanos já é visível na 6ª semana de vida, no camundongo, em embriões de 10 dias).

Em determinado momento do desenvolvimento o sexo do feto se torna morfologicamente distinguível. A distribuição das células germinativas e a quantidade de tecido mesonéfrico que cresce na gônada reflete-se na diferenciação gonadal. Na gônada indiferenciada, as células germinativas e as células somáticas são distribuídas pelo tecido.

Três eventos consecutivos caracterizam a diferenciação da gônada masculina (Figura 4.3C e D):

- Durante os estágios indiferenciados o epitélio da crista genital prolifera e invade o tecido mesenquimático circundante. Estas camadas de tecido epitelial formam os cordões sexuais. No feto XY, os cordões sexuais formam uma rede interna de cordões que, na sua porção distal, origina o primórdio da *rete testis*. Dessa forma, as células germinativas e as que darão origem às células de Sertoli são englobadas pelos cordões testiculares, criando um compartimento intracordonal com células germinativas e um compartimento extracordonal. Aparentemente, o evento crítico na formação do testículo é a expressão dos genes do cromossomo Y determinantes do sexo na linhagem de células que darão origem às células de Sertoli. As células de Sertoli são o primeiro tipo celular a se diferenciar no testículo, e é possível que todos os outros eventos celulares que culminam na formação do testículo sejam consequência da expressão dos genes determinantes do sexo nestas células. As células de Sertoli nutrem as células germinativas e são responsáveis pela produção do hormônio antimulleriano

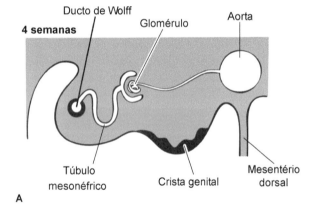
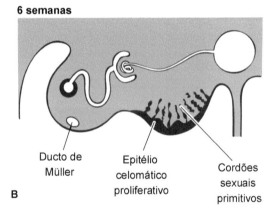
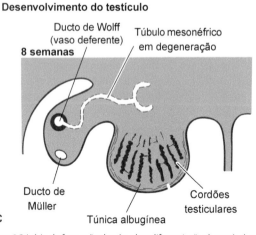
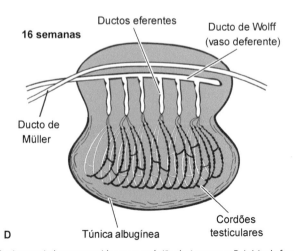

Figura 4.3 Início da formação da gônada e diferenciação do testículo em humanos. **A.** A crista genital se torna evidente no embrião de 4 semanas. **B.** Início da formação dos cordões sexuais primitivos no feto com 6 semanas. **C.** Início da diferenciação do testículo. Acerca da 8ª semana de vida os cordões testiculares perdem contato com o epitélio celomático. **D.** Os túbulos mesonéfricos regridem e ao redor da 16ª semana os cordões testiculares se tornam contínuos com a *rete testis* e conectados ao ducto de Wolff. (Adaptada de Gilbert, 1994.)

- Enquanto isso, as células de Leydig produtoras de hormônios esteroides se diferenciam no tecido mesenquimático intersticial no compartimento extracordonal
- O testículo se torna globular, minimizando os efeitos feminilizantes dos mesonéfrons.

No embrião que desenvolve os testículos, os ductos eferentes se desenvolvem a partir dos túbulos mesonéfricos e se ligam à *rete testis*. A partir dos ductos de Wolf, em continuação ao mesonéfron, diferenciam-se o epidídimo, o vaso deferente e a vesícula seminal.

A diferenciação da gônada feminina é espécie-dependente. Geralmente há dois tipos de diferenciação. Em uma delas, as células germinativas são encarceradas em cordões celulares conectados ao mesonéfron que lembram os cordões testiculares. Este tipo de diferenciação acontece nas fêmeas de ovinos e suínos. No outro tipo, como nas fêmeas de camundongo e de humanos, não existe a formação do cordão e o ovário é desde o início um órgão compacto. Mesmo neste caso a conexão com os ductos mesonéfricos está presente.

Em contraste às condições presentes no testículo, as células mesonéfricas continuam a se desenvolver e a se movimentar no broto do ovário, dirigindo-se para a periferia. A área central, onde está presente uma rede de cordões mesonéfricos, degenera com as células germinativas ali situadas, dando origem a uma área estéril, a medula, e a uma área rica em células germinativas, o córtex (Figura 4.4).

No embrião das fêmeas os túbulos mesonéfricos e os ductos de Wolf degeneram transformando-se em tecido conjuntivo. Enquanto isso, os ductos de Müller se desenvolvem e se diferenciam em oviduto, útero e cérvix (Figura 4.5).

Assim como as gônadas e seus ductos acessórios, a genitália externa tem sua origem em estruturas primordiais comuns a ambos os sexos. O tubérculo genital irá se diferenciar em glande do pênis no macho e em clitóris na fêmea. O corpo do pênis será formado pela diferenciação da dobra genital e a intumescência genital irá se transformar no escroto. Na fêmea, estas duas estruturas se mantêm pareadas formando os lábios vulvares.

VERIFICAÇÃO DO SEXO FETAL POR MEIO DA ULTRASSONOGRAFIA

Identificação e localização ultrassonográfica do tubérculo genital

A verificação do sexo fetal por meio da ultrassonografia transretal pela identificação do tubérculo genital pode ser feita com segurança em bovinos, e com algumas limitações em equinos. O tubérculo genital é uma estrutura embrionária que irá se diferenciar em pênis nos machos e clitóris nas fêmeas. Durante a diferenciação a distância anogenital, ou seja, distância entre o ânus e o tubérculo genital, aumenta muito nos machos, mas não nas fêmeas. O tubérculo genital muda sua localização, da posição inicial entre os membros posteriores, para próximo ao cordão umbilical nos machos, e próximo à cauda nas fêmeas (Figura 4.6).

Antes dos 36 dias de gestação é impossível a visualização do tubérculo genital. A melhor época para visualizá-lo é entre o 59º e o 68º dia (ao redor de 60 dias) em ambas as espécies. As falhas na identificação antes dos 53 dias de gestação são principalmente ocasionadas pelo pequeno tamanho do feto e, após os 68 dias, pelo fato de o feto se situar mais profundamente na cavidade abdominal. Nos equinos, o diagnóstico do sexo fetal é mais difícil de ser realizado devido à presença de maior quantidade de líquidos fetais comparado ao que é encontrado em fetos bovinos.

Apesar de a ultrassonografia transretal ser um método eficaz para sexagem fetal é preciso ressaltar que é necessária a utilização de um equipamento com boa resolução e muita prática do examinador. A técnica pode ser aprendida em pouco tempo, mas são necessárias muitas horas de treinamento na observação para se fazer um diagnóstico preciso.

Existem várias estruturas anatômicas que podem ser confundidas com o tubérculo genital, como o cordão umbilical, a cauda ou a coluna vertebral. A identificação de estruturas marcadoras é crítica para a identificação do tubérculo genital, enquanto a de áreas como o umbigo, a cauda e os membros posteriores, e o próprio tubérculo deve ser feita no mínimo 3 vezes para maior certeza do diagnóstico.

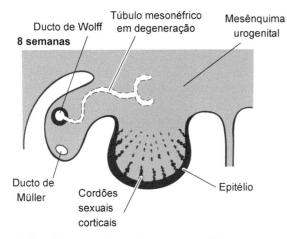
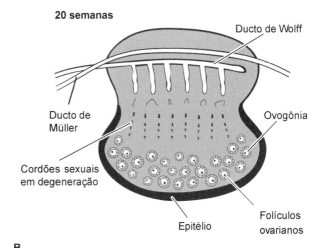

Figura 4.4 Na fêmea humana o ovário também começa sua diferenciação 8 semanas após a fertilização (**A**), à medida que os cordões sexuais degeneram. Ao redor da 20ª semana de gestação (**B**), células somáticas circundam as células germinativas na região cortical da gônada, não estabelecendo contato com os ductos de Wolff. (Adaptada de Gilbert, 1994.)

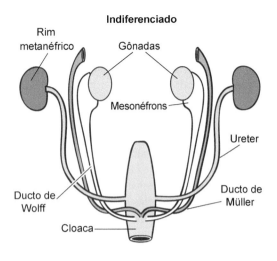

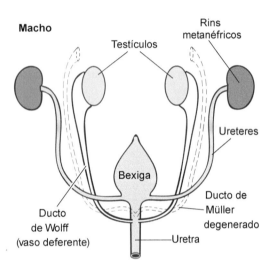

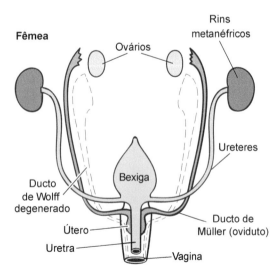

Figura 4.5 Esquema do desenvolvimento dos ductos de Wolff e de Müller e desenvolvimento do trato reprodutivo em fêmeas e machos. No feto indiferenciado sexualmente estão presentes os ductos de Wolff e os ductos de Müller, em contato com as gônadas. No feto macho, a conexão dos ductos de Wolff com as gônadas permanece e estes se diferenciam em vaso deferente, enquanto os ductos de Müller degeneram. No feto fêmea, os ductos de Wolff degeneram, desfazendo a ligação com as gônadas, e os ductos de Müller se diferenciam em oviduto, útero e porção anterior da vagina.

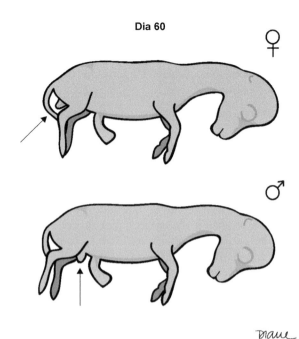

Figura 4.6 Posição do tubérculo genital em fetos equinos com 60 dias. Na fêmea, o tubérculo se encontra na região do períneo próximo à cauda. No macho, o tubérculo se encontra entre os membros posteriores, próximo ao cordão umbilical.

Identificação e localização ultrassonográfica das gônadas fetais

Apesar de a sexagem fetal mediante identificação ultrassonográfica do tubérculo genital ser possível em equinos, a técnica requer extrema experiência e dedicação por parte do técnico responsável. A grande quantidade de líquido e a intensa movimentação do feto associada a uma janela temporal estreita (59 a 68 dias de gestação) dificultam a identificação precisa do tubérculo genital nessa espécie.

Assim, a identificação das gônadas fetais por meio da ultrassonografia transretal ou transabdominal tem sido cada vez mais utilizada na espécie equina. A técnica apresenta boa acurácia e pode ser aplicada entre os dias 100 e 220 de gestação. Além das gônadas fetais, podem ser identificados com frequência outras estruturas, como o pênis e prepúcio no macho, e a glândula mamária na fêmea.

De acordo com Bucca (2005), a sexagem fetal realizada em estágios avançados da gestação oferece mais conforto ao técnico por utilizar uma janela mais ampla durante o desenvolvimento da gestação, considerar a identificação não só das gônadas fetais totalmente desenvolvidas, mas também de órgãos sexuais acessórios, e permitir uma avaliação simultânea de outros parâmetros, como a integridade da unidade fetoplacentária.

A técnica pode ser realizada por meio de ultrassonografia transretal com equipamento de modo B utilizando sonda linear com 5 a 7,5 MHz, ou sonda linear, setorial ou convexa de 3,5 a 5 MHz para ultrassonografia transabdominal. Estruturas fetais, como caixa torácica, e batimento cardíaco devem ser localizados por serem de fácil identificação. Depois disso, o exame deve prosseguir paralelamente à linha dorsal do feto, em direção à cavidade abdominal, identificando-se o estômago e, mais caldalmente, os membros posteriores. As gônadas são facilmente visualizadas no abdome caudal do feto próximo aos rins. Após a identificação das gônadas, estas devem ser examinadas cuidadosamente. Nos ovários, é possível a distinção entre o córtex e a área medular devido à diferença de ecogenicidade entre as duas regiões, sendo a cortical mais densa (Figura 4.7). Nos machos é possível a visualização de gônada com ecogenicidade densa e uniforme, apresentando uma linha interna mais ecogênica correspondente ao mediastino (Figura 4.8).

Outras estruturas facilmente identificáveis no feto macho são o pênis, o preúcio e a bolsa escrotal. O pênis é visualizado na região ventrocaudal do abdome, logo após a inserção do cordão umbilical. O pênis pode estar parcial ou completamente recoberto pelo prepúcio. A bolsa escrotal aparece como duas áreas ovais, simétricas e de baixa ecogenicidade.

Na fêmea, é possível a identificação da glândula mamária, mamilos, vulva e clitóris. A glândula mamária pode ser identificada na região do períneo ventral como uma estrutura triangular com ecogenicidade uniforme. Os mamilos aparecem na borda ventral da glândula como dois pontos hiperecoicos grandes. O clitóris é uma estrutura hiperecoica presente na região perineal superior, próximo à raiz da cauda.

AVALIAÇÃO DA IDADE GESTACIONAL

A menos que haja informações precisas sobre as datas de ovulação e cobertura, o principal critério usado na determinação da idade dos embriões e fetos é baseado no tamanho e nas características gerais do desenvolvimento do útero e do feto. As modificações nos órgãos reprodutivos e a curva de crescimento do feto variam conforme a espécie animal.

Égua

Nas éguas, durante o final do diestro e no estro, o útero se apresenta relaxado e com edema endometrial. Após a ovulação, ocorre um aumento do tônus uterino, que se torna tubular. Enquanto esta textura rapidamente se modifica na égua não gestante com a persistência do corpo lúteo, na égua gestante os tônus uterino e cervical aumentam, atingindo seu máximo ao redor dos 19 a 21 dias de gestação. A partir daí o concepto pode ser detectado por palpação retal como um aumento de volume de formato arredondado, localizado na base de um dos cornos próximo ao corpo uterino, na região da bifurcação.

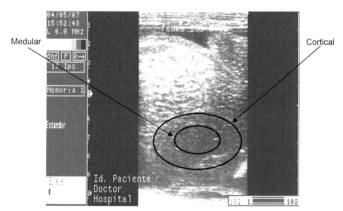

Figura 4.7 Visualização dos ovários fetais por meio de ultrassonografia. É possível a distinção entre o córtex e a área medular devido à diferença de ecogenicidade entre as duas regiões.

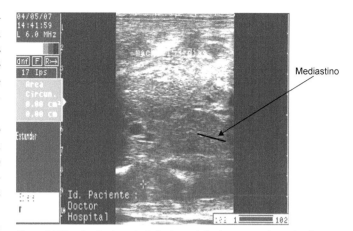

Figura 4.8 Visualização do testículo fetal a partir de ultrassonografia. A gônada aparece com ecogenicidade densa e uniforme, apresentando uma linha interna mais ecogênica correspondente ao mediastino.

Este aumento de volume representado pela vesícula embrionária em crescimento não aparece necessariamente no corno uterino ipsolateral à ovulação. Isso ocorre devido à extensiva motilidade do embrião equino antes da fixação, que acontece ao redor dos 16 a 18 dias de gestação. O aumento de volume representado pela vesícula embrionária se expande na direção da extremidade do corno uterino, crescendo lentamente durante os primeiros 30 dias de gestação, enquanto no embrião se inicia a organogênese. Após este período inicia-se um crescimento rápido e o aumento de volume progressivamente se estende em direção ao ápice do corno gestante. Ao mesmo tempo, a mucosa vaginal se torna progressivamente mais pálida e seca. A cérvix, de tamanho pequeno e com abertura fechada, vai gradualmente sendo preenchida por um muco espesso que irá formar o tampão cervical.

Aos 60 dias de gestação o concepto ocupa completamente o corno uterino gravídico, com seu alantocório começando a se estender para o corpo e para o corno não gravídico. Ao redor do 100º dia de gestação o aumento significativo da quantidade de líquido no útero faz com que este apresente um aspecto bastante distendido. Nesta fase, o feto dificilmente será detectado pela palpação retal, é ainda pequeno, sendo envolto pelo envelope amniótico que flutua em uma grande quantidade de líquido alantoidiano. A distensão gradual do útero pelo feto e seus fluidos causa aumento de tensão sobre o ligamento útero-ovariano, fazendo com que o ovário se desloque em direção à região mediana do corpo (coluna vertebral). Após o 8º mês de gestação, o feto normalmente assume uma apresentação anterior longitudinal ventral. Nesta fase, o feto pode ser sentido com facilidade por meio de palpação retal.

Avaliação ultrassonográfica da gestação

O exame ultrassonográfico é, comprovadamente, o meio de diagnóstico mais preciso para avaliação da prenhez, além de ser totalmente inócuo para a mãe e seus fetos. Por meio dele, pode-se confirmar precocemente a gestação, avaliar a idade gestacional, condições dos ovários e úteros, bem como estruturas e condições vitais do feto. Na égua, a partir dos 9 dias de gestação, já se pode detectar a presença do feto utilizando-se a ultrassonografia em modo B.

Principais achados ultrassonográficos

Dias 9 a 13. Nesta fase, a vesícula embrionária cresce rapidamente. O concepto se torna visível quando forma uma vesícula repleta de líquido, grande o bastante para ser reconhecida. A vesícula apresenta diâmetro de 10 a 15 mm aos 10 dias e de 12 a 18 mm aos 13 dias.

Dias 14 a 20. A vesícula embrionária, que aos 14 dias de gestação tem um diâmetro de 14 a 20 mm, é agora bastante grande para que a gestação seja confirmada com segurança (Figura 4.9A e B). A forma da vesícula é esférica e o embrião ainda não é visível. A vesícula embrionária cresce em um ritmo de 3 a 4 mm/dia durante a 2ª semana de gestação até o início da 3ª semana, atingindo um tamanho de 20 a 25 mm no dia 16. Após este período a taxa de crescimento diminui. A mobilidade do embrião pode ser monitorada pelo ultrassom (US). O concepto se move de um corno para o outro e ao longo do corpo uterino diversas vezes/dia. Foi demonstrado por meio de monitoramento contínuo que o embrião se move de um corno a outro em média 7 vezes a cada 2 h. Esta mobilidade é particularmente visível no período entre 11 e 14 dias, começando a diminuir após o 15º dia, com a fixação do embrião ao redor do dia 17. Devido a esta característica móvel do embrião dos equinos, no período entre 9 e 15 dias de gestação é particularmente importante o exame, além dos cornos, também do corpo uterino. Em função da dificuldade de expansão no lúmen uterino, ao redor do dia 17 o embrião perde sua forma esférica e começa a se tornar ovoide ou a assumir forma de pera. Após o 20º dia, a vesícula embrionária assume forma irregular.

O período entre 13 e 15 dias é considerado ideal para o diagnóstico precoce da gestação em éguas. Nesta fase, a gestação gemelar também é facilmente identificada e a eliminação de um dos produtos, fácil de ser realizada. No caso de o animal não estar gestante o exame US pode servir para a análise do crescimento folicular devido à proximidade do cio.

Uma vez que gestação foi diagnosticada é interessante reexaminar a égua ao redor dos 30 dias de gestação, detectando-se, assim, uma possível perda embrionária. Nesta fase a grande maioria das perdas embrionárias já ocorreu ou está em andamento. Como a perda embrionária também pode ocorrer após este período, recomenda-se repetir o exame ao redor dos 60 dias de gestação.

Dias 21 a 40. Ao redor do dia 21 o feto é visualizado pela primeira vez próximo ao assoalho da vesícula. Ventralmente ao feto, o alantoide começa a se formar, deslocando o embrião para a região dorsal da vesícula, enquanto o saco vitelínico gradativamente diminui. O alantoide vai gradualmente aumentando, enquanto o saco vitelínico diminui até praticamente desaparecer ao redor do 40º dia. Nesta fase, o embrião parece estar suspenso pelo alantoide, flutuando dentro de um saco de aspecto anecoico. A maioria dos embriões começa sua ascendência ao redor dos 22 a 25 dias. No 27º dia, estão suspensos na região inferior, no 30º dia, no centro, e no 33º dia, no terço superior da vesícula embrionária (Figura 4.10).

O coração do embrião pode ser detectado ao redor do 24º dia, sendo um critério importante para a estimativa da viabilidade fetal.

No 25º dia, o embrião propriamente dito apresenta cerca de 5 mm de comprimento, crescendo em média 1 mm ao dia até alcançar 12 mm no 30º dia; 17, no 35º dia; e 22, no 40º dia. Após este período os fetos equinos crescem cerca de 2 mm ao dia até os 50 dias de gestação.

Dias 41 a 60. Ao redor dos 40 dias de gestação o embrião atinge sua posição mais alta dentro da vesícula embrionária. A partir deste ponto ele inicia gradualmente sua descida em direção ao assoalho da vesícula, ficando suspenso pelo cordão umbilical. Nesta fase os movimentos do feto podem ser observados com nitidez. O cordão umbilical normalmente está ligado ao polo dorsal do alantocório, estando raramente ligado à borda ventral ou lateral da vesícula. Aparentemente, em gestações normais há um mecanismo que assegura que o concepto será orientado com o disco embrionário na posição ventral no momento da fixação do embrião, entre os dias 16 e 20. Foram observados raros casos em que o saco vitelínico estava posicionado ventralmente e o alantoide dorsalmente, fazendo com que o embrião

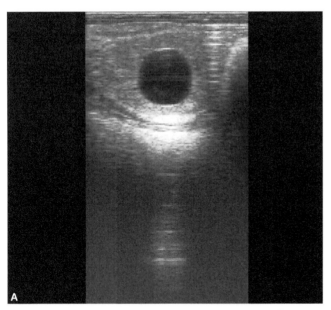 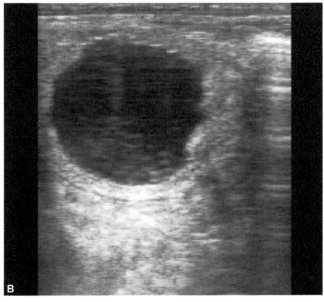

Figura 4.9 Aspecto ultrassonográfico da gestação em equinos aos 15 dias (**A**) e aos 20 dias (**B**).

4 ■ Crescimento e Desenvolvimento do Concepto   51

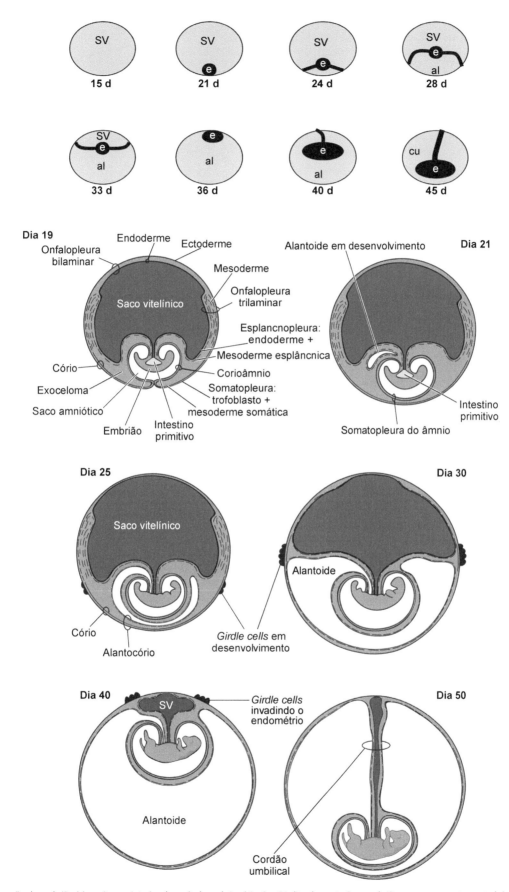

Figura 4.10 Migração do embrião (e) equino no interior da vesícula embrionária. Aos 21 dias de gestação o embrião repousa na parte ventral da vesícula embrionária envolto pelo saco aminiótico. Aos 24 dias já é possível visualizar o alantoide. Aos 28 dias de gestação, conforme o alantoide (al) aumenta em tamanho, devido ao acúmulo de líquido em seu interior, o saco vitelínico (sv) começa a regredir. Assim, nesta fase, o embrião se posiciona no meio da vesícula embrionária. Aos 33 dias de gestação, o saco vitelínico se encontra bastante diminuído e o aumento de volume do saco alantoidiano empurra o embrião para a superfície dorsal da vesícula. No 45º dia, forma-se o cordão umbilical (cu) conforme o embrião desce, repousando novamente na região ventral da vesícula. (Adaptada de Ginther, 1992.)

migrasse do topo para a base da vesícula. Acredita-se que este tipo de má orientação do embrião seja uma sequela de gestações gemelares, nas quais um dos conceptos tenha morrido, sendo reabsorvido. A vesícula embrionária atinge um tamanho de 6 cm entre os dias 45 e 50 de gestação. A partir deste momento ela só pode ser visualizada em seções.

Após 60 dias. Após os 60 dias de gestação, o significado da ultrassonografia transretal como método diagnóstico da gestação diminui. A partir deste ponto a utilidade do exame passa a ser o diagnóstico de anormalidades fetais. Por meio da observação ultrassonográfica de partes e órgãos do feto, bem como da mensuração das partes fetais, chamada de fetometria, o desenvolvimento fetal pode ser monitorado. O tamanho determinado pela fetometria pode ser utilizado para estimativa da idade gestacional e da saúde do feto.

As medidas comumente empregadas são:

- A extensão da nuca à garupa (*crown-rump*), que representa a medida desde a base do crânio até a raiz da cauda
- A extensão desde a extremidade da fossa nasal à extremidade da cauda sobre o dorso em um plano sagital
- A extensão do rádio e da tíbia
- Em gestações mais adiantadas, após os 7 meses, o diâmetro do orifício orbital é a medida mais indicada para estimar a idade gestacional.

Todas estas medidas dão a idade apenas aproximada dos fetos e variam de um feto para outro em virtude de fatores como raça, linhagem, idade da mãe etc.

Vaca

Durante a fase inicial da gestação na vaca não é detectado aumento de volume uterino significativo. A partir dos 28 dias de gestação o saco amniótico com formato esférico tem cerca de 2 cm de diâmetro. Ele ocupa a porção livre do corno gravídico e é circundado pelo saco alantoidiano com cerca de 18 cm de comprimento. No entanto, a quantidade de líquido presente é insuficiente para a distensão do útero. Nesse momento, o embrião também tem um tamanho muito pequeno, apresentando cerca de 0,8 cm de comprimento. Aos 35 dias de gestação o embrião de bovino já tem 1,8 cm de comprimento e o diâmetro do saco amniótico é de 3 cm. É possível, em novilhas cujo útero seja pequeno, mediante exame cuidadoso perceber a distensão da curvatura maior do útero. No entanto, o corpo do útero e o corno não gravídico não apresentam alteração de tamanho (Figura 4.11). Esta fase é também conhecida como "pequena bolsa inicial" e corresponde ao período entre a 5ª e a 6ª semana de gestação. A partir da 6ª semana, a presença do saco alantoidiano no interior do útero pode ser sentida por meio do deslizamento das membranas fetais e parede do útero entre os dedos (teste do beliscamento – Figura 4.12).

As mesmas medidas fotométricas aplicadas para equinos podem ser utilizadas em bovinos. Dessa forma, aos 60 dias de gestação o comprimento *crown-rump* é de aproximadamente 6 cm no feto bovino. O saco amniótico é ovoide, apresentando cerca de 5 cm de diâmetro. Isto causa uma distensão da parte livre do corno gravídico, que nas novilhas passa a apresentar cerca de 6,5 cm de largura, comparado com 2 a 3 cm do corno não gravídico. O acúmulo de líquido no interior do útero é de 150 a

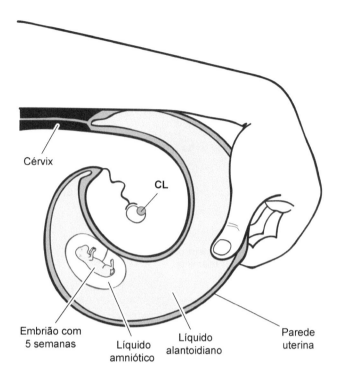

Figura 4.11 Esquema de palpação retal de um útero bovino não gravídico e entre a 20ª e a 24ª semana de gestação. CL: corpo lúteo.

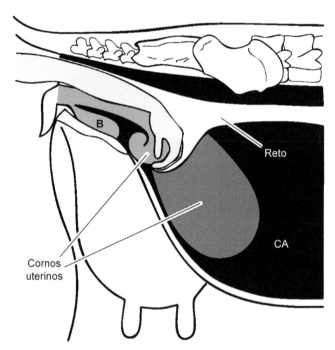

Figura 4.12 Prova do beliscamento positivo realizada para diagnóstico de gestação por palpação retal em bovinos entre a 5ª e a 6ª semana de prenhez. A parede dupla corresponde à presença das membranas fetais no interior do útero. B: bexiga; CA: cavidade abdominal.

300 mℓ e a detecção da parede dupla pelo teste de beliscamento permite o diagnóstico da gestação com segurança. Nesta fase, também é possível sentir a presença do feto mediante tentativa manual de provocar o movimento do feto contra a parede do útero (prova do balotamento).

Após os 80 dias de gestação, o feto mede 12 cm e a quantidade total de líquido é de cerca de 1 ℓ. A distensão do corno gravídico é de 7 a 10 cm e o corpo do útero começa a apresentar pequeno aumento em seu volume. Aos 90 dias, o corpo do útero se torna tenso e o aumento de tamanho também é evidente no corno não gravídico. Na maioria dos animais o órgão ainda descansa na cavidade pélvica e sua curvatura maior ainda é palpável. No entanto, em vacas multíparas, nas quais os ligamentos estão mais relaxados, o útero pode se encontrar já na cavidade abdominal e a curvatura maior ser de difícil palpação. Muitas vezes pode-se palpar partes do feto. O teste de balotamento e o de beliscamento podem ser feitos no corno gravídico, que apresenta cerca de 15 cm de comprimento.

Ao redor dos 4 meses de gestação o útero se aprofunda na cavidade abdominal. Observa-se nesta fase um nítido deslocamento da cérvix em direção à cavidade abdominal. Embora o útero não possa mais ser contornado, imediatamente após a cérvix é possível detectar os placentomas. A palpação de partes do feto pode ser realizada em cerca de 50% dos casos. Em muitos casos, as extremidades do feto podem ser tocadas no início do exame de palpação e depois ele se retrai para o fundo da cavidade abdominal e o feto não é mais palpável. A partir dos 7 meses e até o final do período gestacional, o feto pode ser detectado facilmente.

Com relação aos placentomas, uma grande variação de tamanho, e também em número, é observada entre diferentes animais. Normalmente, os placentomas situados na metade do útero gravídico são maiores do que aqueles da extremidade e do corno não gravídico, sendo que, ocasionalmente, estes nem estão presentes no corno não gravídico. Conforme a gestação progride, ocorre aumento de tamanho dos placentomas, até que, próximo ao momento do parto, estes apresentam 5 a 6 cm de diâmetro. Uma outra característica evidente no animal gestante é a presença de um forte pulso na artéria uterina média, o qual é denominado frêmito, e pode ser detectado mediante palpação retal a partir dos 80 dias de gestação.

Avaliação ultrassonográfica da gestação

Na vaca, assim como na égua, a avaliação ultrassonográfica transretal da gestação é amplamente utilizada. Entretanto, devido a diferenças fisiológicas o exame apresenta características particulares em bovinos.

Principais achados ultrassonográficos

Dias 10 a 20. Se for realizado um exame ultrassonográfico diário do útero bovino após a inseminação, uma coluna diminuta de líquido pode ser visualizada entre o 1º e o 17º dia de gestação. O líquido irá se acumular no corno ipsolateral ao corpo lúteo, aparecendo como áreas anecoidas com formato arredondado, medindo 2 a 4 mm, ou áreas alongadas, com 2 mm de largura e 3 a 7 mm de comprimento. O diâmetro da vesícula embrionária parece ser constante do dia 12 ao 18, aumentando somente em comprimento. Entre os dias 17 e 20 de gestação, regiões hipoecoicas podem ser visualizadas ao longo da vesícula embrionária. Este acúmulo de líquido corresponde à vesícula coriônica, que nesta fase tem muito pouco líquido. A obtenção de imagem ultrassonográfica nesta fase é extremamente difícil, pois os acúmulos de líquido observados não podem ser diferenciados de imagens obtidas durante o diestro ou estro normais, bem como com as do início de condições patológicas.

Dias 21 a 24. Entre os dias 21 e 24 de gestação a quantidade de líquido aumenta e, com isso, sua visualização ultrassonográfica é facilitada. No ponto de maior diâmetro, normalmente o âmnio e a vesícula embrionária têm 3 a 5 mm, com um comprimento de cerca de 1 cm. O acúmulo de líquido é normalmente visualizado pela primeira vez na curvatura distal do corno uterino. É também nesta posição que o embrião é visualizado pela primeira vez, porém antes dos 25 dias de gestação é difícil a visualização do embrião propriamente dito.

Uma fina membrana hiperecoica que aparece no topo da vesícula pode ser vista algumas vezes. Com base em sua posição e momento de aparecimento acredita-se que ela corresponda ao alantoide. Esta fina membrana flutuante só e visualizada por alguns dias, sendo mais facilmente observada entre os dias 23 e 26 de gestação.

Durante esta fase de diagnóstico precoce de gestação é muito importante a observação do acúmulo de líquido intrauterino, uma vez que a imagem ultrassonográfica pode ser confundida com a de vasos calibrosos presentes na superfície do útero.

Dias 25 a 30. Com 25 dias de gestação, a vesícula embrionária atinge um tamanho de 10 cm no ponto de maior expansão. Por meio de uma pequena rotação da sonda pode-se seguir a vesícula embrionária ao longo do corno gestante. Ao redor dos 30 dias de gestação o diâmetro da vesícula é de 18 a 20 mm e esta pode ser visível também no corno contralateral. Nesta fase, o embrião pode ser detectado na maioria dos casos, aparecendo como uma estrutura próxima à parede da vesícula e apresentando ecogenicidade maior do que a do endométrio. Como no primeiro mês de gestação o embrião repousa muito próximo à parede uterina, sua visualização pode ser difícil; entretanto, nesta fase ele começa a se afastar e no dia 30 já se encontra totalmente circundado por líquido. A partir disso, ele se projeta da parede uterina em direção ao lúmen anecoico e já pode ser visualizado o batimento cardíaco. Nesta fase o diagnóstico ultrassonográfico da gestação já pode ser confirmado com certeza.

Dias 31 a 40. O embrião atinge 12 mm ao redor dos 30 dias de gestação, 15 mm no dia 35 e 20 mm no dia 40. Geralmente, a vesícula amniótica fica visível ao redor dos 35 dias de gestação como uma linha hiperecoica que circunda o embrião. Os placentomas também se tornam visíveis entre 30 e 40 dias de gestação, aparecendo como pequenas protuberâncias na área que circunda o embrião. Ao redor dos 40 dias de gestação o diâmetro da vesícula embrionária é de cerca de 2,5 cm (Figura 4.13). No entanto, o tamanho é variável. Algumas vezes o diâmetro varia em seções diferentes. Existem também variações individuais.

Dias 41 a 90. Ao redor dos 40 dias de gestação o exame ultrassonográfico pode ser estendido às estruturas fetais. Antes desta fase o único órgão que podia ser detectado com o exame era o coração, mas a partir do 40º dia é possível a visualização da cabeça, dos membros e do cordão umbilical. Entre os dias 35 e 40 de gestação, modificações visíveis ao exame ultrassonográfico transformam o embrião primitivo em um feto com contornos distintos. Pontos de ossificação podem ser detectados em vértebras, costelas, ossos pélvicos, mandíbula, fêmur e úmero, assim como rádio-ulna e tíbia.

Durante o segundo mês de gestação aparecem dobras da parede uterina que dividem o lúmen uterino gestante em compartimentos (Figura 4.14). Com a evolução da gestação estas dobras

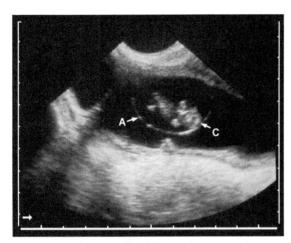

Figura 4.13 Imagem ultrassonográfica de feto bovino com aproximadamente 40 dias de gestação. A, membrana amniótica; C, cabeça do feto.

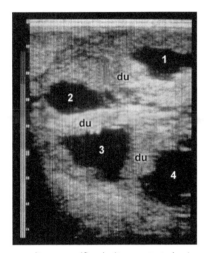

Figura 4.14 Imagem ultrassonográfica do útero gestante bovino ao redor dos 55 dias de gestação. Note a presença de dobras uterinas (du) que dividem o útero em diversos compartimentos.

se retraem e, ao redor dos 70 dias de gestação, a compartimentalização é menos evidente.

2º e 3º trimestres. Com o avanço da gestação o exame do feto ganha importância. Além do exame do feto, os placentomas, bem como as membranas amnióticas e alantoidianas e seus líquidos podem ser avaliados. Os placentomas se destacam no interior do lúmen uterino com seu aspecto característico. Durante o 2º e o 3º trimestre de gestação aparecem circundados por uma borda hiperecoica de 1 a 2 mm e com um conteúdo de ecogenicidade mediana. Em muitos casos, os placentomas aparecem tão próximos uns dos outros que podem ser visualizados como uma única imagem ultrassonográfica (Figura 4.15).

O líquido amniótico de aspecto anecoico durante o 1º trimestre passa a conter alguns reflexos ecogênicos a partir do 2º trimestre, os quais são causados pelo aumento da sua celularidade e viscosidade. O líquido alantoidiano permanece anecoico por muitos meses e somente durante o sexto mês alguns pontos ecogênicos que aumentam rapidamente em densidade começam a aparecer.

Ao redor do 6º mês de gestação existem momentos em que o feto não pode ser atingido no exame transretal. Nesta fase, conclusões diagnósticas podem ser tiradas por meio do exame do

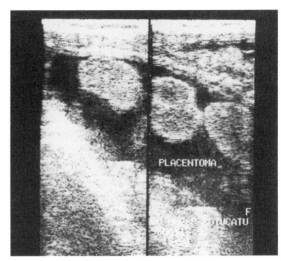

Figura 4.15 Imagem ultrassonográfica dos placentomas bovinos no terço final de gestação.

útero, dos placentomas ou dos líquidos alantoidiano e amniótico. Além disso, a ultrassonografia transabdominal deve também ser considerada.

Pequenos ruminantes

Tradicionalmente, o método mais utilizado em rebanhos ovinos para a detecção da gestação é a constatação de que uma fêmea coberta não retornou ao cio. Entretanto, este método é pouco eficiente devido à ocorrência de perdas embrionárias precoces e ao fato de que 20 a 30% das ovelhas podem apresentar cio durante o período inicial de gestação. Após 100 dias pode ser realizada a palpação abdominal para determinação da presença de fetos. A melhor forma para realização do exame é manter o animal em pé e, com a mão, pressionar o abdome repetidamente, na região imediatamente anterior ao úbere. A presença do feto pode ser sentida pela mão do examinador no momento em que o abdome é solto.

Além da palpação abdominal, métodos ultrassonográficos também podem ser utilizados para detecção da gestação em pequenos ruminantes. O detector de pulso fetal (Doppler) tem sido utilizado principalmente em ovelhas, apresentando 2 tipos de sonda. A sonda externa é aplicada na superfície externa da pele do abdome, na região anterior ao úbere. A ovelha pode ser mantida em estação ou em decúbito lateral. Sons característicos indicam a presença do batimento cardíaco fetal ou dos vasos placentários. A frequência dos batimentos geralmente excede a do coração materno, com exceção do período final de gestação, quando o batimento cardíaco do feto é reduzido. Quando o diagnóstico é feito entre 40 e 80 dias de gestação, o sucesso é de 60%, e após os 80 dias a acurácia do exame é de 90%. Com a utilização do detector de pulso fetal, a chance de um diagnóstico de gestação falso-positivo é praticamente nula. A única fonte de erro é a confusão do pulso materno com o do feto, por isso a frequência deve ser perfeitamente aferida.

A ultrassonografia de modo B, utilizando-se a sonda de 3,5 MHz transabdominal, tem sido aplicada como o método mais rápido, simples e eficiente na detecção da gestação de pequenos ruminantes. Este método tem como vantagem adicional a possibilidade de determinação do número de fetos. A gestação pode ser detectada aos 30 dias de prenhez, entretanto, o melhor momento para a contagem do número de fetos é ao redor dos 40 a 50 dias de gestação. A eficiência é de 97% na detecção de gestações entre 35 e 55 dias. A sonda transretal é um método simples e seguro de detecção da gestação que pode ser utilizado em ovelhas com o mínimo de contenção. O animal deve ser mantido em decúbito dorsal e a área examinada engloba um raio de 20 cm cranialmente ao redor do úbere.

Técnicos experientes podem realizar o exame com a ovelha em pé, com o posterior elevado, fazendo uma varredura da área cranial e lateral ao úbere. O diagnóstico positivo é baseado na identificação de útero com presença de líquido, contendo material placentário e cotilédones, os quais são facilmente visualizados. O técnico deve ter o cuidado de examinar toda a extensão do útero para a determinação do número de fetos. Um examinador experiente diferencia a ovelha prenhe da não prenhe em 99% dos casos, sendo a acurácia da determinação do número de fetos de 98%. O erro mais comum é a não identificação do 3º feto.

Porca

Na porca, a falha em retornar ao cio 18 a 22 dias após a cobertura ou inseminação artificial tem sido utilizada como indicativo de gestação. Entretanto, a detecção do estro pode ser difícil e a ausência de cio pode ocorrer devido a condições patológicas como a presença de cistos ovarianos. Dessa forma, um método mais confiável de detecção de gestação em suínos se faz necessário para auxiliar no manejo das granjas. O método mais antigo descrito na literatura é a palpação retal. Por meio dela podem ser identificados a cérvix, o corpo uterino e as artérias uterinas médias. A técnica deve ser realizada com o animal em estação, sem muita contenção. Entretanto, é impossível de ser utilizada em marrãs devido ao seu pequeno tamanho e, mesmo em porcas mais velhas, o examinador deve ter braço e mãos delicados. Entre 30 e 60 dias de gestação o método apresenta 95% de sucesso no diagnóstico da prenhez, quando executado por um examinador experiente.

No início da gestação, até os 20 dias, a cérvix e o útero apresentam tamanho semelhante ao estado não gravídico. Entretanto, a bifurcação entre os cornos fica menos distinta e as paredes uterinas apresentam consistência macia. Após a 3ª semana a artéria uterina média aumenta em diâmetro e pode ser identificada passando transversalmente pela artéria ilíaca externa em direção à cavidade abdominal. Entre 21 e 30 dias de gestação a bifurcação uterina se torna menos distinta e ocorre um pequeno aumento de tamanho de cérvix e útero, que se apresentam com parede flácida. A artéria uterina média tem agora cerca de 8 mm de diâmetro. Conforme a gestação progride, o útero continua relaxado e a cérvix pode ser sentida como uma estrutura tubular macia. O frêmito da artéria uterina média pode ser identificado ao redor dos 35 dias de gestação. Após os 60 dias, a artéria uterina média apresenta diâmetro similar àquele da ilíaca média, com frêmito forte e facilmente detectável. Nesta fase, a artéria uterina média sofre deslocamento dorsal em relação à sua passagem transversal sobre a artéria ilíaca média. A palpação de partes fetais no corpo do útero somente é possível após 60 dias de gestação.

A ultrassonografia em modo B também tem sido utilizada com sucesso no diagnóstico de gestação em suínos. Geralmente, é utilizada uma sonda de 5 MHz que é aplicada transabdominalmente na porca em estação. A área examinada corresponde a uma região de 5 cm, caudal ao umbigo, à direita da linha média, seguindo lateralmente as mamas em direção caudal. O diagnóstico precoce pode ser realizado aos 25 dias de gestação com acurácia de 95%.

Cadela

Devido ao padrão endocrinológico semelhante durante o diestro na cadela gestante ou não gestante, bem como a entrada no período de anestro, o não retorno ao cio não pode ser utilizado como indicativo da gestação nesta espécie. Além disso, diversos animais desenvolvem a síndrome de pseudogestação, cujo grau é extremamente variável entre indivíduos, podendo ocorrer desde uma simples mudança de comportamento até aumento significativo de peso com lactação abundante.

As modificações físicas características da cadela gestante somente ficam evidentes após a 5ª semana de gestação. Nesta fase ocorre aumento significativo de peso e distensão abdominal correspondente ao número de fetos. Em cadelas com um grande número de fetos se desenvolvendo no útero, o aumento de volume abdominal é evidente após a 5ª semana de gestação. Entretanto, se somente 1 ou 2 fetos estiverem presentes ou a cadela for muito gorda, o aumento de volume abdominal pode ser evidente somente nos dias que antecedem o parto.

A palpação abdominal é um método bastante seguro que pode ser aplicado tanto na cadela como na gata. Na gata a gestação pode ser diagnosticada com acurácia a partir dos 16 dias após a cobertura. Já na cadela, o sucesso do diagnóstico depende de alguns fatores, tais como:

- Porte do animal; quanto menor, mais fácil o diagnóstico
- Temperamento do animal; quanto mais agressivo, ou estressado, maior o grau de dificuldade do exame
- Período de gestação
- Número de fetos no útero
- Condição corporal da mãe; o diagnóstico é mais difícil em animais obesos.

Ao redor dos 18 a 20 dias de gestação, a presença dos fetos no útero leva ao aparecimento de distensões, com cerca de 12 mm de diâmetro, de formato arredondado e consistência firme. Em cadelas pequenas e com pouca gordura, estas podem ser palpadas já nesta fase. No entanto, em cadelas maiores, com maior capa de gordura, é improvável que os embriões possam ser detectados por meio de palpação abdominal. O período considerado ótimo para o diagnóstico precoce da gestação em cadelas mediante palpação abdominal concentra-se ao redor dos 24 a 30 dias de gestação. Nesta fase as distensões esféricas do útero têm cerca de 3 cm de diâmetro e o tônus uterino ainda é tenso, fazendo com que à palpação possa-se sentir uma estrutura semelhante a um cordão de contas (Figura 4.16). Embora o útero seja bastante evidente nesta fase, deve-se tomar cuidado para não confundi-lo com alças intestinais repletas de fezes.

As vesículas embrionárias podem não ser todas de tamanhos semelhantes e, com frequência, as localizadas nas pontas dos cornos apresentam menor diâmetro. As vesículas embrionárias se mantêm com formato esférico até os 33 dias de gestação, quando a região entre os embriões começa a se dilatar e as vesículas

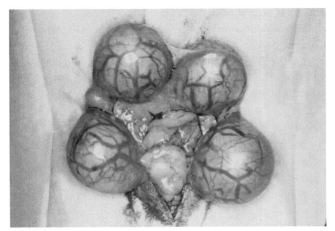

Figura 4.16 Aspecto do útero da cadela aos 23 dias de gestação. (Esta figura encontra-se reproduzida em cores no Encarte.)

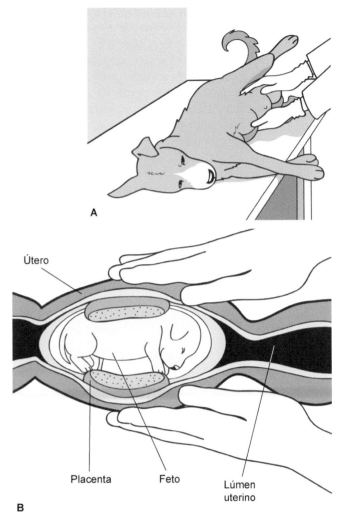

Figura 4.17 Esquema de palpação abdominal em cadelas. **A.** Forma como a palpação deve ser procedida. Com a cadela em decúbito lateral, deve-se apalpar delicadamente a região abdominal no sentido dorsal para ventral. **B.** Estruturas palpáveis durante a gestação. É possível sentir o útero aumentado de volume e a presença dos fetos.

progressivamente adquirem formato ovalado. Neste período a tensão uterina também está diminuída. O sucesso no diagnóstico da gestação em cadelas através da palpação abdominal é de 50% entre os 21 e 25 dias, passando para 85% entre os 26 e 35 dias de gestação. Assim, é extremamente importante para o sucesso do diagnóstico o conhecimento exato da data das coberturas.

A partir dos 40 dias de gestação o útero começa a fazer contato com a parede abdominal e, em cadelas com múltiplos fetos, a sua distensão passa a ser notada. No entanto, a palpação dos fetos ainda não é possível e, com a perda do tônus uterino, a identificação dos cornos uterinos pode ser difícil, principalmente em animais gestando um número pequeno de fetos (Figura 4.17A). Após os 45 dias de gestação o crescimento dos fetos é rápido e é possível a detecção daqueles localizados na porção caudal dos cornos uterinos por meio de palpação abdominal. Aos 45 dias de gestação, a vesícula embrionária de uma cadela, com cerca de 10 kg, tem 6 cm de comprimento e 2 cm de largura. Nesta fase ocorre mudança no posicionamento do útero no interior da cavidade abdominal.

Em animais com múltiplos fetos cada corno se transforma em um cilindro com 4 a 5 cm de diâmetro e 22 a 30 cm de comprimento (Figura 4.17B). Cada corno pode ser dividido em dois segmentos: o caudal, que repousa no assoalho abdominal; e o cranial, que se localiza dorsolateralmente ao fígado, em direção à pelve. Após os 55 dias de gestação o útero preenche quase que totalmente a cavidade abdominal e não existe dificuldade para detecção dos fetos.

Além da palpação abdominal, o exame radiográfico também é bastante utilizado no final do período gestacional em cadelas. Este tipo de exame é particularmente útil no caso de cadelas obesas, gestando um número pequeno de fetos, sendo também muito utilizado em casos de partos prolongados, ou distocia, para avaliação da retenção de fetos no útero. Na maioria dos casos, uma única radiografia, da cadela em decúbito lateral, é suficiente para identificar o número de fetos. Embora seja possível a identificação dos sacos fetais ao redor de 25 dias de gestação, estes podem ser confundidos com conteúdo líquido no interior de alças intestinais. O diagnóstico radiográfico pode ser feito com certeza a partir de 45 dias de gestação, quando partes do esqueleto fetal se tornam evidentes. Ao final da 7ª semana de gestação é possível a identificação de todo o esqueleto fetal.

Principais achados ultrassonográficos

Dias 14 a 21. A partir do 14º dia após a cobertura as imagens ultrassonográficas mostram as primeiras modificações no útero gravídico caracterizadas por aumento uterino com visualização do saco vitelínico que, neste momento, tem somente 2 a 3 mm de diâmetro.

Dias 22 a 23. Já se torna evidente o tecido embrionário, com imagem ecogênica e o polo fetal com aspecto hiperecogênico. No 20º dia de gestação o concepto tem diâmetro de 10 a 20 mm. A viabilidade fetal pode ser avaliada pela visualização do coração do embrião, que aparece como um tubo pulsátil.

Dias 23 a 30. Visualizam-se a cavidade alantoide circundando o embrião e o saco amniótico de aparência hiperecogênica, junto à parede ventral do abdome, menor que o alantoide. Nesta fase a vesícula embrionária tem cerca de 40 mm de diâmetro.

Dias 24 a 26. O embrião que até então era uma estrutura alongada e hiperecogênica aparece com a definição da cabeça seguida de um corpo alongado em que se evidencia a saliência hepática. Aos 26 dias surgem os brotos dos membros anteriores.

Dias 25 a 28. O embrião se distancia da parede uterina, mas permanecendo a ela ligado pelo saco vitelínico. Aos 28 dias o cordão umbilical já é evidente.

Dias 28 a 30. É evidente o movimento fetal. Observa-se o início do processo de mineralização do esqueleto, começando pela mandíbula, depois coluna torácica e finalmente coluna total, com aspecto hiperecoico. A partir dos 30 dias a organogênese começa a ser identificada ecograficamente (Figura 4.18).

Dias 37 a 42. Aos 37 dias as costelas mineralizadas aparecem como listras hiperecoicas no tórax. Acontece a diferenciação do fígado e pulmões, sendo que neste momento o pulmão encontra-se hiperecoico em relação ao fígado. O estômago e a bexiga se tornam visíveis como áreas focais anecogênicas com diâmetro variável segundo as respectivas repleções no momento do exame. Os hemisférios cerebrais já podem ser visualizados. No 40º dia nota-se a diferenciação das quatro câmaras cardíacas de aspecto anecoico entre as paredes cardíacas de aspecto ecogênico.

Dias 43 a 45. Torna-se possível distinguir perfeitamente a cavidade torácica da abdominal. Nesta fase os pulmões têm um aspecto mais ecogênico em relação ao coração.

Dias 47 a 53. Aos 47 dias completa-se a mineralização das articulações e da ossatura restante, visualizando-se todo o esqueleto fetal. Aos 53 dias os órgãos viscerais como o estômago e o duodeno tornam-se evidentes (Figura 4.19).

Dias 58 a 63. O feto está completo e o acompanhamento ultrassonográfico desta fase tem se mostrado de grande importância para detecção de alterações patológicas que porventura possam ocorrer aos fetos, bem como para auxiliar na indução de parto ou indicação para cesariana.

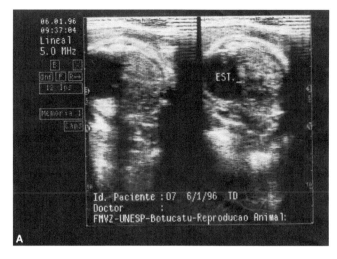

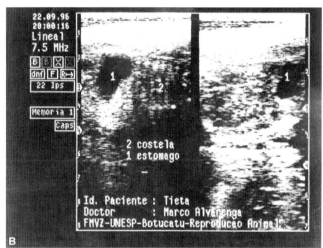

Figura 4.19 Aspecto ultrassonográfico do feto canino a termo. Notar a dilatação do estômago (est), indicando maturidade fetal. **A.** Corte transversal. **B.** Corte longitudinal.

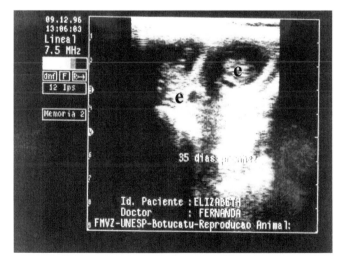

Figura 4.18 Aspecto ultrassonográfico da gestação em cadela com prenhez de 35 dias. e: embrião.

REFERÊNCIAS BIBLIOGRÁFICAS

Bucca S. Equine fetal gender determination from mid-to advanced-gestation by ultrasound. Theriogen. 2005; 64:568-71.

Gilbert SF. Clivagem: Criando a multicelularidade. In: Biologia do desenvolvimento. Brasil: Sociedade Brasileira de Genética; 1994. p. 158-9.

Ginther OJ. Reproductive biology of the mare. 2. ed. Cross Plains: Equiservices; 1992. Chapter 8.

BIBLIOGRAFIA DE APOIO

Alberts B, Lewis DBJ, Raff M et al. Cellular mechanisms of development. In: Molecular biology of the cell. New York: Garland; 1983. 10:814-90.

Allen WR. The physiology of early pregnancy in the mare. AAEP Proceed. 2000; 46: 338-54.

Arnold AP. The end of gonad-centric sex determination in mammals. Trends Gen. 2012; 28(2):55-61.

Arrieta D, Cruz R, Alvarado M et al. Early pregnancy diagnosis and fetal viability in bitches through B-MODE real time ultrasonography. Rev Cient-Facult Cienc Vet. 2002; 12(5):367-70.

Aurich C, Schneider J. Sex determination in horses – Current status and future perspectives. Animal Reprod Sci. 2014; 146:34-41.

Betteridge KJ. Enigmas and variations among mammalian embryos. Reprod Dom Anim. 2001; 36:37-40.

Browder LW. Organogenesis: gonadal development and sex differentiation. In: Developmental biology. Philadelphia: Saunders College Publishing; 1984. p. 662-83.

Chandolia RK, Tayal R, Luthra RA. Ultrasonographic imaging of obstetrical cases in bitches. Indian Vet J. 2003; 80(3):277-78.

Cotinot C, McElreavey K, Fellous M. Sex determination: genetic control. In: Thibault C, Levasseur MC, Hunter RHF. Reproduction in mammals and man. Paris: Ellipses; 1983. p. 213-26.

England GCW. Pregnancy diagnosis, abnormalities of pregnancy and pregnancy termination. In: Simpson G, England GCW, Harvey M. Manual of small animal reproduction and neonatology. Shurdington: British Small Animal Veterinary Association; 1998. p. 113-26.

Fricke PM. Scanning the future – Ultrasonography as a reproductive management tool for dairy cattle. J Dairy Sci. 2002; 85(8):1918-26.

George FW, Wilson JD. Sex determination and differentiation. In: Knobil E, Neill D. The physiology of reproduction. Vol. 1, 2. ed. New York: Raven Press; 1993. p. 3-28.

Ginther OJ. Ultrasonic imaging and reproductive events in the mare. Cross Plains: Equiservices; 1986.

Grunert E, Birgel EH. Obstetrícia veterinária. 3. ed. Porto Alegre: Sulina; 1989.

Jost A, Magre S. Sexual differentiation. In: Thibault C, Levasseur MC, Hunter RHF. Reproduction in mammals and man. Paris: Ellipses; 1993. p. 196-212.

Karen A, Szabados K, Reiczigel J. Accuracy of transrectal ultrasonography for determination of pregnancy in sheep: effect of fasting and handling of the animals. Theriogenology. 2004; 61(7-8): 1291-98.

Kauffold J, Richter A, Rautenberg T. The ultrasonographic pregnancy diagnosis in pigs. Part 2: Sensitivity and specificity and the need of repeated tests. Tierarzt Praxis Ausg Grosst Nutzt. 2004; 32(1):32-9.

Knospe C. Periods and stages of the prenatal development of the domestic cat. Anat Histol Embriol. 2002; 31:37-51.

McKinnon AO, Voss JL. Equine reproduction. Philadelphia, London: Lea & Febiger; 1993.

Noakes DE. Development of the conceptus. In: Noakes DE, Parkinson TJ, England GCW (Eds.). Arthur's veterinary reproduction and obstetrics. 8. ed. London: W.B. Saunders; 2001. p. 57-68.

Noakes DE. Fertilidade e obstetrícia em bovinos. São Paulo: Varela; 1991.

Noakes DE. Pregnancy and its diagnosis. In: Noakes DE, Parkinson TJ, England GCW (Eds.). Arthur's veterinary reproduction and obstetrics. 8. ed. London: W.B. Saunders; 2001. p. 69-118.

Petersen RA, Burdsal CA. Mammalian embryogenesis. In: Knobil E, Neill D. The physiology of reproduction. Vol. 1, 2. ed. New York: Raven Press; 1993. p. 319-90.

Roberts SJ. Veterinary obstetrics and genital disease (Theriogenology). 3. ed. New York: Edwards Brathers; 1986.

Santos Jr. AR., Wada MLF. Diferenciação celular. In: Carvalho HF, Recco-Pimentel SM. A célula 2001. Barueri: Manole; 2001. p. 260-74.

Sheldon M, Noakes D. Pregnancy diagnosis in cattle. Practice. 2002; 24(6):310.

Silva WM, Arambulo RC, Marques DC et al. Use of real-time ultrasound for early pregnancy diagnosis in the sow. Rev Cient-Facult Cienc Vet. 2001; 11(5):418-22.

Singh NS, Gawande PG, Mishra OP. Accuracy of ultrasonography in early pregnancy diagnosis in doe. Asian-Australas J Anim Sci. 2004; 17(6):760-8.

Toniollo GH, Vicente WRR. Manual de obstetrícia veterinária. São Paulo: Varela; 1993.

Wolfgang K. Veterinary reproductive ultrasonography. Hannover: Mosby-Wolfe; 1994.

Wolpert L, Beddington R, Brockes J et al. Princípios de biologia do desenvolvimento. Porto Alegre: Artmed; 2000.

5 | Gestação

Fernanda da Cruz Landim-Alvarenga

INTRODUÇÃO

A maioria dos mamíferos é vivíparo, isto é, seu desenvolvimento embrionário ocorre dentro do útero. Para tanto, o útero deve funcionar como uma incubadora, na qual sua preparação para receber o concepto se inicia antes da gestação. As condições presentes na maior parte das incubadoras procuram mimetizar as existentes no ambiente uterino, sendo, portanto, aquecidas, úmidas, escuras, estéreis e com um meio nutritivo.

A vida pré-natal pode ser didaticamente dividida em três períodos:

- *Período de ovo*: corresponde à formação do novo ser, por meio da fecundação, início das divisões de clivagem e formação do blastocisto. Esta é uma etapa em que o zigoto permanece livre, subsistindo por intermédio do vitelo armazenado no ovo, ou do leite uterino
- *Período de embrião*: corresponde ao período de eclosão do blastocisto, formação dos órgãos e sistemas do embrião, e da placenta
- *Período de feto*: é o período em que ocorre a maior parte do crescimento da placenta e do feto, e dura até o parto. Nos mamíferos, neste período, são estabelecidas as trocas sanguíneas entre a mãe e o feto.

Dos três períodos de gestação, o mais longo é o terceiro, mas o mais crítico para o desenvolvimento do animal é o segundo. É durante o período de embrião que ocorre a maior parte das mortes e é originada a maior parte das anomalias fetais ou defeitos teratogênicos. Isto se deve ao fato de toda morfogênese ocorrer no segundo período, sendo o terceiro caracterizado somente pelo crescimento dos tecidos pré-diferenciados.

DURAÇÃO DA GESTAÇÃO

A duração da gestação é calculada como sendo o intervalo entre o serviço fértil e o parto, e varia conforme a espécie animal:

- Asininos: 343 a 375 dias
- Equinos: 330 a 340 dias
- Bovinos zebuínos: 286 a 296 dias
- Bovinos taurinos: 280 a 290 dias
- Caprinos e ovinos: 150 dias
- Suínos: 114 a 120 dias
- Cães e gatos: 58 a 64 dias.

Os fatores descritos a seguir podem interferir no tempo de gestação.

Fatores maternos. A idade da mãe pode influenciar, dependendo da espécie. Fêmeas mais jovens tendem a ter um período de gestação mais curto.

Fatores fetais. Em animais multíparos, fetos pequenos e ninhadas grandes podem ter menor período de gestação. Em uníparos, a presença de fetos múltiplos também pode influenciar. Machos bovinos e equinos podem ter um período de gestação 1 ou 2 dias mais longo do que as fêmeas. Em equinos, a presença de fetos subdesenvolvidos também leva a um prolongamento do período gestacional. Curiosamente, a despeito do prolongamento da gestação por até 30 ou 40 dias, o produto, em geral, nasce com peso abaixo do esperado.

Fatores genéticos. Um exemplo de gestação prolongada devido a fatores genéticos ocorre em fetos bovinos portadores de um gene autossômico recessivo em homozigose. Nestes animais, ocorrem anormalidades no desenvolvimento da hipófise, o crescimento fetal para aos 7 meses de idade e o parto não se desencadeia.

Outro caso também causado por gene autossômico recessivo leva ao aparecimento de altas concentrações de progesterona próximo ao momento do parto, podendo prolongar a gestação por vários meses. Em ambos os casos os fetos não são viáveis e o útero não responde à administração de ocitocina.

Raças de gado também podem diferir entre si quanto à duração da gestação. O gado Holandês apresenta em média 278 dias de gestação, enquanto o Pardo-suíço apresenta 292. Isto foi demonstrado transferindo-se embriões de raças com menor tempo de gestação para receptoras de raças com maior período e vice-versa.

Nos equinos, é evidente a influência genética no caso da gestação de híbridos de jumentos e cavalos. Nestes, o período de gestação é sempre intermediário entre o esperado para as duas espécies (345 a 350 dias).

Fatores ambientais. Estresse e utilização de substâncias que interfiram no mecanismo do parto, como a progesterona, os glicocorticoides e a ocitocina, podem adiantar ou prolongar a gestação.

HORMÔNIOS DA GESTAÇÃO

É necessário um equilíbrio entre certos hormônios para a manutenção da gestação. Determinados atos cirúrgicos como a ovariectomia, a hipofisectomia e a fetotomia têm fornecido valiosas informações sobre a natureza do complexo luteotrófico fetal e do papel do corpo lúteo durante a gestação.

Em todas as espécies a produção de estrógeno e progesterona continua elevando-se durante a maior parte da gestação. A implantação é especialmente dependente de níveis críticos e do equilíbrio entre progesterona e estrógeno. Inicialmente, é necessário a presença da progesterona e, depois, do estrógeno para desencadear as reações que levam à implantação. Entretanto, altos níveis de estrógeno podem também impedir a nidação por modificar o trânsito do embrião para o útero, bem como o ambiente uterino.

A progesterona é necessária para a manutenção da gestação em todas as espécies domésticas. Ela é inicialmente produzida pelo corpo lúteo (CL) e, depois, também pela placenta.

O CL das espécies domésticas é formado por células com características morfológicas distintas. O CL da vaca, da ovelha e da porca apresenta 2 tipos celulares: células luteínicas grandes e pequenas. Embora ambas tenham a mesma maquinaria enzimática, diferem na capacidade de produção de hormônios. As células luteínicas pequenas absorvem mais colesterol, mas são menos sensíveis ao hormônio luteinizante (LH) e produzem progesterona em pulsos por um período curto. As células luteínicas grandes têm maior sensibilidade ao LH e absorvem colesterol

das células pequenas, podendo secretar progesterona por períodos mais longos. Desta forma, a principal função do LH neste nível é transportar o colesterol armazenado nas células pequenas para as grandes.

Os efeitos da progesterona ocorrem, em geral, após uma preparação estrogênica. O estrógeno atua sobre o endométrio provocando proliferação do epitélio e crescimento dos ductos retos das glândulas endometriais. O miométrio responde a níveis crescentes de estrógeno. A progesterona atua de modo sinérgico com o estrógeno, provocando ramificação das glândulas endometriais que adquirem forma convoluta e passam a secretar um material mucoso espesso que, juntamente com fluido tubário, secreções cervicais e células de descamação, formam o assim chamado leite uterino, que nutre o embrião antes da implantação.

Além disso, a progesterona favorece uma economia do metabolismo do corpo durante a prenhez, levando a uma utilização mais eficiente dos nutrientes. O apetite aumenta durante a gestação devido à influência da progesterona, e também há diminuição da atividade física, o que contribui para o aumento de peso da fêmea.

Além do estrógeno e da progesterona, a prolactina, produzida pela hipófise e também pelo CL, é um hormônio importante durante a gestação devido a seu efeito luteotrófico. A prolactina estimula o metabolismo do colesterol nas células luteínicas por meio da ativação da enzima colesterol sintetase. Esta enzima é responsável pela esterificação das reservas celulares de colesterol, aumentando o colesterol livre na célula, o qual é utilizado para produção de hormônios esteroides como o estrógeno e a progesterona. A prolactina induz, ainda, o aparecimento e a manutenção de receptores para LH nas células luteínicas e inibe a degradação da progesterona para di-hidroxiprogesterona. Além disso, os efeitos psíquicos da progesterona associados aos da prolactina favorecem a conduta materna, como preparação de ninho e cuidados com o neonato.

Outro hormônio, também secretado pelo CL e importante na preparação para o parto dos animais domésticos, é a relaxina. Este hormônio é produzido no final da gestação em várias espécies, provavelmente pelo CL e/ou pela placenta, e sua função é particularmente importante próximo ao momento do parto, levando ao relaxamento de cérvix, sínfise púbica, tecidos e ligamentos pélvicos.

Endocrinologia da gestação na vaca

Em vacas prenhes, a principal fonte de produção de progesterona é o CL, que se mantém funcional durante toda a gestação, regredindo somente 2 dias antes do parto. A concentração de progesterona circulante permanece relativamente alta e constante durante a gestação, apesar de ocorrer um declínio gradual na sua concentração sérica nas últimas 2 a 4 semanas. Apesar de a principal fonte de progesterona durante a gestação em vacas ser o CL, alguma contribuição é dada pela placenta no final da gestação. Foi demonstrado que a gestação é mantida em vacas ovariectomizadas aos 200 dias de prenhez, sendo que a concentração de progesterona permanece elevada, mas consideravelmente menor após a ovariectomia. Mesmo com a manutenção da gestação nessas vacas, a parição foi adiantada aproximadamente 2 semanas, e o parto, caracterizado por distocia e retenção de placenta.

A concentração de progesterona na circulação periférica durante os primeiros 14 dias de gestação é semelhante àquela do diestro. Na vaca prenhe, os níveis de progesterona começam a aumentar gradativamente até o início do declínio que ocorre 20 a 30 dias antes do parto (Figura 5.1).

A secreção de estrógeno durante a gestação é inicialmente associada com o desenvolvimento da placenta. O estrógeno circulante no início da gestação é similar em animais prenhes e não prenhes e sua principal fonte são os ovários. Ondas de crescimento folicular continuam durante o início da gestação, entretanto, ocorre um decréscimo no desenvolvimento folicular no ovário ipsolateral ao CL. A concentração de estrógeno circulante e urinário aumenta conforme a gestação progride. Um rápido aumento na secreção de estrógeno ocorre próximo ao final da gestação. A secreção de estrógeno declina rapidamente após o parto.

Tanto as concentrações de hormônio foliculoestimulante (FSH) como de LH permanecem baixas durante a gestação. A concentração de prolactina permanece baixa até próximo ao momento do parto, quando aumenta de concentrações basais de 50 a 60 ng/mℓ para valores de 320 ng/mℓ cerca de 20 horas antes, tendo um declínio abrupto cerca de 30 horas após a parição.

Endocrinologia da gestação nos pequenos ruminantes

Ovelha. Na ovelha não gestante, a concentração de progesterona no sangue periférico cai rapidamente logo antes da ocorrência do estro. Havendo a concepção, o CL persiste e os valores de progesterona do diestro são mantidos, ocorrendo um aumento gradual até cerca de 60 dias de gestação, quando há aumento mais expressivo. Este pico deve-se à contribuição da progesterona placentária. Os níveis de progesterona permanecem altos até a última semana, quando então declinam rapidamente até 1 ng/mℓ no momento do parto. A concentração de progesterona é significativamente mais alta em gestações múltiplas. Foi estimado que no final da prenhez a placenta de ovelhas produza 5 vezes mais progesterona que o ovário (Figura 5.2).

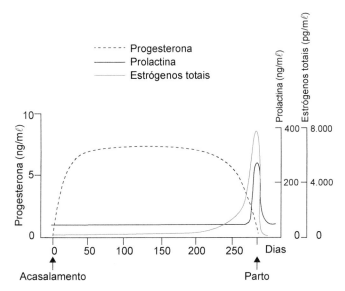

Figura 5.1 Representação esquemática das variações nas concentrações séricas hormonais em vacas durante a gestação e o parto. (Adaptada de Noakes, 2001.)

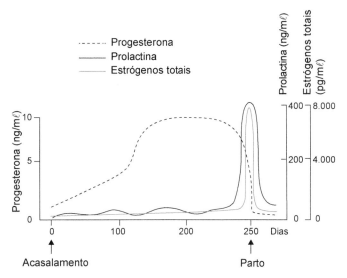

Figura 5.2 Representação esquemática das variações nas concentrações plasmáticas hormonais em ovelhas durante a gestação e o parto. (Adaptada de Noakes, 2001.)

A concentração de estrógeno na circulação periférica permanece baixa durante a gestação. Alguns dias antes do parto os níveis começam a aumentar, atingindo 400 pg/mℓ no momento do parto, seguido de um rápido declínio.

A concentração de prolactina durante toda a gestação flutua entre 20 e 80 ng/mℓ. No entanto, ocorre um aumento para cerca de 400 a 700 ng/mℓ no dia do parto.

Cabra. Assim como na ovelha, a concentração de progesterona no sangue periférico de cabras declina após o diestro, com a proximidade do cio. Desta forma, a dosagem de progesterona em amostras colhidas 21 dias após inseminação artificial (IA) ou cobertura natural diferencia animais gestantes de não gestantes. Com a continuidade da gestação os níveis de progesterona aumentam até um platô, declinando rapidamente alguns dias antes do parto. O estrógeno total no sangue circulante é muito mais alto do que o observado para ovelhas. Ocorre um aumento gradual do 30º ao 40º dia de gestação, atingindo um pico de 600 pg/mℓ logo antes do parto. A prolactina permanece baixa durante a gestação, aumentando rapidamente pouco antes do parto. Ovariectomia bilateral em qualquer estágio da gestação resulta em abortamento. Portanto, nesta espécie, a produção de progesterona por fontes extragonadais parece não ser suficiente para a manutenção da gestação.

Endocrinologia da gestação na porca

Na porca não prenhe a concentração de progesterona plasmática cai rapidamente 15 a 16 dias após a ovulação, mas se houver concepção os CLs persistem e as concentrações plasmáticas de progesterona permanecem elevadas (30 a 35 ng/mℓ) durante a maior parte da gestação, caindo rapidamente antes do parto. Os CLs são sempre necessários para a manutenção da gestação e o número de embriões presentes no útero não influencia a concentração de progesterona. A concentração mínima de progesterona na circulação periférica para que seja mantida a gestação é de 6 ng/mℓ. Em presença de concentrações mais baixas a gestação é finalizada, no entanto, concentrações mais altas não parecem beneficiar o desenvolvimento embrionário.

A concentração total de estrógeno permanece constante durante toda a gestação, mas 2 a 3 semanas antes do parto ocorre um aumento para 100 pg/ml, com uma onda repentina para 500 pg/ml alguns dias antes do nascimento dos leitões. Isto é seguido de um rápido declínio após o parto. A concentração de sulfato de estrona tem um pico dos 20 aos 30 dias de gestação e sua dosagem pode ser utilizada como método de diagnóstico.

Endocrinologia da gestação na égua

As mudanças endocrinológicas que acontecem na égua durante a gestação são diferentes das observadas para os demais animais domésticos devido à formação de estruturas temporárias produtoras de hormônios, denominadas cálices endometriais.

Após a ovulação o CL primário passa a produzir progesterona. Esta produção atinge níveis plasmáticos de 6 a 10 ng/ml no dia 5 e continua, na égua prenhe, a crescer até o 35º ao 40º dia de gestação, quando a gonadotrofina coriônica equina (eCG) começa a ser produzida pelos cálices endometriais. Estas estruturas correspondem a nódulos distintos de 0,5 a 1,0 cm, compostos por um tecido altamente diferenciado inserido no endométrio. As células dos cálices endometriais começam a secretar eCG ao redor dos 33 dias de gestação. Os níveis de eCG permanecem altos até 90 dias, após isso declinam rapidamente, estando ausentes aos 150 dias. O pico de secreção de eCG ocorre ao redor dos 55 a 70 dias de gestação e corresponde ao período em que os cálices endometriais atingem seu tamanho máximo. Perto dos 90 dias de gestação ocorre a regressão do tecido dos cálices endometriais, associado a uma resposta leucocitária materna intensa. O tecido necrótico dos cálices aflora na superfície endometrial ao redor dos 120 a 150 dias de gestação, formando uma estrutura pedunculada no alantocório, que se projeta para o interior da cavidade alantoidiana.

A eCG desempenha uma função complexa, que não está totalmente entendida. Quando administrada a outras espécies, a eCG tem efeitos gonadotróficos correspondentes tanto ao FSH como ao LH. Na égua gestante, em associação com gonadotrofinas da pituitária, ela estimula a formação de corpos lúteos secundários ou acessórios e regula a esteroidogênese luteal. É considerado que ao redor dos 70 a 90 dias de gestação, os altos níveis de progesterona associados aos de eCG mantém o corpo lúteo primário e aumentam sua atividade. Além disso, induzem a formação de corpos lúteos acessórios a partir da luteinização de folículos que podem ou não ter ovulado. Desta forma, aos 40 dias de gestação os níveis de progesterona sérica dobraram seus valores. Os CLs secundários, bem como os primários, persistem nos ovários e continuam a secretar progesterona até 140 a 160 dias, quando começam a regredir. A produção de progesterona pela placenta começa aproximadamente ao redor dos 70 a 90 dias de gestação e suplementa a produção dos corpos lúteos até próximo ao 100º dia, quando estes regridem e, mesmo efetuando-se a ovariectomia, a gestação não é interrompida devido à produção de progesterona pela placenta. Apesar de a concentração sérica de progesterona cair com a regressão dos CL acessórios, a concentração placentária permanece alta.

A concentração total de estrógenos na circulação periférica durante os primeiros 35 dias de gestação é similar àquela observada no diestro. Após este período seus níveis começam a aumentar, atingindo um platô entre os dias 40 e 60 de gestação, com valores um pouco mais elevados do que aqueles observados antes da ovulação (Figura 5.3). Este aumento provavelmente está relacionado ao desenvolvimento folicular associado ao estímulo da eCG. Após os 60 dias de gestação, provavelmente o aumento nos níveis de estrógeno é ocasionado pela atividade fetal ou placentária. Valores máximos são observados ao redor do 4º mês de gestação, sendo sua principal fonte as gônadas fetais, entrando em declínio lento até o final e caindo abruptamente no pós-parto.

Os níveis de prolactina durante a gestação em éguas não apresentam um padrão constante. Existe variação considerável entre os animais e, aparentemente, ocorre um ligeiro aumento no final da gestação.

Endocrinologia da gestação na cadela e na gata

A cadela tem uma fase luteínica prolongada, com duração de 70 a 80 dias no animal não gestante. A concentração circulante de progesterona no sangue periférico é semelhante na cadela prenhe e não prenhe e, devido a isso, diferente dos demais animais domésticos, este parâmetro não pode ser utilizado como indicativo de gestação.

O CL é essencial para a manutenção da gestação. Ovariectomia realizada aos 30 dias resulta em abortamento em 24 a 72 h. A concentração de progesterona plasmática, que é menor que 0,5 ng/ml no meio do pró-estro, sobe para 3 ng/ml antes da ovulação ou antes do pico de LH e continua a aumentar nos próximos 15 a 25 dias. No primeiro dia do diestro a concentração de progesterona está ao redor de 5 ng/ml, e entre o 10º e o 15º dia do diestro está em geral acima de 25 ng/ml, podendo chegar a 50 a 60 ng/ml ou mais em algumas cadelas. Geralmente, após o pico de progesterona, esta permanece alta, mantendo um platô por 7 a 15 dias e, depois, começa a declinar lentamente, podendo persistir por mais 1 a 2 meses na cadela não prenhe. O padrão de secreção da progesterona, similar entre cadelas prenhes e não prenhes, começa a se diferenciar ao redor dos 60 dias da fase lútea, no qual as concentrações circulantes de progesterona caem abruptamente na cadela prenhe, como um pré-requisito para o parto. Concentrações de progesterona menores que 2 ng/ml são observadas 36 a 48 h antes do parto. Em estudos em que a

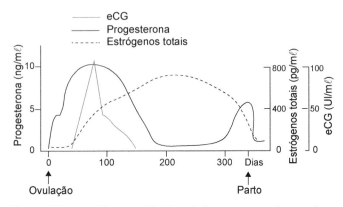

Figura 5.3 Representação esquemática das variações nas concentrações sanguíneas hormonais em éguas durante a gestação e o parto. eCG: gonadotrofina coriônica equina. (Adaptada de Noakes, 2001.)

progesterona foi mantida ao redor de 4 ng/mℓ as cadelas não entraram em trabalho de parto, morrendo com os filhotes no útero ou sendo submetidas a cesariana.

Como a placenta, na cadela, não desempenha atividade esteroidogênica, o estrógeno circulante parece também ser originado no CL. Acredita-se que a concentração plasmática de estrógeno esteja em níveis basais (5 a 15 pg/mℓ) nas primeiras 5 a 6 semanas da fase lútea, não existindo um aumento associado à gestação. Esta concentração persiste até o rápido declínio próximo ao parto, momento no qual o estrógeno, assim como a progesterona, cai em decorrência da lise do CL. Acredita-se que o estrógeno seja responsável pelo crescimento mamário e pelo relaxamento da cérvix.

A prolactina aumenta durante a primeira metade da fase luteínica tanto na cadela prenhe como na não prenhe. No entanto, a elevação dos níveis de prolactina que ocorre na segunda metade da fase luteínica é maior na cadela gestante (Figura 5.4). O aumento gradual é finalizado por uma onda repentina, a qual acontece conjuntamente com o declínio da progesterona 1 a 2 dias antes do parto. Este hormônio parece ser responsável pelo suporte do crescimento e vida do corpo lúteo. Também é a prolactina responsável por desencadear os efeitos psíquicos do comportamento materno, como agitação e comportamento de fazer ninho.

Na gata, a ovulação ocorre 23 a 30 h após a cobertura, e a concentração sérica de progesterona aumenta rapidamente a partir de níveis basais até 10 nmol/mℓ, atingindo um pico de 100 nmol/mℓ entre a 1ª e a 4ª semana de gestação. Existem dados conflitantes com relação ao papel do CL e da placenta na produção de progesterona durante a gestação. Os níveis de progesterona começam a cair gradativamente após o 1º mês. Esta queda é abrupta nos 2 dias que antecedem o parto. Pode ocorrer um discreto aumento dos níveis de estrógeno no final da gestação, mas este declina pouco antes do parto.

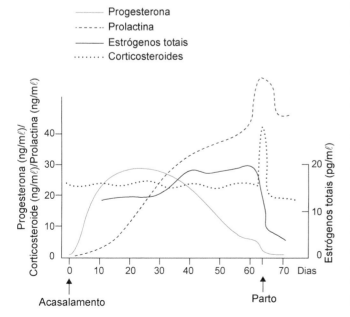

Figura 5.4 Representação esquemática das variações nas concentrações plasmáticas hormonais em cadelas durante a gestação e o parto. (Adaptada de Noakes, 2001.)

NÚMERO DE FETOS

Os animais domésticos podem ser divididos em dois grupos com respeito ao número de ovulações por ciclo estral e, portanto, ao número de fetos que podem chegar ao útero.

Os animais uníparos, como a vaca e a égua, liberam normalmente um único óvulo durante o ciclo, sendo também classificados como mono-ovulatórios. A frequência de gêmeos é baixa tanto em bovinos (2 a 4%) quanto em equinos (0,5 a 1,5%). Embora a possibilidade de nascimento de gêmeos em equinos seja muito pequena, a frequência de duplas ovulações pode ser de até 20% em algumas raças como o Puro-sangue Inglês (PSI). As gestações gemelares em equinos costumam evoluir para a morte embrionária ou fetal de um ou ambos os produtos.

Este grupo de animais uníparos caracteriza-se pela presença de cérvix bem desenvolvida. A placenta do feto único estende-se por ambos os cornos e corpo do útero. O peso do feto no momento do parto é cerca de 10% do peso materno após o parto. Nos animais uníparos, a grande dimensão do feto e o comprimento de suas extremidades fazem com que seja frequente a distocia devido ao mau posicionamento dos membros em relação à pélvis da mãe.

Os ovinos e caprinos normalmente são classificados como uníparos, mas a incidência de gêmeos e trigêmeos é tão grande que tem sido sugerido o termo "bíparos".

Os animais multíparos, como os caninos, felinos e porcinos, liberam normalmente 3 a 15 óvulos, ou até mais, em cada período ovulatório. No entanto, nestas espécies pode ocorrer de 20 a 40% de mortalidade embrionária no início da gestação. Em geral, as fêmeas multíparas têm cérvix muito pouco desenvolvida, e a placenta de cada feto limita-se a uma parte do útero. Os fetos distribuem-se quase por igual entre os cornos. O peso de cada feto no momento do parto é equivalente a 1 a 3% do peso materno pós-parto.

Nas cadelas, geralmente o porte do animal influencia o número de filhotes da ninhada. Raças de pequeno porte geralmente têm 1 a 4 filhotes, enquanto as de grande porte podem ter de 8 a 12. O tamanho da ninhada também está correlacionado com a produção espermática do macho utilizado (o normal é de 200 a 800 milhões de espermatozoides por ejaculado). O momento e a frequência das coberturas, a saúde da cadela e as condições do útero também são fatores que podem influenciar o tamanho da ninhada.

Variações no momento da ovulação, diversidade de datas de cobertura e duração variável do ciclo estral dificultam a estimativa do momento exato da ovulação na cadela. O prazo tradicional de 63 dias de gestação não é acurado e uma variação de 58 a 68 dias pode ocorrer. Um método preciso para se estimar a data da ovulação e, consequentemente, do parto de uma cadela é o acompanhamento das alterações celulares vaginais da fêmea durante o período de proestro e estro. Estes esfregaços devem ser obtidos diariamente durante a cobertura e vários dias após a recusa do macho. A estimativa da data de nascimento deve ser de 56 a 58 dias após o 1º dia do diestro, determinado pelas características da citologia vaginal.

As maiores ninhadas tendem a ter uma gestação mais curta (56 a 57 dias) enquanto as cadelas com somente 1 ou 2 filhotes tendem a apresentar gestações mais prolongadas (57 a 58 dias).

MODIFICAÇÕES FÍSICAS DA FÊMEA GESTANTE

A gestação requer que a mãe sustente o feto com substâncias essenciais para o seu crescimento. Para satisfazer as necessidades fetais, é essencial o estabelecimento de mecanismos de transferência de substâncias, incluindo nutrientes e oxigênio, da mãe para o feto, bem como a remoção do lixo metabólico do feto. Além disso, em resposta aos hormônios envolvidos na gestação, a homeostase materna se modifica. Muitos estudos da homeostase de gestantes foram realizados em mulheres; no entanto, de maneira geral podem ser aplicados para os demais mamíferos.

Balanço hídrico e eletrolítico

Para que uma quantidade adequada de sangue seja destinada à circulação placentária, sem comprometer a irrigação dos tecidos maternos, a vascularização materna é expandida. Além da demanda materna, a necessidade hídrica do feto, no final da gestação, ultrapassa a de oxigênio quando ambas são calculadas em número de moléculas que atravessam a placenta por unidade de tempo. Durante uma gestação normal, os rins maternos retêm sódio, o qual é distribuído entre o concepto e o espaço extracelular do tecido materno. Ao mesmo tempo ocorre retenção de potássio e de cálcio. Esta retenção de eletrólitos é acompanhada por um aumento da água corpórea, 75% da qual é mantida no espaço extracelular dos tecidos maternos. Como a retenção de água é maior que a de sódio, a concentração plasmática deste eletrólito diminui conforme a gestação progride. Isto é caracterizado por um decréscimo na osmolaridade plasmática ao longo do período gestacional, o que já foi bem documentado em ratos.

O volume plasmático que começa a aumentar no início da gestação sofre um rápido acréscimo a partir da metade do período gestacional. No final da gestação, aumento do volume plasmático continua ocorrendo, mas em índices menores. O incremento do volume plasmático no final do período gestacional varia de 10% para ovelhas até 40% para humanos.

O aumento do volume total de células vermelhas do sangue não segue a mesma distribuição temporal do plasma. A expansão do volume total de células vermelhas se inicia na metade da gestação, ocorrendo um grande aumento no 1/3 final. Em humanos, a eritropoetina sérica aumenta progressivamente a partir de 8 semanas de gestação, atingindo níveis máximos no final desta. Devido à diferença em unidades de tempo entre o aumento do volume plasmático e o total de células vermelhas, a concentração de hemoglobina no sangue e o hematócrito declinam progressivamente até o início do 1/3 final de gestação, produzindo a chamada "anemia gestacional". Entretanto, durante o 1/3 final de gestação as concentrações de hemoglobina e o hematócrito voltam a crescer.

O aumento do volume sanguíneo é considerado como um mecanismo de segurança contra possíveis perdas sanguíneas que ocorram durante a separação da placenta. Desta forma, quanto mais invasiva a placentação, maiores as modificações observadas.

Após o parto, a diurese é a principal responsável pela redução do volume plasmático. As células vermelhas que foram adicionadas ao contingente materno normal, durante a gestação, permanecem durante sua sobrevida natural; entretanto, devido a uma provável depressão da eritropoetina, não há renovação deste estoque.

Modificações hemodinâmicas

O comprometimento hemodinâmico materno durante a gestação é bastante complexo. Além do estabelecimento de um aporte sanguíneo uterino adequado, a circulação materna é responsável pelas trocas de calor do feto e preparo da glândula mamária para a lactação.

Estudos realizados em mulheres gestantes demonstraram que o débito cardíaco aumenta em 40% em pacientes em descanso ao redor da 20ª semana de gestação. O aumento do débito cardíaco está associado, pelo menos em parte, a taquicardia relativa. Além disso, também o aumento do volume sanguíneo contribui para o aumento do débito cardíaco, que chega a 30% em ovelhas.

Em humanos e no porquinho-da-índia, o débito cardíaco materno antecipa as necessidades de aumento do fluxo sanguíneo no final da gestação. A maior parte do fluxo cardíaco no início da gestação vai para tecidos não envolvidos diretamente com a prenhez. Conforme a gestação progride e a vascularização placentária aumenta, os fluxos sanguíneos uterino e placentário aumentam. Desta forma, o aumento no débito cardíaco é adequado para suprir o útero e a glândula mamária e para manter o fluxo sanguíneo nos demais tecidos em níveis correspondentes ao estado não gestante quando a fêmea está em descanso.

O fluxo sanguíneo para o útero aumenta progressivamente conforme a gestação avança. No início da gestação em ovelhas, a retirada de oxigênio da circulação uterina é muito pequena; entretanto, com o crescimento do concepto, além do aumento do fluxo sanguíneo para o útero, ocorre também aumento na retirada de oxigênio da circulação. Próximo ao final do período gestacional, o fluxo sanguíneo uterino corresponde a cerca de 17% do débito cardíaco em humanos e a 13% em porquinho-da-índia. Uma correlação clara entre o peso de cada feto da ninhada e o fluxo sanguíneo placentário está bem estabelecida em roedores. No entanto, há uma variação muito grande entre fetos de pesos semelhantes em ninhadas diferentes.

A distribuição do fluxo sanguíneo uterino e os mecanismos envolvidos em suas modificações foram bastante estudados na ovelha. Nesta espécie, durante o ciclo ovariano, o fluxo sanguíneo para o útero aumenta de aproximadamente 10 mℓ/min durante a maior parte do ciclo estral, para cerca de 100 mℓ/min durante as 36 horas que antecedem o início do comportamento de estro. Esta modificação está relacionada aos níveis circulantes de estrógeno e progesterona. Se ocorrer a fertilização, o fluxo sanguíneo permanece abaixo dos níveis observados durante o estro, nos primeiros 20 dias de gestação, quando então se inicia um aumento progressivo.

Além do aumento do fluxo sanguíneo uterino, durante a gestação, ocorre também redistribuição do fluxo. Antes da gestação, o fluxo para o miométrio, endométrio e sítios de futura implantação da placenta é o mesmo. Quando a gestação se estabelece, conforme esta progride, os cotilédones placentários passam a ser favorecidos e, próximo ao parto, 83% do fluxo sanguíneo uterino é destinado aos cotilédones. No início da gestação em ovelhas, o aumento do fluxo sanguíneo cotiledonário é atribuído ao crescimento dos vasos sanguíneos no local de implantação. No 1/3 final de gestação ocorre dilatação dos vasos cotiledonários, que permite duplicação da quantidade de sangue que atinge a placenta. Esta vasodilatação, que ocorre no final da gestação em muitas espécies, tem sido atribuída, pelo menos em parte, à ação do estrógeno.

Quando o trabalho de parto se inicia, o débito cardíaco aumenta a cada contração uterina, retornando a seus níveis basais durante a fase de descanso. Estas flutuações são atribuídas a um aumento no retorno venoso, conforme o sangue deixa o útero em contração. A cada contração, o pulso declina, indicando que o débito cardíaco ocorre devido ao grande incremento no volume sanguíneo.

Logo após o parto, o débito cardíaco aumenta ainda mais, provavelmente devido à descompressão das veias abdominais pressionadas pelo aumento do volume uterino. Esta elevação permanece por alguns dias, acompanhada de uma leve bradicardia, mas dentro de poucas semanas o estado fisiológico não prenhe se estabelece.

Modificações metabólicas

A necessidade de energia e nutrientes aumenta durante a gestação e, principalmente, durante a lactação. O feto é totalmente dependente de substratos e energia obtidos a partir das reservas maternas, e o neonato, da produção láctea da mãe. As modificações metabólicas que ocorrem durante a gestação visam, então:

- Suprir adequadamente o feto em desenvolvimento de oxigênio e nutrientes
- Fornecer ao feto condições de manter um estoque de energia adequado a suas necessidades no início da vida neonatal
- Armazenar energia suficiente para garantir a sobrevivência do produto no caso de eventual restrição alimentar durante o período de lactação.

O custo energético da gestação engloba o custo metabólico do processo de biossíntese dos produtos formados durante a gestação, incluindo feto, placenta, membranas extraembrionárias, fluidos fetais e tecidos maternos (plasma e eritrócitos adicionais, reservas de lipídio e aumento de tecidos mamário e uterino), o custo metabólico de manutenção destes tecidos e o trabalho extra associado à manutenção e à locomoção de uma gestante progressivamente mais pesada.

A maioria dos criadores reconhece a importância de um bom programa nutricional para a produção animal. Entretanto, a nutrição constitui um dos mais graves pontos de estrangulamento na criação animal brasileira, principalmente quando se encara a questão do ponto de vista econômico e da disponibilidade de assistência técnica capacitada.

O sucesso de qualquer criador depende da produção de produtos fortes e bem desenvolvidos. O desenvolvimento ótimo do produto depende tanto de sua alimentação como também da alimentação da mãe durante a gestação e durante o período de produção de leite. Os efeitos adversos da má nutrição da fêmea gestante têm sido atribuídos a expansão inadequada do volume sanguíneo durante a evolução da gestação, decréscimo das reservas maternas e desenvolvimento placentário anormal. O peso placentário, bem como o volume, a área e o número de placentomas são significativamente menores em ovelhas subnutridas. Isto resulta no nascimento de produtos pequenos, fracos e mal ajustados.

Durante o período inicial de gestação, a única preocupação é manter a fêmea em boa condição física, visto que o desenvolvimento fetal nesses estágios iniciais parece não exigir grandes demandas nutricionais da mãe. Entretanto, os últimos 4 meses de gestação (para grandes animais) são críticos, visto que 2/3 do crescimento fetal ocorrem no último terço de gestação. Como regra geral, o ideal seria um aumento de todos os nutrientes da dieta diária em torno de 25 a 35% acima dos níveis recomendados para a manutenção, a fim de garantir um peso normal no parto, o que favorecerá a taxa de crescimento normal do produto.

A necessidade de água aumenta durante a gestação devido à expansão do compartimento fluido extracelular, tecidos maternais e fetais e lactação. Este aumento pode variar de acordo com a necessidade de manutenção da mãe, o tipo de alimentação, e em razão da produção de leite. Em geral, os requerimentos de água em mℓ/dia são aproximadamente equivalentes aos requerimentos de energia em kcal. Desta forma, água potável deve estar disponível todo o tempo.

Devido ao aumento da demanda energética durante a gestação, alimentos de alta digestibilidade e energeticamente densos ajudam a reunir ingestão calórica e minimizar abastecimento estomacal para conceder maior espaço para o útero gravídico. Gorduras liberam acima de duas vezes a quantia de calorias quando comparadas com os carboidratos, representando uma importante fonte de energia. Em cadelas, deficiências em ácidos graxos essenciais, como ômega-3, estão associadas a ninhadas de pequeno tamanho, baixo peso ao nascer, parto prematuro e desenvolvimento placentário deficiente. Alimentos com digestibilidade maior que 85% são mais convenientes, pois melhoram a disponibilidade dos nutrientes, reduzem o volume alimentar e o preenchimento abdominal e evitam a evacuação de grandes quantidades de nutrientes do cólon, que pode levar a diarreia.

Durante a gestação, os requerimentos nutricionais de proteína também aumentam de 40 a 70% acima da manutenção.

Cálcio e fósforo são requeridos em quantidade maiores do que na manutenção para suportar o desenvolvimento do esqueleto fetal e a lactação. No entanto, a suplementação de cálcio é raramente indicada. Adequada ingestão de cálcio e fósforo e sua proporção na dieta materna são importantes. Uma relação cálcio:fósforo de 1,1:1 a 1,5:1 é adequada.

O ganho de peso na prenhez pode ser um bom indicador do sucesso de nutrição. A gestante deve aumentar seu peso em 25% até o parto, e deve entrar na lactação 5 a 10% acima do peso antes da gestação para manter a produção láctea adequada. Se o nível de energia for inadequado durante a gestação a fêmea perderá peso, desviando nutrientes do feto. Além disso, haverá um efeito negativo sobre a produção de leite e dificuldades para a nova prenhez após o parto. O oposto, ou seja, excesso de energia durante a gestação, provocará elevação excessiva do peso corporal e depósito de gordura nos tecidos. Não se deve permitir excesso de aumento de peso levando à obesidade. Em bovinos, a obesidade provoca depósito de gordura no tecido glandular mamário, levando a dano permanente da glândula, com lactação anormal. Além disso, vacas obesas com frequência apresentam distocia devido a depósitos de gordura no canal do parto.

Independentemente do estado nutricional, a fêmea gestante sofre adaptações metabólicas, as quais levam inicialmente a um aumento das reservas energéticas maternas e, posteriormente, a um redirecionamento de substratos e energia, da mãe para o feto. Devido a seu pequeno tamanho, a demanda do feto, no início da gestação é pequena. Assim, os 2/3 iniciais da gestação são caracterizados por aumento de peso, expansão do volume sanguíneo e depósito de gordura e talvez proteína no corpo da mãe.

Os ajustes metabólicos se tornam mais importantes da metade para o final da gestação, com o aumento da produção de progesterona pela placenta e o crescimento do concepto. Nesta fase, ocorre um decréscimo das concentrações de glicose no sangue materno e o metabolismo materno passa a utilizar outras fontes de energia, como o lactato e a gordura, poupando assim glicose para o feto. Em humanos e roedores, no final da gestação, os níveis de insulina estão significativamente elevados. O aumento de vários hormônios, como lactogênios placentários, estrógeno e cortisol, atua para reduzir a resposta aos efeitos da insulina, levando a um estado de "resistência à insulina". O estado de resistência diminui o consumo de lipídios e glicose da circulação, facilitando o transporte para o feto.

Os mecanismos que levam à modificação do metabolismo de carboidratos e lipídios em fêmeas gestantes ainda não são totalmente conhecidos, mas parecem estar associados à ação da progesterona e lactogênios placentários. A progesterona pode influenciar os depósitos de gordura de duas formas: a hipótese inicial foi de que a progesterona reduziria o gasto total de energia por meio de um efeito na regulação central do balanço energético e/ou da diminuição da atividade física da gestante. Além disso, foi proposto que a progesterona promoveria a redistribuição de substrato, em favor da gordura, por meio de um efeito direto nos adipócitos ou nas ilhotas do pâncreas.

Os lactogênios placentários parecem exercer um efeito anabólico e diabetogênico durante a gestação, aumentando a secreção de insulina, promovendo a conservação de proteínas, a liberação de ácidos graxos dos estoques de lipídios e diminuindo a utilização de glicose. EsSa modificação do metabolismo materno durante a gestação é responsável pela formação de um reservatório materno nos 2/3 iniciais da gestação, que persiste por toda a gestação, permitindo o crescimento fetal. A mudança no metabolismo é controlada pelos hormônios da gestação e não está relacionada com a dieta do animal, mas sim com o crescimento placentário. A progesterona, predominante na primeira metade da gestação, atua na conservação de energia (via insulina), e os níveis crescentes de estrógeno, na segunda metade, são responsáveis pelo redirecionamento da energia para o feto.

Modificações nos órgãos reprodutivos

Vulva e vagina. Durante o início da gestação, a mucosa vaginal torna-se progressivamente pálida e seca, permanecendo assim durante a maior parte desta. No final do período gestacional, edema e aumento da vascularização constituem as principais alterações da vulva. As modificações vulvares são mais evidentes em vacas que em éguas e se iniciam ao redor do 5º e do 7º mês de gestação em novilhas e em vacas, respectivamente.

Cérvix. Durante a gestação o orifício cervical permanece compactamente fechado. As criptas endocervicais aumentam em número e produzem um muco altamente viscoso que oclui o canal. Este é o chamado tampão mucoso, que se liquefaz momentos antes do parto.

Útero. À medida que progride a gestação, o útero aumenta gradativamente para permitir a expansão do feto, porém o miométrio permanece quiescente para prevenir a expulsão prematura. Três fases podem ser identificadas na adaptação do útero para acomodar os produtos da concepção: proliferação, crescimento e dilatação. A duração de cada uma varia conforme a espécie animal.

A proliferação do endométrio ocorre antes da união do blastocisto e caracteriza-se por sensibilização progestacional preparatória do endométrio. As modificações características do endométrio que são iniciadas por hormônios, principalmente a progesterona, incluem vascularização aumentada, crescimento e envelopamento das glândulas uterinas e infiltração leucocitária no lúmen uterino.

O crescimento uterino começa após a implantação e inclui hipertrofia muscular e extenso aumento dos elementos fibrilares e conteúdo de colágeno do tecido conjuntivo.

Durante o período de dilatação uterina, o crescimento do útero diminui, enquanto seus conteúdos estão crescendo em ritmo acelerado.

O feto e as membranas fetais crescem em taxas diferentes. As membranas fetais crescem mais rapidamente no início da gestação enquanto o feto permanece estável em tamanho. Ocorre acúmulo de líquidos. No entanto, este acúmulo e o crescimento das membranas fetais requerem menos energia que o crescimento do feto. Durante a 2ª metade da gestação as necessidades energéticas do feto aumentam substancialmente, pois é nesta etapa que ocorre o máximo de seu crescimento.

Em todos os animais domésticos o útero se desloca para frente e para baixo na cavidade abdominal à medida que progride a gestação. Na vaca e na égua, depois do 4º ou 5º mês, o útero repousa no assoalho abdominal abaixo das alças intestinais. Nos ruminantes, o útero geralmente se aloja do lado direito do abdome, uma vez que o rúmen ocupa o lado esquerdo.

Nos animais multíparos, como a cadela, a gata e a porca, o corno gravídico é tubular e com quase o mesmo diâmetro em todo o seu comprimento. Os fetos geralmente se distribuem em forma quase igual em cada corno. Os cornos ficam muito grandes nas porcas, podendo medir até 1,8 m cada um. Os cornos repousam no assoalho da cavidade abdominal de forma dobrada, semelhante ao intestino.

Ovário. A principal modificação é a transformação do corpo lúteo cíclico em corpo lúteo gravídico. Em consequência disto, os ciclos estrais são interrompidos. Entretanto, alguns animais, principalmente as éguas, podem mostrar sintomas de cio durante fases precoces da gestação, devido à atividade folicular presente nos ovários.

Ligamentos pélvicos e sínfise púbica. O relaxamento dos ligamentos pélvicos que ocorre gradativamente durante o curso da gestação é acelerado com a aproximação do parto. Esse relaxamento é mais evidente em ruminantes que em equinos.

REFERÊNCIAS BIBLIOGRÁFICAS

Noakes DE. Pregnancy and its diagnosis. In: Noakes DE, Parkinson TJ, England GCW (Ed.). Arthur's veterinary reproduction and obstetrics. 8. ed. London: W.B. Saunders; 2001. p. 69-118.

Silva FLR da, Araujo AM de, Figueiredo EAP. Traits of reproduction and growth in Brazilian Somali sheep in the northeast Brazil. Rev Bras Zootec – Brazilian J Anim Scien. 1998; 27(6):1107-14.

BIBLIOGRAFIA DE APOIO

Allen WR, Wilsher S, Stewart F. The influence of maternal size on placental, fetal and postnatal growth in the horse. II. Endocrinology of pregnancy. J Endocrin. 2002; 172(2):237-46.

Bauer HJ, Beckert HG, Schwark HJ. Crossbreeding, father animal, number of calvings, and calf sex – their importance to pregnancy length of dairy-cow. Monatshefte Veterinar. 1980; 35(4):121-4.

Brooks AN, Hagan DM, Sheng C *et al*. Prenatal gonadotrophins in the sheep. Anim Reprod Sci. 1996; 42:471-81.

England GCW. Pregnancy diagnosis, abnormalities of pregnancy and pregnancy termination. In: Simpson G, England GCW, Harvey M. Manual of small animal reproduction and neonatology. Shurdington: British Small animal Veterinary Association; 1998. p. 113-26.

Fields MJ, Fields PA. Morphological characteristics of the bovine corpus luteum during the estrous cycle and pregnancy. Theriogenology. 1996; 45(7): 1295-325.

Ginther OJ. Reproductive biology of the mare. 2. ed. 1992; Cross Plains: Equiservices; 1992. Chapter 8.

Gootwine E. Placental hormones and fetal–placental development. Anim Reprod Sci. 2004; 82-3:551-66.

Gräf JK. Serum oestrogen, progesterone and prolactin concentrations in cyclic, pregnant and lactating beagle dogs. J Reprod Fertil. 1978; 52:9-14.

Grunert E, Birgel EH. Obstetrícia veterinária. 3. ed. Porto Alegre: Editora Sulina; 1989.

Hoffmann B, Riesenbeck A, Klein R. Reproductive endocrinology of biches. Anim Reprod Sci. 1996; 42:275-88.

Johnston SD, Root Kustritz MV, Olson PNS. Canine pregnancy. In: Johnston SD, Root Kustritz MV, Olson PNS. Canine and feline theriogenology. St. Louis: W.B. Saunders Company; 2001. p. 66-104.

Kirk CA. New concepts in pediatric nutrition. Vet Clin North Am Sm Anim Pract. 2001; 31(2):369-92.

Kowalewski MP. Luteal regression vs. prepartum luteolysis: Regulatory mechanisms governing canine corpus luteum function. Reprod Biol. 2014; 14:89-102.

LeBlanc MM. Equine perinatology: what we know and what we need to know. Anim Reprod Sci 1996; 42:189-96.

Leymarie P, Martal J. The corpus luteum from cycle to gestation. In: Thibault C, Levasseur MC, Hunter RHF. Reproduction in mammals and man. Paris: Ellipses; 1993. p. 413-34.

McKinnon AO, Voss JL. Equine Reproduction. Philadelphia, London: Lea & Febiger; 1993.

Noakes DE. Fertilidade e obstetrícia em bovinos. São Paulo: Varela; 1991.

Roberts SJ. Veterinary obstetrics and genital disease (Theriogenology). 3. ed. New York: Edwards Brathers; 1986.

Schellenberg JC, Kirkby W. Production of prostaglandin F-2 alpha and E-2 in explants of intrauterine tissues of guinea pigs during late pregnancy and labor. Prostaglandins. 1997; 54(3):625-38.

Stock MK, Metcalfe J. Maternal physiology during gestation. In: Knobil E, Neill D. The physiology of reproduction. 2. ed, v. 1. New York: Raven Press; 1993. p. 947-83.

Toniollo GH, Vicente WRR. Manual de obstetrícia veterinária. São Paulo: Varela; 1993.

Wu GY, Bazer FW, Cudd TA. Maternal nutrition and fetal development. J Nutri. 2004; 134(9):2169-72.

Zarrouk A, Remy B, Sulon J. Endocrinology of pregnancy in ruminants: the placental proteins. Ann Med Vet. 1998; 142(3):171.

Zeeman GG, Khan-Dawood FS, Dawood MY. Oxytocin and its receptor in pregnancy and parturition: Current concepts and clinical implications. Obst Gynecol. 1997; 89(5):873-83.

6 | Parto Normal

Fernanda da Cruz Landim-Alvarenga

INTRODUÇÃO

O trabalho de parto é definido como o processo fisiológico por meio do qual o feto e seus envoltórios fetais são expulsos do útero. Nestas condições, há a dilatação da via de expulsão fetal e o desencadeamento das contrações uterinas e abdominais que culminam com o nascimento.

O desenvolvimento de um parto normal engloba a interação de inúmeros fatores, principalmente de origem neuroendócrina, que acarretam, na gestante, modificações de ordens morfológica, bioquímica, biofísica e de fisiologia muscular.

DESENCADEAMENTO DO PARTO

Embora as modificações hormonais que acompanham a fisiologia do parto sejam bem conhecidas, os fatores que desencadeiam o início do trabalho de parto ainda não estão completamente entendidos. O conceito moderno, baseado em resultados experimentais e em observações clínicas, é que o feto, e não a mãe, domina o mecanismo de estímulo ao parto.

A atividade da musculatura uterina é fundamental no trabalho de parto e as mudanças fisiológicas entre a gestação e o nascimento envolvem a liberação do miométrio de seu estado de quiescência para a aquisição da capacidade contrátil. O corpo lúteo (CL) ou a placenta produz progesterona que induz no miométrio a condição de relaxamento, permitindo o livre crescimento do feto.

Os eventos endócrinos que caracterizam o periparto representam os estágios finais da maturação fetoplacentária e, ao mesmo tempo, promovem a preparação da glândula mamária para a amamentação, a involução uterina pós-parto e o reinício da função ovariana.

O fator humoral mais importante no início do desencadeamento do parto é a remoção do bloqueio da contratilidade uterina causado pela ação da progesterona. Embora a queda da progesterona seja necessária para o desencadeamento do parto em todas as espécies de mamíferos, os mecanismos que levam ao início da parturição são diferentes.

O final da gestação é acompanhado por um aumento significativo na concentração plasmática de cortisol fetal devido a estímulos no eixo hipotálamo-hipófise. As teorias propostas para explicar o início da função hipotalâmica do feto preconizam que a maturação do hipotálamo do feto resultaria do desenvolvimento de sinapses no núcleo paraventricular permitindo um aumento na função neuroendócrina fetal. Com isso, o hipotálamo fetal passaria a responder aos efeitos de hormônios placentários como estrógeno, progesterona, prostaglandina E (PGE) ou aos fatores de liberação de corticotrofinas. Associado a isso, fatores estressantes fetais como hipoxia, mudanças na pressão sanguínea e na disponibilidade de glicose levariam a um aumento na secreção de cortisol pela adrenal do feto. O aumento no cortisol fetal estimularia a placenta a converter progesterona em estrógeno por meio da ativação de enzimas relacionadas à esteroidogênese. Pela ação do cortisol fetal, a 17α-hidroxilase é ativada convertendo a progesterona, que está elevada na interface placentária, em 17α-hidroxiprogesterona. Esta é, por sua vez, convertida em androstenediona pela enzima C17, C20-liase. Já a androstenediona é transformada em estradiol pela ativação da aromatase placentária (Figura 6.1).

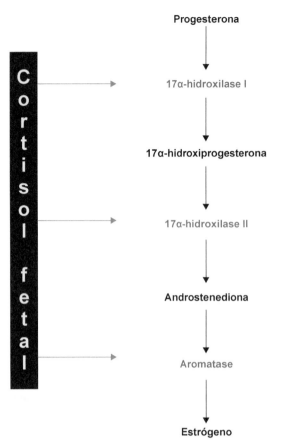

Figura 6.1 Esquema da metabolização da progesterona em estrógeno que ocorre na placenta de ruminantes por meio de estímulo da elevação do cortisol fetal.

Os elevados níveis de estrógeno têm inicialmente uma ação direta sobre o miométrio, aumentando sua responsividade à ocitocina. Além disso, atuam produzindo o relaxamento da cérvix por meio da alteração da estrutura das fibras de colágeno e, finalmente, sobre o complexo útero-placenta, estimulando a produção e a liberação de prostaglandinas.

Este mecanismo é relativamente bem conhecido em ovelhas, vacas, cabras e porcas. No entanto, na égua, na cadela e na gata, diversos aspectos do trabalho de parto ainda não estão compreendidos.

Desencadeamento do parto em espécies cuja gestação depende da progesterona placentária | Ovelha, égua, gata

A ovelha tem sido um importante modelo animal para o estudo dos mecanismos de desencadeamento de parto nos mamíferos. O início do parto nos ovinos está relacionado à ativação do eixo hipotálamo-hipófise-adrenal do feto. O mecanismo de início do parto é um exemplo do que acontece em espécies nas quais a placenta é a fonte de progesterona e a 17α-hidroxilase é ativada pela elevação do cortisol fetal.

Na ovelha, antes dos 120 dias de gestação, a maior parte do cortisol presente na circulação fetal é de origem materna, chegando via transferência transplacentária. Com a proximidade do parto o córtex adrenal do feto fica mais sensível ao hormônio adrenocorticotrófico (ACTH). Na hipófise do feto ovino, ao redor dos 125 dias de gestação, as células adrenocorticotróficas fetais são substituídas por células menores e estreladas correspondentes às células adrenocorticotróficas adultas. Esta substituição é acompanhada por um aumento significativo da secreção de ACTH. O nível plasmático de ACTH coincide com um rápido aumento nos níveis de corticoides fetais. Embora a elevação do cortisol fetal se inicie 20 a 25 dias antes do parto, ocorre um pico nas concentrações fetais deste hormônio 3 dias antes do nascimento, declinando 7 a 10 dias após o parto. O aumento da produção de corticoide fetal durante o final da gestação é responsável pela ativação de um sistema enzimático nos cotilédones, o qual aumenta a capacidade da placenta ovina de converter progesterona em estrógeno por meio da ativação das enzimas 17α-hidroxilase, C17, C20-liase e aromatase (Figura 6.2).

Além de converter a progesterona placentária em estrógeno, aumentando a responsividade do útero à ocitocina e levando a ondas de contração miometrial, o cortisol fetal inicia o processo de lise do corpo lúteo por meio do estímulo para a produção de prostaglandina $F_{2\alpha}$ ($PGF_{2\alpha}$) mediante ativação da enzima fosfolipase A_2. Esta enzima estimula a liberação de ácido araquidônico da reserva celular de fosfolipídios, o qual é transformado em diversos tipos de prostaglandinas (Figura 6.2). As principais prostaglandinas formadas no útero são a $PGF_{2\alpha}$, a PGE e a prostaciclina (PGI_2). A prostaciclina é um vasodilatator potente e provavelmente está relacionada à manutenção da perfusão vascular da placenta, enquanto a PGE é importante durante o parto por auxiliar nos mecanismos de relaxamento da cérvix e do canal do parto. A $PGF_{2\alpha}$, além de lisar o corpo lúteo fazendo com que cesse a produção de progesterona, age sobre o endométrio aumentando a sua contratilidade. O sucesso do parto depende não só das contrações dos músculos uterinos, mas também de mudanças nas fibras colágenas do tecido conjuntivo da cérvix levando a sua distensão, permitindo a passagem do feto. Normalmente, o relaxamento da cérvix e as contrações uterinas acontecem ao mesmo tempo, pois ambas ocorrem em resposta à liberação local de PGE. Além disso, a $PGF_{2\alpha}$ estimula as células musculares lisas a desenvolverem entre si áreas especiais de contato, junções comunicantes, que colocam as fibras musculares em uma rede interligada por onde os pulsos elétricos passam livremente de uma célula a outra, estimulando contrações coordenadas.

O mecanismo responsável pelo início do parto em equinos ainda não está totalmente compreendido. Apesar disso, acredita-se que, como nas demais espécies, seja o feto o responsável pelo início do trabalho de parto. O envolvimento do eixo hipotálamo-hipófise-adrenal do feto no mecanismo de desencadeamento do parto em equinos não está bem elucidado. Aparentemente, ocorre um aumento da atividade do córtex adrenal do feto no final da gestação e a concentração de cortisol fetal aumenta nos últimos 8 dias antes do parto.

Na égua, a progesterona aumenta nos últimos 30 dias de gestação, seguindo-se uma rápida queda na época do parto. Apesar disso, próximo ao parto se estabelece um alto índice estrógeno/progesterona. Este predomínio do estrógeno parece ser importante para o desenvolvimento do parto. Foi sugerido que a ocitocina seria o hormônio desencadeador do parto em equinos, uma vez que ela causa dilatação cervical, contração uterina e aumento da produção de $PGF_{2\alpha}$. A responsividade à ocitocina aumenta em ambientes uterinos em que predomina o estrógeno;

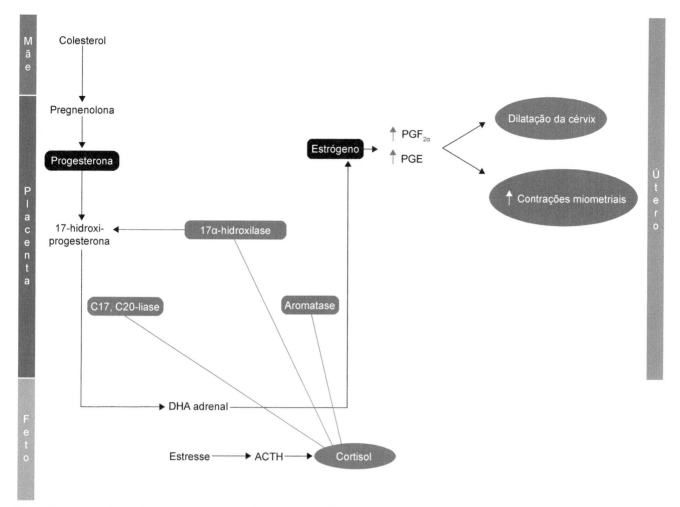

Figura 6.2 Esquema do desencadeamento do parto mostrando as mudanças endócrinas que ocorrem e seus efeitos em espécies cuja gestação depende da progesterona placentária (ovelha, égua e gata). PGE: prostaglandina E; PGF$_{2\alpha}$: prostaglandina F$_{2\alpha}$; ACTH: hormônio adrenocorticotrófico; DHA: ácido docosa-hexanoico.

assim, da mesma forma que na ovelha, aparentemente a ativação das enzimas esteroidogênicas pelo cortisol fetal leva à conversão da progesterona placentária em estrógeno, dando início ao trabalho de parto.

Desencadeamento do parto em espécies cuja gestação depende da progesterona ovariana | Vaca, cabra, cadela

Na vaca, a placenta passa a produzir progesterona ao redor dos 150 a 200 dias de gestação. Dessa forma, se o ovário contendo o corpo lúteo for retirado, a gestação progride, mas o parto frequentemente é anormal. Embora o CL não seja fundamental para a manutenção da gestação no terço final, sua regressão desempenha um papel importante nas modificações endócrinas necessárias para o desencadeamento do parto. Os eventos endócrinos responsáveis pelo início da parição na vaca são em muitos aspectos similares aos observados na ovelha. Entretanto, nesta espécie parece ocorrer um efeito direto dos glicocorticoides fetais na transformação da progesterona circulante em estrógeno por meio da ativação da aromatase placentária. Esta elevação do estrógeno placentário atua, então, sobre a lise do CL mediante indução à produção de PGF$_{2\alpha}$ (Figura 6.3).

Na vaca e na cabra, como resultado das alterações na produção de esteroides, do aumento da sensibilidade à ocitocina e da produção de PGF$_{2\alpha}$, as contrações miometriais se tornam cada vez mais coordenadas e intensas, até a ocorrência da expulsão. Juntamente com a atividade miometrial ocorre o relaxamento da cérvix e dos ligamentos pélvicos, bem como a expansão generalizada do canal de nascimento 1 a 2 dias antes do parto. Um hormônio ovariano conhecido por relaxina está envolvido neste processo, assim como o estrógeno placentário e a prostaglandina uterina. A relaxina é produzida pelo CL e, nos bovinos, sua elaboração também foi observada na placenta. A relaxina causa dilatação cervical e aumento da área pélvica em ambientes endocrinológicos em que predomina o estrógeno.

Na cabra, apesar de esta espécie ser relacionada com a bovina, a produção de progesterona durante toda a gestação depende do CL e não da placenta. Assim, o mecanismo de desencadeamento do parto é bastante semelhante ao observado na vaca. Na cabra, a ativação da aromatase placentária, estimulada pela elevação do cortisol fetal, aumenta o metabolismo de progesterona advinda do CL em estrógeno. Como resultado do aumento dos níveis de estrógeno ocorre o aumento da produção de PGF$_{2\alpha}$ que leva a luteólise e maior queda nos níveis de progesterona. A progesterona desaparece da circulação antes da ocorrência do parto.

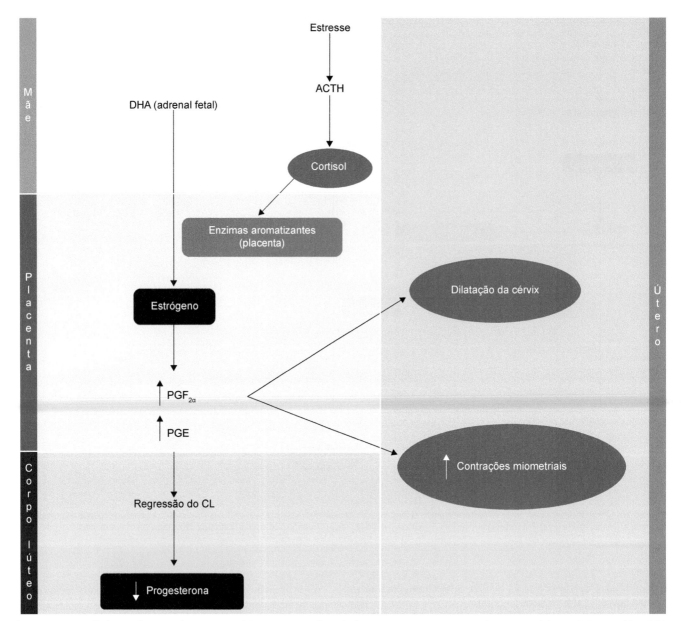

Figura 6.3 Esquema do desencadeamento do parto em espécies cuja gestação depende da progesterona ovariana (vaca, cabra, porca, cadela e gata). CL: corpo lúteo; DHA: ácido docosa-hexanoico; PGE: prostaglandina E; $PGF_{2\alpha}$: prostaglandina $F_{2\alpha}$; ACTH: hormônio adrenocorticotrófico.

Na porca, a progesterona produzida pelo CL é necessária para a manutenção da gestação durante todo o período gestacional. O parto é precedido inicialmente pelo aumento nos níveis de cortisol no plasma fetal, o que resulta em aumento na concentração sanguínea materna de cortisol, estrógeno e $PGF_{2\alpha}$ e decréscimo nas concentrações de progesterona. Entretanto, o estrógeno aparentemente não é o responsável pelo aumento de liberação de $PGF_{2\alpha}$, como acontece em outras espécies. Apesar disso, as mudanças hormonais que acompanham o início do trabalho de parto nesta espécie são semelhantes àquelas observadas para a ovelha.

O mecanismo endócrino do parto não está bem definido na cadela, mas aparentemente não difere das demais espécies. O trabalho de parto nas cadelas pode demorar, na dependência do tamanho da ninhada, de 4 a 24 h. Nas últimas 8 a 24 h antes do início do trabalho de parto ocorre um aumento nos níveis de cortisol fetal. Os níveis de progesterona na cadela declinam nos últimos 30 dias de gestação, sofrendo uma queda abrupta 12 a 40 h antes do parto. Esta última queda parece ser resultante da liberação de $PGF_{2\alpha}$, a qual é produzida pelo endométrio em resposta ao aumento da secreção de cortisol fetal. No entanto, não está bem determinado como o cortisol atua na produção placentária de esteroides, uma vez que não é detectado um aumento significativo nos níveis de estrógeno. Os níveis de estrógeno mantêm-se constantes durante a gestação e iniciam seu declínio 2 dias antes do parto. A prolactina também aumenta nos últimos dias pré-parto e este aumento é concomitante ao declínio da progesterona. Apesar disso, o papel da prolactina no parto não está bem determinado.

A relaxina é um hormônio polipeptídico produzido principalmente pelo CL; no entanto é produzido também por diversos outros tecidos, como folículos pré-ovulatórios e placenta. A relaxina atua sobre sínfise púbica, ligamentos pélvicos, cérvix, miométrio e glândula mamária. As mudanças promovidas no final da gestação, sob influência dos níveis de estrógeno/progesterona, envolvem mudanças bioquímicas nos índices de glicosaminoglicanas/colágeno, levando ao relaxamento de sínfise púbica, ligamentos pélvicos e cérvix. A relaxina também exerce um efeito sobre o miométrio. Em geral, a relaxina diminui tanto a frequência como a amplitude das contrações uterinas.

VIA DE EXPULSÃO FETAL

É o conduto formado por parte do aparelho genital e regiões circunvizinhas, pelo qual o produto transita durante o parto. É constituído por duas partes: a via fetal óssea e a via fetal mole.

Via fetal óssea

É formada pelos ossos ílio, ísquio, púbis, sacro e primeiras vértebras coccigianas, constituindo a pelve. A forma da pelve é uma característica morfológica específica que pode, dependendo da espécie, facilitar ou dificultar o parto.

Nos equinos, a pelve é curta e sua abertura, praticamente circular, com parede ventral plana; não dificulta o parto, que é rápido nestes animais.

Nos bovinos, a abertura pélvica é mais comprida lateralmente, com forma ovalada e assoalho côncavo mais elevado caudalmente. Esta disposição anatômica dificulta o parto, que é mais demorado nesta espécie.

Próximo ao momento do parto a sínfise púbica das fêmeas sofre desmineralização, com dissolução de tecido conjuntivo que permite alguma separação no momento do parto. Isto pode não ocorrer nas fêmeas mais velhas, nas quais a ossificação é mais completa.

Nos pequenos ruminantes, nos suínos e nos carnívoros, a pelve tem forma tendendo a circular e, em geral, sua disposição anatômica não dificulta o parto.

Via fetal mole

É constituída por cérvix, vagina, vestíbulo, vulva e ligamentos sacroisquiáticos. A via fetal mole apresenta 3 pontos críticos, que no momento do parto constituem obstáculos à passagem do feto, podendo dificultar a parição. Estes pontos são: a vulva, o anel himenal e a cérvix.

FASES DO PARTO

O parto não é um evento abrupto, que simplesmente representa o final do período de gestação. Na realidade, é um acontecimento que se desenvolve gradativamente, acompanhado de modificações morfológicas e funcionais da fêmea gestante, bem como do próprio feto, atingindo seu ponto culminante na fase de expulsão do produto gerado. Com base neste conceito, divide-se a parturição em 3 fases.

Fase prodrômica ou de preparação do parto

Nas proximidades do parto a fêmea gestante apresenta modificações morfofuncionais, que permitem avaliar o momento da parturição. Os sinais de aproximação do parto variam de espécie para espécie. A conduta materna começa a aparecer antes do parto e a fêmea, em geral, busca solidão.

A porca e a cadela têm o hábito de construir um ninho para os animais que vão nascer.

À medida que o momento do parto se aproxima, as fêmeas de todas as espécies começam a apresentar inapetência, ansiedade e agitação, procurando se isolar dos demais animais. Este comportamento deve ser respeitado e, sempre que possível, o acompanhante humano deve fornecer condições para que ele aconteça.

Além disso, o início das contrações uterinas pode provocar agitação. As éguas podem andar de um lado para o outro, algumas vezes em círculo, patear, deitar e levantar e até rolar, simulando um distúrbio do aparelho digestório. Durante esta última etapa não se deve obrigar a fêmea a comer, mas deve-se providenciar água e solidão adequadas.

Neste momento, iniciam-se também modificações estruturais e bioquímicas na cérvix. Estas modificações são caracterizadas por dispersão das fibras de colágeno causada pela colagenase e aumento do nível de ácido hialurônico, que leva a liquefação do tampão mucoso e dilatação da cérvix.

Vacas

Os sinais de parto se tornam evidentes até 3 semanas antes do parto. Nestes animais, 1 a 2 semanas antes ocorre afrouxamento de articulações e ligamentos da pelve, bem como relaxamento da musculatura da garupa. Como consequência o animal apresentará andar inseguro e característico. A relaxina é um hormônio hidrossolúvel, produzido pelas células luteínicas do ovário, particularmente importante na vaca e na porca. Atua conjuntamente com o aumento de estrógeno no final da gestação para provocar relaxamento das estruturas que circundam o canal do parto. A sínfise púbica da fêmea jovem é desmineralizada e a dissolução de tecido conjuntivo é suficiente para permitir alguma separação no momento do parto. Isto pode não ocorrer em fêmeas com maior idade, nas quais a ossificação da sínfise púbica é mais completa. O relaxamento dos músculos que circundam a pélvis e ligamentos sacroisquiáticos e sacroilíacos faz com que os ossos pélvicos se tornem mais proeminentes à medida que se aproxima o parto.

Com a aproximação do parto, a cérvix dilata-se para permitir a passagem do feto. O edema da vulva acentua-se e associa-se a edema e hiperemia da mucosa vaginal. O estrógeno e a relaxina parecem facilitar este processo. Na cérvix se localiza um tampão constituído por muco viscoso. No dia anterior ao parto verifica-se corrimento vaginal constituído por muco que se organiza em forma de cordões com espessura de um dedo.

Modificações de glândula mamária são evidentes em novilhas a partir do 4º mês de gestação, caracterizadas por aumento de volume do úbere. Imediatamente antes do parto há modificações da secreção da glândula, que de aparência aquosa passa para viscosa, semelhante a um mel, e transforma-se em abundante secreção de colostro.

Éguas

Nas éguas, os sinais da aproximação do parto são menos evidentes do que os descritos para bovinos. Normalmente os indicativos da proximidade do parto são principalmente o relaxamento dos ligamentos sacroisquiáticos (que não é tão evidente quanto nos bovinos devido à musculatura da garupa) e especialmente a condição da glândula mamária. As mamas nos equinos se desenvolvem consideravelmente 3 a 6 semanas antes do nascimento e se enchem de colostro 2 a 3 dias antes do parto.

O colostro extravasa pelo teto e se torna ressecado, formando uma serosidade na extremidade deste (Figura 6.4). A presença de leite nas mamas é o parâmetro mais utilizado para se estimar a proximidade do parto de uma égua. No entanto, nas primíparas esta modificação pode ocorrer somente muito próximo ao início do trabalho de parto, dificultando o acompanhamento prévio.

Rossdale e Silver (1982) relataram um método para predizer o momento do parto em éguas por meio da mensuração da concentração de íons cálcio na secreção mamária. O exame da concentração de eletrólitos na secreção mamária no período periparto demonstrou que, próximo ao momento da parição, ocorre um aumento substancial dos níveis de cálcio. Concentrações maiores que 40 mg/dℓ normalmente estão associadas com a presença de um feto maduro, enquanto valores menores que 12 mg/dℓ estão associados com a imaturidade fetal. Em conjunto com o aumento do cálcio, ocorre uma inversão nas concentrações de sódio e potássio na secreção mamária (Figura 6.5). As concentrações de sódio são significativamente maiores do que as de potássio até o momento do parto, quando então caem drasticamente, e as concentrações de potássio ficam mais altas. Foi desenvolvido um escore (5 a 15) para cada um destes eletrólitos; o máximo escore possível é 45 pontos no dia do parto. Um escore iônico de 35 pontos ou mais sugere que a égua irá parir nas próximas 24 h. Os eletrólitos presentes na secreção mamária podem ser medidos por testes químicos de maneira rápida e simples. Embora não seja possível a estimativa do momento exato da parição, a utilização deste parâmetro diminui o tempo necessário para o acompanhamento do início do parto (Tabela 6.1).

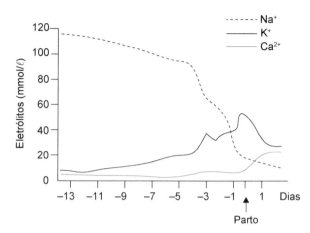

Figura 6.5 Gráfico demonstrando queda na concentração de sódio e aumento nas concentrações de potássio e cálcio observados na secreção láctea de éguas no período que antecede o parto.

A tentativa de predizer o momento do parto por meio da mensuração da temperatura corporal tem sucesso limitado. A variação da temperatura não é constante entre os animais e a queda é muito discreta.

O início do trabalho de parto vem acompanhado de mudanças no comportamento como inquietação e sudorese.

Cadela

A luteólise pré-parto pode ser monitorada pelo declínio da temperatura retal. Nas cadelas, a temperatura corporal cai cerca de 1°C nas últimas 12 a 24 h de gestação. Como é conhecido que a administração exógena de progesterona causa hipertermia e a indução da luteólise com $PGF_{2\alpha}$ causa hipotermia, acredita-se que esta queda transitória da temperatura representa uma falha momentânea nos mecanismos reguladores da temperatura corporal em resposta aos estímulos hormonais.

Nos 2 a 3 dias que antecedem o parto as cadelas normalmente ficam irriquietas, procuram se esconder, alimentam-se pouco e fazem ninho. Este comportamento parece estar ligado à elevação da prolactina.

À exceção a queda da temperatura, não existe nenhum indicativo confiável do momento do parto em cães. A descida do leite pode acontecer desde 2 semanas até algumas horas antes do parto.

A ultrassonografia transabdominal pode ser utilizada na tentativa de se predizer a idade fetal. Após os 55 dias de gestação os cãezinhos aparecem com o estômago dilatado e frequência cardíaca entre 180 e 230 bpm.

Felinos

Decréscimo na temperatura também é observado nos felinos nas 12 h que antecedem o parto; entretanto, não é tão evidente quanto nas cadelas. A presença de leite nas mamas também não é um sinal preciso do início do parto. As mudanças no comportamento variam muito de animal para animal e incluem nervosismo, muitas vezes apatia e procura de um lugar tranquilo para o nascimento dos filhotes. Muitas gatas param de se alimentar nas 12 a 24 h que precedem o parto. Durante a fase em que se iniciam as contrações uterinas as fêmeas miam com frequência, apresentando taquipneia e podendo andar em círculos olhando

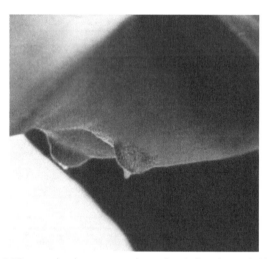

Figura 6.4 Presença de colostro nas tetas de uma égua, indicando a proximidade do parto. (Esta figura encontra-se reproduzida em cores no Encarte.)

Tabela 6.1 ■ Escore para predizer a viabilidade de indução de parto em equinos, com base nas modificações do teor de eletrólitos na secreção láctea.*

Cálcio (mg/dℓ)	Sódio (mEq/ℓ)	Potássio (mEq/ℓ)	Pontos para cada eletrólito
≥ 40	≤ 30	≥ 35	15
≥ 28	≤ 50	≥ 30	10
≥ 20	≤ 80	≥ 20	5

*Escore total ≥ 35 indica que a indução segura é possível. Adaptada de Ousey et al., 1984.

constantemente para o posterior. Observa-se, por meio da vulva, a presença de uma descarga de líquido claro. Na fase de expulsão do produto, o animal fica muito agitado, miando alto.

Suínos

Ocorre um aumento de cerca de 1°C na temperatura corporal nas 12 a 15 h que antecedem o parto. Esta elevação é contrária à queda da temperatura corporal que antecede o parto na vaca, na ovelha e principalmente na cadela, e tem causa desconhecida, uma vez que neste animal também ocorre queda da progesterona. Outro aspecto importante é que a elevação da temperatura persiste durante toda a lactação e não deve ser confundida com alterações patogênicas.

Fase de dilatação da via fetal

Esta fase, também denominada fase de insinuação, tem início concomitantemente com as contrações uterinas e prolonga-se até o rompimento das membranas fetais. Sua duração é variável nas diferentes espécies. Desenvolve-se de 6 a 16 h nos bovinos, e nos equinos leva somente 2 h.

A dilatação da cérvix inicia-se em uma fase latente do parto. Com o relaxamento das fibras musculares lisas de cérvix, útero e vagina, o útero é impulsionado no sentido cranioventral do abdome e aumenta a dilatação da cérvix, a qual continua com o aparecimento das contrações uterinas. Nesse momento, há insinuação das bolsas fetais, dilatando completamente a via fetal mole.

Na fase de dilatação não se observam manifestações evidentes de contrações musculares da parede abdominal e muitas vezes esta fase só é reconhecida quando as bolsas fetais já são visíveis na vulva.

Na égua, os sinais clínicos do animal nesse momento se assemelham aos observados em casos de cólica. Este estágio inclui relaxamento e dilatação da cérvix e início das contrações uterinas, as quais causam dor. A pressão causada pelo útero empurra o alantocório para o interior da cérvix e esta normalmente se rompe durante a passagem. O extravasamento do líquido é importante para a lubrificação do canal do parto.

Controle das contrações da musculatura uterina

As primeiras contrações uterinas são irregulares e pouco intensas para depois se tornarem rítmicas e enérgicas. O número de contrações uterinas que completam a fase de dilatação varia nas diferentes espécies. As contrações se repetem inicialmente a cada 25 a 50 s e passam depois para a regularidade de 50 a 90 s. No final do parto, portanto na fase de expulsão, permanecem ativas por até 120 s. Nesta fase, o ciclo contrátil é de 6 contrações por 15 min. Menos de 4 ou mais de 7 contrações no mesmo período significam, respectivamente, deficiência ou aumento da contratilidade uterina, podendo alterar a evolução normal do parto.

As contrações uterinas são controladas por sistema neuroendócrino com atuação evidente do hipotálamo, hipófise e por meio dos hormônios ocitocina, estrógenos, progesterona, epinefrina e α e β-adrenorreceptores. O hipotálamo, por intermédio de seus núcleos supraóptico e paraventricular, sintetiza a ocitocina, que é armazenada no lobo posterior da hipófise e tem capacidade de despolarizar a membrana celular do miométrio e, assim, aumentar a irritabilidade da membrana uterina. Próximo ao parto, a ocitocina se encontra em níveis basais, aumentando somente quando se inicia a fase de expulsão do produto. É importante lembrar que este hormônio só atuará plenamente se houver inibição da atuação da progesterona.

Outro sistema que regula as contrações uterinas é representado pela inervação autônoma do miométrio, ou seja, pelo sistema nervoso simpático, cujo mediador sináptico é a epinefrina. A excitação dos α-adrenorreceptores despolariza a membrana celular e aumenta a sensibilidade para contração; ao contrário, a excitação dos β-adrenorreceptores hiperpolariza as membranas, diminuindo a contratilidade e levando ao relaxamento uterino.

Fase de expulsão do produto

Esta fase inicia-se com o rompimento das bolsas fetais e completa-se com o nascimento do feto ou fetos. O feto no interior da via fetal mole estimula receptores nervosos localizados na porção dorsal da vagina, cujos neurônios levam o estímulo aos centros motores da medula espinal, formando-se o reflexo de contração da musculatura abdominal. Associam-se, deste modo, na fase de expulsão, duas forças: as contrações uterinas e as abdominais. O animal (égua ou vaca) que durante a fase de dilatação permanece em estação, demonstrando agitação, ao instalar-se a fase de expulsão deita-se e assim permanece até o nascimento do produto. O potro nasce com o cordão umbilical intacto e o âmnion se rompe com a movimentação do feto (Figura 6.6). As membranas fetais são expulsas com auxílio das contrações uterinas que se iniciam no topo do corno, causando uma inversão do alantocório (Figura 6.7). Na égua, o parto dura, normalmente, cerca de 30 min e a expulsão da placenta ocorre dentro de 15 min a 2 h após o nascimento do produto. Na vaca a expulsão normal do bezerro dura de 1 a 3 h, podendo chegar a 6 h durante a primeira parição. Nesta espécie, a liberação da placenta ocorre entre 30 min até 8 h após o nascimento do bezerro.

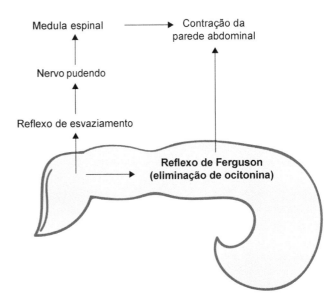

Figura 6.6 Esquema do reflexo de Ferguson ou de expulsão fetal. Por intermédio da compressão do nervo pudendo realizada pela presença das bolsas fetais e/ou do feto no canal vaginal se estabelece um estímulo na medula espinal, que resulta na ocorrência dos esforços expulsivos por meio das contrações abdominais.

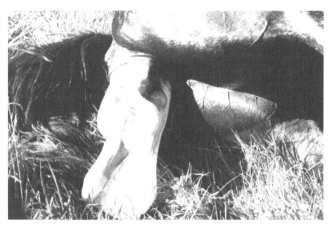
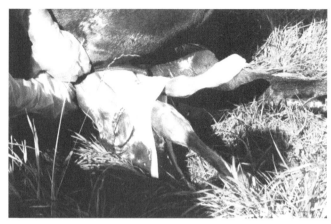

Figura 6.7 Expulsão do potro. (Esta figura encontra-se reproduzida em cores no Encarte.)

Nas cadelas, as contrações uterinas se iniciam na região próxima à cérvix e durante o trabalho de parto cada feto é empurrado através da cérvix e da vagina. Cada cãozinho pode ser expulso com ou sem a ruptura das membranas fetais e 40% dos fetos nascem com apresentação posterior. O intervalo entre os nascimentos pode ser de 15 min a 3 h, dependendo do tamanho da mãe e do número de fetos. O comportamento materno normal inclui a limpeza dos filhotes e a eliminação das membranas fetais. A placenta é expulsa alguns minutos após o filhote e normalmente é devorada pela mãe. É comum o vômito após ingestão de um número grande de placentas.

O nascimento do primeiro gatinho é geralmente o mais demorado. Os gatinhos nascem envoltos pelo âmnio, o qual pode ou não se romper durante o parto. Muitas gatas ficam mais preocupadas com a própria higienização do que em cuidar dos filhotes e, neste caso, o proprietário deve auxiliar a limpeza do neonato. Normalmente o parto demora de 2 a 6 h, podendo se estender por até 12 h. O tamanho das ninhadas é normalmente de 3 a 5 filhotes, podendo ser menor nas primíparas.

MATURAÇÃO DO FETO

No momento do parto, a separação da placenta priva, de maneira súbita, o neonato do suprimento de oxigênio e glicose ao qual este estava acostumado. A não ser que uma alternativa rápida seja encontrada, a morte do concepto é certa. Em circunstâncias normais a respiração se inicia segundos após o nascimento e está totalmente estabelecida após alguns minutos. A glicose é rapidamente liberada das reservas de carboidratos, particularmente dos estoques de glicogênio no fígado e no músculo cardíaco. Esta fonte de glicose termina em poucas horas e a gordura, então, se torna a principal fonte de metabólicos. Mesmo as reservas de gordura podem sustentar o feto somente por um período limitado que, no entanto, normalmente é suficiente até que se inicie a amamentação.

O sucesso da transição da vida intrauterina para a extrauterina é totalmente dependente dos eventos que antecedem o parto, ou seja, maturação pulmonar, formação das reservas de carboidratos e gordura e início da lactação.

Maturação dos pulmões

Após o desenvolvimento anatômico, os pulmões podem ser mantidos em estado de distensão pelo ar após o nascimento, se houver disponibilidade nos alvéolos de um material denominado agente surfactante. Este material é secretado pelas células que circundam os alvéolos e seu aparecimento coincide com o período em que a vida extrauterina passa a ser viável. Um filme de superfície contendo surfactante tem a propriedade de exercer alta tensão de superfície quando distendido e baixa tensão de superfície quando compactado. Como resultado, a tensão superficial em um alvéolo pequeno é menor que aquela em um alvéolo grande e seu volume tende a se igualar, prevenindo o colapso pulmonar e promovendo a estabilidade alveolar. A quantidade de surfactante é determinada pelo seu índice de produção pelos pneumócitos na parede do alvéolo e pelo índice de liberação dos estoques celulares. O cortisol estimula a síntese de surfactante e a epinefrina, sua liberação. Desta forma, uma onda de atividade da epinefrina, antes do nascimento estimula a criação de pulmões maduros e estáveis. A maturação dos pulmões pode ser acelerada pelo estímulo da adrenal fetal com injeções de ACTH no feto ou administração à mãe de potentes análogos do cortisol.

Reservas de carboidratos e gordura

Durante a sua vida intrauterina, o feto permanece em um ambiente climatizado, entretanto, com o nascimento, o neonato passa a regular sua própria temperatura. Os mecanismos que permitem que isto aconteça ocorrem na parte final da gestação com o acúmulo, nos fetos, de uma grande quantidade de gordura e de glicogênio, principalmente no fígado. Como glicose é disponibilizada para o feto pela mãe, a quantidade de carboidrato estocada nos vários tecidos fetais depende principalmente dos níveis de atividade da adrenal fetal. Em diferentes espécies a indução experimental da hipofunção da adrenal está associada a um decréscimo significativo no conteúdo de glicogênio no fígado fetal, o qual pode ser reposto pela administração de corticosteroides. Além disso, quando o ACTH ou os corticosteroides são injetados em fetos normais a quantidade de glicogênio no fígado destes animais aumenta.

A manutenção da homeostase da glicose, imediatamente após o parto, é totalmente dependente dos estoques hepáticos de glicogênio. Este estoque deve ser suficiente para fornecer energia antes que fontes alimentares de glicose estejam disponíveis.

A tolerância relativa dos animais recém-nascidos à hipoxia também é atribuída, entre outras coisas, à alta concentração de glicogênio presente no músculo cardíaco. Este estoque de glicogênio permite que o coração continue a bater na ausência de oxigênio por meio da glicólise anaeróbica. O cérebro, no entanto, não tem reservas de glicogênio e tem que se valer das reservas circulantes de glicose.

O estoque de gordura aparentemente é regulado pela insulina e não pelos corticosteroides. Quando a nutrição é boa e a glicose é mantida em níveis relativamente altos, a ação da insulina assegura que a glicose disponível, após cumpridas as metas necessárias para o crescimento, seja armazenada na forma de gordura. No entanto, quando o suprimento de glicose é restrito, a necessidade para o crescimento tem prioridade sobre a estocagem e o neonato nasce com um aspecto edemaciado.

Além da gordura branca usual, a maioria dos fetos tem um depósito substancial de uma forma peculiar de tecido adiposo denominado gordura marrom. Enquanto a gordura branca libera ácidos graxos e glicerol para a circulação para serem metabolizados nos tecidos, a gordura marrom é oxidada e sua energia liberada em forma de calor. Este mecanismo desempenha um papel importante na manutenção da temperatura corporal do neonato quando este não conta mais com o ambiente materno para fazer a termorregulação.

PUERPÉRIO

Puerpério são modificações fisiológicas que ocorrem no útero, na fase imediatamente após o parto, quando este órgão se recupera das transformações que sofreu durante a gestação, preparando-se para uma nova prenhez. No desenvolvimento do puerpério fisiológico, evidenciam-se duas fases: na primeira acontece a eliminação das secundinas ou *delivramento*; e a segunda fase caracteriza-se, principalmente, pela involução uterina e preparação do útero para uma nova gestação, sendo normalmente denominada fase de *involução uterina* ou puerpério propriamente dito.

Delivramento

Inicia-se imediatamente após o parto, terminando com a eliminação das membranas fetais.

Dois mecanismos estão ligados à eliminação das secundinas: a atividade contrátil do miométrio e a perda da aderência materno-fetal.

A diminuição de volume do útero é total, ou seja, atinge todas as camadas da parede uterina. Em consequência das contrações uterinas, os músculos lisos do miométrio diminuem de comprimento, observando-se um espessamento da parede uterina, sendo que na mucosa uterina formam-se inúmeras pregas. Nesta fase, o útero apresenta-se com a metade do volume atingido durante o parto. As contrações uterinas continuam após o nascimento do produto, promovendo, assim, mais diminuição do volume do órgão e particularmente do lúmen uterino. Com a passagem do feto ou do último feto através da cavidade pélvica, desfaz-se o reflexo nervoso de expulsão fetal, que determina a parada das contrações da parede abdominal.

Com a diminuição do volume uterino que ocorre logo após a expulsão do produto, os longos vilos do cório fetal são forçados a deixar as criptas carunculares, visto que a firmeza com que os vilos se prendem às criptas é determinada pela pressão sanguínea e, após o parto, há diminuição do fluxo sanguíneo para o útero devido à contração do órgão e ao esvaziamento dos vasos carunculares, fazendo com que a placenta seja liberada. Por outro lado, após o rompimento do cordão umbilical verificam-se modificações hemostáticas, os quais facilitam a separação do alantocório. Para alguns pesquisadores a ocorrência de degeneração e necrose dos vilos também precederia a saída normal da placenta.

Toda esta preparação, inclusive as modificações celulares no nível do epitélio da *pars fetalis* da placenta, se inicia muito tempo antes do momento do parto. Daí a utilização do termo "placenta madura" ou "imatura", ou seja, madura é aquela que teve tempo suficiente para sofrer transformações preparativas do parto e imatura é aquela resultante de um parto prematuro ou abortamento.

A eliminação das secundinas deve ocorrer rapidamente em todas as espécies animais, para não haver possibilidade de seu aprisionamento no útero quando houver o fechamento da cérvix, o qual é relativamente rápido.

Involução uterina

Esta fase caracteriza-se pela volta do útero à condição normal e aptidão para nova gestação. Isto ocorre por reabsorção e dissolução tecidual, que determina evidente diminuição do volume do órgão e da espessura de sua parede.

O fenômeno histoquímico de involução uterina se observa após o desaparecimento da atividade da progesterona. Durante o desenvolvimento uterino, na gestação, as células produzem enzimas proteolíticas, as quais ficam armazenadas sob a forma de grânulos citoplasmáticos denominados lisossomos, cuja membrana é estabilizada pela ação da progesterona. Desse modo, não há durante a gestação a possibilidade de proteólise citoplasmática. Entretanto, logo após o parto, quando desaparece a atividade da progesterona, a membrana destes grânulos se desestabiliza e suas proteases iniciam a digestão das células que proliferaram durante a gestação. Trata-se, portanto, de um fenômeno de morte celular programada.

A indução desse processo no pós-parto normal é irreversível, porém pode ser inibida antes do parto pela administração de progesterona. Isso significa que, após a liberação das enzimas dos grânulos citoplasmáticos, como efeito da lise do corpo lúteo gravídico em bovinos, caprinos, suínos e carnívoros ou pela eliminação da placenta em equinos e ovinos, o processo de involução uterina é inevitável. Depois de desencadeado o processo não se observa qualquer modificação do puerpério pela administração de progesterona.

A musculatura uterina perde em 4 a 5 dias a capacidade de reagir a estímulos indutores de contração. Neste período, ela apresenta uma involução de 60% de seu volume em relação ao final da gestação. Nesta fase, o endométrio sofre grandes modificações caracterizadas pela diminuição de sua superfície, formação de inúmeras pregas mucosas e, principalmente, pela produção intensa de uma secreção denominada lóquio. Esta secreção se acumula na cavidade uterina, de onde é eliminada, sobretudo através da cérvix pela contração uterina, ou é absorvida pelo endométrio. A quantidade de lóquio varia conforme a espécie animal. Sua consistência é inicialmente serosa, tornando-se depois viscosa e, nos casos normais, apresenta odor de peixe fresco.

Bovinos
Delivramento

Dura de 30 min a 8 h. A não expulsão da placenta 12 h após o parto é considerada patológica; entretanto, nem sempre é possível estabelecer o limite temporal entre o estado fisiológico e o patológico.

A união entre a carúncula materna e o cotilédone fetal forma o placentoma. O mecanismo de separação entre a carúncula e o cotilédone se inicia já nos últimos meses de gestação, quando ocorrem modificações do epitélio placentário e do tecido conjuntivo. No tecido conjuntivo materno e fetal da placenta observa-se um aumento progressivo de colágeno próximo ao parto. O epitélio materno que reveste as criptas passa de colunar a cuboide. Células gigantes binucleadas aparecem e têm grande capacidade fagocitária e de reabsorção, transformando-se em células gigantes multinucleares imediatamente antes do processo de separação da placenta. Com o início do parto, após as modificações hormonais características, as ligações entre os tecidos do placentoma se afrouxam e a expulsão das membranas fetais ocorre.

Durante as contrações uterinas, há constante mudança de pressão no útero que leva a condições alternadas de isquemia e hiperemia sobre a superfície das vilosidades coriônicas. Como resultado, a união entre o epitélio coriônico e as criptas maternas fica prejudicada.

Durante o período de expulsão, os primeiros sinais do processo mecânico de separação são evidentes próximo à base da carúncula. As carúnculas são pressionadas contra o feto durante as contrações uterinas. O placentoma que não estiver alterado se expande. Essa mudança de formato só é possível se o tecido materno estiver hormonalmente induzido a relaxar para permitir sua expansão.

O fator essencial após a expulsão do feto e ruptura do cordão umbilical é a isquemia das vilosidades coriônicas. Pela diminuição do diâmetro dos vasos sanguíneos, a superfície do epitélio também é reduzida. As contrações uterinas completam o processo de separação das membranas. A redução do tamanho do útero leva à diminuição do tamanho da carúncula.

Puerpério propriamente dito

O puerpério nos bovinos é um dos mais lentos entre os animais domésticos, com duração média de 30 a 60 dias em raças taurinas e de 10 a 120 dias em zebuínos.

As contrações uterinas diminuem gradualmente durante os primeiros dias após o parto. Estas contrações cessam 5 dias após a parição devido à perda da capacidade das fibras musculares lisas de responderem à ação da ocitocina. O restabelecimento da forma da cérvix é lento. A involução da cérvix pode ser detectada por palpação retal: 12 h após o parto sua forma é nítida, e 48 h após ainda não está totalmente fechada. Sua involução se completa ao redor do 34º ao 40º dia após o parto. O corno não gestante regride quase completamente, enquanto o corno gravídico e a cérvix permanecem maiores do que antes, mesmo depois da completa involução.

A involução uterina é mais rápida em vacas que amamentam e é retardada após distocia, partos gemelares e retenção de placenta.

Lóquios

As camadas celulares da superfície endometrial são destruídas por morte celular programada caracterizada por degeneração gordurosa, dando origem à secreção serosa da cavidade uterina, constituindo os lóquios. O tecido caruncular necrosa em 5 dias e seus restos participam da constituição dos lóquios. A eliminação destes permanece até 14 dias após o parto. Nos primeiros 2 ou 3 dias têm coloração sanguínea, tornando-se mais claros posteriormente. Entre o 7º e o 14º dia os lóquios são misturados com uma quantidade crescente de sangue ocasionado pela hemorragia do tecido caruncular em processo de separação. Os lóquios desaparecem totalmente cerca de 30 dias após o parto, quando o tecido caruncular materno está totalmente restabelecido.

Restabelecimento dos ciclos estrais

O crescimento folicular ovariano começa logo após o parto e o corpo lúteo da gestação prévia regride rapidamente.

A amamentação retarda o desenvolvimento folicular pós-parto e a ovulação, e prolonga o intervalo entre o parto e o primeiro cio. Na dependência disto, o intervalo do parto até o próximo cio varia de 30 a 72 dias em vacas leiteiras e de 46 a 104 dias em vacas de corte. Os intervalos são maiores para gado de corte, em grande parte porque as vacas amamentam seus bezerros, sendo que a desmama precoce encurta este intervalo.

O intervalo pós-parto até o primeiro cio e a ovulação dependem não só da intensidade do estímulo da amamentação, mas também do plano nutricional e do manejo dos animais. O intervalo ótimo entre partos é de 12 meses.

Pequenos ruminantes

Nestes animais, o puerpério desenvolve-se de forma semelhante ao descrito para bovinos, sendo as secundinas eliminadas até 8 h após o nascimento do último produto.

A involução uterina dura 4 a 6 semanas, apresentando lóquio inicialmente mucossanguinolento para, em seguida, tornar-se turvo e desaparecer em 8 dias. Em algumas raças, a lactação inibe o reaparecimento do cio.

Equinos
Delivramento

Na égua, as membranas fetais são eliminadas 15 a 90 min após o parto. Normalmente, a placenta é expelida intacta ao nascimento, quando sua função está completa e não é mais necessária.

No momento do parto, geralmente aparece inicialmente a bolsa alantoidiana, seguida da amniótica. Nos bovinos, a bolsa alantoidiana apresenta coloração escura com reflexos azulados e conteúdo aquoso. A bolsa amniótica tem aspecto branco-azulado e seu conteúdo é viscoso.

Na égua, o primeiro componente da membrana fetal a ser expulso durante o parto normal é o alantoâmnio, que tem coloração esbranquiçada (Figura 6.7). Esta passagem ocorre devido à ruptura do alantocório no nível da estrela cervical (porção da placenta em contato com a cérvix), permitindo ao feto sua passagem pelo canal do parto envolto pelo âmnio intacto.

O comprimento do cordão umbilical (50 cm a 1 m) permite ao feto sua expulsão com o cório ainda em contato com o endométrio; entretanto, a troca de nutrientes e gases neste momento provavelmente é mínima.

A passagem do alantoâmnio e do cordão umbilical através do canal do parto, juntamente com o feto, causa pressão no alantocório e em sua fixação. A continuidade do trabalho de parto causa a expulsão do alantocório invertido (Figura 6.8).

Em alguns casos ocorre descolamento precoce da placenta. Esta situação pode prejudicar a oxigenação do feto e ocorre quando o alantocório não se rompe na estrela cervical. Como resultado a égua começa a expulsar a unidade fetoplacentária com o cório intacto. Sempre que a membrana coriônica, identificada por sua superfície vilosa, estiver presente na vulva, uma intervenção rápida é indicada. O cório deve ser rompido e o feto retirado envolvido pela membrana amniótica. Em caso de hipoxia o potro deve ser prontamente socorrido.

A expulsão do alantocório sem sua ruptura envolve modificações patológicas da membrana na região da estrela cervical, as quais resultam em espessamento do tecido ou separação primária do cório do endométrio. No último caso, quando se observar hemorragia oriunda de região cervical durante os últimos dias de gestação, pode-se suspeitar do processo. Muitas vezes, no momento do parto, a hemorragia é tão intensa que o animal morre por choque hipovolêmico.

Exame da placenta

O exame sistemático da placenta é particularmente importante na égua e irá fornecer informações sobre o *status* uterino durante o parto. O exame da placenta deve levar em consideração sua integridade e a identificação de marcas anatômicas com ou sem anormalidades.

A placenta deve ser expulsa em seu estado normal com o alantocório invertido e o alantoâmnio evidente. Desta forma, deve-se estendê-la sobre uma superfície lisa para identificação da estrela cervical e de ambos os cornos. O alantocório é arranjado em um F rugoso com a estrela cervical no topo e as membranas que ocupam o corpo uterino formando a parte vertical do F. O braço maior do F é o corno gravídico e o menor é o não gravídico (Figura 6.9). A inspeção do alantoâmnio e do cordão umbilical é fácil quando a placenta está na posição invertida.

O alantocório deve então ser reorientado para expor a superfície coriônica, pois esta superfície da placenta dá uma ideia da situação do endométrio.

O peso total das membranas fetais logo após o parto também tem sido utilizado como guia para avaliação da unidade fetoplacentária. Modificações deste peso podem ser causadas por processos inflamatórios, particularmente por edema. O normal é 6 a 7 kg.

A cor do cório varia de vermelho vivo a vermelho queimado. O corno gravídico apresenta geralmente vilosidades espaçadas. O maior número de vilosidades está no corno não prenhe. As vilosidades conferem um aspecto aveludado à superfície membranosa do cório. A uniformidade do tecido é algumas vezes interrompida por áreas desnudas. Estas áreas foram identificadas como dobras placentárias *in utero*. A outra área que não apresenta vilosidades é a estrela cervical.

A superfície do alantoide é branco-pálida e muitos vasos placentários são facilmente visualizados. O cordão umbilical está normalmente localizado na bifurcação entre os 2 cornos e o corpo do útero. Frequentemente, são observados cistos próximos à ligação do cordão que podem variar do tamanho de uma pera a uma bola de basquete. Ocasionalmente podem estar calcificados.

Involução uterina

É rápida, sendo que o útero retorna ao seu tamanho normal 10 a 14 dias após o parto.

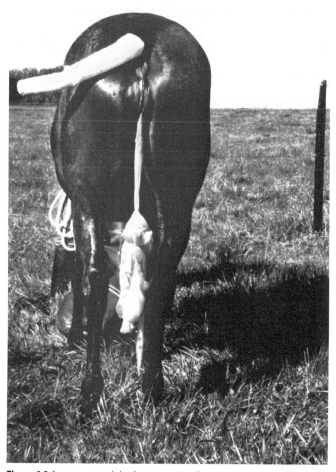

Figura 6.8 Aspecto normal da placenta equina durante sua expulsão. (Esta figura encontra-se reproduzida em cores no Encarte.)

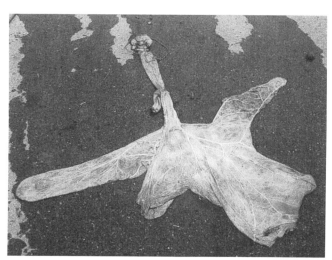

Figura 6.9 Aspecto da placenta equina logo após a sua expulsão. (Esta figura encontra-se reproduzida em cores no Encarte.)

Lóquios

Como na égua a involução uterina é muito rápida, os lóquios são escassos e claros, sendo observados apenas durante alguns dias. Restos placentários retidos no útero são reabsorvidos frequentemente sem manifestações sintomáticas.

Podem ser eliminados em pequenas quantidades durante a 1ª semana pós-parto. Aparecem como um corrimento de coloração amarelo-clara até marrom-avermelhada. Frequentemente, ocorre uma infecção estreptocócica do endométrio, que se cura espontaneamente após o 1º cio.

Restabelecimento dos ciclos estrais

O ciclo estral se reinicia 6 a 14 dias após o parto, originando o chamado "cio do potro". Neste período o endométrio ainda está altamente desorganizado e apresenta grande quantidade de leucócitos, entretanto, se o puerpério transcorrer normalmente este cio é fértil, sendo em geral utilizado. Se na ocorrência do 1º cio a involução da mucosa uterina não for perfeita, este evento irá acelerar o condicionamento do endométrio e o animal terá, em 3 a 5 dias, perfeitas condições para a implantação do embrião. Por outro lado, se houver acúmulo de lóquio na cavidade uterina ou infecção bacteriana da parede do útero, dificilmente a cobertura no cio do potro resultará em prenhez, ou mesmo que esta se estabeleça, as chances de ocorrer morte embrionária precoce são grandes.

Suínos

Delivramento e involução uterina

As membranas fetais podem ser expulsas imediatamente após o nascimento do leitão, ser eliminadas ao mesmo tempo após o nascimento dos leitões correspondentes ou ser expulsas até 4 h após a parição do último produto.

Restabelecimento do ciclo estral

Os corpos lúteos gravídicos regridem rapidamente após o parto. Cios anovulatórios ocorrem 3 a 5 dias após o parto; contudo, na maioria dos animais, o cio e a ovulação são inibidos durante a lactação. As porcas que não amamentam suas leitegadas durante a primeira semana pós-parto mostram cio e ovulação dentro de 2 semanas. A remoção dos leitões ou seu desmame em qualquer época induzem o cio e a ovulação em 3 a 5 dias.

Carnívoros

O processo de involução uterina nos cães requer aproximadamente 12 semanas para se completar. Os sítios placentários apresentam 1,5 a 2 cm de diâmetro, aspecto rugoso e granular com acúmulo de muco e coágulos sanguíneos durante a 1ª semana. Aproximadamente na 4ª semana os sítios placentários diminuem de tamanho e aparecem como áreas nodulares recobertas por muco claro. Na 7ª semana apresentam-se como manchas marrons com 0,8 a 1,5 cm. Histologicamente, durante a primeira semana pós-parto os sítios placentários estão cobertos por massa necrótica de colágeno e eosinófilos. Na 9ª semana a massa necrótica já se desfez completamente e na 12ª a recuperação do endométrio uterino está completa.

Lóquios

Na cadela, os lóquios são inicialmente aquosos e verde-escuros, para a seguir tornarem-se mucoso e de coloração vermelho-escura, apresentando-se claros no 10º dia de puerpério. Os lóquios de coloração verde-escura originam-se dos hematomas marginais da placenta zonária, sendo denominados uteroverdina. Esta coloração é resultante da transformação da hemoglobina em bilirrubina e, posteriormente, em biliverdina. Os lóquios vão gradativamente diminuindo em intensidade e desaparecem ao redor de 4 a 5 semanas após o parto.

Nas gatas, durante a expulsão das secundinas, há corrimento marrom que depois se torna avermelhado e finalmente de cor amarelo-âmbar. Não existem dados referentes à duração da involução uterina, mas sabe-se que gatas recém-paridas não lactantes retornam ao cio em 20 a 30 dias.

REFERÊNCIA BIBLIOGRÁFICA

Rossdale PD, Silver M. The concept of readiness for birth. J Reprod Fertil. 1982; Suppl 32:507-10.

BIBLIOGRAFIA DE APOIO

Asai Y, Katsuki R, Matsui A *et al*. Effects of rations and age on mineral concentrations of throughbred mare's colostrum. J Equine Sci. 1995; 6:21-4.

Concannon PW, Butler WR, Hansel W *et al*. Parturition and lactation in the bitch: serum progesterone, cortisol and prolactin. Biol Reprod 1978; 19:1113-8.

Concannon PW, Isaman L, Frank DA *et al*. Elevated concentrations of 13,14-dihydro-15-keto-prostaglandin F-2α in maternal plasma during prepartum luteolysis and parturition in dogs (*Canis familiaris*). J Reprod Fertil. 1988; 84:71-7.

Ginther OJ. Reproductive biology of the mare. 2. ed. Cross Plains: Equiservices; 1992. Chapter 8.

Grunert E, Birgel EH. Obstetrícia veterinária. 3. ed. Porto Alegre: Sulina; 1989.

Hertelendy F, Zakar T. Regulation of myometrial smooth muscle functions. C Pharma D. 2004; 10(20):2499-517.

Hoffmann B, Riesenbeck A, Klein R. Reproductive endocrinology of bitches. Anim Reprod Sci. 1996; 42:275-88.

Jenkin G, Young IR. Mechanisms responsible for parturition; the use of experimental models. Anim Reprod Sci. 2004; 82(3):567-81.

LeBlanc MM. Equine perinatology: what we know and what we need to know. Anim Reprod Sci. 1996; 42:189-96.

Lye SJ. Initiation of parturition. Anim Reprod Sci. 1996; 42:495-503.

Maltier JP, Legrand C, Breuiller M. Parturition. In: Thibault C, Levasseur MC, Hunter RHF. Reproduction in mammals and man. Paris: Ellipses; 1993. p. 481-502.

McKinnon AO, Voss JL. Equine reproduction. Philadelphia, London: Lea & Febiger; 1993.

Meikle A, Kulcsar M, Chilliard Y. Effects of parity and body condition at parturition on endocrine and reproductive parameters of the cow. Reproduction. 2004; 127(6):727-37.

Nathanielsz PW. Comparative studies on the initiation of labor. Europ J Obst Gyne Reprod Biol. 1998; 78:127-32.

Noakes DE. Fertilidade e obstetrícia em bovinos. São Paulo: Varela; 1991.

Noakes DE. Parturition and the care of parturient. In: Noakes DE, Parkinson TJ, England GCW (Eds.). Arthur's veterinary reproduction and obstetrics. 8. ed. London: W.B. Saunders; 2001. p. 155-88.

Ousey JC. Peripartal endocrinology in the mare and foetus. Reprod Domest Anim. 2004; 39(4):222-31.

Ousey JC, Dudan FE, Rossdale PD. Preliminary studies of mammary secretions in the mare to assess foetal readiness for birth. Equine Vet J. 1984; 16:259-63.

Roberts SJ. Veterinary obstetrics and genital disease (Theriogenology). 3. ed. New York: Edwards Brathers; 1986.

Sheiner E, Levy A, Katz M. Gender does matter in perinatal medicine. F Diag Ther. 2004; 19(4):366-9.

Sheldon M, Dobson H. Postpartum uterine health in cattle. Anim Reprod Sci. 2004; 82-3:295-306.

Simioni VM. Herdabilidade e fontes de variação que influenciam a característica data do parto em bovinos. Biosci J. 2003; 19:95-101.

Toniollo GH, Vicente WRR. Manual de obstetrícia veterinária. São Paulo: Varela; 1993.

Zeeman GG, Khan-Dawood FS, Dawood MY. Oxytocin and its receptor in pregnancy and parturition: Current concepts and clinical implications. Obst Gynecol. 1997; 89(5):873-83.

7 Lactação e Patologias da Glândula Mamária

Fernanda da Cruz Landim-Alvarenga ▪ Nereu Carlos Prestes

DESENVOLVIMENTO MAMÁRIO

Na maioria dos mamíferos a lactação precede o trabalho de parto em um número variável de dias. As mudanças hormonais responsáveis pelo início da lactação emanam do próprio feto e da placenta.

Na glândula mamária existem dois tipos principais de tecidos: o parênquima ou tecido glandular e o estroma ou tecido de sustentação. No animal em lactação, o parênquima abrange os alvéolos nos quais o leite é secretado, e o sistema de ductos através dos quais o leite flui para atingir as cisternas.

Os alvéolos são estruturas diminutas, em forma de sacos ou peras, cujas paredes consistem em uma única camada de células epiteliais. Os alvéolos se apresentam em grupos ou lóbulos, constituídos por até 200 alvéolos, limitados por um fino septo fibroso de tecido conjuntivo. A maior parte dos alvéolos do lóbulo se abre individualmente dentro de seus respectivos ductos intralobulares. Os lóbulos podem formar grupos maiores ou lobos limitados por septos de tecido conjuntivo mais espesso (Figura 7.1).

Envolvendo os alvéolos estão as células mioepiteliais, que têm forma estrelada, com longos processos que se contraem em resposta à ação da ocitocina, comprimindo os alvéolos, promovendo a expulsão do leite para dentro do sistema de ductos. Na superfície externa dos ductos as células mioepiteliais estão dispostas longitudinalmente de modo que, quando se contraem, provocam encurtamento dos ductos que, consequentemente, aumentam de diâmetro, facilitando, assim, o fluxo de leite.

Antes da gestação

Ao nascimento, a glândula mamária da bezerra tem cisternas da glândula e do teto que apresentam essencialmente a forma do adulto, e suas modificações posteriores são principalmente de tamanho. Durante algum tempo após o nascimento o crescimento mamário é mínimo. Ocorre uma ligeira extensão dos ductos, embora em alguns animais possa haver um considerável aumento de tamanho do estroma. Todavia, cerca de 2 meses após o primeiro cio, inicia-se um período de rápido crescimento do parênquima que dura 4 meses e declina de intensidade quando a bezerra está próxima a 1 ano.

Modificações cíclicas foram descritas no sistema de ductos durante o ciclo estral. No cio, há uma secreção no interior dos ductos menores e seu epitélio é cuboide, enquanto na fase progestacional do ciclo os ductos estão vazios e contraídos, apresentando epitélio colunar.

Durante a gestação

Nos primeiros meses de gestação ocorrem ramificação e distensão do sistema de ductos, porém sua intensidade depende da idade da novilha. Nos animais mais velhos, que já gestaram antes, já ocorreu considerável crescimento dos ductos antes da concepção. Além disso, nesse período são formados os pequenos ductos interlobulares e os alvéolos começam a aparecer. Ao redor do 4º ou 5º mês de gestação os lóbulos glandulares estão bem formados. Estes lóbulos aumentam de tamanho, tanto pela formação de novos alvéolos como por hipertrofia das células alveolares existentes e distensão dos alvéolos com o início da atividade secretora.

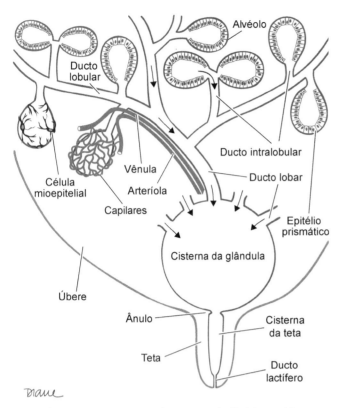

Figura 7.1 Diagrama mostrando a estrutura da glândula mamária.

Durante os últimos meses a distensão dos alvéolos, que já era bastante grande, ao redor do 6º mês fica maior e identifica-se a presença de uma secreção rica em glóbulos de gordura. O estroma é representado apenas por finas lâminas de tecido conjuntivo que dividem o parênquima em lóbulos e lobos (Figura 7.2A a C).

LACTAÇÃO

O desencadeamento de lactação copiosa ocorre nas proximidades do parto. Contudo, em algumas raças grandes produtoras de leite pode ser necessário dar-se início à ordenha regular antes do parto para aliviar a pressão que se forma dentro do úbere. Inicialmente, a secreção é o colostro, que é rico em gordura, proteínas e imunoglobulinas, e pobre em lactose. Mais ou menos no quarto dia de lactação (em bovinos) a composição da secreção muda de colostro para leite normal. A produção leiteira em bovinos, sob os atuais métodos zootécnicos, aumenta constantemente até atingir um pico na 8ª ou na 9ª semana e então declina gradativamente durante o período de lactação restante.

O processo pelo qual ocorre a transferência do leite dos alvéolos e ductos finos para os grandes ductos e cisternas é chamado "ejeção do leite" ou "descida do leite". A ejeção do leite é efetuada pela operação de um reflexo. A estimulação do teto aciona receptores na pele e os impulsos nervosos chegam à medula nervosa para atingir o hipotálamo, onde provocam a liberação da ocitocina pelo lobo posterior da hipófise. A ocitocina é levada pelo sangue até a glândula mamária, onde provoca contração das células mioepiteliais expelindo, assim, o leite dos alvéolos, forçando-o ao longo do sistema de ductos em direção à cisterna do teto.

Os mecanismos hormonais exatos envolvidos no início de uma lactação copiosa estão ainda por ser determinados. Sabe-se que, durante a gestação, o estrógeno e a progesterona produzidos nos ovários e pela placenta atuam juntos para promover o desenvolvimento mamário. O estrógeno provoca o desenvolvimento inicial dos ductos. A progesterona induz a um crescimento maior destes ductos e desenvolvimentos dos alvéolos. O começo da lactação, na época do parto, coincide com a queda dos níveis sanguíneos de progesterona e estrógeno, que provocaram o desenvolvimento mamário, e com o acentuado aumento dos níveis de prolactina (secretada pela hipófise), necessária para iniciar e manter a secreção láctea. A manutenção de níveis elevados de prolactina é favorecida pelo estímulo da sucção. Aparentemente, baixos níveis de estrógeno são necessários para a liberação da prolactina. A prolactina promove, ainda, o desenvolvimento do comportamento materno.

PATOLOGIAS DA GLÂNDULA MAMÁRIA

As patologias da mama merecem conotação e importância particular para cada espécie animal, pois estão relacionadas a aspectos anatômicos, número, posição, distribuição, produção e características da ordenha ou mamada, dentre outras. Em todas as espécies as mastites ganham destaque, embora sejam mais preocupantes nos ruminantes com aptidão leiteira, pela enorme capacidade de armazenar o leite e pelos inúmeros agentes contaminantes com potencial capacidade de se tornarem resistentes aos antibióticos.

Segundo Heidrich et al. (1980), nos bovinos destacam-se as alterações na pele e subcutâneo a seguir:

- Furunculose: nódulos observados na base dos tetos, afetando animais isoladamente; classificados como firmes, sensíveis, contendo material purulento, fétido e com restos de tecido
- Exantema cutâneo: caracterizado por erupções de pele, úmidas e interligadas que sangram facilmente, podendo ser provocadas por agentes irritativos como os desinfetantes concentrados utilizados nos tetos
- Fotossensibilização: as lesões se concentram nas áreas de pele despigmentada, surgindo com edema e hiperemia, evoluindo para o aspecto de uma queimadura de 1º ao 4º grau, provocadas por fatores sensibilizantes aliados ao sol
- Varíola mamária: processo altamente contagioso que surge na forma de nódulos, vesículas ou pústulas que progridem para escaras

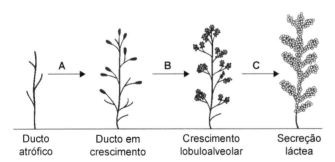

Figura 7.2 Hormônios envolvidos no crescimento da glândula mamária e no início da lactação. **A.** Estrógenos + hormônio do crescimento + esteroides da adrenal. **B.** Estrógenos + progesterona + prolactina + hormônio do crescimento + esteroides da adrenal. **C.** Prolactina + esteroides da adrenal.

- Papilomatose: surge como formações sésseis, pedunculadas ou em cachos, atingindo áreas isoladas ou todo o úbere, dificultando sobremaneira a ordenha do animal
- Edemas de úbere: são o acúmulo de líquido entre a pele e o subcutâneo, podendo envolver o interstício glandular. Podem ser:
  - Fisiológicos: ocorrem em virtude da fase preparativa do parto, acompanhando o edema da região perineal, desaparecendo em 6 a 10 dias. O úbere exibe aumento de volume, sem sinais dolorosos, sem aumento de temperatura e sem alterar a secreção do leite. Na vigência de insuficiente regressão a retenção de líquido promove o enrijecimento do tecido conjuntivo com distensão excessiva do sistema suspensor do úbere, determinando o aparecimento do edema crônico recidivante, ou seja, do úbere pendente. Há progressiva redução da produção de leite
  - Inflamatórios: acontecem nas mastites agudas e superagudas, nos processos inflamatórios superficiais e nas reações inflamatórias próximas ao úbere. Observam-se dor, calor, rubor e perda da função
- Ordenha sanguinolenta: pode surgir poucos dias após o parto em vacas de alta produção leiteira, sem associação com patologia. Devido a fragilidade capilar, trauma externo ou cabeçada do bezerro, o leite poderá estar tingido de sangue ou exibir coágulos que podem obstruir os tetos. O tratamento é puramente sintomático
- Hematoma mamário: aumentos de volume de aparecimento brusco sem sinais de inflamação ou de alteração do estado geral. Estabelecer diagnóstico diferencial com cisto ou abscesso
- Hipo ou agalactia:
  - Causas prováveis:
    - Deficiente desenvolvimento glandular
    - Distúrbios neurológicos
    - Hiperestrogenismo
    - Obesidade
    - Carência alimentar e hídrica
    - Excesso de trabalho físico
    - Doenças sistêmicas
    - Estresse ambiental
    - Enfermidades glandulares
- Lesões do úbere e dos tetos: são classificadas como superficiais, profundas, lacerantes ou perfurantes, incluindo-se nesta última a denominada fístula do leite ou fístula de teto.

CORREÇÃO DA FÍSTULA DE TETO

A correção cirúrgica imediata só é viável caso tenham se passado poucas horas do acidente. Para feridas antigas, trata-se com cicatrizantes e antimastíticos até não haver tecido necrótico. Após as devidas contenção, higienização, antissepsia e anestesia local na base do teto previamente garroteado com fita de látex, procede-se à incisão de pele e subcutâneo, contornando o trajeto fistuloso até visualizar a mucosa da cisterna do teto.

Embora sejam descritas na literatura 3 alternativas de sutura, aquela que fornece melhores resultados constitui-se em duplo padrão de síntese da ferida em U horizontal contínuo, utilizando-se fio não absorvível. Inicia-se com um plano contínuo profundo de pele e subcutâneo, terminando com um plano superficial, aproximando a pele.

A ordenha nos dias subsequentes à cirurgia pode ser realizada com sonda, aplicando-se um tubo de antimastítico preventivo após cada procedimento. Cuidados higiênicos são fundamentais e os pontos devem ser removidos após 10 dias. Abordagens desta natureza em tetos pequenos são mais difíceis de serem executadas.

As lesões são consideradas mais graves, deformantes ou mutilantes quando atingem grande extensão ou laceram o esfíncter do teto, cuja perfeita reconstituição cirúrgica é impossível.

AMPUTAÇÃO DO TETO

Técnica

Manter o animal em tronco de contenção. Após rigorosa lavagem com água e sabão e antissepsia, colocar uma fita de látex garroteando a base do teto e infiltrar abaixo dela 3 a 5 mℓ de anestésico no local, circundando a área. Dividir imaginariamente o teto em 3 segmentos e amputar deixando um coto correspondente a 30% do comprimento total.

Nas situações normais, isto é, na certeza de não haver contaminação, suturam-se as bordas da ferida em planos:

- Mucosa da cisterna do teto com sutura contínua
- Subcutâneo em padrão de bolsa de tabaco
- Pele: pontos separados em U horizontal ou vertical.

O leite produzido pelo quarto suturado será retido na cisterna da glândula e será endurecido (empedrado), bloqueando a neoprodução.

Na vigência de mastite crônica purulenta ou necrosante, o teto é amputado pela mesma técnica, porém ficará aberto, permitindo a drenagem do contaminante, eventuais curetagens e tratamento intramamário até a completa cicatrização de dentro para fora. Preconiza-se como tratamento clássico nestas situações soluções de iodo, lugol, nitrato de prata 2 a 5% e solução saturada de sulfato de cobre.

Lembrar que as abordagens em mama requerem higiene e uma boa dose de paciência no pós-operatório.

Indicações para amputar o teto:

- Quando houver extensas lacerações
- Nas graves feridas incisas transversais ou longitudinais próximas ao esfíncter
- Nas mastites crônicas
- Nas necroses do teto.

MASTECTOMIA RADICAL

A remoção completa da glândula mamária em vacas e pequenos ruminantes não é uma técnica largamente utilizada pela relação custo-benefício, pela impossibilidade técnica (remoção de grande volume, espaço morto e falta de pele para cobrir a ferida cirúrgica) e pela notória afirmação de que fêmea de produção sem mama não serve para nada.

Porém, em situações particulares, como a das fêmeas doadoras de embriões com graves patologias mamárias, a técnica assume enorme importância. A cirurgia é mais facilmente executada com o animal no período seco, no qual a glândula apresenta seu menor volume.

Após preparo, anestesia e antissepsia, coloca-se o animal em decúbito dorsolateral, principalmente da porção posterior. Procede-se à incisão de pele em semicírculo de ambos os lados do úbere, objetivando o aproveitamento máximo de tecido para recobrir a ferida. Executa-se a divulsão sob a mama de forma romba, utilizando os dedos do operador a fim de visualizar os grandes vasos e o ligamento mediano, os quais serão seccionados com a tesoura. Proceder à hemostasia necessária, ligando os vasos separadamente. O procedimento cirúrgico é facilitado se o cirurgião trabalhar soltando o órgão no sentido caudocranial até atingir a veia mamária na posição anterior à glândula (Figura 7.3).

Em seguida, procura-se aproximar o subcutâneo, onde se colocam drenos. A pele pode ser aproximada e suturada na forma convencional ou utilizando-se grampos metálicos, que serão retirados após 10 a 12 dias.

O pós-operatório obedece ao procedimento de qualquer cirurgia externa, porém indica-se o uso de analgésicos nos primeiros dias para promover maior conforto ao animal. Esperam-se contaminação da ferida, coleção de seroma, edema e, em casos graves, formação de enfisema subcutâneo.

Antes da execução da primeira cirurgia, recomenda-se a sutura do tecido que melhor convier, desde que o tempo entre o acidente e a síntese da ferida não tenha ultrapassado um período de 10 a 12 h. Ferimentos antigos devem ser tratados de forma aberta até a completa cicatrização. Deve ser lembrado que a presença de leite na ferida retarda o reparo cicatricial.

Distúrbio da ejeção láctea. Alguns animais podem exibir perturbações do estímulo do reflexo da ejeção, levando a ejeção prematura, ejeção parcial ou retardada (estresse) e ejeção intermitente, determinando um longo tempo para a ordenha integral.

Distúrbio do fechamento do teto. São provocadas por alterações congênitas ou adquiridas provocando estenose na cisterna do teto, hiperplasia nos ductos galactóforos ou do anel de Fürstenberg. São as conhecidas popularmente "vacas duras", saindo um jato fino de leite e exigindo grande pressão manual. O teste de rolamento do teto com os dedos permite identificar cordões fibróticos, nódulos ou estruturas anelares.

Os procedimentos cirúrgicos nesses casos são sempre problemáticos, exigindo isenção de mastite e ampla cobertura antibiótica posterior. Cabe lembrar que existem curetas e bisturi de lâmina retrátil específicos para uso no teto. Observa-se melhora inicial, porém o quadro pode voltar ou piorar pela exuberante granulação da ferida interna.

Formações nodulares nos tetos podem ser sequela de mastites por piógenos ou estreptococos.

CARNÍVOROS

A cadela apresenta geralmente 5 pares de glândulas mamárias e as gatas exibem quatro pares, distribuídas pelas regiões torácica, abdominal e inguinal. O suprimento sanguíneo é fornecido originariamente das artérias pudendas externas e pelas artérias torácicas interna e lateral. Também recebem irrigação da artéria epigástrica superficial e ramos da artéria abdominal cranial e artérias ilíacas.

Basicamente, o sistema linfático drena para os linfonodos axilares e esternais ou em direção caudal aos linfonodos inguinais, embora se conheçam caminhos (vias) alternativos que cruzam a linha branca.

A produção de leite é dependente de constituição e desenvolvimento normais da glândula, qualidade do alimento e ingestão de água.

O reflexo de sucção estimula a hipófise a liberar ocitocina, a qual atua na glândula mamária, produzindo o leite. Estresse, mastite, infecções sistêmicas e cirurgia atuam negativamente neste sistema fisiológico.

Dentre as principais patologias, destacam-se as descritas a seguir.

Congestão. Aumento de volume e edema fisiológico pré-parto podem ter causa desconhecida, acometendo cadelas bem alimentadas, que exibem aumento da temperatura local e corpórea e sensibilidade dolorosa, afetando a produção de leite. Podem apresentar reversão espontânea ou ser necessária a aplicação de antibiótico preventivo, anti-inflamatório e compressas com água fria. Observar se o teto não está obliterado, imperfurado ou invaginado. Atentar para as dermatites de contato, de lambedura ou picada de insetos (reação anafilática).

Agalactia. Traduz-se pela completa ou insuficiente produção de leite, causada pelo subdesenvolvimento glandular ou por distúrbios da ejeção do leite, fatores nutricionais, comportamentais, mastites anteriores ou doenças sistêmicas.

As tentativas de tratamento se resumem à aplicação de ocitocina e, nas cadelas que apresentam os sinais citados, especialmente agressividade e agitação, a instituição de sedativos (acepromazina 0,5 a 2 mg/kg). Se o tratamento não resolver, instituir alimentação artificial aos filhotes, preferencialmente com fórmulas comerciais.

Mastites. As mastites não são comuns em cadelas e gatas, estando associadas a prolongada retenção láctea e deficiente condição sanitária ambiental. Há aumento do volume local e da temperatura com secreção alterada, permitindo saída de leite, secreção serosa, purulenta, sanguinolenta, podendo abscedar nos casos extremos. O diagnóstico baseia-se em exame da mama, exame de sangue, exame citológico da secreção, que pode revelar bactéria e células sanguíneas, e exame microbiológico. Os agentes mais comumente isolados incluem *Escherichia coli*, *Streptococcus* e *Staphylococcus*, exigindo antibiótico de amplo espectro para o tratamento e antiprolactínicos.

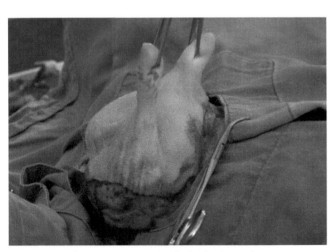

Figura 7.3 Mastectomia radical realizada em cabra.

As mamas ulceradas deverão ser tratadas como feridas abertas. Deve-se recordar que cadelas com pseudociese podem manifestar mastite. Recomenda-se separar os filhotes das fêmeas acometidas e submetê-los à alimentação artificial.

Hiperplasia mamária benigna. Esta patologia é manifestada por gatas jovens ciclando, fêmeas prenhes, castradas ou naquelas submetidas a tratamento prolongado com acetato de megestrol. Há aumento exagerado das glândulas, edema e muita sensibilidade dolorosa. Sugerem-se como tratamento suspensão de progestógeno, ovariossalpingo-histerectomia (OSH) e antiprolactínicos como a cabergolina.

Tumores. A maior parte dos tumores mamários em gatas é adenocarcinoma (80 a 90%), embora a incidência de neoplasias seja menor que nas cadelas, nas quais os tumores mamários representam 50% de todos os possíveis diagnosticados; metade deles são altamente metastáticos, tendo baixa incidência na glândula mamária rudimentar dos machos (1%).

Os tipos de tumores mamários frequentemente diagnosticados nas cadelas são, por ordem de ocorrência, carcinoma papilar, adenocarcinoma tubular, tumores complexos e sarcoma.

O diagnóstico é realizado pelo exame físico, biopsia, citologia aspirativa e exames laboratoriais (hemograma, bioquímico e urinálise). Há controvérsias sobre o uso da biopsia e citologia aspirativa por agulha fina. A coleta da amostra pode acelerar o crescimento e facilitar a metástase. A castração precoce das cadelas, antes do 1º cio, reduz o risco de ocorrência tumoral para 0,05%.

A mastectomia parcial ou total seguida ou não da OSH tem sido o tratamento de escolha, desde que haja pele suficiente para cobrir a ferida cirúrgica. A remoção dos linfonodos regionais é procedimento padrão. Pesquisa de possíveis metástases devem ser efetuadas por meio de raios X. Os procedimentos cirúrgicos possíveis podem ser denominados: nodulectomia, mamectomia, mastectomia regional, mastectomia unilateral e mastectomia bilateral.

ÉGUAS

De todos os animais domesticados, os equídeos são o grupo que menos apresenta patologias de glândula mamária. Os tumores são raríssimos e as mastites, na maioria dos casos, subclínicas, passam despercebidas, pois o potro mama de 100 a 120 vezes/dia, mantendo o úbere constantemente esvaziado. Às vezes, observam-se lesões superficiais de pele ou feridas provocadas por objetos contundentes em eventuais acidentes (Figura 7.4).

Em estudo microbiológico de leite de éguas, observou-se o isolamento de *Staphylococcus* sp. (34,8%), *Streptococcus* sp. (13,95%), *Corynebacterium* sp. (9,30%), *Bacillus* sp. (9,30%), *Micrococcus* sp. (9,30%), *Staphylococcus aureus* (6,98%), *E. coli* (4,65%), *Klebsiella pneumoniae* (2,32%) e *Proteus mirabilis* (2,32%). Em 56,41% das amostras com resultado negativo para o teste de Whiteside, houve isolamento de um ou mais microrganismos em associação. O pH foi de 6,74 ± 0,43 para as amostras com isolamento microbiano e, nas negativas, 6,71 ± 0,36, sem diferença estatisticamente significativa, conforme apresentado na Tabela 7.1.

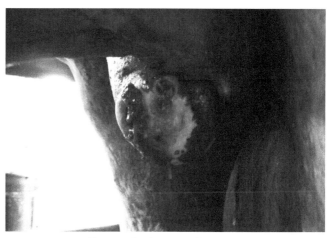

Figura 7.4 Carcinoma mamário equino.

Tabela 7.1 ■ Espécies de bactérias encontradas em colostro e leite equinos.

Espécies de bactérias	Percentual
Streptococcus não hemolítico	28,57%
Streptococcus alfa-hemolítico	28,57%
Streptococcus equi	21,43%
Micrococcus sp.	14,29%
Bacillus spp.	7,14%

Fonte: Bernadineli, 2014.

REFERÊNCIA BIBLIOGRÁFICA

Bernadineli APB. Colostro e leite de éguas: Composição, análise microbiológica e contagem de células somáticas [dissertação]. Botucatu: Unesp; 2014.

BIBLIOGRAFIA DE APOIO

Argyle DJ. The mammary gland. Manual of small animal reproduction and neonatology. Shurdington: BSAVA; 1998. Chap. 5, p. 53-9.

Concannon PW, Butler WR, Hansel W *et al*. Parturition and lactation in the bitch: serum progesterone, cortisol and prolactin. Bio Reprod. 1978; 19:1113-8.

Cordeiro LAN, Langoni H, Prestes NC. Glândula mamária de éguas: mensuração do pH, teste de Whiteside e análise microbiológica do leite. Vet Zoot S Paulo. 1998; 10:79-87.

Costa IF, Souza DG, Camargos AS *et al*. Tumor uterino em bovinos – relato de caso. Rev Cient Eletr Med Vet. 2015; 24:1-7.

Ettinger S. Textbook of veterinary internal medicine. 4. ed. Philadelphia: W.B. Saunders; 1995.

Heidrich HD, Gruner J, Vaske TR. Perturbação na sanidade do úbere. In: Manual de patologia bovina. São Paulo: Varela; 1980. p. 139-89.

Hirsch AC, Philipp H, Kleemann R. Investigation on the efficacy of meloxicam in sows with mastitis-metritis-agalactia syndrome. J Vet Pharmacol Ther. 2003; 26 (5):355-60.

Johnston SD, Kustritz MVR, Olson PNS. Canine and feline theriogenology. Disorders of the mammary glands of the bitch. Philadelphia: W.B. Saunders Company; 2001. p. 243-56.

Noakes DE. Fertilidade e obstetrícia em bovinos. São Paulo: Varela; 1991.

Noakes DE, Parkinson TJ, England GCW (Eds.). Arthur's veterinary reproduction and obstetrics. 8. ed. London: W.B. Saunders; 2001. p. 155-8.

Oliveira SN, Zahn FS, Dalanezi FM *et al*. Mastite necrosante em cadela: Relato de caso. Vet Zootec (Unesp). 2015; 3:380-5.

Prestes NC, Langoni H, Cordeiro LHV. Estudo do leite de éguas sadias ou portadoras de mastite subclínica pelo teste de Whiteside, análise microbiológica e contagem de células somáticas. Braz J Vet Res Anim Sci. 1999; 36(3):144-8.

Ribeiro MG, Lopes MD, Prestes NC *et al*. Mastite infecciosa canina. Relato de quatro casos e revisão de literatura. Clín Vet (São Paulo). 2005: 10(57):64-72.

Sabino FA. Perfil lipídico sérico e de ácidos graxos do tecido adiposo em cadelas com tumores mamários: um estudo caso-controle [dissertação]. Botucatu: Unesp; 2014.

Santos ME, Zanine AM. Lactação em águas. Rev Port Ciênc Vet. 2006; 101(557-58):17-23.

Silva ESM, Monteiro LN, Uliani RC *et al*. Carcinoma mamário em égua: achados clínicos e histopatológico. ARS Vet (Impresso). 2010; 26:120-3.

Smiet E, Grimwis GCM, Van de Top JGB *et al*. Equine mamary gland disease with a focus on botryomicosis: a review and case study. Equine Vet Educ. 2012; 24(7):357-66.

8 Interrupção da Gestação e Indução de Parto

Fernanda da Cruz Landim-Alvarenga ▪ Nereu Carlos Prestes ▪ Claudia Barbosa Fernandes

INTRODUÇÃO

Os profissionais que trabalham com pequenos animais convivem com uma situação paradoxal. De um lado, uma superpopulação de cães e gatos abandonados que, em algumas cidades, representam riscos à saúde pública e, por isso, deve ser monitorada e controlada. De outro, um conjunto de animais que por motivos econômicos, sentimentais ou preservacionistas, tem a reprodução estimulada com o objetivo de aumentar o número de partos e de produtos nascidos. É notória a alta fecundidade e, muitas vezes, a prolificidade do animal sem raça definida quando comparada àquelas raças mais elaboradas, exóticas ou pouco adaptadas às condições climáticas do nosso país.

Acompanhando uma tendência histórica, os métodos contraceptivos mais tradicionais estão relacionados às fêmeas, subestimando as técnicas inerentes aos machos, como a orquiectomia e a pouco invasiva vasectomia, altamente segura e eficaz.

Por motivos culturais, a sociedade brasileira não "aceita" a esterilização dos machos, apesar de se tratar de um procedimento simples e rápido de ser realizado e pelo fato de não remover os testículos, tornando-os estéreis, mas sem alterar a estética do animal, ou pela infiltração de substâncias químicas intratesticulares como o gliconato de zinco e o cloreto de cálcio. No entanto, na literatura essas substâncias podem promover reação local e sensibilidade dolorosa.

Os métodos reguladores e limitadores da fertilidade em cadelas e gatas podem ser classificados como reversíveis ou irreversíveis, e são efetivados por técnicas cirúrgicas, química ou física, com o intuito de prevenir o estro ou, até mesmo, suprimi-lo; prevenir e inibir a implantação, ou interromper uma gestação por meio do abortamento ou indução de parto prematuro.

MÉTODOS ANTICONCEPCIONAIS

Há aproximadamente 10 anos um grupo de pesquisadores tem defendido a gonadectomia pré-puberal como método de controle populacional executada entre 6 e 14 semanas de idade. O termo gonadectomia foi sugerido ao ato cirúrgico por ser efetuado antes da puberdade, que é atingida entre 6 e 24 meses de idade para os cães, e entre 4 a 21 meses para os gatos. Nos machos, o espermatozoide está presente no ejaculado aos 6 a 12 meses e entre 8 e 10 meses para o cão e o gato, respectivamente. A facilidade técnica e a redução do custo com anestésicos e antibióticos constituem-se em vantagens notórias.

Muitos profissionais questionam a proposta pela importância dos hormônios gonadais para o desenvolvimento esquelético, corporal, reprodutivo e comportamental dos animais. Os efeitos adversos incluem obesidade, dermatite perivulvar, vaginite, incontinência urinária e distúrbios endócrinos, cardíacos e comportamentais. Há relatos da indução de defeitos no desenvolvimento da cavidade prepucial e eventual obstrução uretral nos gatos machos (Stubbs e Bloomberg, 1995).

Deve-se levar em consideração que o uso repetido e indiscriminado de anticoncepcionais em pequenos animais pode redundar em piometra, mucometra ou hemometra, dentre outras alterações no sistema reprodutor.

SÚMULA DOS MÉTODOS

A súmula dos métodos foi adaptada de Burke (1986).

Contraceptivos
Cirúrgicos

A ovariossalpingo-histerectomia é o procedimento mais efetivo no controle populacional em pequenos animais, apesar da tendência do paciente à obesidade, e, em algumas situações, observa-se incontinência urinária. A ovariectomia é uma técnica segura e largamente utilizada em gatas. Para cadelas, não se recomenda, pois no útero remanescente pode haver acúmulo de secreção. A histerectomia com manutenção dos ovários é o método de eleição para alguns veterinários, permitindo que os animais manifestem o comportamento estral. Esta escolha é discutível. A ligadura tubárica e a salpingectomia não constituem procedimentos rotineiros, mesmo podendo ser realizados com auxílio de endoscópio. Os autoimplantes ovarianos na subserosa gástrica têm sido desenvolvidos e são objetos de estudo em universidades e centros de pesquisa. Os métodos cirúrgicos pré-puberais reduzem substancialmente a incidência de tumores mamários futuros para índices baixíssimos, atualmente bem definidos para as cadelas.

Como efeitos colaterais da castração precoce, podem ser incluídos: obesidade, dermatite perivulvar, vaginite, incontinência urinária, endocrinopatias, cardiopatias, dermatose, alterações comportamentais e possível imunoincompetência. Em cães e gatos machos, malformações prepuciais e obstrução uretral foram relatadas.

Embora as técnicas cirúrgicas descritas sejam consideradas procedimentos simples, podem ocorrer complicações no transoperatório, no pós-operatório imediato, mediato ou tardio. A complicação mais comum durante a realização da ovariossalpingo-histerectomia é a hemorragia; outras complicações são: ligadura do ureter, incontinência urinária, trajetos fistulosos por rejeição ao fio de sutura, síndrome do ovário remanescente, piometra de coto, obstruções intestinais e aderência das estruturas anatômicas abdominais.

Físicos

Os dispositivos intravaginais testados incluem tubos de polietileno inseridos no vestíbulo vaginal, permitindo índice de gestação de 25%, e os anéis contendo espermicidas, atingindo 100% de sucesso (Burke, 1986).

Os dispositivos intrauterinos (DIU) atuam possivelmente como um corpo estranho, inibindo a implantação embrionária por irritação endometrial ou pela ação tóxica do cobre sobre os gametas e embriões (Nagle *et al.*, 1997; citado por Valle e Marques Jr., 1999).

Químicos

Os contraceptivos químicos atuam na pervenção do estro e da implantação e na supressão do estro.

Irradiação

Faltam estudos sobre a exposição dos ovários aos raios X e sua dose irradiante efetiva.

Imunológicos

Esta é uma área bastante promissora no estudo do controle reprodutivo em pequenos animais. É possível o controle da liberação de hormônios foliculoestimulante (FSH) e luteinizante (LH) pela utilização de anticorpos monoclonais antiprogesterona ou pelas vacinas antizona pelúcida, com o possível retorno da fertilidade ao cessar o tratamento.

Indução de assexualidade

Consiste na aplicação de andrógenos ou progestógenos 48 h após o nascimento, no entanto, ocorre hipertrofia do clitóris em todos os animais tratados e a fertilidade volta ao normal após a puberdade.

Finalizadores da gestação

A primeira providência é a certificação de que o animal esteja gestante, cujo diagnóstico é fácil de ser realizado aos 20 dias por palpação abdominal e ultrassonografia, e a partir de 38 a 42 dias pela utilização de raios X como última alternativa diagnóstica, devido aos possíveis efeitos da radiação sobre os fetos.

Métodos

- Cirúrgicos: ovariectomia, ovariossalpingo-histerectomia
- Químicos.

CARNÍVOROS

Canídeos
Indução do abortamento

A indução médica do abortamento na cadela deve ser feita quando houver comprometimento da saúde materna, como nos casos de toxemia gravídica. Deve também ser indicada quando ocorrerem coberturas indesejáveis, fêmeas muito jovens ou muito velhas. Há a necessidade da confirmação do diagnóstico de gestação antes da realização do tratamento (em média 50% das fêmeas que são cobertas ficam gestantes e apenas 65% das cadelas que são encaminhadas para finalização da gestação estão prenhes).

Algumas questões devem ser discutidas:

- A cobertura foi observada?
- Em que estágio do ciclo estral a fêmea estava?
- Quando foi o último cio do animal?
- A cadela efetivamente está gestante?

Deve-se sempre considerar que a cadela não foi coberta, a menos que o proprietário tenha realmente observado o cruzamento e afirme isso com segurança.

Um exame detalhado da cadela, com citologia vaginal (65% das fêmeas cobertas há 24 h e 50% há 48 h apresentam cabeças ou espermatozoides na citologia vaginal) e dosagem de progesterona podem indicar a fase do ciclo estral em que o animal se encontra.

Para a escolha da conduta a ser adotada é fundamental o conhecimento preciso dos aspectos fisiológicos da gestação. Na cadela, a gestação pode ser dividida em 3 fases:

- 0 a 20/22 dias: período pré-implantação, neste período o corpo lúteo (CL) é independente de estímulos e suporte luteotrófico

- 20/22 a 40/44 dias: período de estabelecimento de hormônio-dependência entre o CL e os hormônios luteotróficos, embriogênese a fase inicial de pré-ossificação do desenvolvimento embrionário
- 40/44 a 65 dias: período de dependência hormonal total, ossificação e desenvolvimento exponencial do feto.

A progesterona (P4) é requerida durante toda a gestação e na cadela é produzida exclusivamente pelo CL no ovário, portanto, a ovariectomia em qualquer estágio da gestação leva a abortamento. O CL é autônomo no início e, a partir da metade do período da gestação, conta com dois hormônios luteotróficos: LH e prolactina.

O tratamento cirúrgico de eleição é a ovariossalpingo-histerectomia (OSH) e depende da aceitação do proprietário. O tratamento medicamentoso inclui fármacos que modifiquem a movimentação do zigoto ou do embrião no oviduto (pré-implantação), agentes que causem a morte fetal, fármacos que causem lise do CL ou que atuem diretamente, suprimindo os agentes luteotróficos na gestação mais tardia, e fármacos que bloqueiem os receptores ou a produção de P4.

Estrógeno

O estrógeno age como contraceptivo e abortivo na 1ª fase da gestação (0 a 20/22 dias), na qual o CL é relativamente autônomo; o abortamento deve ser induzido por substâncias que detenham o zigoto ou embrião no oviduto, retardando a movimentação e a descida do embrião, levando à morte ou à degeneração. O mecanismo provável por meio do qual o estrógeno previne a gestação é o prolongamento da passagem do embrião pelo oviduto. Além disso, o estrógeno pode exercer um efeito embriotóxico direto sobre os embriões, podendo também alterar as glândulas endometriais, impedindo a implantação. Nestes casos, os sinais de estro podem se prolongar.

Na prática, o dietilestilbestrol (DES), o cipionato de estradiol (ECP) (mais efetivo componente estrogênico para finalização de gestação em cadelas), o benzoato de estradiol e o valerato de estradiol podem ser utilizados no tratamento de coberturas indesejáveis.

Medicamento	Protocolo de tratamento
Dietilestilbestrol (DES)	2 mg/kg/VO → não exceder 25 mg, 1 ou 2 vezes, dentro de 5 dias após a cobertura
	0,15 mg/kg/VO, 1 vez/dia/7 dias
	1 a 2 mg/dia/VO/7 dias, logo após a cobertura
Cipionato de estradiol (ECP)	22 a 44 µg/kg/SC, uma única dose IM 3 dias após a cobertura, nunca exceder 1 mg
Benzoato de estradiol (curta duração)	0,5 a 3,0 mg/SC, a cada 48 h entre o 4º e o 10º dia após a cobertura
Valerato de estradiol (longa duração)	3,0 a 7,0 mg/SC, entre o 4º e o 10º dia após a cobertura
Estrona	Aplicação única de 2,5 a 5,0 mg/SC, dentro dos 5 primeiros dias após a cobertura
Citrato de tamoxifeno	Inefetivo e teratogênico/SC

Existem riscos graves de desequilíbrio hormonal com sinais clínicos de hiperestrogenismo e intoxicação por estrógeno. As complicações observadas com maior frequência são problemas de pele, depressão medular com leucopenia e trombocitopenia evidenciada por petéquias e hemorragias, sendo este provavelmente o efeito colateral mais grave. Doenças uterinas também são descritas como efeito prejudicial da utilização de estrógenos, principalmente durante o diestro, como hiperplasia cística endometrial e/ou piometra.

Prostaglandinas

A prostaglandina de maior interesse na indução de aborto em cadelas é a PGF$_{2\alpha}$, que lisa o CL, levando, consequentemente, à diminuição das concentrações de progesterona. Este fármaco pode ainda levar à contração da musculatura lisa uterina, auxiliando na expulsão dos fetos. Na cadela, o CL é refratário a PGF$_{2\alpha}$ nos 30 primeiros dias de diestro, sendo que a administração de prostaglandina neste período pode levar à luteólise parcial e à manutenção do desenvolvimento de alguns fetos até o final do período gestacional.

De acordo com Feldman *et al.* (1993), a concentração plasmática de P4 deve estar inferior a 2 ng/mℓ por no mínimo 48 h para haver interrupção da gestação. A progesterona plasmática diminui aproximadamente 50% após 24 h do início do tratamento com PGF$_{2\alpha}$. Após 72 h, a maioria dos animais tratados apresenta concentrações de progesterona inferiores a 2 ng/mℓ.

Dependendo do estágio da gestação em que o tratamento for realizado, o abortamento pode ou não ser evidente. Em geral, a administração de PGF$_{2\alpha}$ antes de 35 a 40 dias leva à reabsorção fetal, com pouco ou nenhum sinal. Acima de 40 dias podem ser visualizados corrimento vaginal mucoso a serossanguinolento, contrações abdominais e expulsão do feto.

O sucesso do tratamento com PGF$_{2\alpha}$ depende da dose utilizada, da duração do tratamento e do estágio de gestação em que o tratamento foi instituído. Em geral, altas doses de PGF$_{2\alpha}$ são necessárias no período entre o início e a metade da gestação. Com o avanço da gestação, doses mais baixas podem ser utilizadas, minimizando os efeitos colaterais da substância. O inconveniente nesta fase é que podem nascer fetos prematuros pouco viáveis, mas vivos, os quais morrem em tempos variáveis após o parto.

Medicamento	Protocolo de tratamento
PGF$_{2\alpha}$ (dinoproste)	Antes do 30º dia: 150 a 250 µg/kg/SC/2 vezes/dia/4 dias
	Após o 30º dia: 50 µg/kg/SC/2 vezes/dia ou 3 vezes/dia

O fármaco deve ser administrado diariamente até a ocorrência do abortamento, que deve ser monitorado por ultrassonografia sempre que possível. O tratamento pode durar de 3 a 10 dias e recomenda-se que as cadelas sejam internadas durante este período.

As cadelas a serem submetidas à terapia com PGF$_{2\alpha}$ devem ter menos que 7 anos de idade, não apresentar alterações cardiorrespiratórias e ter sua gestação confirmada pelo ultrassom. Como as prostaglandinas não são licenciadas para sua administração em cães, é necessário o consentimento dos proprietários antes de sua utilização.

Os efeitos colaterais do tratamento com PGF$_{2\alpha}$ estão relacionados aos efeitos da substância sobre a musculatura lisa.

São observados salivação, vômitos, diarreia, hiperpneia, ansiedade, micção e hipotermia. Os efeitos ocorrem 20 a 120 min após a aplicação, são doses-dependentes e são mais graves nos primeiros dias de tratamento. Assim, recomenda-se a observação dos animais pelo menos até 30 min após a aplicação do fármaco. A frequência e a gravidade dos efeitos colaterais podem ser controladas pela administração de atropina (500 mg/kg por via intramuscular [IM]) ou clorpromazina (0,25 mg/kg IM). A utilização de prostaglandina natural (dinoproste) causa o aparecimento de efeitos colaterais menos graves. Os animais devem permanecer em observação até 48 h após o término da expulsão fetal

Além da $PGF_{2\alpha}$, foi descrita a utilização da prostaglandina E1 (misoprostol) para a indução de abortamento em cães. Os dois fármacos devem ser utilizados em associação e devem ser monitorados os efeitos colaterais.

Medicamento	Protocolo de tratamento
$PGF_{2\alpha}$ (dinoproste) + PGE (misoprostol)	Dinoproste: 0,1 mg/kg 3 vezes/dia SC durante 48 h e, após este período, 0,2 mg/kg também 3 vezes/dia SC até o final do abortamento + misoprostol: 0,3 µg/kg intravaginal 1 vez/dia SC às 8 h até o final do abortamento

Análogos da prostaglandina

As opções de tratamento são boas, pois parecem ter maior atividade luteolítica e ecbólica em doses relativamente mais baixas, levando a menor ocorrência de efeitos colaterais.

Os análogos descritos para induzir o aborto em cadelas são: fluprostenol (eficácia limitada), cloprostenol (mais eficaz) e α-prostol (eficiente em combinação ao inibidor de prolactina – carbegolina).

O cloprostenol tem sido descrito como o análogo da $PFG_{2\alpha}$ mais efetivo.

Medicamento	Protocolo de tratamento
Cloprostenol	Após o 30º dia: 2,5 µg/kg/SC a cada 48 h, 3 doses efetivas

Inibidores da prolactina

A secreção de prolactina pela pituitária é estimulada pela serotonina e inibida pela dopamina. O tratamento com agonistas da dopamina, que estimulam a secreção de dopamina e o aumento do seu efeito inibitório sobre a prolactina, diminuem as concentrações séricas de prolactina. A prolactina é um agente luteotrófico e, portanto, a inibição de sua secreção a partir da segunda fase gestacional (20/22 dias) causa luteólise com diminuição da concentração de progesterona no soro e finalização da gestação.

A cabergolina e a bromocriptina são alcaloides de *ergot*, agonistas da dopamina ($\uparrow$ dopamina = $\downarrow$ prolactina). A bromocriptina é um agente abortivo efetivo após o 35º dia de gestação. No entanto, também são observados efeitos colaterais como vômitos, depressão e anorexia. Estes efeitos adversos são mais graves e persistentes do que os da prostaglandina e podem ser minimizados com o pré-tratamento com o antiemético clorpromazina (0,25 mg/kg IM).

Medicamento	Protocolo de tratamento
Bromocriptina	20 a 100 µg/kg 1 ou 2 vezes/dia VO 4 a 7 dias após o 30º dia de gestação
	0,03 mg/kg 2 vezes/dia VO/4 dias
	0,1 mg/kg 1 vez/dia VO/6 dias
Cabergolina	1,60 a 5 µg/kg 1 vez/dia SC/5 dias
	0,005 mg/kg 1 vez/dia VO/5 dias: efeitos colaterais de menor intensidade

Estes medicamentos podem ser utilizados sozinhos ou em conjunto com a $PGF_{2\alpha}$.

Medicamento	Protocolo de tratamento
Bromocriptina + Dinoproste	Bromocriptina: 0,01 mg/kg 3 vezes/dia VO + Dinoproste: 0,1 mg/kg 3 vezes/dia SC até a ocorrência do aborto

A bromocriptina é encontrada em drágeas de 2,5 mg (Parlodel®). Estas drágeas podem ser quebradas e dissolvidas em água para o ajuste da dosagem, mas a solução é instável e deve ser mantida longe da luz e do calor.

Corticosteroides

A dexametasona foi relatada como um finalizador eficiente da gestação em cadelas, com resultados sendo observados entre 2 e 16 dias após o início do tratamento. O mecanismo de ação envolve, aparentemente, a estimulação da produção de $PGF_{2\alpha}$ endógena pelo aumento do corticoide, a exemplo do que acontece durante o parto, pois neste caso também ocorre diminuição significativa nos níveis de progesterona. Os efeitos colaterais, como poliúria e polidipsia, desaparecem com a finalização do tratamento. Em todas as cadelas tratadas antes dos 51 dias de gestação ocorreu o parto de fetos vivos que morreram em poucas horas.

Medicamento	Protocolo de tratamento
Dexametasona	0,2 mg/kg 3 vezes/dia SC durante 5 dias, seguido de 0,16 a 0,02 mg/kg 3 vezes/dia SC durante mais 5 dias

	Dias									
	1	2	3	4	5	6	7	8	9	10
28 a 34 dias										
7 h	1	2	2	2	2	1,6	0,8	0,2	–	–
19 h	1,5	2	2	2	2	1,2	0,4	–	–	–
35 a 51 dias										
7 h	2	2	2	2	2	1,6	1,2	0,8	0,4	0,2
15 h	2	2	2	2	2	1,6	1,2	0,8	0,4	0,2
23 h	2	2	2	2	2	1,6	1,2	0,8	0,4	0,2

No final do período de gestação a administração de corticosteroides pode aumentar a viabilidade de filhotes por melhorar a maturação pulmonar do feto.

Embora o aumento do índice de retenção da placenta materna e a diminuição da absorção intestinal de imunoglobulinas pelo neonato tenham sido bem documentados na espécie bovina, nas cadelas a retenção de placenta é rara. Entretanto, estudos futuros devem ser realizados para determinar o efeito da indução de parto com glicocorticoides, uma vez que se sabe que os filhotes apresentam baixa absorção de imunoglobulinas quando a cadela recebe cortisol ou hormônio adrenocorticotrófico (ACTH) antes do parto.

Antagonistas da progesterona

Esteroides sintéticos têm sido desenvolvidos com propriedades de ligação aos receptores da progesterona, bloqueando sua ação. Estas substâncias podem ser utilizadas desde a primeira fase da gestação (0 a 20/22 dias), em que impedem a implantação embrionária por alteração do ambiente uterino ($\downarrow$ P4).

Aglepristone (RU 534). Compete com os receptores de progesterona no útero na taxa de fixação de 3 moléculas de aglepristone: 1 de P4. No início da gestação o aglepristone inibe as modificações do endométrio e altera a secreção uterina, prevenindo a implantação. No final da gestação o aglepristone impede a ação da progesterona e induz a expulsão dos fetos; por esse motivo, pode ser utilizado para finalizar a gestação desde a cobertura até os 45 dias.

Medicamento	Protocolo de tratamento
Aglepristone	10 mg/kg 1 vez/dia SC do 1º ao 45º dia de gestação
	15 mg/kg SC após 58 dias de gestação, repetir a cada 24 h e 2 h após administrar 0,15 UI/kg/SC de ocitocina

Em seu uso para indução de parto, o tempo médio para o início do parto é de 31,6 ± 3,6 h, com média de duração da expulsão fetal de 4,5 ± 1,8 h. Estes estudos obtiveram 93,10% de filhotes vivos ao nascimento e 86,21% de sobrevivência após 48 h.

Mifepristona (RU 486). É um antagonista da progesterona que bloqueia seletivamente os receptores para P4 e age no CL, inibindo a produção de P4 e, assim, induz o parto prematuro em cadelas. Pode ser administrada por via oral. Tem demonstrado ser segura na indução do abortamento em cães após os 30 dias de gestação. Fêmeas tratadas aos 32 dias de gestação apresentaram corrimento vulvar mucoide escurecido e expulsão de fetos mortos.

Medicamento	Protocolo de tratamento
Mifepristona	A partir do 32º dia: 2,5 mg/kg/VO 2 vezes/dia/4 a 5 dias

Epostane. É um inibidor do sistema enzimático 3β-hidroxiesteroide desidrogenase que catalisa a formação de progesterona a partir da pregnenolona, levando à inibição da síntese de progesterona. O tratamento deve ter início no 1º dia do diestro, determinado pela citologia vaginal. No entanto, ainda são necessários mais estudos sobre sua utilização em cães.

Medicamento	Protocolo de tratamento
Epostane	A partir do 1º dia do diestro: 50 mg/kg 1 vez/dia VO/7 dias

- Quando induzir o abortamento:
  - Na 1ª fase (0 a 20/22 dias): a gestação deve estar confirmada, pois apenas 50% das cadelas após cobertura indesejável ficam prenhes. Portanto, tratamentos desnecessários com estrógenos podem afetar a saúde e o futuro reprodutivo da fêmea, e o tratamento com aglepristone, que não apresenta efeitos colaterais, pode ser oneroso quando feito em animal que não apresenta necessidade
  - Evitar a 3ª fase (após 40/45 dias): a 3ª fase é desaconselhada (salvo afecções maternas), porque a ossificação fetal ocorre com 40 a 45 dias de gestação. A expulsão dos fetos é traumática tanto para o animal quanto para o proprietário. Em casos de expulsão parcial, afecções uterinas podem ocorrer
  - Na 2ª fase (20/22 a 40/44 dias): vantagem de ser realizado apenas em animais que tiveram a gestação confirmada por palpação e ultrassonografia
- Quando induzir o parto: após os 55 dias (ideal, 57 a 58 dias) de gestação de cães, quando os fetos apresentarem sinais de maturidade fetal avaliados por meio da ultrassonografia (dilatação gástrica, peristaltismo intestinal e frequência cardíaca ao redor de 120 a 180 bpm). Além disso, é utilizada com frequência em casos de inércia uterina, quando se inicia o trabalho de parto naturalmente, mas este não evolui devido às contrações fracas. Os proprietários podem estimular as fêmeas por meio de caminhadas ao redor da casa ou, até mesmo, subindo e descendo escadas. Tais exercícios podem desencadear contrações uterinas, evitando-se a necessidade de intervenção. Em casos improdutivos pode-se lançar mão do uso de substâncias ecbólicas. O uso de fármacos que promovem contração uterina é contraindicado em casos de distocia de causa materna ou fetal.

Ocitocina

A administração de ocitocina aumenta a pressão intrauterina em cadelas prenhes e deve ser administrada na última semana de gestação, quando a progesterona está diminuindo. A ocitocina é capaz de estimular as contrações uterinas em cadelas prenhes e favorecer a expulsão fetal, pois tem ação direta na taxa de influxo de cálcio nas células miometriais, essencial para a contração uterina. Sua meia-vida é curta (1 a 2 min), portanto, deve ser administrada repetidamente.

Medicamento	Protocolo de tratamento
Ocitocina	1 a 5 UI/IV ou 2,5 a 20 UI/IM ou SC (cadelas) e 0,5 a 3 UI/IM ou IV (gatas), em intervalos de 30 a 40 min (no máximo 4 aplicações)

A resposta ao tratamento será reduzida a cada administração repetida. Doses superiores às recomendadas podem provocar estenose uterina, comprometer o suprimento de oxigênio fetal ou ocasionar ruptura do útero. O uso de ocitocina em fêmeas gestantes pode causar descolamento placentário, constrição dos vasos umbilicais e/ou vasodilatação materna e hipertensão.

Gliconato de cálcio 10%

Pode ser utilizado para promover aumento da força de contração uterina, enquanto a ocitocina promove aumento da frequência das contrações.

A administração de cálcio deve ser feita de forma intravenosa lenta. Com frequência o cálcio é diluído em solução de

92 Obstetrícia Veterinária

glicose a 10 ou 20%, embora hipoglicemia seja incomum na cadela em distocia.

Medicamento	Protocolo de tratamento
Gliconato de cálcio	0,2 a 1,5 mℓ/kg/IV (cadela 2 a 20 mℓ e gata 2 a 5 mℓ)

Na administração de cálcio deve-se realizar monitoramento cardíaco da mãe durante a infusão. Caso a fêmea apresente alterações de frequência e/ou ritmo cardíaco, a infusão de cálcio deve ser imediatamente suspensa. O uso de cálcio 10 min antes do uso de ocitocina pode melhorar a resposta contrátil à ocitocina.

Felídeos
Indução do abortamento

Gestações não desejadas podem ser finalizadas em felinos utilizando-se prostaglandina e/ou inibidores da prolactina como a bromocriptina e a cabergolina. As prostaglandinas da série F têm efeito luteolítico direto e os inibidores da prolactina promovem a luteólise indiretamente por meio da remoção do efeito luteotrófico da prolactina.

O tratamento deve ser iniciado após os 30 dias de gestação, porém, para obtenção de melhores resultados recomenda-se o início da administração dos medicamentos após os 40 dias. A gestação deve ser confirmada por palpação abdominal ou ultrassonografia antes do início do tratamento.

As gatas são mais tolerantes ao tratamento com PGF$_{2\alpha}$ do que as cadelas. Os efeitos colaterais dependem da dose utilizada e incluem vocalização, comportamento de fazer ninho, taquipneia, hiperemia de vagina, prostração, micção, defecação e diarreia.

Os inibidores de prolactina são utilizados em formulações orais e causam menos efeitos colaterais do que a PGF$_{2\alpha}$. O aborto ocorre após as concentrações plasmáticas de progesterona caírem abaixo de 1 ng/mℓ. A duração do tratamento é maior em gestações mais novas.

Medicamento	Protocolo de tratamento
Cloprostenol	0,25 mg/kg/SC 2 vezes/dia/5 a 6 dias
	0,5 a 1,0 mg/kg/SC 1 vez/dia
	2 mg/gata SC até a ocorrência do abortamento
Bromocriptina	2 mg/gata VO 1 vez/dia
Cabergolina	5 µg/kg/dia VO durante cerca de 5 dias
	5 a 15 µg/kg/VO por 4 a 12 dias (gatos selvagens)

ANIMAIS DE PRODUÇÃO

Os meios e os fins para a indução do parto em animais de produção não devem priorizar a busca do aumento da produtividade a qualquer custo, pois os preceitos de bem-estar animal e, consequentemente, as bases da saúde pública devem ser preservadas.

A associação entre ciências da reprodução, sanidade e produção animal objetiva a otimização dos diversos processos desta área de conhecimento, que necessita ser eficiente, e na qual decisões estratégicas do uso de qualquer técnica de manejo deverão avaliar o seu impacto sobre a produção tanto do ponto de vista biológico quanto do financeiro.

O princípio primordial para a implantação e a condução de programas de indução e sincronização de partos é uma escrituração zootécnica organizada e confiável que permita usufruir de todas as vantagens decorrentes do uso desta metodologia, possibilitando a racionalização de tempo e mão de obra gastos na observação de parturientes e fornecendo melhor assistência obstétrica e neonatal. Em contraponto, a sua aplicação mais intensa esbarra na relutância dos criadores em intervir em um processo natural e também no aumento da responsabilidade na implantação de todas as práticas inerentes para a adequada condução do manejo.

Principais fármacos indutores do parto
Prostaglandina

A prostaglandina (PGF$_{2\alpha}$) é sintetizada na mucosa uterina pela via ciclo-oxigenase e sua função principal é a regressão morfológica e funcional do CL; também atua para estimular as contrações uterinas, aumentar a pressão sanguínea, além de apresentar ação broncoconstritora e estimular a contratilidade da musculatura lisa.

A PGF$_{2\alpha}$ natural, quando administrada por via intramuscular, é rapidamente metabolizada nos pulmões (mais de 90%), sendo então necessária a aplicação de doses elevadas para obter o efeito luteolítico desejado, repercutindo em maior incidência de efeitos secundários indesejáveis sobre outros músculos lisos do organismo. Os análogos sintéticos da prostaglandina F (cloprostenol, d-cloprostenol e dl-cloprostenol) são modificações da molécula natural, o que lhes confere características importantes como metabolização mais lenta, aumentando assim a sua meia-vida, e maior afinidade pelos receptores ovarianos e uterinos. Por essa razão, o efeito luteolítico é mais completo, possibilitando a utilização de doses menores e diminuindo o risco de efeitos colaterais.

Ocitocina

A ocitocina é frequentemente utilizada na prática veterinária para estimular a atividade contrátil uterina e/ou a função mioepitelial da glândula mamária e é largamente preconizada na assistência e na prevenção de distúrbios obstétricos e na indução do parto em porcas. Nas éguas é considerada agente indutor do parto de escolha, pois os receptores miometriais nessa espécie apresentam alta afinidade para a molécula e estão presentes em grande quantidade.

A ocitocina é uma molécula de baixa estabilidade química e metabólica, o que significa que os efeitos por ela produzidos sejam de curta duração, uma vez que são rapidamente inativadas por peptidases, razão pela qual se torna difícil escolher doses e meios mais apropriados para sua administração, tornando-se praticamente impossível simular a sua secreção hipofisária pulsátil por meio de vias exógenas. A carbetocina é um análogo sintético de longa ação da ocitocina, com maior estabilidade química e metabólica, meia-vida prolongada e efeito vasoconstritor diminuído.

Equinos

Indução do abortamento

Deve ser realizada no caso de coberturas indesejáveis (garanhão errado ou época errada de cobertura), em gestações gemelares e em trabalhos de pesquisa. Pode ser realizada por meio de infusões intrauterinas de 500 a 1.000 mℓ de solução salina, antibióticos ou soluções iodadas e repetidas com 24 h, caso o abortamento não aconteça. O ideal é esperar ao menos 7 dias após a cobertura para que o embrião já esteja no útero e não mais de 38 a 40 dias para evitar a formação dos cálices endometriais e secreção de gonadotrofina coriônica equina (eCG). Com os cálices formados, a égua não vai retornar ao cio até os 120 dias, quando o útero rejeitar os cálices endometriais.

Se a lavagem uterina for realizada antes do dia 80 de gestação, o líquido irá promover a separação entre as vilosidades coriônicas e o endométrio. Após os 80 dias de gestação o alantocório deve ser rompido e o feto, retirado. A placenta é então rapidamente expelida, pois a ligação entre as vilosidades e o endométrio ainda não está completa. Se o alantocório for rompido, mas o feto não for retirado, o abortamento demorará um pouco mais (2 a 7 dias) para ocorrer.

A prostaglandina F$_{2\alpha}$ e seus análogos podem ser administrados uma única vez 5 dias após a ovulação (período de refratariedade do CL) até 38 a 40 dias (período de formação dos cálices endometriais) com a função de lisar o CL, diminuindo os níveis de P4, levando ao abortamento, e o retorno ao cio em 3 a 5 dias. Na necessidade de administrar a PGF$_{2\alpha}$ após os 35 dias de gestação, esta deve ser feita diariamente por 4 dias, sabendo que a égua não vai retornar ao cio antes que os cálices endometriais parem de funcionar.

Medicamento	Protocolo de tratamento
Dinoproste	5 a 10 mg IM
Cloprostenol	250 µg/kg IM

Como o tecido que constitui os cálices endometriais não faz contato com o cório, mesmo após a eliminação do feto e seus envoltórios, continua a produção de eCG. Como os níveis de eCG continuam altos após o aborto, o cio e a ovulação não acontecem. O eCG desempenha função complexa, que não é totalmente entendida. Sabe-se que, quando administrado a outras espécies, tem efeitos gonadotróficos tanto de FSH como de LH. Na égua, em associação com gonadotrofinas da hipófise, ele estimula a formação de corpos lúteos acessórios e regula a esteroidogênese luteal. Considera-se que ao redor dos 50 a 70 dias de gestação os altos níveis de progesterona associados aos de eCG mantêm o CL primário e aumentam sua atividade. Além disso, induzem a formação de corpos lúteos acessórios a partir da luteinização de folículos que podem ou não ter ovulado. Ainda permanece obscura a maneira de ação da eCG, que pode estimular o ovário durante a gestação, mas leva à inibição do desenvolvimento folicular após o abortamento. O aparecimento de cio leva 40 a 50 dias, quando a luteólise é realizada no 70º dia de gestação, e pode levar até 3 meses em alguns casos. Eventualmente, podem ocorrer cios anovulatórios.

Na espécie equina as gestações gemelares geralmente são perdidas espontaneamente a partir da metade da gestação. Sendo assim, quando a gestação gemelar for diagnosticada precocemente, indica-se a eliminação por ruptura de uma ou ambas as vesículas embrionárias. Em geral, quando diagnosticada precocemente, deve-se escolher uma das vesículas e eliminar por compressão manual. A ultrassonografia e a manipulação do útero por via retal (VR) são necessárias. Sempre que possível, a vesícula menor deve ser separada e esmagada na ponta do corno. A correção manual da gestação gemelar dificilmente pode ser feita antes do 11º dia de gestação, devido ao pequeno tamanho das vesículas. O ideal é realizar esta manipulação entre 13 e 15 dias, quando as vesículas ainda são móveis e mais distantes uma da outra. Após o 17º dia de gestação a fixação unilateral dos embriões pode dificultar a manipulação. No caso de fixação bilateral, o esmagamento pode ser feito sem riscos até o 25º dia. Aconselha-se o uso de antiprostaglandínicos (flunixino meglumina 1 mg/kg IV) cerca de 1 h antes da manipulação para evitar o risco de eliminação dos dois produtos. Quando se optar pelo abortamento de ambos os fetos, o fármaco de eleição é a PGF$_{2\alpha}$, que deve ser administrada, preferencialmente, antes dos 35 dias de gestação.

O aborto eletivo após 4 meses de gestação é contraindicado devido a complicações pelo tamanho do feto. E uma vez que a placenta assumiu a produção de progesterona para a manutenção da gestação, as prostaglandinas não são mais eficientes para a indução do aborto.

Indução do parto

As indicações para indução do parto na égua incluem conveniência (para melhor acompanhamento), gestações de alto risco nos casos em que o parto for retardado por atonia uterina, gestação prolongada, prevenção de lesões durante o parto e cólicas pré-parto, iminente ruptura do tendão pré-púbico (edema e hidropisias), e a obtenção de potros privados de colostro (isoeritrólise) ou com a finalidade de pesquisa. A fertilidade não é adversamente afetada pelo parto induzido, porém, requer auxílio permanente e experiente para a boa conclusão do processo.

Antes de qualquer procedimento, deve ser realizado um exame obstétrico da égua para determinar apresentação, posição e atitude do potro, e o procedimento não deve ser realizado antes dos 330 dias após a cobertura, sendo que a expectativa de vida do potro melhora nos últimos 10 a 14 dias prévios ao parto. Estando o potro vivo, é importante que a égua já apresente mojo, com a secreção de colostro (mínimo 2 semanas do parto) que é diretamente relacionado com a maturidade fetal ($\uparrow$ cálcio, $\downarrow$ sódio e $\uparrow$ potássio – Ley et al., 1989), permitindo um procedimento mais rápido. Se a data de cobertura estiver anotada, a glândula mamária mostrando sinais de desenvolvimento, a indução de parto pode ser realizada sem problemas, mesmo se a cérvix estiver fechada, mas muitos veterinários preferem induzir o parto com dilatação cervical mínima de 3 a 4 cm, para uma resolução mais rápida e com menos problemas, como asfixia do potro intraparto, hipercapnemia e síndrome do mal ajustamento neonatal.

Em determinadas condições, o parto não deve ser induzido: corrimento vaginal sanguinolento ou fétido e escuro, égua com hipertermia e/ou outra doença e quando a viabilidade do potro não for confirmada.

Certas medidas devem ser realizadas no momento em que se decide pelo procedimento: 4 semanas antes da indução a égua deve ser encaminhada a um piquete maternidade para que se habitue com o ambiente e produza anticorpos para antígenos locais importantes na formação do colostro; o esquema vacinal deve estar completo, seguindo-se o manejo do haras; no momento do tratamento a égua deve ser encaminhada para um local limpo, seco, arejado e calmo, onde se procede ao exame retal para determinação da estática fetal; a cauda deve ser enfaixada e, só então, inicia-se a indução de parto.

A ocitocina é o fármaco preferido para indução de parto em equinos. No final da gestação (a partir de 330 dias), pode ser induzido pela infusão intravenosa lenta de 40 a 80 UI de ocitocina. O parto se desenvolve dentro de 2 a 5 h. Doses baixas (de 10 a 20 UI IM) repetidas até 3 vezes causam menos desconforto e são mais seguras para o potro. Aplicações intravenosas da mesma dose (10 a 20 UI) repetidas a cada 20 min podem ser utilizadas.

A metodologia de administração não causa impacto sobre a adaptabilidade fetal após o nascimento, exceto para fêmeas com cérvix fechada que apresentam partos mais demorados e potros menos viáveis. Baixas doses de ocitocina (2,5 UI IV) são eficientes na indução de parto de éguas com potros maduros e altas doses (100 UI) são desnecessárias e inapropriadas para a indução de parto na égua.

Após a aplicação de ocitocina a égua se torna agitada e com sintomatologia de cólica. Depois da administração o parto começa entre 15 e 30 min e se completa em aproximadamente 1 h. Se contrações exageradas estiverem presentes e a membrana corioalantoide não se romper e o parto não progredir, deve-se interferir. Com frequência, ocorre o descolamento precoce da placenta com comprometimento da viabilidade fetal. Neste caso, em vez de aparecer pela vulva o feto envolto pela membrana amniótica, de coloração esbranquiçada, aparece um aumento de volume de coloração avermelhada correspondente ao alantocório intacto. Este tecido deve ser rompido manualmente e, se necessário, o feto deve ser tracionado.

Os corticosteroides como a dexametasona têm sido utilizados no protocolo de 100 mg 1 vez/dia por 4 dias. O intervalo entre a primeira aplicação e o parto é, em média, de 6,5 a 7 dias. Tratamentos longos com esteroides têm sido correlacionados com diminuição da imunidade do feto ao nascimento.

A administração de $PGF_{2\alpha}$ resulta em fortes contrações da musculatura lisa uterina, comprometendo a viabilidade fetal pelo descolamento precoce da placenta, levando a distocias e até fraturas de costela. Os análogos da $PGF_{2\alpha}$ como o cloprostenol (250 µg a cada 12 h) não excercem força de contração tão exacerbada, por isso podem ser utilizados na indução de parto na égua. No entanto, devido às grandes desvantagens da utilização destes medicamentos, a ocitocina ainda permanece como o medicamento de escolha na indução de parto na égua, pela segurança e rapidez de ação.

As complicações associadas à indução de parto em equinos são: nascimento de potros prematuros e pouco viáveis, diminuição da transferência passiva de imunoglobulinas, hiperestimulação dos espasmos endometriais, descolamento precoce de placenta, distocia e retenção de placenta. Se a placenta não for expulsa cerca de 2 h após o nascimento, tratamento preventivo da retenção placentária deve ser instituído.

Bovinos

Segundo Menendez e Wiltbank (1986), a indução de parto em vacas aumenta a eficiência de produção, reduzindo o intervalo entre partos, não afetando significativamente a produção de leite e diminuindo a necessidade de supervisão durante a estação de parição.

Em algumas circunstâncias deve-se recomendar o abortamento ou a indução do parto prematuro:

- Novilhas muito jovens ou pequenas, o que as predispõe a distocias e parada do crescimento durante gestação e lactação
- Coberturas indesejáveis
- Escolha do sexo do produto (raças leiteiras)
- Feto morto retido
- Condições patológicas: hidropisia dos envoltórios fetais, mumificação fetal, gestação prolongada patológica, paresia pré-parto, hemorragia uterina, prolapso vaginal grave.

Indução do abortamento

Com relativa frequência os veterinários são solicitados a finalizar uma gestação indesejada em bovinos. As metodologias que podem ser utilizadas dependem do tempo de gestação decorrido. O CL é a principal fonte de progesterona em vacas durante a gestação. Entretanto, a placenta também contribui após uma certa fase. A presença de um CL funcional é essencial nos primeiros 5 meses e no final da gestação. A enucleação manual do CL induz ao abortamento, porém, só é eficiente quando feita até o quarto mês de gestação, havendo sempre perigo de hemorragia capaz de determinar aderências ovarianas e mesmo provocar a morte.

O rompimento das bolsas fetais também só é possível entre a 4ª e a 8ª semana de gestação. Através do reto, o operador deve fazer pressão ou massagem no corno uterino gravídico, provocando a morte do feto pelo rompimento das bolsas fetais. Como resultado, ocorre o abortamento, depois de 3 a 8 dias.

Os métodos mecânicos para provocar abortamento muitas vezes apresentam riscos para o animal, podendo determinar aderências secundárias a hemorragias ovarianas ou lesões uterinas que determinem a infertilidade. Por isso, é recomendável a indução do abortamento por meio de medicamentos que direta ou indiretamente eliminem a fonte de progesterona e não provoquem efeitos colaterais graves.

O tratamento com prostaglandina resulta em luteólise tanto em gestações normais como em anormais em qualquer estágio. É eficiente em provocar o aborto, principalmente no primeiro terço da gestação, provocando diminuição intensa do nível sanguíneo de progesterona. Nesta fase, os fetos são eliminados com a bolsa fetal e o útero involui sem complicações. A prostaglandina também estimula de forma marcante a contratilidade das fibras uterinas por liberação do cálcio das ligações de trifosfato de adenosina (ATP) nos retículos endoplasmáticos das células.

Medicamento	Protocolo de tratamento
$PGF_{2\alpha}$	25 mg IM
Cloprostenol	500 µg IM

Na maioria dos casos, ocorre o retorno ao cio em 3 a 5 dias.

Entre 5 e 8 meses de gestação, o aborto é mais difícil de ser induzido. Entre 150 e 250 dias, fontes extragonadais (placenta) auxiliam a produção de progesterona. Neste período a gestação pode ser mantida na ausência do CL; portanto, métodos que causam a luteólise não funcionam tão bem. Em certos casos a luteólise pode ser incompleta e quantidades suficientes de progesterona são produzidas, mantendo a gestação. Nestes casos, ocorre a abertura da cérvix, o que pode levar à morte do feto sem sua expulsão. Da mesma forma, a unidade fetoplacentária não está suficientemente madura para que possam ser ativados mecanismos que ocorrem no parto normal, como acontece após os 8 meses de gestação. Durante o 6º, o 7º e o 8º mês uma combinação de glicocorticoides mais prostaglandinas irá eliminar a progesterona tanto placentária como ovariana.

Indução do parto

A indução do parto antes dos 270 dias de gestação irá resultar no nascimento de um produto pequeno, fraco e pouco viável. Bezerros nascidos apenas 2 semanas antes do período normal são tão viáveis quanto os que nascem a termo. No final da gestação, os fármacos mais frequentemente utilizados para indução de parto são os corticosteroides. No mercado existem diversos corticosteroides sintéticos disponíveis. São três as principais categorias, denominadas de longa, média e curta duração, de acordo com o período latente (intervalo de tempo entre o tratamento e o efeito).

No último mês de gestação, tanto a $PGF_{2\alpha}$ como os glicocorticoides podem induzir o abortamento ou o parto. Os glicocorticoides como a dexametasona e a fluometasona aparentemente reduzem a secreção de progesterona pela placenta. Existem técnicos que utilizam triancinolona previamente aos corticoides em vacas receptoras de embriões oriundos de produção *in vitro* (PIV) e que apresentam gestação nitidamente prolongada. O abortamento ocorre por contração uterina consequente à queda do nível sanguíneo de progesterona e ao aumento dos valores sanguíneos de estrógeno e prostaglandina. No último mês da gestação, os glicocorticoides parecem aumentar a produção de estradiol e $PGF_{2\alpha}$ pelos placentomas, e esta $PGF_{2\alpha}$ levar à luteólise.

Para que haja a ação dos glicocorticoides, a unidade fetoplacentária deve estar em pleno funcionamento; em casos de mumificação ou maceração fetal os glicocorticoides não funcionam e as prostaglandinas são eficientes em algumas situações para a indução do parto. Em geral, há retenção de placenta principalmente em partos induzidos prematuros *versus* indução a termo.

Medicamento	Protocolo de tratamento
Dexametasona	20 a 40 mg IM
Fluometasona	10 a 20 mg IM + ou não $PGF_{2\alpha}$
$PGF_{2\alpha}$	25 a 30 mg IM
Cloprostenol	500 µg IM

Em 80% dos casos, a finalização da gestação ocorre em 2 a 4 dias.

Os estrógenos podem ser utilizados para a indução de parto normal e anormal em bovinos, causando luteólise, mas o mecanismo exato não é claro, com resultados conflitantes e efeitos colaterais, que tornam a sua aplicação discutível.

As desvantagens da indução de parto em bovinos são possível imaturidade do bezerro, retenção de placenta e diminuição da produção de leite.

Caprinos

O desencadeamento artificial do parto em cabras leiteiras justifica-se como interessante ferramenta auxiliar no controle de doenças transmitidas via colostro, como a artrite-encefalite caprina (CAE) e a micoplasmose.

A transmissão da CAE ocorre pela ingestão de colostro e leite de cabras contaminadas, sendo que o vírus é absorvido no trato gastrintestinal e contamina células do sistema mononuclearfagocitário. Desta forma, uma das medidas estratégicas para prevenção e controle da enfermidade é a separação das crias das mães logo após o seu nascimento, além do fornecimento de colostro e leite termicamente tratados ou sucedâneos.

As biotecnologias da reprodução (transferência de embriões) devem ser empregadas no controle da CAE, considerando as possibilidades de falhas nos programas convencionais, além de preservar e multiplicar o material genético de alto valor existente no Brasil. Aliado a isso, a indução de parto pode representar também uma importante opção como agente de otimização de diferentes sistemas de produção de caprinos, contribuindo juntamente com o controle de estros para melhor distribuição dos partos ao longo do ano, diminuindo ou até mesmo suprimindo a entressafra de leite e carne, abrandando entraves econômicos para o setor.

Indução do abortamento e do parto

Em cabras o período gestacional varia entre 145 e 160 dias, com média de 150 dias. O processo gestacional é geneticamente determinado, podendo ser alterado por fatores maternos, fetais, raciais e ambientais.

As cabras são CL-dependentes para a produção de progesterona e consequente sustentação da prenhez. No início da gestação a progesterona atua no processo de implantação do embrião e permite a manutenção da prenhez ao controlar as contrações da cérvix e do miométrio, além da atividade imunossupressora, impedindo a rejeição do embrião até o reconhecimento materno da gestação entre os dias 14 e 17.

O parto é desencadeado pelo feto e completado por uma complexa interação de fatores endócrinos, neurais e mecânicos, sendo primordial a participação do feto caprino no início do processo. Lye (1996) descreveu que, no desencadeamento do parto, o cortisol atua induzindo a atividade placentária da 17α-hidroxilase, sendo capaz de metabolizar a progesterona em estrógeno e aumentar a relação estrógeno-progesterona. O aumento desta relação é importante na síntese e na liberação das uterotoninas (prostaglandinas e ocitocina), na ativação do miométrio na dilatação cervical e na indução à luteólise. Produzida sob modulação do estradiol e da progesterona, a $PGF_{2\alpha}$ uterina estimula a liberação do ocitocina pelo CL, levando o útero a liberar mais $PGF_{2\alpha}$, que, além de um potente agente luteolítico pré-parto, atua também durante a parição e na involução uterina pós-parto.

Holst e Nancarrow (1975) creditaram à regressão luteal o declínio abrupto da progesterona; em cabras com 2, 3 ou 4 meses de prenhez, o nível médio passou de 12,9 para 2,1 ng/mℓ, 12 h após o tratamento com prostaglandínico, chegando até a 0,9 ng/mℓ no momento do abortamento.

Diversos trabalhos relatam indução do parto e abortamentos em cabras utilizando-se $PGF_{2\alpha}$ e seus análogos sintéticos em diferentes protocolos, considerando-se doses, vias de aplicação e idade gestacional no momento da aplicação do hormônio.

O abortamento nestes animais pode ser provocado de maneira semelhante à descrita para bovinos. Em alguns casos, entretanto, recomenda-se a cesariana.

Na indução do aborto, 20 mg de $PGF_{2\alpha}$ têm sido eficientes em cabras gestantes com 30 a 65 dias de prenhez. O aborto ocorre entre 42 e 76 h após a aplicação.

Rodrigues (2004) avaliou protocolos indutores do parto em cabras Saanen aos 145 dias de prenhez por meio do uso de análogos da $PGF_{2\alpha}$.

Medicamento	Protocolo de tratamento
Cloprostenol	125 µg IM
d-cloprostenol	75 µg IM
d-cloprostenol + carbetocina (ocitocina sintética)	75 µg IM + após 30 h 15 µg carbetocina IM

Todos os tratamentos anteriormente citados foram eficientes na indução artificial dos partos, sendo que o tratamento de d-cloprostenol + carbetocina promoveu a obtenção da concentração dos nascimentos entre 30 a 38 h após a indução, sem interferência em viabilidade dos cabritos, produção de leite e tempo de delivramento da placenta.

Ovinos

Segundo Menendez e Wiltbank (1986), a indução de parto em ovelhas aumenta a eficiência de produção, reduzindo o intervalo entre partos, não afetando significativamente a produção de leite e diminuindo a necessidade de supervisão durante a estação de parição. Também deve ser recomendada em casos de doenças como a toxemia da prenhez.

Em um manejo cuidadoso, em que se sabe a data de cobertura e, consequentemente, a data prevista de parto, a indução de parto em ovinos nos últimos dias de gestação pode ser feita com corticosteroides. A ovelha tem a fisiologia da gestação semelhante à do bovino, em que a partir de determinado período os progestógenos deixam de ser produzidos exclusivamente pelo CL e passam a ser produzidos pela placenta. Sendo assim, a administração exclusiva de PGF não causará queda da P4 e indução do parto.

Estrógenos e corticoides são passíveis de serem utilizados e a administração de estrógeno exógeno leva ao aumento endógeno de PGFs, além de aumentar o período de ligação entre ovelha e borrego. Este é o período de comportamento materno após o parto, o que facilita a adoção de borregos órfãos.

A indução anterior ao período previsto é possível com altas doses de glicocorticoides, mas a maior parte dos borregos nascidos antes dos 140 dias morre por imaturidade.

Suínos

O controle do momento do parto em porcas advém basicamente da necessidade de sincronizar os partos de diversas fêmeas, possibilitando a adoção de leitõezinhos advindos de ninhadas muito grandes ou de fêmeas com agalactia, além de incrementar a assistência obstétrica e neonatal, uma vez que 75% das mortes de leitões ocorrem no período perinatal e cerca de 5 a 7% dos leitões são natimortos. O intervalo de tempo entre o início e o final do parto influencia diretamente a taxa de natimortos,

sendo que a maior parte destes se concentra nos que nascem por último. Uma das possíveis causas para este fato é a ruptura prematura do cordão umbilical.

Indução do abortamento e do parto

Em porcas, diversos protocolos para indução e sincronização dos partos têm sido investigados de maneira intensiva, sejam estes executados com fármacos luteolíticos associados ou não a outros agentes indutores. Também CL-dependentes para a produção de progesterona e consequente sustentação da prenhez a termo, essas fêmeas respondem bem aos esquemas com $PGF_{2\alpha}$, buscando-se, por meio da posterior associação com outros fármacos, como a ocitocina e a carbetocina, maior sincronismo entre os partos, melhorando observação e auxílios obstétricos neonatais, contribuindo para o decréscimo dos índices de mortalidade perinatal.

Embora corticosteroides sintéticos tenham sido utilizados com sucesso para induzir o parto em suínos após os dias 101 a 104 de gestação, os leitõezinhos que nascem com 109 dias de gestação são fracos e com baixa viabilidade. Além disso, o tratamento com dexametasona na dose de 75 a 100 mg é considerado caro.

O fármaco mais comumente utilizado é a $PGF_{2\alpha}$ ou seus análogos sintéticos, administrados aos 112 a 113 dias de gestação.

Medicamento	Protocolo de tratamento
$PGF_{2\alpha}$ – dinoproste	10 mg IM
Cloprostenol	175 µg IM

O parto irá ocorrer cerca de 24 h após a administração. Aparentemente, não existe diferença entre a utilização do dinoproste ou do cloprostenol; no entanto, existem relatos de efeitos colaterais como aumento da frequência respiratória e comportamento de morder as barras da gaiola com o uso de dinoproste.

Melhora na expulsão dos leitões foi observada quando o cloprostenol foi combinado com a utilização de benzoato de estradiol. O benzoato de estradiol, na dose de 10 mg, pode ser administrado 24 h antes do cloprostenol, promovendo melhor relaxamento da cérvix.

A ocitocina também pode ser utilizada em combinação com a $PGF_{2\alpha}$. O tratamento mais comum é a administração da ocitocina, na dose máxima de 10 UI, 24 h após a $PGF_{2\alpha}$. Este tratamento normalmente resulta em redução significativa no tempo de parição.

CONSIDERAÇÕES FINAIS

Na maior parte das espécies domésticas, a maturação fetal está associada ao aumento pré-natal da atividade adrenocortical poucas semanas antes do nascimento. O feto equino é o único que há uma pequena atividade adrenocortical somente 24 e 48 h antes do nascimento. Portanto, a maturação final do feto equino ocorre neste período e, consequentemente, o potro é mais suscetível a dismaturidade e prematuridade pela retirada no tempo inadequado.

Em bovinos, a prevalência da retenção de placenta varia entre 5 e 40% em partos naturais e, em partos induzidos, alcança índices entre 40 e 80%. Considera-se como principal consequência da indução de partos o aumento da prevalência de retenção de placenta e problemas correlatos. Revisando as causas de retenção placentária, Bo et al. (1992) consideraram que estas sejam decorrentes de desequilíbrio ou insuficiência hormonal próximo ao fim das gestações, resultando no retardamento da maturação da placenta. As contrações uterinas separam os cotilédones das carúnculas, que têm seu tamanho diminuído, auxiliando na expulsão da placenta, desde que não haja impedimentos sobre o processo de separação normal entre as porções materna e fetal do órgão. Condições que alterem a sequência deste evento, como a imaturidade placentária, podem provocar a retenção de placenta (6 a 12 h para ovinos e 6 a 18 h pós-parto para caprinos).

Em geral, a prática de indução de nascimento pode promover sofrimento materno em partos distócicos, perda ou desenvolvimento retardado das crias, diminuição temporária da produção de leite, demora para delivramento das secundinas, retenção de placenta e doenças decorrentes, e ainda comprometimento do desempenho reprodutivo futuro.

Os cães e gatos, de uma forma geral, têm sua fisiologia reprodutiva bastante conhecida, restando algumas questões a serem respondidas. Embora muitas pesquisas tenham sido desenvolvidas a respeito de dosagem hormonal, dadas a diversidade racial e as condições climáticas discrepantes, ainda não se dispõe (e talvez não seja possível) da elaboração de uma tabela completa e fidedigna, relacionando os valores médios dos principais hormônios, aos moldes do que temos definido para o hemograma. Outro ponto a ser dirimido é o motivo pelo qual não conseguimos obter com os pequenos animais o mesmo sucesso da contracepção humana que, de certa forma, reduziu os efeitos colaterais inerentes à terapia. Será que a pureza da substância e a precisão da dose não são fatores essenciais? Todos os produtos comerciais, seguramente, foram testados em animais domésticos ou de laboratório. Talvez o resgate dessa literatura científica indique o caminho do sucesso com riscos e efeitos colaterais diminutos.

REFERÊNCIAS BIBLIOGRÁFICAS

Bo GA, Fernandez M, Barth AD et al. Reduced incidence of retained placenta with induction of parturition in the cow. Theriogenology. 1992; 38(1):45-61.

Burke TJ. Small animal reproduction and infertility, a clinical diagnosis and treatment. Philadelphia: Lea and Febiger; 1986.

Feldman EC, Davidson AP, Nelson RW. Prostaglanding induction of abortion in pregnancy bitches after misalliance. J Am Vet Med Assoc. 1993; 202:1855-8.

Ley WB, Hoffman JL, Neacham TN. Daytime management of the mare. Pre-foaling mammary secretions testing. J Equine Vet Sci. 1989; 1:88-94.

Lye JL. Initiation of parturition. Anim Reprod Sci. 1996; 42:495-503.

Menendez MT, Wiltbank JN. Inducion del parto en bovines. Tec Pec Méx. 1986; 50:83-9.

Rodrigues CFC. Características e cronologia do parto induzido com cloprostenol ou d-cloprostenol em associação a carbetocina em cabras Saanen [dissertação]. Botucatu: Unesp; 2004.

Stubbs WP, Bloomberg MS. Implication of early neutering in the dog and cat. Sem Vet Med Surg (Small Anim). 1995; 10(1):8-12.

BIBLIOGRAFIA DE APOIO

Almeida ES, Babboni SD, Padovani CR et al. Estudo do destino dos cães no canil municipal de Botucatu antes e após a Lei nº 12.916 que dispõe sobre o controle da reprodução de cães. Vet Zoot. 2014; 21(23):433-9.

Bernhard A, Schultz J, Gutjahr ST et al. Indikationen für die anwendung eines depotoxytozin-Präparates in der tierarztlichen praxis. Tierarztl Umschau. 1993; 48:446-53.

Cain JL. The use of reproductive hormones in canine reproduction. Probl Vet Med. 1992; 4(3):453-70.

Callado AKC, Castro RS, Teixeira MFS. Lentivírus de pequenos ruminantes (CAEV e Maedi-Visna): revisão e perspectivas. Pesq Vet Bras. 2001; 21(3):87-97.

Concannon PW, Hansel W. Prostaglandin F2-alpha induced luteolysis, hypotermia, and abortions in beagle bitches. Prostaglandins. 1977; 13:533-42.

Concannon PW, Weinstein P, Whaley S. Supression of luteal function in dogs by luteining hormone antiserum and by bromocriptine. J Reprod Fertil. 1987; 81:175-80.

Deschamps JC, Lucia JRT, Correa MN et al. Otimização da eficiência do processo de produção animal a partir do uso de biotécnicas reprodutivas. Res Bras Reprod Anim. 2000; 24(1):21-9.

England GCW. Pharmacological control of reproduction in the dog and bitch and cat. Manual of small animal reproduction and neonatology. BSAVA. 1998:197-226.

Fahim MS, Wang M, Sutcu MF et al. Sterilization of dogs with intraepididymal injection of zinc arginine. Contraception. 1993; 47:107-22.

Fieni F, Dumon C, Tainturier D, Bruyas JF. Clinical protosol for pregnancy termination in bitches using prostaglandin $F_{2\alpha}$. J Reprod Fertil. 1997; Suppl. 51:245-50.

Fieni F. The use of anti-progestins in the control of reproduction. In: III Evssar European Congress. Belgium; Liège, May 10th to 12th, 2002. Liège: Evssar; 2002. p. 46-7.

Gillete DD, Filkins M. Factors affecting antibody transfer in the newborn puppy. Am J Physiol. 1966; 210:419-22.

Hafez ESE, Hafez B. Reprodução animal. 7. ed. Barueri: Manole; 2004.

Harper C. Neutersol: chemical sterilization for dogs. In: Proceedings of the Caribbean Animal Welfare Conference: Best Practices in Humane Control Stray and Feral Dog and Cat Population. USA; St. Croix, 2004. St. Croix: The Pegasus Foundation; 2004. p. 20-5.

Hillman RB. Induction of parturition. In: Robinson NE. Current therapy in equine medicine. 2. ed. Philadelphia: W.B. Saunders; 1987. p. 533-37.

Holst PJ, Nancarrow CD. Intramuscular administration of a prostaglandin analogue during pregnancy in the goat. J Reprod Fertil. 1975; 43:403-4.

Immegart HM, Threlfall WR. Evaluation of intratesticular injection of glycerol for nonsurgical sterilization of dogs. Am J Vet Res. 2000; 61:544-9.

Jana K, Samanta PK. Sterilization of male stray dogs with a single intratesticular injection of calcium chloride: a dose-dependent study. Contraception. 2007; 75:390-400.

Jeffcott LB, Rossdale PD. A critical review of current methods for induction of parturition in the mare. Equine Vet J. 1977; 4:208.

Johnston SD, Kustritz MVR, Olson PNS. Canine and feline theriogenology. Philadelphia: W.B. Saunders; 2001.

Leoci R. Calcium chloride dihydrate nonsurgical sterilization in 81 dogs: Dose, formulation, and best practices implications for maximal effectiveness and minimal complications, from the first large study outside of India. In: I International Conference on Dog Population Management. United Kingdom; York, September 6th, 2012. York: Department for Environment, Food & Rural Affairs [Great Britain]; 2012.

Leoci R, Aiudi G, Silvestre F et al. A dose-finding, long-term study on the use of calcium chloride in saline solution as a method of nonsurgical sterilization in dogs: evaluation of the most effective concentration with the lowest risk. Acta Vet Scand. 2014; 56(63):1-8. Disponível em: http://www.actavetscand.com/content/56/1/63.

Leoci R, Aiudi G, Silvestre F et al. Alcohol diluent provides the optimal formulation for calcium chloride non-surgical sterilization in dogs. Acta Vet Scandin. 2014; 56(62):1-7. Disponível em: http://www.actavetscand.com/content/56/1/62.

Levy JK, Crawford PC, Appel LD et al. Comparison of intratesticular injection of zinc gluconate versus surgical castration to sterilize male dogs. Am J Vet Res. 2008; 69(1):140-3.

Liggins GC. Adrenocortical-related maturational events in the fetus. Am J Obstet Gynecol. 1976; 126:931-9.

Maher JE, Cliver SP, Goldenberg RL. The effect of corticosteroid therapy in the very premature infant. Am J Obstet Gynecol. 1994; 170:869-73.

Meites J, Webster HD, Young FW et al. Effects of corpora lutea removal and replacement with progesterone on pregnancy in goats. J Anim Sci. 1951; 10:411-6.

Modolo JR, Stachissini AVM, Castro RS et al. Planejamento de saúde para o controle da artrite-encefalite caprina. Botucatu: Unesp; 2003.

Morrow DA. Current therapy in theriogenology. 2. ed. Philadelphia: W.B. Saunders; 1986.

Neve A, Ferraz TG, Melo CCS et al. Esterilização química de cães por meio de injeção intratesticular de solução à base de gluconato de zinco × dor: mito ou realidade? Rev Bras Reprod Anim. 2015; 39(1):230-3.

Noakes DE, Parkinson TJ, England GCV. Arthur's veterinary reproduction and obstetrics. 6. ed. Philadelphia: WB Saunders; 2001.

Oliveira ECS, Moura MRP, Sá MJC et al. Permanent contraception of dogs induced with intratesticular injection of a Zinc Gluconate-based solution. Theriogenology. 2011; 77(6):1056-63.

Oliveira ECS, Moura MR, Silva VA et al. Intratesticular injection of a zinc-based solution as a contraceptive for dogs. Theriogenology. 2007; 68:137-45.

Papich MG, Davis LE. Drug therapy during pregnancy and in the neonate. Vet Clin North Am Small Anim Pract. 1986; 16(3):525-39.

Peters AR, Poole DA. Induction of parturition in dairy cows with dexamethasone. Vet Rec. 1992; 131:576-8.

Pineda MH, Hepler DI. Chemical vasectomy in dogs. Long-term study. Theriogenology. 1981; 16(1):1-11.

Pineda MH, Reimers TJ, Faulkner LC et al. Azoospermia in dogs induced by injection of sclerosing agents into the caudae of the epididymides. Am J Vet Res. 1977; 38:831-8.

Prestes NC, Lopes MD, Bicudo SD. Piometra canina: aspectos clínicos, laboratoriais e radiológicos. Semina. 1991; 12(1):53-6.

Prestes NC, Muniz LMR, Castro GB et al. Tumor das células da granulosa em ovário de cadela associado à piometra. Vet N. 1997; 3(1):143-5.

Purvis AD. The induction of labor in mares as a routine breeding farm procedure. Proc AAEP. 1972:113-8.

Quadri SK, Harbers LH, Spies HG. Inhibition of spermatogenesis and ovulation in rabbits with antiovine LH rabbit serum. PSEBM. 1996; 123:809-13.

Ronsin R, Berthelot X. Aborto provocado em cadelas. Hor Vet. 1996; 16:94.

Salles HO, Azevedo HC, Soares AT et al. Indução do parto em cabras de raças leiteira mediante aplicação de cloprostenol. Rev Bras Med Vet Zootec. 1998; 50(5):557-62.

Samanta PK. Chemosterilization of stray dogs. Ind J Anim Health. 1998; 37(1):61-2.

Santos FC, Corrêa TP, Rahal SC et al. Complicações da esterilização cirúrgica de fêmeas caninas e felinas. Revisão de literatura. Vet Zootec. 2009; 16(1):8-18.

Silva EPC, Oliveira KCF, Ramos PS et al. Esterilização em cães e gatos. Nosso Clín. 2015; 107:30-40.

Silver M. Parturition: spontaneous or induced preterm labor and its consequences for the neonate. Anim Reprod Sci. 1992; 28:441-9.

Soto FRM, Viana WG, Mucciolo GCB et al. Evaluation of efficacy and safety of zinc gluconate associated with dimethyl sulphoxide for sexually mature canine males chemical neutering. Reprod Domest Anim. 2009; 44(6):927-31.

Tahira JK, Chow LA, Neto AM et al. Efeitos da prostaglandina $F_{2\alpha}$ na indução do parto em porcas. Rev Bras Reprod Anim. 1979; 2(3):29-35.

Traldi AS. Controle farmacológico do ciclo estral e superovulação em caprinos e ovinos. In: Controle Farmacológico do Ciclo Estral de Ruminantes. Brasil; São Paulo, 2000. Anais... São Paulo: Unesp; 2000. p. 306-32.

Valle GR, Marques Jr. AP. Endocrinopatologia e terapia hormonal do ciclo estral da cadela. Cad Téc Vet Zootec. 1999; 30:49-74.

Vanderstichel R, Forzán MJ, Pérez GE et al. Changes in blood testosterone concentrations after surgical and chemical sterilization of male free-roaming dogs in southern Chile. Theriogenology. 2015; 83(6):1021-7.

Wang M. Neutersol: intratesticular injection induces sterility in dogs. In: Proceedings of the II International Non-Surgical Contraceptive Methods of Pet Population Control. USA; Brekenridge, 2002. Brekenridge: ACC&D; 2002. 1:62-5.

Zarrouk A, Souilem O, Drion PV et al. Caractéristiques de la reproduction de l'espèce caprine. Ann Méd Vét. 2001; 145:98-105.

Zone M, Wanke M, Rebuelto M. Termination of pregnancy in dogs by oral administration of dexamethasone. Theriogenology. 1995; 43:487-94.

9 Abortamento Não Infeccioso

Nereu Carlos Prestes

ABORTAMENTO NÃO INFECCIOSO EM EQUINOS

Segundo Schlafer (2000), quando uma égua aborta, a primeira causa considerada é um agente infeccioso. No entanto, muitos abortamentos resultam de endometrites, lesão endometrial crônica, fibrose, competição associada à gemelaridade, retardamento do desenvolvimento placentário, anormalidade vascular, ingestão de alimentos tóxicos, torção do cordão umbilical, comprimento exagerado do cordão umbilical, separação precoce da placenta ou persistência do saco vitelínico. Exames ultrassonográficos sequenciais auxiliam no estabelecimento do diagnóstico precoce em animais suspeitos de apresentarem placentite.

Exame da placenta

Embora não faça parte da rotina, o exame dos envoltórios fetais constitui uma rara oportunidade para esclarecer ao cliente o que está ocorrendo com o animal e demonstrar profissionalismo. A placenta representa, em geral, 10 a 11% do peso do potro a termo, apresentando forma de Y que evidencia os cornos gestante e não gestante da égua. O alantocório, a porção avermelhada mais externa, é um espelho do endométrio uterino.

Durante o exame, é preciso observar aplasia ou hipoplasia de vilos no alantocório de coloração avermelhada e a área clara bem evidente, correspondendo à estrela cervical. O tecido amniótico é esbranquiçado, transparente e ricamente vascularizado. O tecido alantoidiano internamente apresenta coloração amarelada escura e também é bastante vascularizado.

Uma boa prática para testar a integridade desses tecidos é enchê-los de água.

Exame do feto

Deve-se realizar criterioso exame macroscópico para estabelecer sinais de maturidade ou imaturidade ou eventuais anomalias. Uma necropsia completa deve ser realizada para excluir possíveis suspeitas de abortamento infeccioso: é indicada a coleta de material do fígado, pulmão, coração, baço, adrenal, dos rins, do timo e do cérebro. O material coletado deve ser fixado em formol ou mantido a fresco em gelo para diagnóstico histopatológico.

Exame do cordão umbilical

O cordão umbilical dos equinos é longo, ligeiramente espiralado e contém uma linha naturalmente fraca de destacamento de 55 cm, em média. Na raça Puro-sangue Inglês, a extensão pode variar de 36 a 83 cm. O comprimento longo combinado com a não junção do âmnio à corioalantoide predispõe à torção do cordão. Ao exame podem ser verificadas congestão dos vasos sanguíneos amnióticos, hemorragia da parede do cordão, congestão vascular placentária e estenose do úraco, distendendo a bexiga pelo acúmulo de urina. Também é possível observar o enrolamento do cordão nos membros e a calcificação do saco vitelínico remanescente, aderido à estrutura umbilical, comprometendo o fluxo sanguíneo placentário.

Funcionamento anormal da placenta

Essa anormalidade é esperada nos casos de gestação gemelar, fibrose endometrial grave, aderência anormal da área placentária e, por vezes, nos casos de linfossarcoma. Abortamentos são esperados quando a placenta ocupa o corpo uterino e em raras situações nas quais os fetos podem sofrer torção, vólvulo e intussuscepção intestinal, que ocasionam sua morte e consequente abortamento. Podem ser observadas mineralização do âmnio, ulcerações ou graves alterações no volume dos líquidos fetais.

ALTERAÇÃO NA DURAÇÃO DA GESTAÇÃO

Em condições patológicas, a gestação pode sofrer alterações como redução e prolongamento na sua duração (Figura 9.1).

Fase embrionária

É definida como a fase que compreende a fertilização à organogênese completa. Na embriologia animal, esse termo é usado por até 45 dias de gestação, quando a estrutura passa a ser denominada feto, momento em que termina a organogênese e se se inicia o crescimento.

A implantação dos embriões dos animais domésticos em dias pós-fecundação e a mortalidade embrionária estimada por espécie encontram-se descritas na Tabela 9.1.

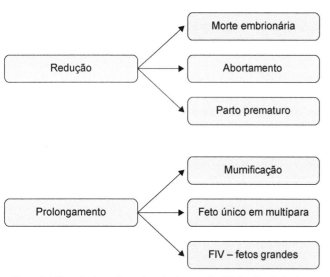

Figura 9.1 Tipos de alteração na duração da gestação. FIV: fertilização *in vitro*.

Tabela 9.1 ▪ Período de implantação dos embriões dos animais domésticos dias pós-fecundação e mortalidade embrionária estimado por espécie.

Espécie	Implantação*	Mortalidade embrionária**
Bovinos	21 a 22	20 a 40
Equinos	36 a 40	15 a 60
Suínos	14	10 a 40
Cães	16	–
Cabras	18 a 20	10 a 30
Ovinos	15 a 16	–

*Dias pós-fecundação. **Estimada em porcentagem. Fonte: Binelli, 2000.

As vias de infecção do útero e oviduto e as consequências dessa infecção são apresentadas na Figura 9.2, enquanto os mecanismos pelos quais o herpes bovino tipo 1 (BHV-1) pode causar mortalidade embrionária são esquematizados na Figura 9.3.

As consequências da infecção por micoplasmas foram elucidadas na Figura 9.4.

Morte embrionária

As seguintes causas foram observadas:

- Transporte acelerado ou retardado do zigoto na tuba pelo desequilíbrio estrógeno-progesterona
- Número insuficiente de fetos em multíparas – reconhecimento materno da prenhez
- Infecções virais, toxoplasmose uterina (via hematógena), campilobacteriose (via vaginal por sêmen contaminado)

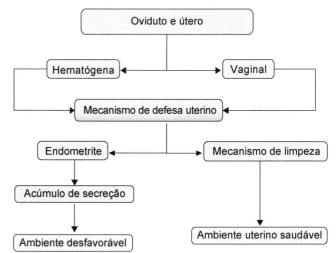

Figura 9.2 Representação esquemática das vias de infecção do útero e oviduto e suas consequências. (Adaptada de Kunz *et al.*, 2002.)

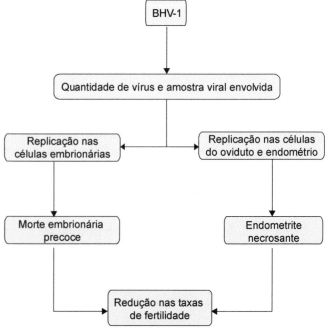

Figura 9.3 Representação esquemática dos mecanismos pelos quais o BHV-1 pode causar mortalidade embrionária. (Adaptada de Kunz *et al.*, 2002.)

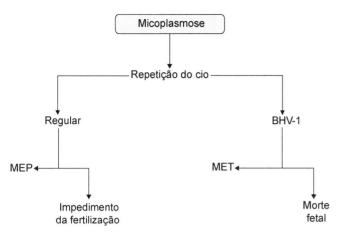

Figura 9.4 Representação esquemática das consequências da infecção por micoplasmas (*Ureaplasma diversum* e *Mycoplasma bovigenitalium*). MEP: mortalidade embrionária precoce; MET: mortalidade embrionária tardia. (Adaptada de Kunz *et al.*, 2002.)

- Sequelas de lesões uterinas reduzindo a área de aderência
- Infecções no embrião antes da eclosão e após a eclosão, BHV-1 e vírus da diarreia bovina (BVDV)
- Regeneração endometrial incompleta e estresse lactacional
- Aberrações cromossômicas
- Hipo ou hiperalimentação da fêmea
- Idade dos animais (senilidade)
- Superpopulação uterina
- Estresse térmico
- Incompatibilidade entre espermatozoide e fêmea
- Monozigotos para certos grupos sanguíneos (incompatibilidade imunológica)
- Regressão prematura do corpo lúteo.

Os eventos fisiológicos da perda embrionária precoce em ovelhas são apresentados na Figura 9.5.

O abortamento caracteriza-se pela interrupção da gestação com a expulsão do feto inviável, podendo ser do tipo infeccioso, não infeccioso ou induzido.

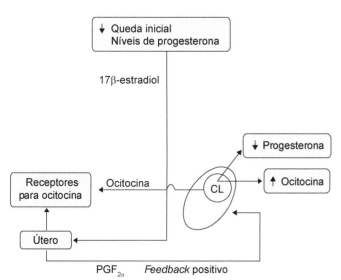

Figura 9.5 Representação esquemática dos eventos fisiológicos da perda embrionária precoce em ovelhas que tem como sinal evidente a repetição de cio. CL: corpo lúteo; $PGF_{2\alpha}$: prostaglandina $F_{2\alpha}$. (Adaptada de McCracken, 1984.)

Abortamento induzido (terapêutico)

As indicações para esse procedimento são:

- Formas graves de osteomalacia
- Mumificação fetal
- Hidropisia dos envoltórios
- Gestação em novilhas muito jovens
- Coberturas indesejáveis
- Paresia anteparto
- Metrorragia
- Prolapsos cervicovaginais graves.

A interrupção é mais fácil até os 5 meses, pois os fetos são eliminados com os envoltórios e o útero evolui sem grandes complicações.

Métodos aplicáveis aos bovinos

- Enucleação do corpo lúteo:
  - Hemorragias/aderências
- Ruptura das bolsas (vesícula):
  - Manualmente pelo reto entre a 4ª e a 8ª semana
  - Resultado em 3 a 8 dias
- Pelo uso de prostaglandina:
  - Lise do corpo lúteo
  - Aumento das contrações uterinas
  - Relaxamento cervical
- Pelo uso de corticoides:
  - 20 mg de dexametasona
  - 5 a 10 mg de flumetasona.

Resultado (índice de eficiência do abortamento): 80%.

Altos índices de retenção placentária são esperados nos abortamentos induzidos ou terapêuticos, particularmente quando aplicados no final da gestação, diferindo da reação esperada no início gestacional, na qual ocorre a reabsorção do embrião e seus eventuais anexos ou a expulsão dos mesmos.

ABORTAMENTO NÃO INFECCIOSO NAS DEMAIS ESPÉCIES

As causas são complexas, muitas vezes decorrentes da interação de fatores predisponentes, ocasionais e determinantes.

Principais fatores etiológicos

- Distúrbios hormonais: regressão prematura do corpo lúteo
- Traumas, exercícios violentos, operações
- Predisposição hereditária: raças mais propensas, malformações fetais
- Medicamentos que provocam contrações uterinas: derivados do *ergot*, xilazina, detomidina
- Produtos tóxicos: arsenicais, organofosforados, naftalenos, nitrato de potássio, iodeto de sódio
- Laxantes e, por vezes, vermífugos
- Hormônios: estrógenos, corticoides, ocitocina, prostaglandina
- Exames retais e vaginais incorretos
- Hemorragias graves e distúrbios digestórios com hipermotilidade
- Alimentos tóxicos, mofados ou deteriorados
- Excesso alimentar (indigestão)

- Carências nutricionais: proteínas, cálcio, fósforo, magnésio, selênio, vitamina A
- Distúrbios metabólicos
- Frio intenso
- Defeitos anatômicos: vulva, vagina, cérvix, prolapsos
- Verminoses e hemoparasitoses
- Gestação gemelar
- Placentite, cotiledonites e edema dos envoltórios de causa anafilática, traumática ou inespecífica.

Estudos em ovelhas e primatas não humanos mostraram que o feto determina a duração da gestação, e a mãe, a hora do dia do início do parto.

Medidas

- Profiláticas, a fim de evitar os fatores de risco
- Tentativas de se manter a gestação de risco: progesterona ou progestógenos (CAP)
- Uso de produtos que não causem risco ao curso da gestação: flunixino meglumina derivado do trifluorato do ácido nicotínico, potente inibidor da síntese de PGF
- Medidas terapêuticas profiláticas no útero pós-abortamento, evitando as metrites a fim de garantir a fertilidade futura do animal.

Os mecanismos fetais de controle do parto nas ovelhas encontram-se esquematizados na Figura 9.6.

O diagnóstico do controle do parto é possível por expulsão do feto, repetição do cio e uso de produtos imaturos.

Os exames negativos para o controle do parto são o anatomopatológico, o microbiológico e o sorológico.

RETENÇÃO DA PLACENTA

Segundo Fernandes *et al.* (2001), a retenção de placenta resulta da disfunção da liberação normal dos placentomas ou da inércia uterina, decorrente de fatores nutricionais, ambientais, gestação curta ou prolongada, fatores hereditários, infecciosos, hormonais ou intervenção obstétrica. Pode ocorrer em 5 a 40% dos partos normais e em 40 a 80% dos induzidos.

O termo placenta é derivado do grego e significa "bolo achatado", termo que não caracteriza e traduz o formato real desse órgão transitório nos animais domésticos. O tamanho e a função alteram-se com o progresso da gestação e, para o feto, a placenta é única e combina múltiplas funções que no adulto são separadas. A sua formação está intimamente relacionada com os envoltórios e líquidos fetais, particularmente com o cório. A placentação corioalantoide é típica dos animais domésticos.

As trocas placentárias ocorrem por difusão simples, transporte ativo, fagocitose e pinocitose. Eletrólitos, água e gases respiratórios que garantem o equilíbrio bioquímico passam por difusão rápida. Aminoácidos, açúcares e vitaminas hidrossolúveis usam predominantemente o transporte ativo. Os hormônios que atuam no crescimento fetal ou garantem a manutenção da gestação atravessam por difusão lenta, enquanto os anestésicos difundem-se rapidamente. As proteínas plasmáticas, os anticorpos e as células integrais usam a pinocitose ou o escoamento pelos poros da membrana placentária.

A placenta e os anexos fetais protegem o feto de traumatismo e desidratação, previnem a aderência, auxiliam na dilatação e lubrificação do canal do parto, armazenam produtos de excretas e desempenham importante papel bactericida.

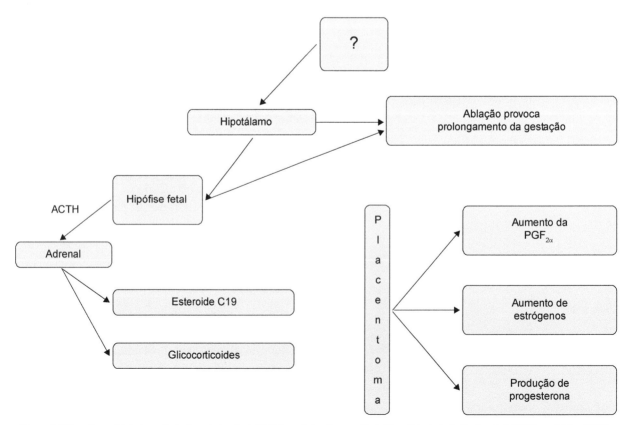

Figura 9.6 Mecanismos fetais de controle do parto (ovelha). ACTH: hormônio adrenocorticotrófico. (Adaptada de Liggins *et al.*, 1972 [*apud* Hafez, 1982]).

Égua

A placenta equina é classificada como epiteliocorial difusa e microcotiledonária, composta pelo alantocório, alantoâmnio e cordão umbilical. Muitos eventos celulares acontecem antes do parto, envolvendo a maturação microcotiledonária e a separação dos vilos coriônicos das criptas endometriais para que ocorra a expulsão normal da placenta. A ruptura do cordão umbilical provoca o colapso vascular; o destacamento dos vilos coriônicos e a separação final das interdigitações são resultado da contração miometrial induzida pela ocitocina e, provavelmente, pela prostaglandina, reduzindo o tamanho do útero e da circulação sanguínea no endométrio, o que ocasiona o relaxamento da cripta endometrial e a consequente liberação das vilosidades (Figura 9.7).

A retenção de placenta é definida como a falha de expulsão de parte ou da totalidade das membranas fetais em 30 min a 3 h após o parto do potro. A retenção está associada a distocias, cesariana, fetotomia, abortamento, parto prematuro ou gemelaridade. O diagnóstico é realizado pela identificação de envoltórios pendentes pela vulva, embora algumas vezes permaneçam no útero sem ser visíveis. Caso parte ou toda placenta fique retida, em 24 a 48 h a égua exibe sinais de metrite, como febre, depressão, cólica, laminite, desidratação e toxemia. Exames retal e vaginal devem ser realizados para avaliar a área e a extensão da retenção, a fim de instituir o tratamento.

Tratamento

Deve-se optar pelo método menos invasivo que possibilite a saída da placenta. As membranas exteriorizadas devem ser protegidas com uma luva plástica para reduzir a contaminação com o ambiente ou pelas fezes. A ocitocina é a substância de escolha, aplicando-se 20 a 120 UI por via intramuscular (IM) a cada 2 h por até 8 h pós-parto. Infusão intravenosa (IV) de 60 a 100 UI de ocitocina diluída em 500 mℓ a 2 ℓ de solução salina a 0,9% administrada gota a gota frequentemente resulta na expulsão da placenta.

Quando essa alternativa falhar, é possível depositar na cavidade alantoica, se a membrana estiver íntegra, 10 a 12 ℓ de uma solução a 2% de iodopovidona ou solução salina hipertônica. Bons resultados são obtidos até 12 h pós-parto, pois resulta em liberação endógena de ocitocina e contração do útero. Injeção de colagenase nos vasos umbilicais pode ser um bom adjuvante. A remoção manual deve ser evitada, pois pode resultar em permanência de restos teciduais, o que prolonga a inflamação e retarda a involução, podendo ocorrer descolamento do endométrio e hemorragia com sérias consequências sobre a fertilidade futura do animal.

Após a completa expulsão dos tecidos, devem ser instituídas lavagem e sifonagem uterina com solução salina diariamente, cobertura antibiótica, anti-inflamatória e anti-histamínica preventiva da laminite.

Vaca

A placenta da vaca é sindesmocorial (epiteliocorial), múltipla e cotiledonária. A união da carúncula materna ao cotilédone fetal forma o placentoma. Na primeira fase de involução uterina, as membranas são eliminadas entre 30 min e 8 h após a expulsão do bezerro. A manutenção da placenta superior a 12 h deve ser considerada patológica.

O descolamento normal depende do aumento das células binucleadas na porção fetal da placenta, que se transformam em células gigantes polinucleadas com função de absorção e fagocitose. Há colagenização do tecido intersticial da carúncula e achatamento das criptas uterinas, contração uterina e o consequente início do descolamento tecidual. O rompimento do cordão umbilical ocasiona redução do fluxo sanguíneo, colabamento capilar e atrofia das vilosidades coriônicas. As contrações uterinas desempenham importante papel mecânico na separação e expulsão dos envoltórios e as concentrações de prostaglandina $F_{2\alpha}$ são maiores nos placentomas bovinos com descolamento normal.

A retenção de placenta é maior nos bovinos do que em outra espécie animal, sendo mais comum no gado de leite do que no gado de corte, com frequência de 3 a 12% do rebanho, podendo atingir 30 a 50% em grupos de animais com moléstia infecciosa. A retenção não costuma ser um fenômeno isolado, estando associada a doenças infecciosas, distúrbios metabólicos, deficiência nutricional, reações anafiláticas, parto distócico, cesariana, distúrbio hormonal, hidropisia dos envoltórios, placentite, gestação gemelar e abortamento ou parto prematuro não infeccioso.

As causas diretas ou indiretas associadas ou não ao processo de separação placentária são: placentoma imaturo, edema das vilosidades, necrose entre os vilos e as criptas, involução prematura dos placentomas, placentite, cotiledonite, hiperemia dos placentomas, atonia uterina, obstrução vaginal, dupla cérvix, sutura da placenta durante a cesariana, transporte dos animais, deficiência de vitamina A e E, deficiência de selênio, iodo, cálcio e fósforo, distensão excessiva do útero, sexo do feto, influência gestacional, terapia hormonal e, eventualmente, fatores hereditários.

Tratamento

Não há consenso quanto ao tratamento dessa patologia, o que exige um criterioso diagnóstico do agente causal da retenção. O técnico deve estar ciente dos riscos de contaminar-se com uma zoonose e dos aspectos ligados à saúde pública.

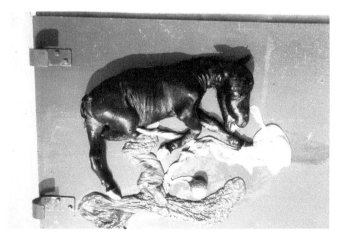

Figura 9.7 Feto equino abortado. Note o cisto de saco vitelínico anexo ao cordão umbilical. (Esta figura encontra-se reproduzida em cores no Encarte.)

A primeira questão relacionada com o tratamento é se os animais acometidos devem ou não ser tratados. Há trabalhos demonstrando resultados muito semelhantes para ambos os casos. O tratamento fundamenta-se em provocar a liberação dos envoltórios, controlar a flora bacteriana, estimular a involução uterina e a autodefesa uterina.

A remoção manual da placenta deve ser evitada devido ao risco de contaminação, hemorragia, septicemia, ruptura uterina e retardo na involução. Deve-se tracionar a placenta apenas se ela estiver solta e livre. As lavagens uterinas são contraindicadas, pois não é possível obter total sifonagem do líquido aumentando-se o seu conteúdo e por removerem todas as defesas naturais.

Uma boa prática é aplicar gliconato de cálcio a 10 ou 25% diluído em soro fisiológico IV para estimular a involução uterina, provocando vasoconstrição nos placentomas com liberação das vilosidades ou com o uso de ocitocina 0 a 50 UI nas primeiras 24 h pós-parto por via subcutânea (SC), IV ou IM.

Podem ser colocados, no útero, 2 ou 3 *bolus* de tetraciclina em dias alternados enquanto a cérvix possibilitar a sua passagem. Recomenda-se ter cuidado para não utilizar antissépticos irritantes ao útero como aqueles à base de iodo, cloro etc. Sulfas têm valor questionável quando aplicadas diretamente no útero e o uso de estrógeno deve ser bem avaliado pelo risco de formação de cisto folicular. As prostaglandinas têm boa ação sobre a contratilidade uterina e a abertura cervical.

Uma vez liberada a placenta, está instalada uma endometrite, cuja gravidade depende da evolução da retenção. Segundo Grunert e Gregory (1984), a endometrite puerperal crônica classifica-se em: catarro genital de 1º grau com cervicite e hipersecreção turva; catarro genital de 2º grau, com cervicite e secreção mucopurulenta; catarro genital de 3º grau, com cervicite e secreção purulenta; e catarro genital de 4º grau, no qual é evidente a piometra.

Pequenos ruminantes

O puerpério demora de 4 a 6 semanas com lóquio mucossanguinolento que se torna turvo para desaparecer em 8 dias. A eliminação da placenta ocorre 8 h após a expulsão do produto.

Nos primeiros 10 dias pós-parto há rápidas contração e involução uterinas que se completam em 20 a 25 dias. A involução uterina na ovelha ocorre pela quebra do colágeno, havendo degeneração na superfície da carúncula, necrose, descamação e subsequente regeneração da superfície do endométrio. Há evidência de degeneração hialina ainda pré-parto, envolvendo o tecido conjuntivo adjacente às criptas endometriais e também as paredes vasculares.

Após o destacamento placentário, há necrose superficial caruncular com autólise e liquefação, justificando o lóquio marrom, vermelho-escuro ou negro. Aos 16 dias pós-parto, a necrose atinge toda a superfície caruncular, que se torna limpa, brilhante e completamente regenerada em 28 dias.

A retenção de placenta tem causas muito semelhantes às dos bovinos, embora cabras e ovelhas sejam mais sensíveis aos processos toxêmicos. O tratamento segue os mesmos princípios apresentados para as vacas.

Porcas

A expulsão da placenta em porcas pode ocorrer imediatamente à expulsão do leitão, eliminação de várias após o nascimento de um produto ou serem todas expulsas até 4 h após a saída do último feto. A involução uterina é rápida, com lóquio claro e escasso observável por poucos dias. Restos mantidos no útero são reabsorvidos assintomaticamente. Nos primeiros 5 dias pós-parto, há perda de peso do útero por vigorosa involução, que se completa em 28 dias. Seis dias pós-parto, a perda de peso uterino se deve à redução em número e tamanho celular e quantidade de tecido conjuntivo.

O epitélio uterino pós-parto imediato é cuboide ou colunar baixo, com grande número de pregas. Aos 7 dias, as células epiteliais são baixas, planas, com sinais de regeneração, mas há sinais de divisão celular ativa sugestiva de regeneração epitelial.

A retenção de placenta na porca não é comum; os sinais mais evidentes são: metrite séptica, prostração e corrimento vaginal purulento contendo restos de tecido. Nas condições não higiênicas do parto, é possível a instalação de uma tríade composta por mastite, metrite e agalactia, com graves implicações sistêmicas, o que exige o tratamento de suporte e antibiótico com urgência. A vida do animal corre sérios riscos.

Cadelas

Por serem monoéstricas, o parto é seguido por um período de anestro e não é possível prever o estabelecimento do próximo cio, porém o útero retorna ao tamanho pré-gravídico dentro de 4 semanas. O lóquio inicial é esverdeado, tornando-se mucoide e avermelhado em torno de 12 h pós-parto. A descamação da camada epitelial do endométrio inicia-se 6 semanas pós-parto e completa-se em 7 a 12 semanas, ocorrendo a completa regeneração. Espera-se a eliminação dos envoltórios fetais após o nascimento de cada filhote e, mais raramente, após a expulsão de alguns ou todos os produtos.

A retenção de placenta não é comum. Ocorre em eventuais distocias ou parto demorado, podendo ser uma condição temporária quando o feto bloqueia o canal do parto. Se a placenta permanecer retida por 12 a 24 h, ocorre metrite aguda e o tratamento clínico ou histerectomia devem ser realizados pelo risco de ocorrer a necrose da parede uterina em 4 a 5 dias, particularmente nas regiões de implantação. Os envoltórios podem ser tracionados suavemente e, nas raças pequenas, é possível massagear o útero para tentar expulsar a placenta via cérvix. Tratamento com ocitocina e gliconato de cálcio a 10% pode ser instituído, bem como a cobertura antibiótica preventiva e tratamento de suporte, se necessário.

Na vigência de metrite séptica, febre, corrimento vaginal fétido, sinais de toxemia, pulso rápido e desidratação, deve-se considerar o tratamento cirúrgico.

DEFESA UTERINA NATURAL

Bovinos

Como as causas de retenção placentária são tão amplas para as diferentes espécies e as consequências sobre o útero e o estado geral do animal são tão distintas e características, o tratamento é um assunto controverso e polêmico. Como eram tratados os animais antes do advento do primeiro antibiótico? Cura espontânea? Fitoterápicos? Rituais supersticiosos? Seleção natural? Talvez um dos primeiros produtos a ser usado no útero tenha sido a solução de lugol diluída.

Atualmente, antibióticos, hormônios e antissépticos constituem os procedimentos de rotina, porém há perdas econômicas pelo custo dos produtos, pelo descarte do leite e pelas implicações reprodutivas. Daí a importância de se conhecerem os mecanismos naturais de defesa uterina e tirar proveito de sua capacidade restauradora.

O útero responde aos patógenos pela interação de fatores imunológicos representados pela fagocitose e aporte de imunoglobulinas, pelas contrações uterinas depuradoras do conteúdo e pela drenagem linfática.

Esses eventos garantem ao útero pós-parto um excepcional mecanismo de defesa, pelo aumento do fluxo sanguíneo e pelo aporte de leucócitos fagocitários com relaxamento cervical que promove a expulsão do lóquio, constituído de muco, restos envoltórios, sangue e células.

Os neutrófilos, células típicas do processo inflamatório agudo, são a primeira linha de defesa. Ocorrem alteração da permeabilidade capilar no endométrio, marginação de células brancas ao endotélio e diapedese. Atraídos por quimiotaxia, os neutrófilos invadem o lúmen uterino. Retenção placentária e metrite podem atenuar essa atração química, reduzindo a migração neutrofílica.

A resposta imune humoral é representada pelas imunoglobulinas, anticorpos produzidos a partir de um estímulo antigênico principalmente pelo *Actinomyces pyogenes*, embora os agentes mais comumente encontrados sejam, além dele, *Streptococcus*, *Staphylococcus* e *Escherichia coli*.

A capacidade contrátil do útero representa a defesa física, removendo o conteúdo uterino estimulado pela mamada do bezerro e a consequente liberação de ocitocina endógena.

Com relação aos hormônios, o estrógeno aumenta a contratilidade uterina, a fagocitose e a resposta imune, enquanto a progesterona reduz o pH uterino e a permeabilidade capilar, o que favorece o crescimento bacteriano, reduzindo o afluxo de leucócitos ao lúmen uterino.

A prostaglandina ($PGF_{2\alpha}$) tem efeito estimulante do aporte sanguíneo e, consequentemente, da defesa celular; promove a contratilidade uterina e dilata a cérvix, possibilitando a expulsão do conteúdo uterino. Deve ser considerado o risco de aparecimento de cisto ovariano pelo uso de estrógenos.

Éguas

Contaminação uterina por agentes bacterianos oportunistas é um grave problema na criação de cavalos, podendo ser provocada por cobertura, inseminação artificial, defeitos de conformação vulvar e do vestíbulo vaginal ou durante o parto distócico, comprometendo a eficiência reprodutiva do animal.

Éguas jovens e nulíparas conseguem debelar uma infecção induzida em 72 a 96 h após a infusão bacteriana intraútero. Éguas suscetíveis não debelam a infecção, mantendo no útero a contaminação bacteriana, restos celulares e células inflamatórias que determinam a inviabilidade de ambiente para sobrevivência e implantação embrionária.

Os microrganismos frequentemente isolados são: *Streptococcus* beta-hemolítico, *E. coli*, *Klebsiella pneumoniae*, *Pseudomonas aeruginosa* ou fungos, *Candida albicans* e *Aspergillus* sp. O exame ginecológico completo, consistindo em palpação retal, ultrassonografia, citologia, biopsia e cultivo bacteriano, é fundamental para o diagnóstico efetivo. Em geral, a infecção é provocada pela flora anaeróbica que inibe a capacidade de fagocitose dos polimorfonucleares.

O mecanismo de defesa uterino inclui a resposta imunológica específica representada pela fagocitose; a resposta inespecífica humoral, por meio de imunoglobulinas; e a resposta celular linfocítica, aliada a fatores mecânicos e substâncias bacother... bactericidas.

As imunoglobulinas IgA, IgG e IgM foram evidenciadas nas secreções uterinas de éguas saudáveis, cujos níveis de IgA são superiores aos detectados no soro das éguas acometidas.

Com relação aos neutrófilos, parece haver redução de sua habilidade migratória nas éguas suscetíveis e menor capacidade opsonizante.

Tão importante quanto os mecanismos de defesa natural é a capacidade contrátil do útero, expulsando o conteúdo patogênico do seu interior. Lesões cervicais, relaxamento exagerado da vagina e útero distendido abaixo da linha pélvica colaboram para manter líquido depositado.

Tratamento

Os produtos usados não devem interferir na capacidade dos neutrófilos.

Inúmeros tratamentos pós-cobertura têm sido recomendados para aumentar os índices de fertilidade, incluindo lavagens uterinas, substâncias uterotônicas, infusão de plasma homólogo enriquecido ou não com leucócitos e antibioticoterapia (Mattos *et al.*, 1999).

Antes da cobertura de uma égua suscetível, o trato reprodutivo deve estar livre de fatores predisponentes e de infecção, o que pode ser obtido com correções cirúrgicas do genital externo defeituoso e um tratamento efetivo para endometrite bacteriana ou fúngica. Deve-se confirmar a ausência de infecção com base em citologia e cultura. As éguas suscetíveis devem, se possível, ser cobertas não mais que uma vez por ciclo, o mais próximo da ovulação (Troedsson, 1999).

Lavados uterinos

Lavados uterinos com grandes volumes de solução de Ringer com lactato, de 6 a 12 h após a cobertura, auxiliam efetivamente a eliminação de produtos inflamatórios do útero sem interferir na concepção. A lavagem deve ser repetida até que o líquido se torne claro. A mensuração do líquido recuperado ou o exame ultrassonográfico do útero garante que todo o líquido foi recuperado. Os lavados devem ser executados após cada cobertura para serem efetivos (Troedsson *et al.*, 1995).

Ocitocina

O uso de substâncias uterotônicas para estimular a contratilidade miometrial pode auxiliar a remoção de líquidos inflamatórios do útero. A administração de ocitocina (20 UI IV) de 4 a 8 h após a cobertura (com ou sem lavagem uterina concomitante) tem se mostrado eficiente na limpeza uterina, resultando em melhora

106 Obstetrícia Veterinária

nas taxas de prenhez de éguas suscetíveis. A combinação de lavado uterino e terapia com ocitocina é o tratamento mais empregado ultimamente, em vários centros (Watson, 2000).

De acordo com Cadario et al. (1999), a administração de 10 UI IV de ocitocina pode ser usada para induzir o *clearance* e a administração de doses maiores pode induzir contrações tetânicas em algumas éguas, resultando em retenção de algum líquido intrauterino. Tem-se proposto que a ocupação dos receptores miometriais de ocitocina estimule diretamente a contração das células miometriais. Os receptores ocupados induzem contração pelo influxo de cálcio na célula (Cadario et al., 1995). Esses autores conduziram um estudo para determinar os mecanismos hormonais que controlam as contrações uterinas e a remoção do líquido uterino nas éguas normais. Os resultados obtidos demonstraram que a ocitocina e as prostaglandinas afetam a remoção de radiocoloide do útero de éguas. A ocitocina causa um rápido *clearance* tanto pela estimulação direta das células do miométrio como indiretamente pela síntese de prostaglandina $(PGF_{2\alpha})$ pelo endométrio.

Prostaglandinas

As prostaglandinas também têm sido muito usadas para aumentar a atividade miometrial e para ajudar na limpeza do lúmen uterino dos contaminantes. De acordo com Rigby et al. (2001), é possível que a redução na produção de $PGF_{2\alpha}$ estimulada pela ocitocina contribua para a redução da resposta contrátil do miométrio em éguas suscetíveis. Segundo Cadario et al. (1995), a prostaglandina e seus análogos aumentam o *clearance* de radiocoloide do trato reprodutivo de éguas normais, mas em uma taxa inferior à ocitocina. A dose de 10 mg de $PGF_{2\alpha}$ causa 5 h de aumento da atividade mioelétrica, enquanto 20 UI de ocitocina causam somente 1 h de atividade aumentada (Watson, 2000). Os autores em questão não mencionam possíveis influências sobre as taxas de prenhez.

Antibióticos

Infusões intrauterinas de antibióticos têm sido usadas no manejo de éguas. Troedsson et al. (1995) realizaram um estudo comparativo entre lavagem uterina com salina, $PGF_{2\alpha}$ ou penicilina, 12 h após a inoculação de Streptococcus zooepidemicus. Os resultados obtidos demonstraram que a lavagem uterina com salina e a $PGF_{2\alpha}$ foram igualmente eficazes na eliminação de bactérias do útero, assim como os tratamentos com penicilina. Esses resultados sugerem que os antibióticos podem ser desnecessários, mesmo nos casos de contaminação bacteriana se as éguas forem tratadas com lavagens ou uterotônicos até 12 h após a cobertura.

Infusões intrauterinas de plasma homólogo

Alguns autores recomendam a infusão intrauterina de plasma homólogo com leucócitos ou antibiótico. De acordo com Mattos et al. (1997), a infusão de plasma homólogo adiciona fatores opsonizantes (complemento e imunoglobulinas) e promove contração uterina e eliminação de materiais. Além disso, a adição de sangue fresco com neutrófilos promove melhor fagocitose. Essa interação de fatores físicos, humorais e celulares constitui o principal mecanismo de defesa uterina.

REFERÊNCIAS BIBLIOGRÁFICAS

Cadario ME, Merrit AM, Archbald LF et al. Changes in intrauterine pressure after oxytocin administration in reproductively normal mares and those with a delay in uterine clearence. Theriogenology. 1999; 51:1017-25.

Cadario ME, Thatcher M-JD, LeBlanc M. Relationship between prostaglandin and uterine clearence of radiocolloid in the mare. Biol Reprod Mono. 1995; 1:495-500.

Fernandes CAC, Costa DS, Viana JHM. Impacto da retenção placentária sobre a performance reprodutiva de vacas leiteiras. Rev Bras Reprod Anim. 2001; 25(1):26-30.

Grunert E, Gregory RM. Diagnóstico e terapêutica da infertilidade na vaca. Porto Alegre: Sulina; 1984.

Hafez ESE. Reprodução animal. 4. ed. São Paulo: Manole; 1982.

Kunz TL, Gambarini ML, Oliveira Filho BD et al. Mortalidade embrionária em bovinos: inter-relações embrião-patógenos. Rev CFMV. 2002; 8(26):28-36.

McCracken JA, Schramm W, Okulicz WC et al. Hormone receptor control of pulsatile secretion of $PGF_{2\alpha}$ from the ovine uterus during luteolysis and its abrogation during early pregnancy. Anim Reprod Sci. 1984; 7:31-55.

Mattos RC, Malschitzky E, Mattos R et al. Effects of different post breeding treatments on fertility of thoroughbred mares. Pferdeheikunde. 1997; 13:512-5.

Mattos RC, Meirelles LS, Malschintzky E. Oxytocin, plasma containing leukocytes or combination of both as treatment of post breeding endometritis in the horse. Pferdeheikunde. 1999; 15:584-7.

Rigby SL, Barhoumi R, Burghardt RC et al. Mares with delayed uterine clearance have an intrinsic defect in myometrial function. Biol Reprod. 2001; 65:740-7.

Schlafer DH. Non-infectious causes of equine abortions: new twists. In: 2000 Annual Meeting. San Antonio, Texas: Society for Theriogenology; 2000. p. 297-300.

Troedsson MHT. Uterine clearance and resistance to persistent endometritis in the mare. Theriogenology. 1999; 52:461-71.

Troedsson MHT, Scott MA, Liu IKM. Comparative treatment of mares susceptible to chronic uterine infection. Am J Vet Res. 1995; 56:468-72.

Watson ED. Post breeding endometritis in the mare. Anim Reprod Sci. 2000; 61:221-32.

BIBLIOGRAFIA DE APOIO

Alvarenga MA. Fatores implicados na etiopatogenia da endometrite em éguas [monografia]. Botucatu: Unesp; 1993.

Araujo LO, Nogueira CEW, Fernandes CG et al. Acompanhamento clínico de potro neonato proveniente de gestação com placentite. Act Scien Vet (On-line). 2015; 43:87.

Araujo LO, Nogueira CEW, Pazinato FM et al. Oral single dose of allopurinol in thoroughbred foals born from mares with placentitis. Ciênc Rur (UFSM. Impresso). 2016; 46:1119-25.

Bergman J, Kruif A. Preliminary evaluation of the inflammatory response of the endometrium on semen, extender and its components in mares. Pferdeheikunde Abs. 1997; 13:543.

Binelli M. Estratégias antiluteolíticas para a melhora da sobrevivência embrionária em bovinos. In: Simpósio sobre o controle farmacológico do ciclo estral de ruminantes. São Paulo: USP; 2000. p. 99-114.

Blanchard TL, Serutchfield WL, Taylor TS et al. Management of dystocia in mares: retained placenta, metritis and laminitis. Comp Cont Ed Pract Vet. 1990; 12:563-71.

Bolinder A, Seguin B, Kindahl H et al. Retained fetal membranes in cows: manual removal versus non-removal and its effect on reproductive performance. Theriogenology. 1988; 30(1):45-56.

Brooks G. Comparison of two treatments after retained fetal membranes on clinical signs in cattle. Vet Rec. 2001; 148:243-4.

Burns SJ, Judge NE, Martin JE et al. Management of retained placenta in mares. In: Proceedings of the 23rd Annual Convention of the American Association of Equine Practitioners, Dec 3-7. Vancouver: AAEP; 1977. p. 381-90.

Carnevale EM, Ginther OJ. Relationships of age to uterine function and reproductive efficiency in mares. Theriogenology. 1992; 37:1101-15.

Carvalhêdo AS, Gambarini ML, Oliveira Filho BD et al. Involução uterina e retorno à atividade ovariana em vacas Girolando pós-parto prematuro – efeitos do cloprostenol. Rev Bras Reprod Anim. 1999; 23:334-5.

Dell'Aqua JA Jr. Resposta uterina frente a estímulos antigênicos em égua [monografia]. Botucatu: Unesp; 2001.

Dohmen MLW, Joop K, Sturk A et al. Relationship between intrauterine bacterial contamination, endotoxin levels and development of endometritis in postpartum cows with dystocia or retained placenta. Theriogenology. 2000; 54:1019-32.

Drillich M, Pfützner A, Sabin HJ et al. Comparison of two protocols for the treatment of retained fetal membranes in dairy cattle. Theriogenology. 2003; 59:951-60.

Galindo ASD, Kunz TL, Gamarini ML et al. Mecanismo de defesa uterina na fêmea bovina. Revista CFMV. 2003; 9:49-57.

Gonçalves PBD, Martins MM, Caceres PR *et al*. Efeitos da retenção de placenta nas condições clínicas e histopatológicas do útero de bovinos. Rev Bras Reprod Anim. 1986; 10:199-204.

Holt LC, Whittier WD, Gwazdauskas FC *et al*. Involution, pathology and histology of the uterus in dairy cattle with retained placenta and uterine discharge following GnRH. Anim Reprod Sci. 1989; 21:11-23.

Hussain AM, Daniel RC. Phagocytosis by uterine fluid and blood neutrophils and hematological changes in postpartum cows normal and abnormal parturition. Theriogenology. 1992; 32: 1253-67.

Hussain AM, Daniel RC. Bovine endometritis: current and future alternative therapy. Zentralbl Veterinarmed A. 1991a; 38:641-51.

Hussain AM, Daniel RC. Bovine normal and abnormal reproductive: A review. Reprod Domest Anim. 1991b; 26: 101-11.

Hussain AM, Daniel RC, Oboyle D. Postpartum uterine flora following normal and abnormal puerperium in cows. Theriogenology. 1990; 34:291-302.

Kaneko S, Miyoshi M, Abukama T *et al*. Effect of retained placenta on subsequent bacteriological and cytological intrauterine environment and reproduction in Holstein dairy cows. Theriogenology. 1997; 48(4):617-23.

Katila T. Neutrophils in the uterine fluid after insemination with fresh live spermatozoa or with killed spermatozoa. Pferdeheikunde. 1999; 15:574-8.

Katila T. Onset and duration of uterine inflammatory response of mares after insemination with fresh semen. Biol Reprod Mono. 1995; 1:515-7.

Katila T. Uterine defense mechanisms in mare. Anim Reprod Sci. 1996; 42:197-204.

Kennedy PC, Miller RB. The female genital system. In: Jubb KVF, Kennedy PC, Palmer N (Eds.). Pathology of domestic animals. 4. ed., v. 3. New York: Academic Press; 1993. p. 349-469.

Kotilainen T, Huhtinen M, Katila T. Sperm-induced leukocitosis in the equine uterus. Theriogenology. 1994; 41:629-36.

Kummer V, Lany P, Maskova J *et al*. Stimulation of cell defense mechanism of bovine endometrium temporal colonization with selected strains of lactobacilli. Vet Med (Praha). 1997; 42(8):217-24.

LeBlanc MM, Johnson RD, Mays MBC *et al*. Lymphatic clearance of India Ink in reproductively normal mares and mares susceptible to endometritis. Biol Reprod Mono. 1995; 1:501-6.

LeBlanc MM, Neuwirth L, Asbury AC *et al*. Sintigraphic measurement of uterine clearance in normal mares and mares with recurrent endometritis. Equine Vet J. 1994; 26:109-13.

LeBlanc MM, Neuwirth L, Jones L *et al*. Differences in uterine position of reproductively normal mares and those with delayed uterine clearence detected by scintigraphy. Theriogenology. 1998; 50:49-54.

Lewis GS. Uterine health and disorders. J Dairy Sci. 1997; 80(5):984-94.

Lindell JO, Kindahl H. Postpartum release of prostaglandin f2 alpha and uterine involution in the cow. Theriogenology. 1982; 17:237-45.

Macedo LP. Endometrite persistente pós-cobertura em éguas [monografia]. Botucatu: Unesp; 2002.

Nikolakopoulos E, Watson ED. Uterine contractility is necessary for clearance of uterine fluid but not bacteria after bacterial infusion in the mare. Theriogenology. 1999; 52:413-23.

Nikolakopoulos E, Watson ED. Does artificial insemination with chilled, extended semen reduce the antigenic challenge on the mare's uterus compared with natural service? Theriogenology. 1997; 47:583-90.

Nix JM, Spitzer JC, Grimes LW *et al*. A retrospective analysis of factors contributing to calf mortality and dystocia in beef cattle. Theriogenology. 1998; 49:1515-23.

Nogueira LAG, Pinheiro LE, Norte AL *et al*. Involução uterina e retorno à ciclicidade ovariana em vacas *Bos taurus indicus*. Rev Bras Reprod Anim. 1993; 17(2):49-56.

Paisley LG, Mickelsen WD, Anderson PB. Mechanisms and therapy for fetal membranes retained and uterine infections in the cow: A review. Theriogenology. 1986; 25(3):353-81.

Parlevliet JM, Tremoleda JM, Cheng FP *et al*. Influence of semen, extender and seminal plasma on the defense mechanism of the mare's uterus. Pferdeheikunde Abs. 1997; 13:540.

Pazinato FM, Curcio BR, Fernandes CG *et al*. Histological features of the placenta and their relation to the gross and data from Thoroughbred mares. Pesq Vet Bras (Impresso). 2016; 67:665-70.

Roth JA, Kaelirle ML, Apell LH *et al*. Association of increased stradiol and progesterone blood values with altered bovine poly morphonuclear function. Am J Vet Res. 1983; 44:246-53.

Slama H, Vaillancourt D, Goff AK. Pathophysiology of the puerperal period: Relationship between PGF E and uterine involution in the cow. Theriogenology. 1991; 36(6):1071-90.

Souza LS, Nogueira CEW, Finger I *et al*. Metabolismo da unidade feto placentária na gestação de éguas: revisão de literatura. Rev Bras Med Equina. 2015; 61:24-30.

Threlfall WR. Retained placenta. In: Mc Kinnon AO, Voss JL (Eds.). Equine reproduction. Philadelphia: Lea & Febiger; 1993. p. 614-21.

Torres EB, Nakao T, Hiramune T *et al*. Stress and bacterial flora in dairy following clinically normal and abnormal puerperium. J Reprod Develop. 1997; 43:157-63.

Troedsson MHT, Liu IKM, Thurmond M. Function of uterine and blood derived polymorphonuclear neutrophils (PMN) in mares susceptible and resistant to chronic uterine infection (CUI): Phagocytosis and chemotaxis. Biol Reprod. 1993; 49:507-14.

Troedsson MHT, Loset K, Alghamdi AM *et al*. Interaction between equine semen and endometrium: the inflammatory response to semen. Anim Reprod Sci. 2001; 68:273-8.

Toniollo GH, Vicente WRR, Laus JL *et al*. Estudo comparativo das drogas dexametasona e prostaglandina $F_{2\alpha}$ na indução de partos em vacas. Rev Bras Reprod Anim. 1987; 11(1):47-52.

Toniollo GH, Vicente WRR *et al*. Material de obstetrícia veterinária. São Paulo: Varela; 1993.

Wendt CG, Curcio BR, Finger I *et al*. Métodos e ferramentas para o monitoramento da prenhez de risco em éguas. Rev Bras Med Equina. 2015; 62:25-30.

Zent WW, Troedsson MHT, Xue JL. Post breeding uterine fluid accumulation in a normal population of thoroughbred mares: a field study. Proc Society Theriogenol. 1998; 78-9.

10 | Patologias da Gestação

Fernanda da Cruz Landim-Alvarenga

PATOLOGIAS DE PLACENTA

As alterações patológicas da placenta podem modificar o curso da gestação normal, podendo determinar a morte do(s) feto(s) ou parto prematuro.

Hidropisia das membranas fetais

Nessa alteração patológica dos anexos fetais observa-se um aumento exagerado do líquido fetal, cuja quantidade normal nos grandes animais é de até cerca de 20 ℓ. Esse aumento pode ocorrer tanto no saco amniótico como no alantoide, sendo conhecido como hidrâmnio e hidroalantoide, respectivamente. O hidroalantoide é muito mais comum que o hidrâmnio, no entanto o último pode acompanhar algumas patologias específicas como o bovino *Bulldog*. Embora a hidropisia dos envoltórios fetais seja uma patologia específica de bovinos, 48 casos de éguas com aumento da quantidade de líquidos fetais entre 7 e 9 meses de gestação foram relatados (Long, 2001). Além disso, alguns casos de hidrâmnio têm sido relatados em ovelhas com gêmeos ou trigêmeos. Quando ocorre em cadelas, envolve todos os fetos da ninhada.

Com exceção dos casos de hidrâmnio de origem genética como o bovino *Bulldog*, que pode aparecer aos 3 ou 4 meses de gestação, a maioria dos casos de hidropisia dos envoltórios fetais só aparece nos últimos 3 meses de gestação. Suas causas não são totalmente conhecidas. Deve-se considerar a atuação de vários fatores maternos fetais. Muitos casos de hidropisia são associados a malformações dos fetos (anencefalia, hidrocefalia, monstro duplo, esquizotossoma reflexo e outras). Distúrbios hepatorrenais do feto também são associados a hidroalantoide. A hidronefrose é malformação que pode aumentar de forma exagerada a excreção renal, a qual se acumula no alantoide. Noakes (2001) observou que, em casos de hidropisia, o número de cotilédones com função normal era extremamente baixo. O corno não gravídico não costumava participar da formação da placenta, havendo um desenvolvimento caruncular compensatório no corno gestante. Histologicamente foram observados degeneração e necrose não infecciosa do endométrio e feto de grande tamanho. Normalmente, na vaca, ocorre uma grande produção de líquido alantoide dos 6 a 7 meses de gestação, indicando que no caso de má função da placenta esse aumento pode se tornar exagerado. Essa patologia está associada à presença de gêmeos. Ademais, as torções ou compressões do cordão umbilical podem determinar alterações congestivas e edematosas da placenta, seguidas de transudação de líquido e hidropisia.

Sintomas

Todos os casos de hidroalantoide são progressivos, variando com relação ao momento de início do acúmulo exagerado de líquidos (nos 3 últimos meses de gestação) e à velocidade de progressão. O sintoma principal é a distensão do abdome pelo excessivo aumento de líquidos fetais. Nas formas leves, observa-se apenas ligeiro aumento bilateral do volume abdominal, decorrente do acúmulo de líquido no útero. Quanto mais tarde a patologia ocorrer na gestação, maiores as chances de a vaca sobreviver até o fim desta. Quando o abdome já está visivelmente distendido aos 6 ou 7 meses de gestação, a vaca apresenta doença grave e dificilmente consegue levar a gestação a termo. O volume do líquido do alantoide pode ser de até 270 ℓ (Figura 10.1). Esse aumento excessivo do útero leva à compressão de vísceras e vasos cavitários com consequente alteração cardiorrespiratória, caracterizada por taquipneia, respiração superficial e dispneia com gemido respiratório, taquicardia e plenitude vascular reduzida. As modificações de posição e compressão de órgãos digestórios manifestam-se por diminuição do apetite, dificuldade de ruminação, dificuldade de defecar e urinar, perda de estado corporal e decúbito. Nessa fase, a desidratação do animal é intensa e pode ocorrer morte. Ocasionalmente pode ocorrer aborto, o que alivia o animal. Nos casos mais leves, a vaca chega ao fim da gestação com estado geral ruim e, em virtude da distensão uterina exagerada, é comum a ocorrência de inércia uterina acompanhada de dilatação insuficiente da cérvix. Normalmente o parto deve ser induzido e acompanhado.

Complicações

Como já mencionado, antes e durante o parto, nas formas leves, podem surgir complicações decorrentes da extensão exagerada do útero ou de contrações insuficientes ou debilitadas das paredes uterinas. As complicações observadas com mais frequência antes do parto são: prolapso vaginal, paraplegia, hérnia abdominal ou ruptura da parede abdominal, ruptura de útero e colapso. No pós-parto, podem ocorrer: colapso pela descompressão dos órgãos abdominais, de modo que o sangue aflui aos vasos abdominais, diminuindo a circulação no cérebro e no coração; atonia de útero e retenção de placenta; e diminuição da produção leiteira ou agalactia.

O diagnóstico diferencial deve ser estabelecido entre hidropisia dos envoltórios fetais e ascite (Figura 10.2), hidrometra e prenhez múltipla patológica. O diagnóstico de hidroalantoide baseia-se na distensão exagerada do abdome e seus sintomas associados (Figura 10.3). À palpação retal observam-se útero distendido e falha na palpação do feto, dada a grande quantidade de líquido.

Tratamento

Antes de se instituir o tratamento do hidroalantoide, deve-se realizar uma avaliação realista de cada caso. Em caso de recorrência o animal deve ser sacrificado. Caso esteja próximo ao parto, é aconselhável a indução do parto com o uso de corticosteroides sintéticos como a dexametasona ou flumetasona, associados ou não à ocitocina. É importante a realização de drenagem lenta do fluido para prevenir a ocorrência de choque hipovolêmico. Em alguns casos, o veterinário pode optar pela cesariana.

Os casos de hidroalantoide são sempre acompanhados de retenção de placenta e retardo na involução uterina com consequente metrite.

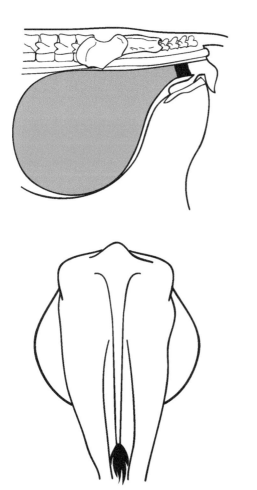

Figura 10.1 Apresentação esquemática da distribuição de líquido no interior do útero no caso de hidropisia dos envoltórios fetais, bem como do aspecto do abdome no animal em estação.

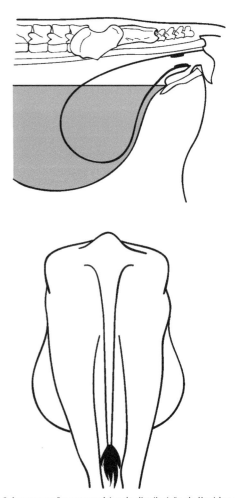

Figura 10.2 Apresentação esquemática da distribuição de líquidos na cavidade abdominal, bem como do aspecto externo do animal com ascite.

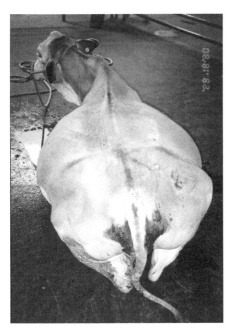

Figura 10.3 Vaca Jersey apresentando hidropisia dos envoltórios fetais. (Esta figura encontra-se reproduzida em cores no Encarte.)

ANORMALIDADES PLACENTÁRIAS EM EMBRIÕES PRODUZIDOS POR FERTILIZAÇÃO IN VITRO, TRANSFERÊNCIA DE NÚCLEO E CLONAGEM

Padrões anormais de crescimento fetal têm sido frequentemente relatados em embriões e fetos produzidos por fertilização *in vitro* (FIV), transferência de núcleo (TN) e clonagem. As malformações incluem bezerros excessivamente grandes ao nascimento, contratura de membros, defeitos no septo cardíaco e malformações de face. Esses problemas ocorrem em maior frequência quando o sistema de cultivo envolve a adição de soro ou cocultivo. Evidências indicam que durante o cultivo *in vitro* de embriões ocorre distribuição preferencial dos blastômeros para compor a trofoectoderme. Desse modo, uma alocação celular anormal resultaria em alterações no desenvolvimento da placenta.

Diversos grupos têm relatado defeitos placentários em conceptos oriundos de cultivo após FIV e TN, defeitos que estariam associados a perdas embrionárias precoces e alteração do índice de crescimento do concepto. Esses distúrbios placentários poderiam contribuir para o aumento de peso.

A placenta normal bovina adere progressivamente ao endométrio durante o primeiro semestre de gestação, ao contrário de outras placentas mais invasivas, como a de humanos e roedores. Ao redor dos 30 dias de gestação, o exame histológico revela placentomas, microvilosidades e ligações tênues entre os tecidos materno e fetal. O início do contato do placentoma fetal com a carúncula materna induz a formação de vilos que se hipertrofiam e hiperplasiam para formar o cotilédone, que ao redor do dia 43 formam placentomas mais largos e mais complexos. Acredita-se que as células binucleadas, que constituem um sincício fetomaterno transitório, são o centro da expansão do vilos, mantendo a ligação materno-fetal. Os placentomas, com seus longos vilos, são os locais primários de transporte de pequenas moléculas difundíveis, como oxigênio, dióxido de carbono, aminoácidos e glicose, enquanto grandes moléculas são transportadas nas áreas interplacentoma, próximas à abertura das glândulas uterinas.

A diminuição do desenvolvimento dos placentomas foi proposta como a causa de morte embrionária em fetos oriundos de TN e FIV. Diversos estudos têm demonstrado que no início do desenvolvimento, até os 60 dias de gestação, os embriões produzidos *in vitro* são significativamente menores que os de mesma idade produzidos *in vivo*. Esse retardo no crescimento parece estar relacionado com falhas na formação dos placentomas.

Hill *et al.* (2000) sugeriram a existência de 3 tipos de alterações na placenta de embriões produzidos por TN. Na primeira delas foi observado subdesenvolvimento da placenta. Esses casos apresentavam epitélio coriônico cuboide baixo, com evidente decréscimo dos vasos sanguíneos do alantoide. Esse tipo de placenta é suficientemente ineficiente para determinar a morte fetal antes da formação completa dos placentomas.

Outro tipo de alteração placentária encontrada foi a diminuição do número de cotilédones, enquanto o epitélio coriônico parecia normal. Dessa maneira, no período de formação do cotilédone normal (35 a 55 dias) apareceriam anormalidades que diminuiriam a troca materno-fetal, resultando em subnutrição e morte do feto ao redor dos 60 dias de gestação. Entretanto, o grau de alteração placentária é variável, podendo haver a formação de placentas normais com diminuição esporádica do número de placentomas. Nesse caso, nem sempre ocorre a morte do feto, o qual continua se desenvolvendo.

Após os 70 dias de gestação parece ocorrer um crescimento compensatório do feto, de maneira que, ao fim da gestação e ao nascimento, o feto apresenta peso acima do normal. Foi descrito que, embora aos 70 dias de gestação o número de células binucleadas seja normal, aos 7 meses, tanto o volume de vilosidades como a densidade de células binucleadas estão reduzidos nos fetos oriundos de produção *in vitro*. As células binucleadas representam aproximadamente 20% das células do trofoblasto e são responsáveis pela secreção de hormônios e outros produtos bioativos que regulam o crescimento e o desenvolvimento do feto.

Ao fim do período gestacional foi observada, em vacas clonadas, diminuição do número de cotilédones associada a aumento de tamanho desses e edema dos envoltórios fetais. A redução do número de placentomas e a existência de cotilédones com mais de 15 cm de diâmetro indicam deficiência no desenvolvimento placentário, ou ligação materno-fetal inadequada. Dessa maneira, o aparecimento de cotilédones gigantes seria um mecanismo compensatório para a placentação deficiente ao início da gestação.

COMPLICAÇÕES PLACENTÁRIAS NA GESTAÇÃO MÚLTIPLA PATOLÓGICA

Identifica-se como prenhez múltipla patológica quando está presente um número de fetos maior do que o considerado normal para a espécie ou raça.

Normal

- Égua e vaca: uníparas (partos gemelares ocorrem na proporção de 1 e 2%, respectivamente)

Obstetrícia Veterinária

- Ovelha: 1 ou 2 cordeiros
- Cabra: 1 a 3 cabritos
- Porca: 10 a 12 leitões
- Cadelas:
  - Grandes: 8 a 12 filhotes
  - Pequenas: 2 a 6 filhotes
- Gatas: 2 a 5 gatinhos.

Etiologia

O número de fetos é uma característica própria da espécie e a aptidão para a ovulação dupla ou múltipla é um fator hereditário. Essa aptidão, associada a fatores ambientais como boa alimentação e influência de tratamentos hormonais, é a causa principal da prenhez múltipla patológica.

Os gêmeos, na maioria das espécies, são oriundos da divisão de um óvulo já fertilizado ou da fecundação de 2 óvulos, sendo esta última a causa mais comum. Dois padrões de duplas ovulações são conhecidos:

- A ovulação sincrônica, que pode ocorrer em ovários diferentes com separação de até 1 dia entre as ovulações
- A ovulação assincrônica, a qual ocorre com intervalo de 2 a 10 dias no mesmo período de estro. Em cadelas a ocorrência do último tipo de ovulação pode levar ao desenvolvimento de fetos com idades diferentes. Essa patologia é chamada de *superfetação*.

Sintomas

O desenvolvimento de um número exagerado de fetos em uma gestação determina alterações funcionais, por compressão dos órgãos maternos e distúrbios metabólicos. Como consequência, observam-se as seguintes manifestações:

- Taquipneia e respiração superficial por compressão do diafragma
- Perturbações digestivas por compressão e deslocamento das vísceras
- Perturbações cardiocirculatórias, principalmente edemas e transudações cavitárias por compressão de vasos sanguíneos
- Enfraquecimento da gestante, associado a distúrbios metabólicos, o que pode determinar decúbito permanente
- Alterações mecânicas no parto (insuficiência das contrações, atonia uterina e retenção de placenta).

Evolução

Em ruminantes, porcas e cadelas raramente ocorre o abortamento, mas frequentemente sobrevêm complicações que exigem a retirada dos produtos. Entretanto, em equinos, a maior parte das gestações gemelares é perdida, com morte de um ou ambos os produtos no decorrer da gestação.

Diagnóstico

Nos grandes animais o diagnóstico é feito por ultrassonografia ao início da gestação ou por palpação retal em qualquer período. Há distensão exagerada e repleção do útero. As partes palpáveis dos fetos são menores que o normal.

Nos pequenos animais faz-se o diagnóstico por palpação abdominal ou ultrassonografia após 25 dias de gestação ou por radiografia após os 45 dias. O exame radiográfico é o mais eficiente, pois possibilita a contagem dos fetos.

Há a necessidade de se fazer o diagnóstico diferencial entre prenhez múltipla patológica e hidropisia dos envoltórios fetais. Na última o útero mostra-se distendido, não sendo possível palpar os fetos nem os placentomas.

Tratamento

Não ocorrendo perturbações do estado geral, deve-se aguardar o momento do parto, o qual deve ser assistido. Quando o estado geral do animal agrava-se, o abortamento deve ser induzido. Em ruminantes em terço final de gestação, usam-se glicocorticoides associados ou não a $PGF_{2\alpha}$. O prognóstico é ruim quando o animal está muito debilitado.

Em pequenos animais e suínos, a cesariana é o tratamento de eleição.

Como o problema é hereditário, os animais devem ser retirados da reprodução.

Gêmeos em equinos

Desenvolvimento

Ao início do desenvolvimento embrionário (entre 11 e 16 dias) não existem diferenças na evolução de uma gestação simples ou gemelar, com os dois embriões movimentando-se no interior dos cornos uterinos. O momento da fixação também é semelhante nos dois casos (ocorrendo ao redor do 16º dia). A fixação acontece na maioria dos casos no mesmo corno uterino (70%). Essa preferência pela fixação unilateral parece estar associada a uma tendência dos gêmeos a estarem sempre próximos e a fixação de um acaba levando à fixação do outro. No caso de vesículas de tamanhos diferentes, o que se fixa primeiro impede o segundo de continuar seu movimento.

Nas gestações gemelares unilaterais, muitas vezes um dos produtos é eliminado naturalmente, no entanto, as gestações gemelares em cornos diferentes normalmente se desenvolvem por um tempo variável, podendo até chegar a termo. A principal hipótese para explicar essa eliminação de uma ou das duas vesículas embrionárias durante o período gestacional é a *derivação* (Figura 10.4).

Grupo 1. O desenvolvimento da vascularização que envolve o disco embrionário não tem contato com o lúmen uterino. A eliminação acontece antes dos 20 dias de gestação.

Grupo 2. A parte vascularizada do disco embrionário tem contato parcial com o lúmen uterino. A sobrevivência é maior que no grupo 1, no entanto, a eliminação ocorre antes da formação do alantoide (aproximadamente em 25 dias).

Grupo 3. O contato entre a parte vascularizada do saco vitelínico e o endométrio é adequado para o início da formação do alantoide. No entanto, o contato do alantoide com o lúmen uterino é inadequado e este não consegue desempenhar suas funções. A reabsorção acontece após os 30 dias de gestação.

Grupo 4. Cada uma das vesículas tem contato adequado com o endométrio e os dois fetos sobrevivem por período variável.

As éguas que carregam gêmeos sempre necessitam de auxílio ao parto e os potros que sobrevivem são fracos, pequenos, suscetíveis a infecções e não apresentam bom desenvolvimento pós-natal. Quando os dois potros nascem vivos, o mais fraco geralmente morre após 3 a 4 dias de vida.

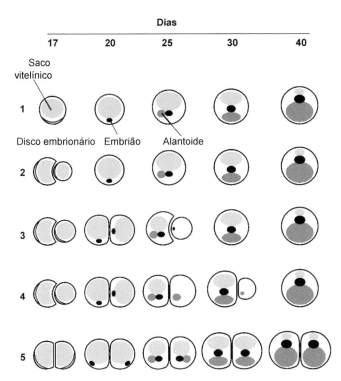

Figura 10.4 Esquema demonstrando a hipótese da derivação. Linha 1: desenvolvimento normal do concepto entre 17 e 40 dias de gestação. Linha 2: a parede vascularizada que circunda o disco embrionário do embrião da direita não tem contato com o lúmen uterino. Como não se estabelece o contato materno-fetal, esse embrião morre ao início do desenvolvimento, antes dos 20 dias de gestação. Isso costuma ocorrer quando os embriões têm tamanhos diferentes. Linha 3: a parede vascularizada da vesícula da direita tem contato parcial com o endométrio. Desse modo, o embrião sobrevive por mais tempo, mas como o contato não é suficiente para o estabelecimento de trocas materno-fetais adequadas, o embrião acaba morrendo antes dos 30 dias de gestação. Linha 4: a área de contato da parede vascularizada do embrião da direita é maior que a observada na linha 3. Dessa maneira, o embrião continua desenvolvendo-se até o início da formação do alantoide. No entanto, o alantoide não se desenvolve completamente e o embrião morre antes dos 40 dias de gestação. Linha 5: a parte vascularizada que envolve o disco embrionário das duas vesículas tem contato adequado com o endométrio. Desse modo, ocorrem formação adequada do alantoide e desenvolvimento das duas vesículas.

Mesmo quando abortam naturalmente, as éguas tendem a apresentar retenção de placenta, demoram a retornar ao cio e geralmente ficam vazias na estação seguinte, o que o reduz a taxa de eficiência reprodutiva.

Medidas para a correção da gestação gemelar

Como na égua, a prenhez gemelar conduz à maioria dos casos ao abortamento ou ao parto prematuro. Quando a prenhez gemelar é diagnosticada precocemente, deve-se escolher uma das vesículas e esmagar a outra. A ultrassonografia e a manipulação do útero por via retal (VR) são necessárias. Sempre que possível, a vesícula menor deve ser separada e esmagada na ponta do corno. A correção manual da gestação gemelar dificilmente pode ser feita antes do 11º dia de gestação, devido ao pequeno tamanho das vesículas. O ideal é realizar essa manipulação entre 13 e 15 dias, quando as vesículas ainda estão móveis e mais distantes uma da outra (Figura 10.5). Após o 17º dia de gestação a fixação unilateral dos embriões pode dificultar a manipulação. No caso de fixação unilateral, o esmagamento pode ser feito sem riscos até o 25º dia. Aconselha-se o uso de antiprostaglandínicos (flunixino meglumina 1 mg/kg por via intravenosa [IV]) cerca de 1 h antes da manipulação para evitar o risco de eliminação dos dois produtos. Quando se optar pelo abortamento de ambos os fetos, a substância de eleição é a prostaglandina $F_{2\alpha}$ ($PGF_{2\alpha}$), a ser administrada, de preferência, antes dos 35 dias de gestação.

PLACENTITE

Uma das causas mais comuns de perda embrionária ao fim da gestação em éguas é a placentite. Embora a infecção do útero e, consequentemente, da placenta, possa ser causada por via hematógena por uma infecção materna, também pode ser decorrente de contaminação por um foco local em animais com endometrite. Normalmente esta é causada por uma infecção ascendente que adentra o útero via cérvix. A placentite muitas vezes está associada à presença de pneumovagina, que determina vaginite com potencial ascensão para o útero. Os patógenos mais comumente encontrados são *Streptococcus zooepidemicus*, *Escherichia coli*, *Pseudomonas aeruginosa*, *Staphylococcus aureus*, *Klebsiella aerogenes* e *Enterobacter agglomerans*. Além desses, infecções fúngicas são responsáveis por cerca de 10% dos casos de placentite em éguas. Os agentes mais comuns são *Mucor* spp. e *Aspergillus* spp.

A placentite é caracterizada por um espessamento edematoso do corioalantoide, que se inicia na região da estrela cervical e pode estender-se por uma área placentária variável, dependendo da gravidade. O cório afetado aparece coberto por um exsudato espesso, de coloração amarronzada, constituído por sangue e resto tecidual das vilosidades contaminadas. Normalmente, uma demarcação bem definida divide o cório afetado do sadio. O feto pode sofrer contaminação pela disseminação do patógeno para as cavidades amniótica e alantoidiana, atingindo o estômago e o pulmão fetal, ou pelas veias alantoidianas. As éguas afetadas não só são incapazes de manter a gestação até o fim como costumam apresentar índices de concepção baixos durante a estação de monta seguinte. A gestação pode continuar enquanto a área funcional da placenta for suficiente para manter a viabilidade fetal.

No entanto, em todos esses casos ocorre comprometimento da nutrição fetal, levando ao estresse, o que pode resultar no parto prematuro. Por outro lado, em alguns casos podem ocorrer septicemia e morte do feto antes do abortamento. Em caso de placentite fúngica, também ocorre espessamento e necrose da parte materna da placenta, podendo potencialmente levar a lesões endometriais permanentes. Em 10% dos casos, a membrana amniótica apresenta uma série de placas necróticas de contorno irregular. Raramente ocorre contaminação do feto.

Os sinais clínicos de placentite incluem desenvolvimento do úbere, lactação pré-matura, abertura da cérvix e corrimento vaginal, no entanto, o aborto pode ocorrer na ausência desses sinais. Com frequência a placentite está associada a aceleração da maturação fetal e parto prematuro, sendo uma das principais causas de morte dos neonatos nas primeiras 24 h de vida.

O estudo da placentite, em equinos, tem sido dedicado ao entendimento de como a infecção placentária leva à interrupção da gestação. Aspectos relacionados com a resposta inflamatória do útero, o perfil endócrino dos animais afetados, a atividade miometrial e o aspecto ultrassonográfico do útero comprometido, bem como o desencadeamento do parto pre-

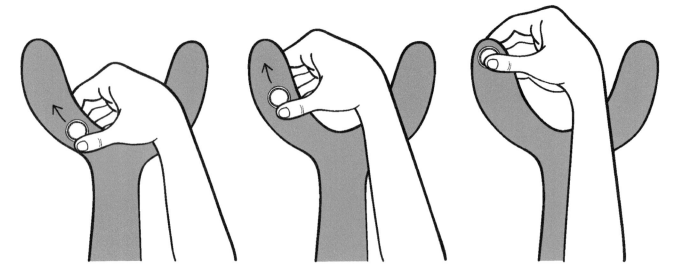

Figura 10.5 Esquema mostrando o procedimento de redução da gestação gemelar em equinos antes do 17º dia de gestação. Uma das vesículas, geralmente a menor, deve ser isolada e direcionada até a ponta do corno uterino, onde é esmagada por pressão manual.

maturo, têm sido relatados. Esses estudos constataram que o término da gestação está associado à liberação de prostaglandina sistêmica nos animais com placentite e endotoxemia. Citocinas pró-inflamatórias aumentam a captação de PGE_2 e $PGF_{2\alpha}$ pelo âmnio e cório. Essas modificações inflamatórias estão associadas ao início da atividade miometrial do útero e à maturação acelerada do eixo hipotalâmico-hipofisário do feto, levando ao parto prematuro. Essa onda de liberação de prostaglandina também está associada a uma queda dramática das concentrações de glicose sanguínea no feto. O feto nascido prematuro e em hipoglicemia pode apresentar maturação pulmonar incompleta, hipotermia, dificuldade para levantar e ausência de reflexo de sucção, o que, com frequência, determina a morte do neonato.

Diante das alterações descritas, os tratamentos propostos visam:

- Inibir o crescimento bacteriano e a contaminação da placenta
- Bloquear a expressão e a liberação de citocinas pró-inflamatórias e prostaglandinas
- Manter a quiescência uterina.

Sendo assim, os possíveis protocolos de tratamento incluem a administração de antibióticos e anti-inflamatórios, bem como a suplementação com progesterona exógena.

MOLAS

São processos patológicos placentários que causam a morte do embrião, em seu estágio primitivo do desenvolvimento. O embrião morto geralmente é reabsorvido. Os anexos fetais, entretanto, continuam desenvolvendo-se, mas apresentam modificações estruturais evidentes.

As molas são observadas particularmente em bovinos, caninos e suínos. Sua etiologia não está perfeitamente estabelecida, permanecendo como motivo de especulação acadêmica. Alguns autores a consideram de origem tumoral, traumática ou consequente a malformação.

O animal não revela sintomas clínicos durante a evolução das molas.

Os tipos de mola observados nos animais domésticos são os seguintes:

- Mola cística: é um processo simples, no qual os anexos fetais, após a destruição do embrião, formam uma bolsa com conteúdo líquido. Já foi descrita em bovinos, ovinos e carnívoros (Figura 10.6)
- Mola hidatiforme: as vilosidades coriônicas sofrem degeneração cística, recobrindo-se, total ou parcialmente, com pequenos cistos pedunculados ou sésseis. Essas alterações foram descritas em bovinos e caninos

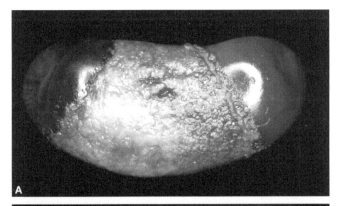

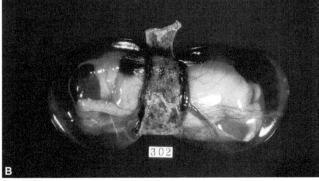

Figura 10.6 Mola cística em carnívoros. Compare o aspecto da mola (**A**), na qual os envoltórios fetais desenvolvem-se na ausência do feto, com o da gestação normal (**B**). (Esta figura encontra-se reproduzida em cores no Encarte.)

- Mola vilosa: origina-se de um crescimento exuberante das vilosidades do cório
- Mola hemorrágica: ocorre após a morte traumática do embrião e hemorragia intensa da placenta. O coágulo envolve o produto e organiza-se
- Mola carnosa: essa é uma fase do desenvolvimento da mola hemorrágica. Após muito tempo de evolução, o coágulo organizado perde sua coloração intensa, tomando um aspecto cárneo.

Diagnóstico

Nos grandes animais, para maior segurança do diagnóstico, são aconselhados exames repetidos dos órgãos genitais. Pela palpação retal ou ultrassonografia, pode-se verificar o útero aumentado, com flutuação, sem se perceber o feto. Repetindo-se o exame mais tarde, encontra-se o mesmo quadro cínico, não se observando aumento futuro no tamanho do útero. No caso de corrimento hemorrágico durante a gravidez e prenhez prolongada, pode-se pensar na ocorrência de molas.

Tratamento

Após estabelecer-se o diagnóstico clínico, recomenda-se o abortamento terapêutico.

Tanto a $PGF_{2\alpha}$ como os glicocorticoides podem induzir o abortamento. A dose de $PGF_{2\alpha}$ natural (dinoprosta) é de 25 mg por via intramuscular (IM) e a de um análogo como o cloprostenol é de 500 μg IM. Na maioria dos casos ocorre o retorno ao cio em 3 a 5 dias.

O abortamento com glicocorticoides como a dexametasona e a flumetasona ocorre por contração uterina consequente à queda do nível sanguíneo de progesterona e ao aumento dos valores sanguíneos de estrógeno e prostaglandina. Em geral, há a retenção de placenta. A dexametasona na dose de 20 a 40 mg ou a flumetasona na dose de 10 a 20 mg associada ou não a PG-$F_{2\alpha}$ pode ser usada. Em 80% dos casos, a finalização da gestação ocorre em 2 a 4 dias.

MORTE EMBRIONÁRIA E FETAL

A morte embrionária é considerada uma das causas mais importantes para o aumento do intervalo entre partos nos rebanhos. Diversos fatores influenciam o desenvolvimento do embrião e do feto. O concepto fica exposto a agentes lesivos durante todas as fases de seu desenvolvimento, no entanto, as características desses agentes podem variar conforme a fase. Além disso, cada órgão ou estrutura do feto tem um período crítico de desenvolvimento, durante o qual podem ocorrer malformações. Vale lembrar que as membranas fetais são parte do feto em desenvolvimento e qualquer problema relacionado com os envoltórios pode levar à morte fetal.

A morte pré-natal do embrião ou feto é uma causa importante de diminuição de fertilidade nos animais domésticos, tendo impacto substancial nos sistemas de produção.

A maior parte das perdas ocorre no período embrionário, que se estende desde a fertilização até o fim do estágio de morfogênese. Além disso, a maior parte das mortes embrionárias ocorre durante os primeiros dias após a fertilização e durante o processo de implantação. O estágio de adesão da placenta nos animais domésticos começa aos 14 dias na porca, entre 15 e 16 dias na ovelha, 16 dias na cadela, 18 a 20 dias em cabras, 21 a 22 dias na vaca e 36 a 40 dias na égua. Foi estimado que a morte embrionária pode ocorrer em 20 a 40% dos casos em vacas, em 10 a 40% dos casos em porcas e em 15 a 60% dos casos em éguas nesse período. Por outro lado, a morte fetal foi estimada entre 5 e 10% para as espécies domésticas.

As perdas pré-natais podem ser causadas por agentes infecciosos e por fatores não infecciosos. Embora agentes infecciosos como vírus, bactérias, protozoários e micoplasma resultem indiretamente em morte embrionária por efeitos sistêmicos, ou diretamente afetando o embrião, os fatores não infecciosos em condições sanitárias ideais são responsáveis pela maior parte das perdas embrionárias. Esses agentes são multifatoriais e, portanto, de difícil diagnóstico.

Falha na fertilização e perda embrionária precoce

Em condições normais, os índices de fertilização nos animais domésticos são bastante altos. No entanto, sob diversas circunstâncias ocorre falha na fertilização, o que pode estar relacionado com fatores ligados à fêmea, ao macho ou a problemas técnicos com a cobertura e/ou inseminação.

Em animais poliéstricos, pode-se suspeitar de falha na fertilização e/ou perda embrionária precoce quando ocorre a repetição do cio do animal em períodos irregulares após a cobertura.

Perda embrionária é aquela que acontece na fase inicial do desenvolvimento embrionário, quando a morte fetal é seguida de reabsorção embrionária. A perda embrionária precoce ocorre antes do reconhecimento materno da gestação. Nesse caso, não há prolongamento da vida do corpo lúteo (CL) e o animal retorna ao cio em um período próximo ao do ciclo normal. Em alguns casos pode ocorrer a morte do embrião após o reconhecimento precoce da gestação, determinando extensão do ciclo por um período variável, dependendo da espécie e do momento da morte do embrião.

Causas não infecciosas de morte embrionária
Causas genéticas

Fatores genéticos que levam à morte embrionária e fetal incluem genes letais e anormalidades numéricas e estruturais dos cromossomos.

Os defeitos causados por genes mutantes tendem a ocorrer em famílias e tornam-se evidentes após duas ou mais gerações. Os defeitos de herança dominante produzem animais afetados mesmo em heterozigose, os quais são, portanto, facilmente eliminados. As mutações recessivas aparecem em animais oriundos de pais aparentemente normais e costumam ocorrer em pequeno número. Os genes recessivos mantêm-se na população geração após geração, sendo carreados por animais heterozigotos, fenotipicamente normais. Geralmente é difícil identificar os portadores, sendo necessária a realização de testes de progênie eficientes e rigorosos e um bom controle reprodutivo do rebanho.

Os criadores melhoristas usam a consanguinidade para imprimir caracteres às raças. Entretanto, esse tipo de cruzamento muitas vezes leva ao aparecimento de defeitos hereditários, pois o cruzamento de animais com parentesco próximo facilita a expressão de genes recessivos indesejáveis.

O diagnóstico dos defeitos de origem hereditária é realizado principalmente pela análise de sua distribuição em famílias e por testes de cruzamento. O importante é diagnosticar os animais portadores, uma vez que os afetados não se reproduzem.

Algumas características hereditárias estão relacionadas com o sexo, sendo de mais simples identificação, enquanto outras relacionam-se com caracteres poligênicos, havendo grande variação individual de expressão.

Aberrações cromossômicas

Os cromossomos são estruturas que ocorrem aos pares, em todas as células do organismo, com exceção dos gametas, que apresentam somente um membro de cada par. Os cromossomos podem ser de 4 tipos, de acordo com a posição do centrômero:

- Metacêntricos
- Submetacêntricos
- Acrocêntricos
- Telocêntricos.

As aberrações cromossômicas podem ser numéricas ou estruturais.

Aberrações numéricas

São decorrentes de distúrbios na distribuição dos cromossomos ou cromátides durante a meiose ou a mitose.

Podem ser *euploidias,* quando afetam todo o genoma, aumentando um número exato de todo o genoma haploide (p. ex., 3n = triploide) ou *aneuploidias*, no caso de afetarem apenas 1 dos pares de cromossomos. Neste caso, os indivíduos podem ser *monossômicos* (2n − 1) ou *trissômicos* (2n + 1).

As euploidias podem resultar da produção de gametas diploides, da poliespermia, ou de falhas na segunda divisão meiótica. Em mamíferos, todos esses casos resultam na morte do embrião em estágios muito iniciais do desenvolvimento, antes da ocorrência do reconhecimento materno da gestação.

As aneuploidias costumam ser resultantes de falhas no pareamento das cromátides, com consequente má colocação na placa equatorial e má ligação ao fuso mitótico. No momento da anáfase, a distribuição dos cromossomos não é equitativa. Essas falhas são chamadas de não disjunção e resultam em trissomia de uma célula e monossomia de outra.

A *hipoplasia ovariana* ou *disgenesia gonadal em equinos (X0)*, por exemplo, é o resultado de não disjunção do par de cromossomos sexuais durante a gametogênese.

O zigoto aneuploide forma-se quando um óvulo normal é fecundado por um espermatozoide que perdeu o cromossomo sexual, ou quando um óvulo sem o cromossomo sexual é fecundado por um espermatozoide carreando um X. Éguas 63X0 são caracterizadas por genitália externa normal e pequena estatura. À palpação retal, apresentam útero infantil ou em forma de fita, cérvix completamente relaxada e ovários pequenos e inativos ou completamente ausentes. Consequentemente, ocorre o anestro, importante causa de esterilidade em éguas.

Podem ocorrer com frequência animais-mosaico (64XX, 63X0), os quais apresentam histórico de ciclos irregulares e anestro. Em geral, também apresentam útero pequeno e pouca atividade ovariana com desenvolvimento folicular insatisfatório. Nos mosaicos a anomalia não resulta da fecundação de zigotos aneuploides, mas a aneuploidia é estabelecida durante as primeiras clivagens, de maneira que parte das células do animal contém o número normal de cromossomos e outra parte é aneuploide. Nesses casos, o estágio do desenvolvimento embrionário em que ocorre esse acidente na mitose é importante para a determinar a porcentagem de células do indivíduo a ser de uma linhagem 63X0 e a porcentagem a ser 64XX. Por essa porcentagem é possível estabelecer se o animal será totalmente estéril ou apresentará subfertilidade.

Uma vez que os achados clínicos da disgenesia gonadal não são exclusivos da monossomia do cromossomo X, o diagnóstico deve ser feito por cariótipo ou por exame da cromatina sexual em esfregaços vaginais ou da mucosa bucal. A cromatina sexual ou corpúsculo de Barr corresponde à cromatina de um cromossomo X que permanece inativo, heterocromático, nas fêmeas. Esse corpúsculo é encontrado em cerca de 30% das células epiteliais de éguas normais, aparecendo como massa heterocromática junto ao envelope nuclear. Entretanto, muitas vezes esse exame torna-se difícil, em decorrência de erros na coloração das lâminas, da inabilidade do técnico na identificação da cromatina sexual e do grande número de outros cromocentros encontrados nos núcleos das células.

Aberrações estruturais

São decorrentes de erros na religação de segmentos cromossômicos após quebras, resultando em rearranjos na sequência de nucleotídios do DNA que podem alterar ou não a morfologia dos cromossomos, dependendo do local e do tipo. Esses erros recebem denominações específicas de acordo com o tipo; são elas:

- Translocações: quebra simultânea dos braços de 2 cromossomos não homólogos, os quais trocam pedaços entre si:
  - Exemplo: translocação robertsoniana (1/29): É a mais importante patologia cromossômica dos bovinos, sendo especialmente frequente em animais da raça Pitangueiras. É uma fusão cêntrica do cromossomo 1 com o 29 dos bovinos. Nesses animais, tanto o cromossomo 1 como o 29 são acrocêntricos. Na translocação 1/29, a região dos centrômeros funde-se, dando origem a um único cromossomo de aspecto submetracêntrico. Os animais podem ser homozigotos ou heterozigotos para a translocação, sendo que no último caso formam-se gametas desbalanceados
  - Os problemas reprodutivos traduzem-se em menor fertilidade dos touros heterozigotos em decorrência de um aumento na mortalidade embrionária daqueles embriões aneuploides (monossômicos, só com o 1 ou o 29, ou trissômicos). Os problemas reprodutivos ficam evidentes em fêmeas, que apresentam taxa 5% maior de retorno ao cio
  - O diagnóstico é feito por cariotipagem dos animais e de testes de progênie
- Inversões: ocorre a quebra de 1 dos braços do cromossomo. Esse pedaço sofre uma rotação e liga-se a sequência de nucleotídios invertida

- Deleções: perda de um pedaço do cromossomo
- Duplicações: duplicação de uma porção do cromossomo.

A Figura 10.7 apresenta a formação dos gametas em animais heterozigotos e homozigotos para translocação robertsoniana.

Fatores externos
Altas temperaturas ambientais

Antes da implantação, o embrião desenvolve-se por um processo dinâmico que envolve proliferação, diferenciação e morte celular. Esse processo depende de integração do embrião com o ambiente uterino. A habilidade do embrião em responder às mudanças do ambiente é limitada durante as primeiras clivagens, fase em que o genoma embrionário ainda é inativo e os sistemas para regulação do equilíbrio osmótico não estão totalmente desenvolvidos no embrião. Esse período de baixa atividade transcricional cria um intervalo durante o qual os embriões são particularmente sensíveis a certas formas de estresse. Uma das formas de alteração do ambiente materno que pode levar à morte do embrião é o aumento da temperatura corpórea por febre ou estresse térmico nos meses de calor intenso.

Altas temperaturas ambientais têm sido relacionadas com a diminuição da fertilidade em vacas de leite e corte, principalmente *Bos taurus*. A hipertermia afeta e prejudica diversas funções celulares no sistema reprodutivo. Diversos trabalhos têm demonstrado que o estresse térmico interfere na capacidade esteroidogênica do folículo e do CL, aumenta o período de dominância folicular e interfere na maturação ovariana, resultando na ovulação de ovócitos de baixa qualidade. Além disso, esse estresse leva a um aumento na mortalidade embrionária por reduzir a produção de interferona-γ pelo concepto e aumentar a produção e liberação do $PGF_{2\alpha}$ pelo endométrio.

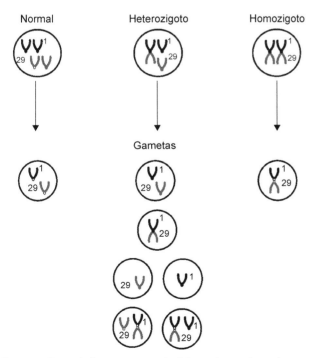

Figura 10.7 Formação dos gametas em animais heterozigotos e homozigotos para translocação robertsoniana.

Uma das características do estresse térmico é que a magnitude de seu efeito na diminuição da fertilidade é maior quanto mais novo for o embrião. Em vacas, a indução ao estresse térmico logo após a fertilização reduz significativamente a formação de blastocistos. No entanto, quando o estresse é aplicado sobre mórulas (7 dias) não ocorre efeito sobre a formação de blastocistos. Esse fato sugere um aumento na produção pelo embrião de fatores de proteção contra o estresse térmico. De fato, o embrião dispõe de alguma habilidade para se proteger dos efeitos deletérios do estresse térmico, principalmente em estágios mais avançados do desenvolvimento. Como as outras células, o embrião é capaz de minimizar os efeitos adversos das perturbações de temperatura pela produção de antioxidantes e de proteínas de choque térmico (HSP, do inglês *heat shock protein*). A molécula HSP70 tem sido descrita como a proteína-chave na proteção celular contra o choque térmico e outros tipos de estresse. Existem vários membros da família HSP70 em mamíferos. Essas moléculas estão relacionadas com modificações pós-transcricionais de proteínas, especialmente relacionadas com mudanças na conformação dessas proteínas. A HSP70 participa de muitas maneiras no metabolismo celular de células não estressadas, incluindo o dobramento de proteínas após a tradução, o transporte de proteínas pela membrana mitocondrial e a interação com receptores para esteroides.

A síntese da HSP70 pode ser induzida por diversos fatores que interferem na função celular além do calor. No entanto, as células tornam-se mais resistentes ao calor quanto maior sua concentração de HSP70 e tornam-se sensíveis ao estresse térmico quando a HSP70 aparece em baixas concentrações. Acredita-se que a HSP70 protege a célula durante o choque térmico por estabilizar a estrutura terciária das proteínas às quais se liga. Ademais, ela é capaz de dobrar novamente proteínas desnaturadas, estabilizar o citoesqueleto e preservar a função ribossômica.

Além da produção de HSP, o embrião pode proteger-se do estresse térmico por meio da produção de agentes antioxidantes. Em células normais, 1 a 2% do oxigênio metabolizado é convertido em radicais com oxigênio reativo, os quais são extremamente tóxicos. Como o metabolismo celular aumenta com a temperatura, é de se esperar que a produção de radicais com oxigênio livre também aumente, levando a lesão celular. Como os outros tipos celulares, os embriões apresentam diversas defesas antioxidantes, entre elas a produção da superóxido dismutase, catalase e peroxidase glutationa. Dentre essas enzimas, a peroxidase glutationa é a mais bem estudada. Esse antioxidante reage diretamente com radicais livres e peróxidos, protegendo as células.

Deficiências nutricionais

Deficiências nutricionais específicas ou má nutrição podem ter efeito deletério sobre o embrião, especialmente deficiências graves de vitamina A e íons como cobre (Cu), zinco (Zn), ferro (F) e iodo (I), que servem como reguladores do metabolismo. A má nutrição e o balanço energético negativo podem afetar o desenvolvimento folicular e a qualidade do ovócito, além da atividade secretora do oviduto, modificando o ambiente no qual a fertilização e o início do desenvolvimento acontecem.

Tratamentos hormonais

Diversos estudos têm relatado que a taxa de fertilização após inseminação artificial de estruturas coletadas de oviduto ou útero de vacas não superovuladas é alta, independente de idade ou raça (Tabela 10.1). Após a fertilização, o zigoto passa por uma série de divisões celulares (clivagens) e permanece no oviduto até o dia 3 ou 4, quando entra no útero. A porcentagem de ovócitos não capturados pelo infundíbulo após a ovulação ou a porcentagem de embriões/óvulos não transportados para o útero 3 a 4 dias após o pico de LH não é conhecida, mas é muito provável que alguns embriões/óvulos sejam perdidos antes de alcançarem o útero. De fato, estudos que lavaram o oviduto ou útero de bovinos com o propósito de avaliar taxas de fertilização ou qualidade embrionária entre os dias 3 e 14 após a inseminação artificial em vacas não superovuladas ou superovuladas coletaram menos de 85% de embriões e/ou óvulos por CL.

Vacas e novilhas submetidas a tratamentos hormonais com o propósito de produzirem ovulações múltiplas geralmente apresentam alta porcentagem de ovócitos não fertilizados no lavado uterino (Tabela 10.2). Entre os trabalhos citados na Tabela 10.2, as menores taxas de fertilização após superovulação foram observadas em vacas repetidoras de cio, vacas inseminadas no início do estro e novilhas inseminadas com espermatozoides sexados. Em contrapartida, quando fêmeas superovuladas foram inseminadas com sêmen de alta qualidade e no momento apropriado em relação ao estro, as taxas de fertilização relatadas foram superiores a 80%. Apesar disso, nos estudos que compararam diretamente vacas não superovuladas às superovuladas, taxas menores de fertilização foram registradas nas superovuladas. A menor taxa de fertilização em bovinos superovulados pode ser decorrente de distúrbios no transporte de espermatozoides e ovócitos, além da qualidade inferior dos ovócitos. De fato, tratamentos superovulatórios têm efeitos adversos na maturação ovocitária ou das células da granulosa, comprometendo não somente a fertilização, mas também a viabilidade embrionária.

Fatores maternos

Falta de interação materno-fetal

A progesterona é fundamental para a manutenção da gestação. A deficiência na produção desse hormônio pode resultar em morte embrionária em todas as espécies. Ginther (1992) encontrou concentrações de progesterona significativamente mais baixas nos dias 7 a 11 após a ovulação em éguas que sofreram perda embrionária no 11º ao 15º dia, do que em éguas que mantiveram a gestação. As perdas embrionárias podem estar ligadas à luteólise induzida pelo útero, à falha no reconhecimento materno da gestação ou à insuficiência primária do CL.

É amplamente aceito que o reconhecimento materno da gestação em éguas está intimamente relacionado com a mobilidade do embrião no interior do útero. Essa movimentação acontece a partir do momento em que o embrião chega ao útero e dura até

Tabela 10.1 ▪ Taxa de fertilização em vacas e novilhas não superovuladas (Sartori *et al.*, 2004b).

Referência	Animal	Taxa percentual de fertilização (n/n)
Ahmad *et al.* (1995)	Vacas de corte	95,0% (19/20)
Ahmad *et al.* (1995)	Vacas de corte com folículo persistente	100,0% (14/14)
Almeida (1995)	Vacas de leite lactantes repetidoras de cio	62,4% (63/101)
Almeida (1995)	Vacas de leite lactantes não repetidoras de cio	74,5% (70/94)
Breuel *et al.* (1993)	Vacas de corte pós-parto	75,0% (30/40)
Cerri *et al.* (2004)	Vacas de leite lactantes	80,2% (69/86)
Dalton *et al.* (2001a)	Vacas de leite não lactantes (IA no início do cio)	66,7% (52/78)
Dalton *et al.* (2001a)	Vacas de leite não lactantes (IA 12 h após início do cio)	78,2% (61/78)
Dalton *et al.* (2001a)	Vacas de leite não lactantes (IA 24 h após início do cio)	82,1% (32/39)
Diskin e Sreenann (1980)	Novilhas de corte	91,2% (156/171)
Dunne *et al.* (2000)	Novilhas de corte	89,2% (33/37)
Hawk e Tanabe (1986)	Vacas em primeiro serviço	97,6% (41/42)
Hawk e Tanabe (1986)	Vacas repetidoras de cio	88,5% (23/26)
O'Farrell *et al.* (1983)	Vacas de leite lactantes repetidoras de cio	72,0% (13/18)
Roche *et al.* (1981)	Novilhas de corte	82,2% (88/107)
Ryan *et al.* (1993)	Vacas de leite lactantes (inverno)	85,9% (73/85)
Ryan *et al.* (1993)	Vacas de leite lactantes (verão)	84,9% (90/106)
Saacke *et al.* (1998)	Vacas não lactantes	83,8% (26/31)
Sartori *et al.* (2002b)	Vacas de leite não lactantes (inverno)	89,5% (34/38)
Sartori *et al.* (2002b)	Vacas de leite lactantes (inverno)	87,8% (36/41)
Sartori *et al.* (2002b)	Novilhas de leite (verão)	100,0% (32/32)
Sartori *et al.* (2002b)	Vacas de leite lactantes (verão)	55,3% (21/38)
Tanabe *et al.* (1994)	Vacas de leite lactantes	87,0% (87/100)
Wiebold (1988)	Vacas de leite lactantes	100,0% (25/25)
Média	Todos	82,1% (1.188/1.447)

IA: inseminação artificial.

10 ■ Patologias da Gestação 119

Tabela 10.2 ■ Taxa de fertilização em vacas e novilhas superovuladas (Sartori *et al.*, 2004b).

Referência	Animal	Taxa percentual de fertilização (n/n)
Hawk e Tanabe (1986)	Vacas em primeiro serviço	73,8% (267/362)
Hawk e Tanabe (1986)	Vacas repetidoras de cio	43,0% (55/128)
Saacke *et al.* (1998)	Vacas não lactantes	64,5% (100/155)
Dalton *et al.* (2000)	Vacas de leite não lactantes (IA no início do cio)	29,2% (57/195)
Dalton *et al.* (2000)	Vacas de leite não lactantes (IA 12 h após início do cio)	59,9% (124/207)
Dalton *et al.* (2000)	Vacas de leite não lactantes (IA 24 h após início do cio)	81,1% (103/127)
Sartori *et al.* (2003b)	Novilhas de leite	67,8% (99/146)
Sartori *et al.* (2004b)	Novilhas de leite	87,9% (124/141)
Sartori *et al.* (2004b)	Novilhas de leite (IA com espermatozoide sexado)	56,0% (112/200)
Média	Todos	62,7% (1.041/1.661)

IA: inseminação artificial.

o 16º dia de gestação, tendo sido amplamente documentada por meio da ultrassonografia transretal. A restrição da movimentação dos embriões ao longo dos cornos uterinos está associada à perda embrionária e a suplementação da progesterona resultou na manutenção da gestação quando a movimentação embrionária foi restringida a um corno uterino. Esses resultados mostram que a mobilidade do embrião interfere na habilidade do endométrio de produzir $PGF_{2\alpha}$, resultando em falha da luteólise. Grandes cistos uterinos, ou grande número de cistos pequenos, podem interferir na migração do embrião equino, resultando em falhas no reconhecimento materno da gestação. A suplementação exógena de progesterona pode ser utilizada clinicamente para prevenir a perda embrionária em éguas problema. No entanto, o tratamento somente surte efeito se instituído antes do início do processo de perda embrionária.

As endometrites agudas também têm sido citadas como fatores importantes na perda embrionária em éguas. Foi proposto que a morte embrionária seria decorrente de luteólise secundária à inflamação uterina que induziria a produção de $PGF_{2\alpha}$. A inflamação também afeta a sobrevivência do embrião devido à presença, no ambiente uterino, de bactérias e produtos da reação inflamatória, incompatíveis com a sobrevivência do concepto. Como a luteólise é induzida por irritação endometrial, os pesquisadores levantaram a hipótese de que inflamações uterinas seriam as principais responsáveis pela diminuição nas concentrações de progesterona e perdas embrionárias precoces. Diversos estudos têm correlacionado a gravidade da endometrite e da fibrose periglandular detectada por histopatologia com a taxa de parição em éguas. Foi proposto que a fibrose periglandular no útero da mãe seria a causa mais comum de morte embrionária entre os 40 e 90 dias de gestação. Degenerações crônicas como a fibrose periglandular levam a modificações morfológicas e funcionais do ambiente uterino, ocorrendo aumento significativo das camadas de tecido conjuntivo ao redor das glândulas uterinas, o que leva a uma diminuição de sua função. Além disso, nos animais com essa patologia também há diminuição do número de glândulas. Como resultado, decresce a produção de leite uterino pelas glândulas endometriais. Essa secreção é a principal fonte de nutrientes do embrião nos primeiros 40 dias de gestação e sua modificação pode levar à morte do embrião. Além disso, pode ocorrer a formação de cistos linfáticos, que se projetam para o interior do útero.

Esses cistos, além de impedirem o movimento do embrião, constituem áreas nas quais não se formam microcotilédones. Dependendo de seu tamanho e extensão, essas áreas desprovidas de vilosidades podem resultar em hipofunção placentária. Ademais, em animais com processos degenerativos crônicos costuma haver perda do tônus uterino, o que também leva à morte embrionária. Essa característica resulta em uma falha na expulsão da secreção das glândulas endometriais, juntamente com líquido seminal, esmegma e bactérias. Consequentemente, o embrião atinge um útero "sujo" e sucumbe. Os problemas degenerativos crônicos do útero tendem a se agravar com o passar dos anos, sendo particularmente importantes em animais idosos.

Vacas de alta produção leiteira tendem a apresentar maior incidência de mortalidade embrionária/fetal e, consequentemente, baixa fertilidade quando comparadas às demais fêmeas bovinas. Isso tem estimulado pesquisadores a investigar com maiores detalhes os aspectos fisiológicos possivelmente associados à subfertilidade nesses animais. Diferenças raciais não parecem ter relevância, pois estudos sobre associações genéticas com fertilidade têm demonstrado que a hereditariedade para caracteres de fertilidade é baixa. Além disso, a fertilidade elevada em novilhas de leite sugere que qualquer componente genético relacionado com fertilidade reduzida nas vacas lactantes teria interações com lactação, manejo ou idade (revisado por Sartori *et al.*, 2004a). Alguns peptídeos, tais como a leptina e fatores de crescimento (IGF-1 e IGF-2), cujas concentrações variam na circulação de acordo com o estado metabólico do animal, especialmente durante o período pós-parto em vacas leiteiras, aparentemente estão envolvidos na mediação dos efeitos da nutrição na função reprodutiva.

Os hormônios esteroides ovarianos estrógeno e progesterona influenciam muitos mecanismos envolvidos no transporte de gametas, na fertilização e no desenvolvimento embrionário inicial. Vacas de alta produção leiteira parecem apresentar alterações nas concentrações séricas de esteroides, o que pode comprometer a eficiência reprodutiva. Pesquisadores relataram que o crescimento prolongado do folículo ovariano em vacas com baixos níveis circulantes de progesterona resultou em fertilidade reduzida (revisado por Sartori *et al.*, 2004a). Um folículo persistente, por exemplo, pode reduzir a taxa de concepção de 54% para 15% em vacas lactantes. Essa persistência do folículo dominante, que talvez ocorra naturalmente na vaca de alta produção leiteira, está associada à exposição prolongada a elevadas concentrações de estrógeno antes da ovulação, porém, ainda é preciso determinar se essa elevação prolongada do estrógeno circulante ou intrafolicular antes da ovulação compromete a fertilidade. Alteração nas concentrações séricas dos esteroides pode também afetar o transporte do embrião/óvulo. Alguns autores observaram um ambiente tubárico alterado em vacas com folículos dominantes persistentes, e sugeriram que esse microambiente inapropriado contribui para a fertilidade reduzida em vacas com folículos persistentes.

Espaço uterino insuficiente

O espaço uterino insuficiente também pode resultar em morte de um ou ambos os fetos. A presença de mais de um produto em éguas e vacas e de mais de 20 leitões em porcas leva à competição entre os embriões para ter acesso à implantação no útero, e a área de contato materno fetal é fundamental para a sobrevivência do concepto.

Esse problema parece ser particularmente importante em equinos. A incidência do nascimento de gêmeos em equinos é de quase 1%. No entanto, o índice de duplas ovulações está ao redor de 20%, sugerindo que muitas gestações gemelares (Figura 10.8) são perdidas ou que um dos gêmeos sofre um processo de reabsorção ou abortamento durante a gestação. Em aproximadamente 60% das éguas gestando gêmeos ocorre o nascimento de somente 1 potro vivo, o qual é pequeno, fraco e debilitado. A curva média de crescimento da vesícula embrionária entre o 11º e o 16º dia de gestação não é diferente entre gestações únicas ou gêmeos. No caso de ovulações assincrônicas, uma das vesículas costuma ser menor. Sempre que isso acontecer, a menor vesícula degenera e somente o outro embrião desenvolve-se. Já no caso de ovulações sincrônicas, as duas vesículas geralmente têm o mesmo diâmetro e em 30% dos casos ambas podem continuar desenvolvendo-se, sendo detectadas aos 40 dias de gestação (Figura 10.9). No entanto, com o avançar do desenvolvimento fetal, somente 9% levam a gestação dos dois fetos até o fim. Nos casos em que os 2 potros estão vivos próximo ao momento do parto, em 64,5% dos casos os 2 fetos morrem durante o parto, um feto nasce vivo e o outro morre em 21% dos casos e, em 14,5% das vezes os dois nascem vivos (Figura 10.10).

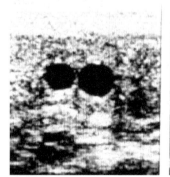
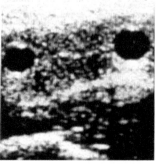

Figura 10.8 Aspecto ultrassonográfico de uma gestação gemelar em equinos aos 14 dias após a ovulação. Note que, nessa fase, nem sempre as vesículas encontram-se juntas.

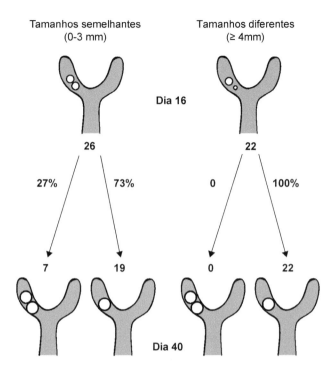

Figura 10.9 Esquema da probabilidade de morte fetal na gestação gemelar em éguas no caso de vesículas embrionárias de tamanhos semelhantes e diferentes.

CONSEQUÊNCIAS DA MORTE FETAL

Mumificação fetal

A mumificação é constituída pelo conjunto de modificações que um feto morto sofre no 2º ou último terço de gestação, não sendo expulso da cavidade uterina, nem sofrendo contaminação (abertura da cérvix). Isso ocorre somente quando há persistência do CL (na vaca e na égua) ou quando existem outros fetos vivos desenvolvendo-se normalmente ao lado do feto morto (animais pluríparos ou gêmeos).

A mumificação pode ser do tipo hemático, em bovinos, ou papiráceo, nas demais espécies. Os eventos observados nos dois tipos são basicamente os mesmos. A mumificação pode ser considerada como um processo asséptico de involução do feto, desenvolvido em condições precárias de oxigenação, pois a cérvix está fechada e não ocorre infecção por via hematógena. As seguintes fases podem ser consideradas nesse processo patológico:

- Reabsorção dos líquidos fetais
- Reabsorção dos líquidos intersticiais do feto, ocorrendo seu ressecamento e retração (diminuição de volume)
- Endurecimento das partes do feto, raramente apresentando depósito de cálcio
- Ressecamento da placenta, que adquire tonalidade escura.

Nos bovinos, quando a placenta ou a carúncula involui, ocorre hemorragia de intensidade variável entre o endométrio e as membranas fetais, e depois de haver sido absorvido, o plasma deixa massa gomosa, vermelho-amarronzada, de células autolisadas, coágulos e muco. Isso confere uma cor amarronzada escura às membranas fetais e ao feto (Figura 10.11).

Nas outras espécies a mumificação não se caracteriza por hemorragia placentária e o feto costuma ser de cor enegrecida. Em ambos os tipos de mumificação, quanto maior a duração

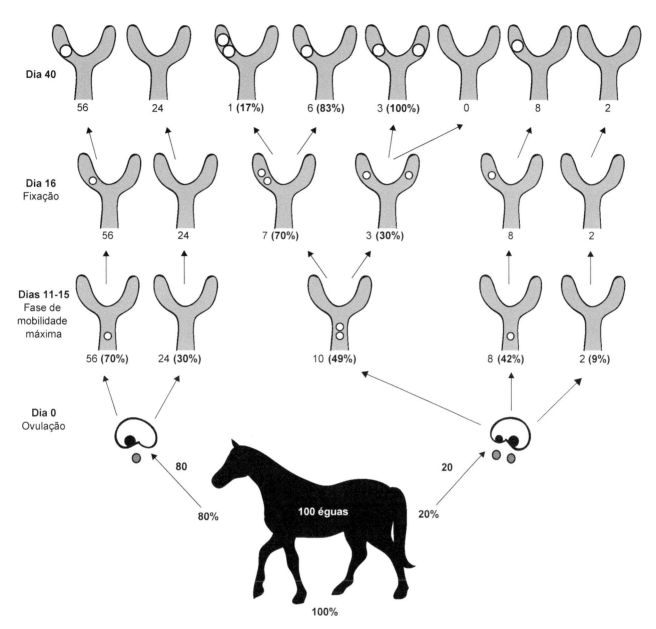

Figura 10.10 Probabilidade do desenvolvimento de gêmeos em equinos, assumindo-se um índice de 20% de duplas ovulações. No caso de ovulações simples, espera-se em média 70% de gestação. Nos casos de ovulações duplas, pode ocorrer a morte das 2 vesículas, a morte de somente uma, ou a sobrevivência das 2 vesículas. Este último caso só ocorre quando há fixação bilateral dos embriões.

do processo, maior a perda de líquidos da placenta e do feto (Figura 10.11).

Na porca, na cadela e na gata, no momento do parto podem ser eliminados um ou mais fetos mumificados junto a outros normais.

Etiologia

Apesar de as causas responsáveis pela morte do feto e pela mumificação secundária não estarem perfeitamente elucidadas, devem-se considerar os seguintes fatores:

- Torção do cordão umbilical, ou torção uterina seguida de compressão do cordão umbilical e consequente interrupção da alimentação fetal
- Problemas placentários que levem à diminuição das áreas de vilosidades placentárias
- Traumatismos
- Aplicação de hormônios (progesterona) em pequenos animais.

Sintomas

Nas fêmeas gestantes, durante a fase da morte fetal, é possível observar certos distúrbios passageiros, como indigestão e cólicas. Essas alterações tendem a desaparecer espontaneamente.

Na vaca a mumificação ocorre principalmente entre o 3º e o 8º mês de gestação e o feto pode permanecer no útero de 3 a 24 meses, além do período normal de gestação. Na égua, esse período pode se estender por até 3 meses e, na ovelha, de 9 a 24 meses. Durante esse período não se observam sinais de cio ou parto. Por palpação retal percebem-se as partes endurecidas do feto, com ausência completa de flutuação. O globo ocular do feto diminui de volume, podendo-se palpar o orifício orbital do feto.

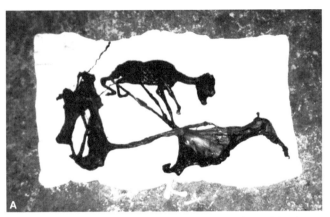
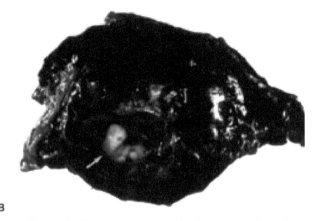

Figura 10.11 Aspecto de um feto equino (**A**) e de um bovino (**B**) após processo de mumificação. (Esta figura encontra-se reproduzida em cores no Encarte.)

Pode ocorrer aborto espontâneo antes do término previsto da gestação. O frêmito da artéria uterina está diminuído ou ausente.

Diagnóstico

Em grandes animais, pela palpação retal verifica-se ausência de líquidos fetais e de placentomas, com a parede uterina permanecendo colada a um feto de tamanho reduzido e endurecido. Pode ocorrer corrimento vaginal esporádico de coloração marrom ou negra.

Em pequenos animais, o diagnóstico, suspeitado pela anamnese e palpação do abdome, é confirmado por radiografia.

Tratamento

O prognóstico de futura fertilidade é bom na maioria dos casos.

Em bovinos, o tratamento consiste na retirada da múmia, o que costuma ser feito por abortamento terapêutico. Recomenda-se o uso de PGF$_{2\alpha}$ ou glicocorticoides (dependendo do período de gestação). Deve-se retirar manualmente a múmia expelida para o interior da vagina 2 ou 3 dias após a indução do abortamento. Muitas vezes a abertura da cérvix não é suficiente e pode-se tentar o tratamento com estilbestrol (50 a 100 mg) ou cipionato de estradiol – ECP (5 a 10 mg) 1 vez a cada 2 dias durante 4 a 7 dias. Se o feto for muito grande e não passar pela cérvix dilatada, pode-se induzir a maceração ou optar pela cesariana, dependendo do valor do animal. Em todos os casos recomenda-se a antibioticoterapia profilática no útero.

Na égua costuma ocorrer a expulsão espontânea do feto mumificado. Se isso não se verificar, deve-se dilatar manualmente o canal cervical para proceder à retirada do produto mumificado. Em seguida, devem-se aplicar antibióticos por via uterina.

A mumificação de 1 dos gêmeos na égua é frequente, em função de problemas placentários, sendo mais comum a morte do produto menor. Na égua, quando isso acontece, são observados sinais de lactação com aumento da glândula mamária.

Nos pequenos animais a opção é a cesariana.

Feto enfisematoso | Putrefação

É a condição patológica que se caracteriza por alterações enfisematosas do feto morto e retido no útero. O tempo de evolução é de 24 a 72 h.

Etiologia

O feto enfisematoso muitas vezes é consequência de um parto laborioso que não chega a termo. O feto morre ao fim do período de gestação ou durante o parto (Figura 10.12). Através da cérvix penetram e desenvolvem-se no útero bactérias anaeróbias responsáveis pela putrefação com produção de gás no tecido celular subcutâneo, na musculatura e nos órgãos do feto.

Sintomas

A fêmea gestante apresenta distúrbios do estado geral e timpanismo de grau leve. Há corrimento vaginal exalando odor nauseabundo. A cérvix apresenta largura insuficiente para a passagem do produto. Em função do enfisema, o feto apresenta-se aumentado de volume. Há queda de pelos e os cascos desprendem-se facilmente. Por palpação retal sente-se a crepitação típica dos enfisemas.

Tratamento

Para evitar o perigo da toxinfecção da fêmea, deve-se esvaziar o útero rapidamente.

A tração do feto só é viável em casos excepcionais. Na vaca, a indicação tende a ser de fetotomia total, porém antes é preciso introduzir grande quantidade de líquido lubrificante no útero (mucilagem). Logo após a intervenção, deve-se fazer a aplicação de velas uterinas. O tratamento nos dias subsequentes consiste em lavagens uterinas seguidas da infusão de antibióticos.

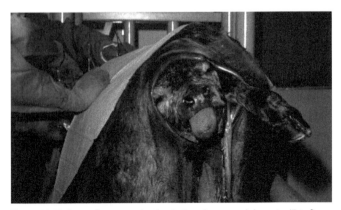

Figura 10.12 Feto enfisematoso bovino, insinuado no canal do parto. (Esta figura encontra-se reproduzida em cores no Encarte.)

Em bovinos também é possível realizar a cesariana. A cirurgia, desde que feita em condições adequadas, apresenta bons resultados e no pós-operatório tem-se conseguido índices satisfatórios de fertilidade.

Nas fêmeas que apresentarem sinais de septicemia, os tratamentos são inúteis.

Nas cadelas recomenda-se ovário-histerectomia, dado o perigo de necrose da *pars uterina* da placenta em caso de fetos enfisematosos.

Maceração fetal

A maceração fetal é um processo séptico de destruição do feto morto retido no útero depois de 3 meses de gestação. O período de evolução é de mais de 3 dias. Caracteriza-se pelo amolecimento e até liquefação dos tecidos moles do feto, permanecendo íntegro apenas o esqueleto. Dois fatores concorrem para sua instalação: a abertura cervical e a permanência do feto morto no útero. A influência do calor corpóreo materno possibilita o desenvolvimento de inúmeras bactérias da vagina que penetram no útero pela cérvix ou a multiplicação de germes do próprio útero. Essa condição patológica ocorre em todas as espécies animais, sendo, entretanto, mais frequente nos bovinos.

Etiologia

A etiologia é similar à descrita para mumificação, mas neste caso ocorre a abertura da cérvix levando à contaminação do feto e dos seus anexos (Figura 10.13). A maceração fetal costuma ser condicionada por infeções pela *Tritrichomonas foetus*, por prolapso vaginal, e por abortamento. No último caso, o aborto é retido pela cérvix não totalmente relaxada, por via fetal mole muito estreita, ou por apresentação, posição e/ou atitude anormais que impossibilitam a eliminação do feto.

Sintomas

Durante a maceração do feto bovino, são observados os seguintes sintomas:

- Ocorrência de esforços expulsivos intermitentes (caracterizados pela atuação da musculatura abdominal)
- Corrimento vaginal de cor castanha, de cheiro fétido, às vezes contendo tecidos moles e ossos
- Temperatura e pulso elevados
- Anorexia e emagrecimento da mãe por causa da metrite crônica
- Diminuição ou parada da produção leiteira e, às vezes, diarreia
- Septicemia com grave comprometimento do estado geral da paciente, com sintomas de septicemia
- Perfuração da parede uterina pelos ossos e peritonite
- Esterilidade nos casos graves.

Diagnóstico

Nos bovinos, o diagnóstico é feito por um minucioso exame semiológico do aparelho genital, principalmente por palpação retal e inspeção vaginal.

Na palpação retal, observam-se pequena flutuação uterina, espessamento da parede do útero, ausência do frêmito da artéria uterina e percepção de ossos reunidos no corpo do útero.

Pela inspeção vaginal, observam-se pelos da vulva aglutinados e corrimento vaginal fétido de coloração escura contendo partes do feto macerado (ossos ou tecidos moles). Em pequenos animais, é possível o diagnóstico por exame radiológico associado a anamnese e corrimento.

Prognóstico

O prognóstico da função reprodutiva é ruim, pois as partes ósseas do feto ferem profundamente o útero, que apresenta espessamento de suas paredes, com modificações estruturais do miométrio e lesões degenerativas no endométrio. A metrite que se instala tende a determinar metroperitonite com formação de aderências.

Tratamento

Na vaca, o tratamento consiste em provocar a eliminação do conteúdo do útero, induzindo-se o abortamento. Dois ou 3 dias após a indução deste, devem-se retirar os ossos ou restos fetais que permanecerem na vagina. Muitas vezes a abertura da cérvix não é suficiente e pode-se tentar o tratamento com estrógeno.

Nos animais de alto valor zootécnico, pode-se tentar a recuperação do útero pelo tratamento adequado da metrite. Para animais de menor valor, recomenda-se o abate.

Na égua, o tratamento aconselhado é semelhante aos casos de mumificação, ou seja, a dilatação manual da cérvix para retirada dos restos fetais. Os equinos são sensíveis à infecção uterina, que pode comprometer a fertilidade futura do animal.

Nos pequenos animais recomenda-se a ovário-histerectomia.

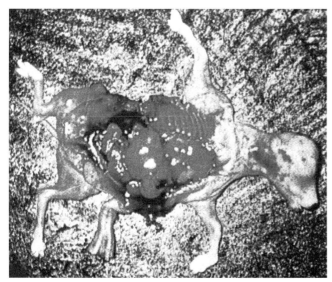
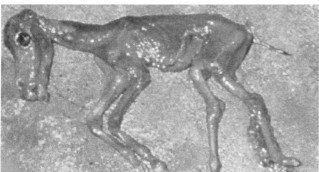

Figura 10.13 Aspecto de fetos equinos em maceração. (Esta figura encontra-se reproduzida em cores no Encarte.)

REFERÊNCIAS BIBLIOGRÁFICAS

Ahmad N, Schrick FN, Butcher RL *et al*. Effect of persistent follicles on early embryonic losses in beef cows. Biol Reprod.1995; 52:1129-35.

Almeida LAP. Early embryonic mortality in "repeat-breeder" cows. Ars Vet. 1995; 11:18-34.

Breuel KF, Lewis PE, Schrick FN *et al*. Factors affecting fertility in the postpartum cow – Role of the oocyte and follicle in conception rate. Biol Reprod. 1993; 48:655-61.

Cerri RLA, Bruno R, Chebel RC *et al*. Effect of fat sources differing in fatty acid profile on fertilization rate and embryo quality in lactating dairy cows. J Dairy Sci. 2004; 87(Suppl 1): 297.

Dalton JC, Nadir S, Bame JH *et al*. The effect of time of artificial insemination on fertilization status and embryo quality in superovulated cows. J Anim Sci. 2000; 78:2081-5.

Diskin MG, Sreenan JM. Fertilization and embryonic mortality-rates in beef heifers after artificial-insemination. J Reprod Fertil. 1980; 59:463-8.

Ginther OJ. Reproductive biology of the mare. 2. ed. Cross Plains: Equiservices; 1992. Chap. 8.

Hawk HW, Tanabe TY. Effect of unilateral cornual insemination upon fertilization rate in superovulating and single-ovulating cattle. J Anim Sci. 1986; 63:551-60.

Hill JR, Burghardt RC, Jones K *et al*. Evidence for placental abnormality as the major cause of mortality in first-trimester somatic cell cloned bovine fetuses. Biol Reprod. 2000; 63:1787-94.

Long S. Abnormal development of the conceptus and its consequences. In: Noakes DE, Parkinson TJ, England GCW (Eds.). Arthur's veterinary reproduction and obstetrics. 8. ed. London: W.B. Saunders; 2001. p. 119-44.

O'Farrell KJ, Langley OH, Hartigan PJ, Sreenan JM. Fertilization and embryonic survival rates in dairy-cows culled as repeat breeders. Vet Rec. 1983; 112:95-7.

Roche JF, Bolandl MP, McGeady TA. Reproductive wastage following artificial-insemination of heifers. Vet Rec. 1981; 109:401-4.

Ryan DP, Prichard JF, Kopel E *et al*. Comparing early embryo mortality in dairy-cows during hot and cool seasons of the year. Theriogenology. 1993; 39:719-37.

Saacke RG, Dejarnette JM, Bame JH *et al*. Can spermatozoa with abnormal heads gain access to the ovum in artificially inseminated super- and single-ovulating cattle? Theriogenology. 1998; 50:117-28.

Tanabe TY, Deaver DR, Hawk HW. Effect of gonadotropin-releasing-hormone on estrus, ovulation, and ovum cleavage rates of dairy-cows. J Anim Sci. 1994; 72:719-24.

Wiebold JL. Embryonic mortality and the uterine environment in 1st-service lactating dairy-cows. J Reprod Fertil. 1988; 84:393-9.

BIBLIOGRAFIA DE APOIO

Ahmad N, Beam W, Butler WR *et al*. Relationship of fertility to patterns of ovarian follicular development and associated hormonal profiles in dairy cows and heifers. Cooperative Regional Research Project. J Anim Sci. 1996; 74:1943-52.

Allen WR. Fetomaternal interactions and influences during equine pregnancy. Reproduction. 2001; 121:513-27.

Bertolini M, Anderson GB. The placenta as a contributor to production of large calves. Theriogenology. 2002; 57(1):181-7.

Bertolini M, Mason JB, Beam SW *et al*. Morphology and morphometry of in vivo and in vitro-produced bovine concepti from early pregnancy to term and association with higs birth weights. Theriogenology. 2002; 58:973-94.

Betteridge KJ. Enigmas and variations among mammalian embryos. Reprod Dom Anim. 2001; 36:37-40.

Binelli M, Hampton J, Buhi WC *et al*. Persistent dominant follicle alters pattern of oviductal secretory proteins from cows at estrus. Biol Reprod. 1999; 61:127-34.

Chaouat G, Menu E. Immunology of pregnancy. In: Thibault C, Levasseur MC, Hunter RHF (Eds.). Reproduction in mammals and man. Paris: Ellipses; 1993. p. 461-80.

Chavatte PM, Holtan D, Ousey JC *et al*. Biosynthesis and possible biological roles of progestagens during equine pregnancy and in the newborn foal. Equine Vet J. 1997; Suppl. 24:89-95.

Dalton JC, Nadir S, Bame JH *et al*. Effect of time of insemination on number of accessory sperm, fertilization rate, and embryo quality in nonlactating dairy cattle. J Dairy Sci. 2001a; 84:2413-8.

Dalton JC, Nadir S, Bame JH *et al*. Towards the enhancement of pregnancy rate: The effect of insemination time on sperm transport, fertilization rate and embryo quality in dairy cattle. In: Proceedings of the British Society of Animal Science. Midlothian: BSAS; 2001b. p. 161-74.

Dunne LD, Diskin MG, Sreenan JM. Embryo and foetal loss in beef heifers between day 14 of gestation and full term. Anim Reprod Sci. 2000; 58:39-44.

Einarsson S, Madej A, Tsuma V. The influence of stress on early pregnancy in the pig. Anim Reprod Sci. 1996; 42:165-72.

England GCW. Pregnancy diagnosis, abnormalities of pregnancy and pregnancy termination. In: Simpson G, England GCW, Harvey M. Manual of small animal reproduction and neonatology. Shurdington, UK: British Small Animal Veterinary Association; 1998. p. 113-26.

Ferguson JD, Chalupa W. Impact of protein nutrition on reproduction in dairy-cows. J Dairy Sci. 1989; 72:746-66.

Geisert RD, Short EC, Morgan GL. Establishment of pregnancy in domestic species. In: Geisert RD, Zavy MT (Eds.). Embryonic mortality in domestic species. Florida: CRC Press; 1994. p. 23-53.

Gomes GR, Marino PC, González SM. Alternativa de resolução das gestações gemelares em éguas – revisão de literatura. Brazil J Equine Med. 2013; 47:28-34.

Gravett MD, Hitti J, Hess DL *et al*. Intrauterine infection and preterm delivery: Evidence for activation of the fetal hypothalamic-pituitary-adrenal axis. Am J Obstet Gynecol. 2000; 182:1404-13.

Grunert E, Birgel EH. Obstetrícia veterinária. 3. ed. Porto Alegre: Sulina; 1989.

Hansen PJ. Physiological and cellular adaptations of zebu cattle to thermal stress. Anim Reprod Sci. 2004; 82-3:349-60.

Hansen PJ, Drost M, Rivera RM *et al*. Adverse impact of heat stress on embryo production: causes and strategies for mitigation. Theriogenology. 2001; 55:91-103.

Hendry JM, Lester GD, Hansen PJ *et al*. Paterns of uterine myoelectrical activity in reproductively normal mares in late gestation and in mares with experimentally induced ascending placentitis. Theriogenology. 2002; 58:853-5.

Hill JR, Rouseel AJ, Cibelli JB *et al*. Clinical and pathologic features of cloned transgenic calves and fetuses (13 case studies). Theriogenology. 1999; 51:1451-65.

Hyland J, Jeffcott LB. Abortion. In: Robinson NE (Ed.). Current therapy in equine medicine. Philadelphia: W.B. Saunders Company; 1987. p. 520-4.

Jonker FH. Fetal death: comparative aspects in large domestic animals. Anim Reprod Sci. 2004; 82-3:415-30.

Kruip AM, den Daas JHG. In vitro produced and cloned embryos: effects on pregnancy, parturition and offspring. Theriogenology. 1997; 47:43-52.

LeBlanc MM, Giguere S, Brauer K *et al*. Premature delivery in ascending placentitis is associated with increased expression of placental cytokines and allantoic fluid prostaglandins E_2 and $F_{2\alpha}$. Theriogenology. 2002; 58:841-4.

Lopez-Gatius F, Santolaria P, Yaniz J *et al*. Factors affecting pregnancy loss from gestation day 38 to 90 in lactating dairy cows from a single herd. Theriogenology. 2002; 57:1251-61.

Mann GE, Lamming GE. Relationship between maternal endocrine environment, early embryo development and inhibition of the luteolytic mechanism in cows. Reproduction. 2001; 121:175-80.

Martal J, Cédard L. Endocrine functions of the placenta. In: Thibault C, Levasseur MC, Hunter RHF. Reproduction in mammals and man. Paris: Ellipses; 1993. p. 435-60.

Maurer RR, Chenault JR. Fertilization failure and embryonic mortality in parous and nonparous beef-cattle. J Anim Sci. 1983; 56:1186-9.

McKinnon AO, Voss JL. Equine reproduction. Philadelphia, London: Lea & Febiger; 1993.

Newcombe JR. Embryonic loss and abnormalities of early pregnancy. Equine Vet Educ. 2000; 12:88-101.

Noakes DE. Development of the conceptus. In: Noakes DE, Parkinson TJ, England GCW (Eds.). Arthur's veterinary reproduction and obstetrics. 8. ed. London: W.B. Saunders; 2001. p. 57-68.

Noakes DE. Fertilidade e obstetrícia em bovinos. São Paulo: Varela; 1991.

Noakes DE. Pregnancy and its diagnosis. In: Noakes DE, Parkinson TJ, England GCW (Eds.). Arthur's veterinary reproduction and obstetrics. 8. ed. London: W.B. Saunders; 2001. p. 69-118.

Noakes DE. Prolapse of the vagina and cervix. In: Noakes DE, Parkinson TJ, England GCW (Eds.). Arthur's veterinary reproduction and obstetrics. 8. ed. London: W.B. Saunders; 2001. p. 145-54.

Noakes DE, Parkinson TJ, England GCW. Arthur's Veterinary Reproduction and Obstetrics. 8. ed. Atlanta: Elsevier; 2001.

Pashen PR. Maternal and foetal endocrinology during late pregnancy and parturition in the mare. Equine Vet J. 1984; 16:233-8.

Pereira GR, Hodder A, Carneiro GF. Diagnóstico e manejo de gestação gemelar na espécie equina. Rev Bras Reprod Anim. 2014; 38(4):202-7.

Revah I, Butler WR. Prolonged dominance of follicles and reduced viability of bovine oocytes. J Reprod Fertil. 1996; 106:39-47.

Rivera RM, Hansen PJ. Development of cultured bovine embryos after exposure to high temperatures in the physiological range. Reproduction. 2001; 121:107-15.

Roberts SJ. Veterinary obstetrics and genital disease (Theriogenology). 3. ed. New York: Edwards Brathers; 1986.

Rodrigues CFM. Ocorrência de mortalidade embrionária em programa de transferência de embriões. ARS Vet. 1995; 11:76-8.

Romero R, Gomez R, Ghezzi F *et al*. A fetal systemic inflammatory response is followed by the spontaneous onset of preterm parturition. Am J Obstet Gynecol. 1998; 179:186-93.

Ryan P, Vaala W, Bagnell C. Evidence that equine relaxin is a good indicator of placental insufficiency in the mare. AAEP Proceedings. 1998; 44:62-3.

Sartori R, Gümen A, Guenther JN et al. Comparison of artificial insemination (AI) versus embryo transfer (ET) in lactating dairy cows. J Dairy Sci. 2003a; 86:238-9.

Sartori R, Haughian JM, Shaver RD et al. Comparison of ovarian function and circulating steroids in estrous cycles of Holstein heifers and lactating cows. J Dairy Sci. 2004a; 87:905-20.

Sartori R, Rosa GJM, Wiltbank MC. Ovarian structures and circulating steroids in heifers and lactating cows in summer and lactating and dry cows in winter. J Dairy Sci. 2002a; 85:2813-22.

Sartori R, Sartor-Bergfelt R, Mertens SA et al. Fertilization and early embryonic development in heifers and lactating cows in summer and lactating and dry cows in winter. J Dairy Sci. 2002b; 85:2803-12.

Sartori R, Souza AH, Guenther JN et al. Fertilization rate and embryo quality in superovulated Holstein heifers artificially inseminated with X-sorted or unsorted sperm. Anim Reprod. 2004b; 1:86-90.

Sartori R, Suárez-Fernández CA, Monson RL et al. Improvement in recovery of embryos/ova using a shallow uterine horn flushing technique in superovulated Holstein heifers. Theriogenology. 2003b; 60:1319-30.

Schlafer DH, Fisher PJ, Davies CJ. The bovine placenta before and after birth: placental development and function in health and disease. Anim Reprod Sci. 2000; 60(1):145-60.

Schmidt M, Greve T, Avery B et al. Pregnancies, calves and calf viability after transfer of in vitro produced bovine embryos. Theriogenology. 1996; 46:527-39.

Stawicki RJ, Ruebel H, Hansen PJ et al. Endocrinological findings in an experimental model of ascending placentitis in the mare. Theriogenology. 2002; 58:849-52.

Thatcher WW, Staples CR, Danet-Desnoyers G et al. Embryo health and mortality in sheep and cattle. J Anim Sci. 1994; 72(Suppl. 3):16-30.

Toniollo GH, Vicente WRR. Manual de obstetrícia veterinária. São Paulo: Varela; 1993.

Troedsson MHT, Renaudin CD, Zent WW et al. Transrectal ultrasonography of the placenta in normal mares with pending abortion: a field study. AAEP Proceedings. 1997; 43:256-8.

Vanroose G, Kruif A, Van Soom A. Embryonic mortality and embryo-pathogen interactions. Anim Reprod Sci. 2000; 60:131-43.

Yuki KT, Korosi CM, Pedroso D. Gêmeos Quarto de Milha. Nascimento e acompanhamento até a vida adulta: Relato de caso. Brazil J Equine Med. 2013; 46: 8-11.

Walker SK, Hartwich KM, Seamark RF. The production of unusually large offspring following embryo manipulation: concepts and challenges. Theriogenology. 1996; 45:111-2.

Wolfenson D, Roth Z, Meidan R. Impaired reproduction in heat-stressed cattle: basic and applied aspects. Anim Reprod Sci. 2000; 60(1):535-47.

11 | Prolapso de Vagina e Cérvix em Fêmeas Gestantes e Não Gestantes

Nereu Carlos Prestes ▪ Fernanda da Cruz Landim-Alvarenga ▪ Josiane Adelaide Camargo Lourenção

INTRODUÇÃO

O prolapso total ou parcial da vagina é descrito na literatura como uma patologia da gestação que acomete preferencialmente bovinos e pequenos ruminantes, sendo de baixa incidência em porcas, éguas, cadelas e gatas.

Em bovinos, as causas dessa patologia são: relaxamento exagerado do sistema de fixação da vagina, principalmente em fêmeas idosas; piso do estábulo excessivamente inclinado; transporte dos animais sem cuidados de contenção; defeitos anatômicos; distúrbios hormonais; obesidade; inflamações na região da vulva e do reto; e predisposição hereditária. O desenvolvimento do prolapso é progressivo. Inicia-se com a exposição intermitente de uma parte da mucosa vaginal, dependendo de o animal estar em estação ou em decúbito. Isso leva ao ressecamento da mucosa, que se torna irritada e inflamada, evoluindo para exposição de massa ainda maior.

Autores consagrados reconhecem que o prolapso da vagina é mais diagnosticado em *Bos indicus* de elite, estabulados, mas pode ocorrer em fêmeas de raças diversas. Eles sugerem que muitos fatores têm contribuído para essa condição, incluindo aumento da pressão intra-abdominal, temperaturas extremas e excesso de gordura perivaginal, além de traumas neste local, ingestão de grandes volumes de forragem de baixa digestibilidade, defeito de conformação vaginal, persistência da parede medial do ducto de Müller e alterações de secreção hormonal. Tem sido sugerido que altas concentrações de estrógeno na fase prodrômica do parto podem contribuir para o excesso de relaxamento e o edema dos ligamentos pélvicos que sustentam a vagina, o que também pode ocorrer devido à incompetência dos músculos constritores do vestíbulo e da vulva, contribuindo para o aparecimento da patologia.

O prolapso vaginal em vacas, a princípio, desenvolve-se no terço final da gestação, mas pode também ocorrer no pós-parto imediato, exteriorizando o útero. No final da gestação, a combinação dos fatores citados anteriormente, associada ao aumento do tamanho do útero gravídico, redunda em prolapso, especialmente observável no animal em decúbito. No entanto, obesidade, existência de múltiplos fetos e traumas prévios na região do períneo também contribuem para o aparecimento do problema. O prolapso vaginal é mais comum em pluríparas do que em primíparas, e a recidiva em uma gestação subsequente é quase certa, conforme mostra a Figura 11.1. O prognóstico depende da gravidade da área exteriorizada.

De acordo com as características, o prolapso da vagina distingue-se da inversão da vagina, conforme descrito a seguir:

- Inversão da vagina: a parede vaginal dorsal ou lateral inverte-se no espaço vaginal e só é observada no animal em decúbito
- Prolapso da vagina: a parede da vagina projeta-se para o exterior pela rima vulvar. Exibe duas condições:
  - Prolapso parcial da vagina: somente uma porção da parede vaginal é projetada para o exterior através da abertura da vulva; é a maneira mais comum nos bovinos e suínos. A mucosa vaginal da porção prolapsada, em geral, é observada quando o animal está em decúbito, fato que aumenta a pressão intra-abdominal, favorecendo a visualização da mucosa entre os lábios vulvares

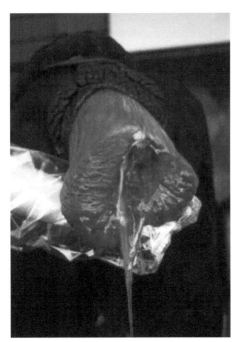

Figura 11.1 Prolapso total da vagina em vaca gestante, exibindo o tampão cervical mucoso. (Esta figura encontra-se reproduzida em cores no Encarte.)

- Prolapso total da vagina: projeção total da vagina para fora, pela vulva, com a porção vaginal da cérvix visível. A mucosa vaginal é observada pela rima vulvar mesmo quando o animal está em estação. Esse tipo de prolapso é o mais frequente em ovelhas (Figura 11.2).

Outra classificação preconiza que os prolapsos vaginais sejam divididos em estágios, os quais significam uma evolução do problema:

- Estágio 1: ocorre protrusão da mucosa vaginal através da vulva, quando o animal está deitado, desaparecendo quando ele se levanta
- Estágio 2: protrusão permanente da mucosa vaginal, mesmo com o animal em estação. A cérvix não é visível
- Estágio 3: prolapso vaginal e cervical.

As causas de inversões e prolapsos da vagina são muitas; no entanto, alguns fatores predisponentes são importantes para determinar por que certos animais apresentam o problema e outros não. Para que o prolapso aconteça, a parede vaginal deve estar relaxada, e o seu lúmen deve ser grande; deve também haver uma força que retire a parede vaginal de sua posição original. O prolapso pode ser causado por:

- Predisposição hereditária (bem conhecida em bovinos e ovinos)
- Relaxamento exagerado do sistema de fixação da vagina na cavidade pélvica. Isso ocorre nas seguintes condições:
  • Fêmeas idosas, nas quais a fixação é mais delicada e frouxa
  • Fêmeas multíparas que apresentam maior relaxamento do sistema de fixação da vagina. Nesse caso, as lesões ou estiramentos do canal obstétrico durante o parto podem predispor ao prolapso nas gestações seguintes, principalmente se o parto anterior tiver requerido muito esforço e/ou tração do produto
  • Fêmeas que produzem altas concentrações de estrógenos no final da gestação. A fase de gestação pode condicionar o

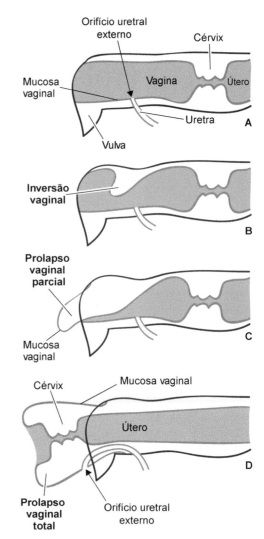

Figura 11.2 Desenho esquemático da anatomia vaginal de ruminantes (**A**), da inversão vaginal (**B**), do prolapso parcial da vagina (**C**) e do prolapso vaginal total (**D**).

aparecimento dessa enfermidade, principalmente devido ao aumento de pressão intra-abdominal no final e à secreção de grande quantidade de estrógeno pela placenta, o que provoca o relaxamento dos ligamentos pélvicos e das estruturas adjacentes, bem como edema e relaxamento da vulva
- Aumento da pressão intra-abdominal, o que pode determinar o aparecimento dos vários tipos de prolapso vaginal em animais com fixação vaginal frouxa, pois força a vagina caudalmente. É observado nas seguintes condições:
  • No decúbito, na micção ou na defecação
  • Nos aumentos exagerados de volume dos órgãos abdominais, como se observa no final da gestação, na hidropisia dos envoltórios fetais, na gestação gemelar e no timpanismo
- Agentes mecânicos em animais predispostos a essa enfermidade, destacando-se:
  • Pisos de estábulos excessivamente inclinados para trás, principalmente em animais confinados
  • Transporte em que os animais são sacudidos demasiadamente
- Autoperpetuação. À medida que o prolapso evolui, a mucosa torna-se progressivamente desidratada, desvitalizada, traumatizada e infectada, estimulando, assim, os reflexos expulsivos

devido à irritação. A inflamação da região vulvar e do reto foi descrita como causadora do processo

- Alimentação deficiente, distúrbios do metabolismo e emagrecimento acentuado em suínos e bovinos. A ingestão de milho ou cevada mofados pode provocar edema vulvar, relaxamento dos ligamentos pélvicos, dificuldade de defecação (tenesmo) e prolapso vaginal ou retal, devido ao aumento da concentração de estrógeno no alimento mofado. Certos tipos de leguminosas, como o trevo australiano, podem conter elevada quantidade de estrógeno e aumentar a incidência de prolapso vaginal em 10 a 15%. O uso de estrógenos como anabolizantes também provoca o aparecimento da patologia.

SINTOMAS

Os principais sintomas do prolapso e da inversão da vagina estão escritos a seguir:

- Inversão da vagina ou estágio 1: só é perceptível no animal deitado. Na fenda vulvar aparece formação semelhante a uma maçã, com a superfície lisa, rósea e brilhante. Quando o animal se levanta, a tumefação desaparece, e a rima vulvar novamente se fecha
- Prolapso parcial da vagina: observa-se a saída de um corpo arredondado ou cilíndrico pela vulva. A mucosa vaginal apresenta-se avermelhada, e sobre a superfície podem ser observadas pequenas lesões. Devido ao contato com corpos estranhos e agentes contaminantes (fezes, capim, terra etc.), a mucosa vaginal apresenta-se irritada e inflamada. Muitas vezes, também podem sobrevir ferimentos. O prolapso parcial, na maioria dos casos, só se evidencia em animais deitados, especialmente na vaca, desaparecendo ao se levantarem. Porém, nos pequenos ruminantes e nas porcas, ele pode ser permanente
- Prolapso total da vagina: quase sempre é permanente, visível tanto no animal em pé como em decúbito. Desenvolve-se de maneira rápida. A vagina projeta-se totalmente através da vulva, e nota-se a porção vaginal da cérvix. Uma vez ocorrido o prolapso, as mucosas expostas e as mucosas vulvar e vestibular tornam-se edematosas e inflamadas, irritadas, infectadas e, às vezes, necróticas. Outros órgãos podem estar incluídos na região do prolapso. A bexiga frequentemente ocupa o espaço peritoneal, o que pode levar à constrição parcial ou total da uretra, causando retenção urinária. Os cornos uterinos e os intestinos também podem estar envolvidos. Esses fatores tendem a impedir o retorno das estruturas prolapsadas ao seu lugar de origem quando a vaca levanta, favorecendo o tenesmo ou o aparecimento de esforços expulsivos exagerados que levam ao aparecimento de prolapso total, prolapso retal e esgotamento. A ultrassonografia pode ser utilizada para diagnóstico do conteúdo do prolapso.

Bovinos

Em bovinos, o prolapso ocorre principalmente em raças grandes, como Hereford, Simental e Charolês. Nestes animais, a deposição excessiva de gordura no tecido conjuntivo perivaginal pode levar a relaxamento dos ligamentos e maior mobilidade da vagina. Essa tendência pode ser agravada por desbalanço alimentar e utilização de anabolizantes.

Predomina o prolapso parcial da vagina, que se inicia como inversão da superfície dorsal ou lateral. Em seguida, instala-se um prolapso vaginal parcial, cujo grau de inflamação é variável. O prolapso pode apresentar edema intenso da mucosa vaginal e, em sua forma crônica, pode ocorrer ligeiro endurecimento da parede da vagina. Os esforços expulsivos do animal determinam o aparecimento de prolapso total. Na maior parte dos casos que ocorrem durante a gestação, os sintomas desaparecem após o parto, mas voltam a se repetir no período gestacional seguinte. Com frequência a ocorrência de prolapso vaginal total antes do parto evolui para prolapso cervical e/ou uterino durante o desencadear do trabalho de parto.

Na vaca, os sintomas aparecem nos últimos 2 a 3 meses de gestação e se agravam com a proximidade do parto. O grau de vaginite, vulvite e cervicite varia segundo o tempo de duração da afecção e os tipos de agentes mecânicos, térmicos e infecciosos que atuam sobre as mucosas prolapsadas. O tenesmo pode ser de diversos graus, segundo o grau de prolapso e de edema e irritação do canal genital. Os edemas de vagina e cérvix prolapsada ocorrem em consequência à irritação e ao trauma das membranas mucosas expostas, e porque parte cai sobre o arco isquiático, provocando congestão venosa passiva.

O tampão cervical permanece intacto nos casos leves. Entretanto, no prolapso total, pode haver a perda da parte externa do tampão; às vezes, a cérvix se relaxa, e ocorre a perda total do tampão, com abortamento ou parto prematuro. Em casos graves e malcuidados, a mucosa exposta pode estar necrótica e resultar em toxemia e septicemia. Isso, junto com o esgotamento causado pelo esforço constante, pode provocar pulso acelerado e débil, anorexia, rápida perda de peso, debilidade corporal, morte do feto, possível infecção uterina e eventual morte da mãe. A necrose pode afetar inclusive a cérvix e a parte caudal do útero, causando lesão vascular grave e trombose.

Nos últimos anos, têm aumentado a casuística e os relatos de prolapsos vaginais em graus variáveis em vacas não gestantes, independentemente da fase do ciclo estral. Muitos são de caráter permanente e crônico, com sérias implicações reprodutivas. Tem sido observada uma predominância dessa nova manifestação de prolapso, particularmente nas raças Brahman e Nelore, e em animais de diferentes idades. A casuística relatada ocorre em diversas regiões do Brasil.

Foi constatado pela anamnese que havia uma única coincidência entre as vacas atendidas: todas estavam sendo submetidas à coleta de ovócitos pela técnica de punção ovariana guiada por ultrassonografia transvaginal. O aumento do número de casos atendidos permitiu concluir que a origem do processo é multifatorial, não sendo exclusivamente associada a punção ovariana. Foram observados casos em novilhas que ainda não estavam no manejo reprodutivo.

Nos casos da entidade em animais criados extensivamente, excluindo uma predisposição genética, os agentes causais já foram descritos anteriormente. Os animais estabulados, em consequência da dieta e do sedentarismo, acumulam gordura em excesso, o que provoca aumento de pressão intrapélvica e sobre o períneo, principalmente quando estão em decúbito e em ambientes de reduzidas dimensões. A pressão excessiva leva à exposição da mucosa vaginal, que, em contato com a cama do alojamento das mais variadas origens, como bagaço de cana, serragem ou palha de arroz, pode causar irritação local e desenvolvimento de vaginite. Isso ocorre com mais facilidade quando os constituintes da cama e as fezes aderem à mucosa vaginal e são interiorizados pelo recolhimento da porção prolapsada quando o animal se levanta. Nesses casos, é comum haver resíduos em decomposição no local. A inflamação aumenta os esforços expulsivos em função da existência de corpos estranhos, determinando a exteriorização de segmentos ainda maiores da mucosa vaginal devido às contrações exibidas pelo animal (Figura 11.3).

Além das vaginites crônicas, que potencializam os prolapsos, convém ressaltar que a disposição anatômica do aparelho genital e dos ligamentos na vaca é um fator que justifica a maior propensão da patologia nessa espécie, quando comparada às outras de animais domésticos. Vacas com comprimento vulvar efetivo exagerado, imperfeição na coaptação dos lábios vulvares e/ou angulação defeituosa da vulva podem apresentar pneumovagina. Esta, associada à quebra da barreira exercida pelo vestíbulo vaginal, favorece a contaminação bacteriana, podendo desencadear vaginite e, consequentemente, provocar esforços expulsivos.

Os animais de elite, em função de sua genética, têm maior probabilidade de serem submetidos a repetidas coletas de ovócitos por punção. Essa técnica pressupõe a tração dos ovários por manipulação retal, o que pode ocasionar o relaxamento do diafragma pélvico. Isso, aliado à introdução e à manipulação da sonda, também são fatores predisponentes à irritação e são causadores de tenesmo. As sequelas mais comuns das punções são as aderências ovarianas, as lesões cervicais e a fibrose do fundo vaginal, que modificam a arquitetura convencional das estruturas envolvidas. Adicionalmente, deve ser ressaltado que as sucessivas aspirações não possibilitam que o animal tenha fase progesterônica, o que contribui para a permanência do relaxamento excessivo e continuado do trato genital.

A exteriorização da mucosa por longos períodos resulta em graus variáveis de inflamação, desidratação e necrose superficial, condições que podem ser agravadas pela fricção da cauda do animal (Figura 11.4). Nos prolapsos parciais que se recolhem espontaneamente, observa-se uma área do canal vaginal desidratada, que corresponde à porção que se exterioriza. Essa área geralmente é espessa e adquire aspecto rugoso, contrastando com o restante da mucosa, que é lisa e delgada.

Os prolapsos encontrados podem manifestar-se em diferentes graus e acometer somente a parede lateral, dorsal ou ventral da vagina ou de vários segmentos associados, sendo que nos ventrais o meato urinário pode ser exteriorizado. Em situações extremas, devido às concentrações, pode haver ruptura do fundo vaginal, redundando em evisceração (Figura 11.5). Foram observados em animais não gestantes casos extremos de prolapso total da vagina com exteriorização da cérvix, contrariando todas as definições clássicas para essa patologia, até então somente observada em animais gestantes (Figura 11.6).

Equinos

A ocorrência é rara, sempre do tipo parcial. A sintomatologia é semelhante à da vaca, e sua origem é geralmente ligada à realização de partos distócicos ou à excessiva irritação provocada pela retenção de placenta. Pode ainda ocorrer secundariamente a desnutrição, paralisia diafragmática e processos respiratórios

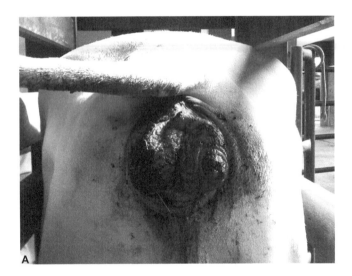

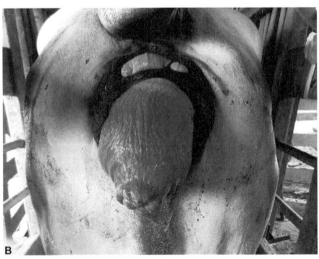

Figura 11.3 A. Prolapso vaginal em vaca não gestante. **B.** Prolapso de grau grave em vaca não gestante, exteriorizando, inclusive, o anel cervical com laceração da pele na comissura dorsal da vulva, provocada pelos esforços expulsivos que romperam a sutura de Bühner previamente aplicada. (Esta figura encontra-se reproduzida em cores no Encarte.)

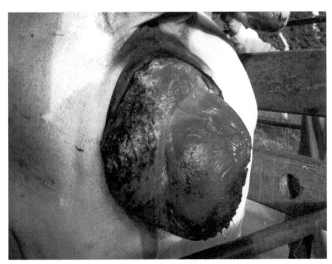

Figura 11.4 Prolapso vaginal em vaca não gestante, exibindo graus variáveis de desidratação e necrose superficial da mucosa. (Esta figura encontra-se reproduzida em cores no Encarte.)

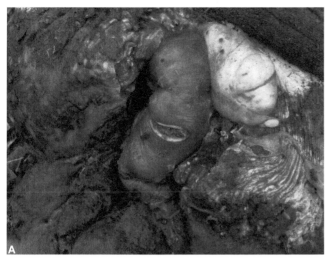
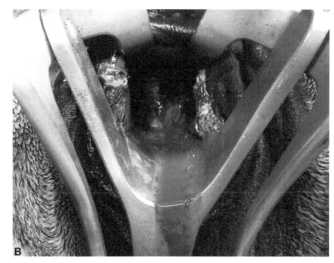

Figura 11.5 A. Evisceração pela ruptura do fundo vaginal, com segmento de alça intestinal permeado por outras estruturas anatômicas. **B.** Aderência do intestino delgado ao fundo vaginal com formação de trajeto fistuloso, drenando o material fecal contínuo visualizado pela passagem de espéculo vaginal. (Esta figura encontra-se reproduzida em cores no Encarte.)

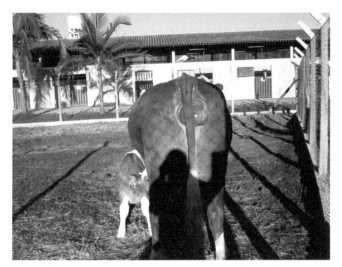
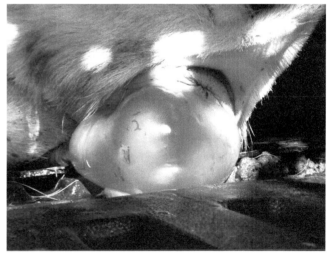

Figura 11.6 Vaca recém-parida apresentando prolapso parcial de vagina. (Esta figura encontra-se reproduzida em cores no Encarte.)

Figura 11.7 Imagem do âmnio se projetando através da vulva durante o parto de uma cabra.

com tosses intensas. Nas éguas, o prolapso vaginal frequentemente determina o abortamento. No caso de tração forçada de potros, deve-se tomar cuidado com a eventual tração placentária, que pode causar prolapso uterino. Durante os esforços expulsivos em partos difíceis em éguas, pode ocorrer prolapso de vagina, útero e/ou reto, e também prolapso de bexiga.

Pequenos ruminantes

A patologia é bem mais comum em ovinos do que nas demais espécies. A incidência pode variar de 20 a 40%, dependendo do rebanho e do manejo dos animais. O prolapso ocorre mais frequentemente nas últimas 2 a 3 semanas de gestação. Em geral, ele é facilmente reconhecido; no entanto, algumas vezes o prolapso parcial pode ser confundido com o alantocório ou com o âmnio, que se projeta através da vulva antes de sua ruptura (Figura 11.7).

Nos caprinos e particularmente nos ovinos, o prolapso vaginal é, na maioria das vezes, total, e, por persistirem as contrações abdominais, são frequentes as complicações, como prolapso de reto, por exemplo (Figura 11.8). A mucosa prolapsada rapidamente se altera, apresentando depósito de fibrina e necrose.

No prolapso total de vagina de ovelhas em trabalho de parto não há dilatação suficiente da cérvix. As bolsas alantoidiana e amniótica rompem-se no interior do útero, com saída de todo o líquido fetal. O único sintoma do desenvolvimento do parto é a observação da região perineal e dos membros posteriores excessivamente úmidos. Os fetos morrem, sofrem infecção por via ascendente, com consequente enfisema e maceração, podendo determinar também a morte da mãe.

Suínos

Nos suínos o prolapso pode ser parcial ou total, e pela pressão enérgica do abdome, o processo inicial evolui para prolapso uterino, de bexiga e/ou de reto.

Carnívoros

Os cães domésticos (*Canis lupus familiaris*) são a única espécie que apresenta prolapso parcial ou total da vagina sem relação com a gestação. Em cadelas, prefere-se o termo hiperplasia, edema vaginal ou exteriorização da dobra vaginal, sendo uma condição que pode ocorrer em animais jovens. As raças mais

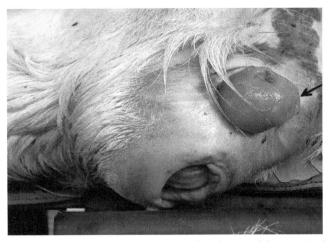

Figura 11.8 Imagem de uma cabra apresentando prolapso total de vagina (seta) associado a prolapso de reto.

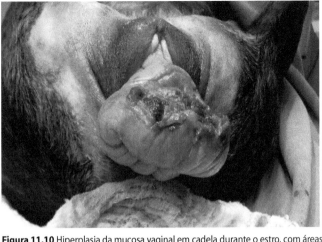

Figura 11.10 Hiperplasia da mucosa vaginal em cadela durante o estro, com áreas de automutilação. (Esta figura encontra-se reproduzida em cores no Encarte.)

predisponentes são: Boxer, Buldogue, Bull Mastiff, Mastim Napolitano, Dálmata, Dobermann e animais de porte grande com pele solta, além de animais sem raça definida. A hiperplasia vaginal de cadelas é um evento que ocorre durante a fase folicular e está relacionado com níveis de estrógeno, tornando-se patológico quando a vascularização e o edema são exagerados. Essas alterações estão associadas ao relaxamento dos ligamentos, que possibilita a exteriorização de porções específicas da parede ou de todo o vestíbulo vaginal, exibindo o meato urinário externo (Figura 11.9). Na mucosa exposta, podem ocorrer traumatismos, desidratação tecidual, lacerações superficiais ou profundas, necrose de grau variado, perda tecidual e automutilação, podendo encerrar a bexiga urinária como conteúdo (Figura 11.10).

A hiperplasia pode ser de 1º ou 2º grau, dependendo do volume de mucosa exposta. Embora a causa primária seja o hiperestrogenismo, pode também colaborar para o agravamento do quadro, resultando em tenesmo, cobertura interrompida forçadamente e tamanho incompatível entre o macho e a fêmea.

A mucosa vaginal exposta está sujeita a todo tipo de traumatismo e a contaminação pelo atrito com o solo durante o ato de "sentar" do animal. Espera-se ainda a desidratação local, processo irritativo por lambedura, lacerações superficiais ou profundas, existência de corpos estranhos e fezes, eventual dificuldade para urinar e defecar e, nos casos extremos, necrose superficial, perda tecidual ou automutilação.

O diagnóstico da hiperplasia vaginal não oferece dificuldade. Deve ser baseado na idade, na fase do ciclo estral e no exame clínico criterioso, objetivando a exclusão de eventuais tumores, bem como de prolapsos vaginais e uterinos, que ocorrem durante a gestação ou o parto.

DIAGNÓSTICO

O diagnóstico de prolapso total é fácil. Porém, a verificação do parcial às vezes é difícil nos bovinos, porque no animal em estação nada pode ser verificado. O diagnóstico de prolapso parcial de vagina pode ser feito com animais em decúbito, com o rúmen exageradamente distendido por alimentos e sobre piso com declive acentuado.

A exploração da vagina possibilita a obtenção de dados complementares para confirmação do diagnóstico. Deve-se também realizar um exame retal para determinar a viabilidade do feto e o tempo de gestação.

É preciso também fazer o diagnóstico diferencial com tumores vaginais, como fibromas, miomas e lipomas; prolapsos paravaginais de tecido gorduroso e de granulação; e hematomas da parede vaginal.

Na vaca, devem-se considerar: cistos de retenção da secreção das glândulas de Bartholin, os quais aparecem como formações globulares azuladas, brilhantes e com flutuação, localizadas no vestíbulo vaginal; e hiperplasia vaginal, a qual pode ocorrer em animais não gestantes submetidos a tratamento com anabolizantes de origem hormonal e em animais submetidos a tratamentos superovulatórios.

PROGNÓSTICO

Nas inversões e nos prolapsos parciais recentes, o prognóstico é bom, enquanto, nos prolapsos totais e permanentes, é reservado, principalmente nos pequenos ruminantes. O prognóstico

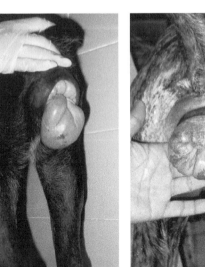
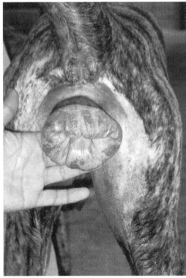

Figura 11.9 Aspecto da hiperplasia vaginal em cadelas no período de cio. (Esta figura encontra-se reproduzida em cores no Encarte.)

depende da gravidade da afecção e do tempo transcorrido desde o seu início. A afecção torna a aparecer nas gestações seguintes; portanto, o animal deve ser afastado da reprodução.

Nos casos graves, complicados por prolapso retal, morte fetal, aborto, metrite, necrose grave dos órgãos prolapsados, esgotamento, toxemia e septicemia, acentuada debilidade do animal e esforços expulsivos constantes e violentos, o prognóstico é desfavorável. Deve-se considerar a possibilidade de sacrifício do animal, uma vez que o processo se repete e pode ter características hereditárias.

Nas ovelhas, o prognóstico é reservado, pois grande parte dos casos evolui para aborto e/ou parto distócico, com eventual morte da mãe.

TRATAMENTO NOS ANIMAIS GESTANTES E NÃO GESTANTES

O método de tratamento varia de acordo com a espécie, a gravidade, o tempo de gestação e a capacidade do proprietário para observar e atender o animal até após o parto. Fundamentalmente, deve-se evitar a exteriorização da parede vaginal pela vulva até o momento do parto. O tratamento básico preconizado para o prolapso clássico gestacional baseia-se em diferentes tipos de suturas. Quando indicado, deve-se tratar a vaginite e associar a terapêutica a uma dieta, a fim de reduzir o peso corporal dos animais.

A instituição do tipo de tratamento depende de cada caso. Nos prolapsos de grau leve, observados apenas quando o animal está em decúbito, muitas vezes medidas de higiene e o controle da vaginite são suficientes.

Foi constatado, em determinadas situações, que muitos profissionais aplicam pontos do tipo *sultam*, utilizando fio de náilon-4 na porção mediana do lúmen vaginal com o intuito de promover uma estenose parcial. Esse procedimento, porém, tem mostrado ser um recurso de alto risco, pois pode causar lacerações mutiladoras de segmentos da mucosa.

A colpoplastia é preconizada em situações de grau leve, visíveis tanto no animal em estação quanto em decúbito. Como não existe uma técnica específica descrita para a espécie bovina nessa nova e inusitada situação, tem sido utilizado o procedimento similar ao empregado na cadela. Com o animal em estação e em tronco apropriado, sob anestesia peridural e após higienização do períneo, fixa-se o segmento de mucosa a ser removido identificado pelo aspecto rugoso. Para isso, podem ser utilizadas pinças de conchotomia (Figura 11.11A), delimitando a área a ser removida da mucosa exteriorizável seguida da sutura das bordas da ferida. O fio de sutura pode ser absorvível ou não (Figura 11.11B).

Frequentemente, encontram-se sob a porção da mucosa retirada depósitos de gordura, que, em algumas vacas, assumem formas nodulares múltiplas. Como reação adversa pós-operatória pode ocorrer hematoma local e, em casos graves, formação de abscessos, consequência da contaminação. Nas situações gravíssimas, suspensórios devem ser aplicados em animais recém-operados para reduzir a pressão sobre o períneo (Figura 11.12); e nas situações extremas, repetidas intervenções cirúrgicas podem ser necessárias. Cuidado adicional deve ser tomado nos prolapsos ventrais, pois a uretra e o meato urinário podem

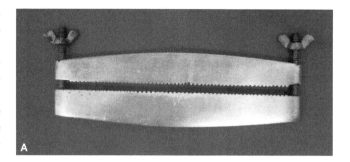
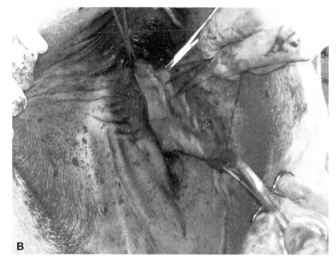

Figura 11.11 A. Pinça de conchotomia, que pode ser utilizada como demarcação da porção da mucosa a ser removida e auxiliar na hemostasia na cirurgia de colpoplastia. **B.** Procedimento cirúrgico da colpoplastia, iniciando a sutura das bordas da mucosa vaginal. (Esta figura encontra-se reproduzida em cores no Encarte.)

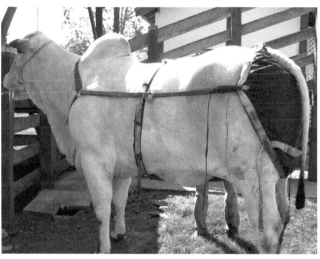

Figura 11.12 Imagem de um tipo de suspensório utilizado para reduzir a pressão sobre o períneo. (Esta figura encontra-se reproduzida em cores no Encarte.)

ser inadvertidamente afetados durante a cirurgia. Portanto, a demarcação da uretra com a passagem de uma sonda deve ser o procedimento preventivo obrigatório. Cobertura antibiótica sistêmica, aplicação de anti-inflamatórios não esteroides e lavagens vaginais com água morna e antissépticos pouco irritativos devem ser instituídas no pós-operatório imediato.

Quando o prolapso estiver ligado a timpanismo ou hidropisia dos envoltórios fetais, deve-se iniciar o tratamento dessas enfermidades concomitantemente ao do prolapso. No caso da hiperplasia vaginal em cadelas, recomenda-se impedir o aumento de volume com o uso de gelo e compressas frias, recolocando o prolapso manualmente no interior do canal vaginal, que pode ser fechado utilizando-se a sutura de Bühner (descrita adiante). Como a condição geralmente apresenta reversão espontânea ao final do estro, a sutura pode ser retirada nesse momento. No entanto, em geral, ocorrem recidivas nos ciclos subsequentes.

Nos casos em que o tecido vaginal está muito danificado, com intensas áreas de necrose, deve-se realizar a colpoplastia. Esse procedimento consiste na remoção cirúrgica do excesso de mucosa vaginal com extremo cuidado para não secionar a uretra, que pode estar contida na massa. Durante a cirurgia, espera-se hemorragia difusa controlável pelo uso do termocautério, além de extensa área de edema gelatinoso. Após a remoção do tecido excedente, as bordas da mucosa são suturadas com fio absorvível (Figura 11.13). Como com frequência ocorre estenose do lúmen vaginal devido a retração cicatricial, sugere-se a utilização de inseminação artificial se houver interesse do proprietário em reproduzir o animal. No entanto, como existe uma componente genética no aparecimento da condição patológica, esse procedimento deve ser desencorajado em pequenos animais, recomendando-se a ovariossalpingo-histerectomia.

Muitas técnicas são descritas para o tratamento de prolapso; porém, nenhuma é preconizada unanimemente por diversos cirurgiões experientes para todas as situações, sendo necessários métodos alternativos em determinadas circunstâncias.

Em casos bem leves de inversão vaginal, deve-se retirar o animal do estábulo e soltá-lo no pasto ou em local livre de declive. Em casos mais avançados, pode-se elevar a parte traseira do animal estabulado por meio de uma plataforma inclinada.

Toda intervenção cirúrgica é precedida por anestesia epidural e rigorosa higienização do local. No prolapso considerado leve, apenas uma vulvoplastia com a técnica de Caslick é suficiente. Nas fêmeas com prolapso de grau médio, emprega-se a sutura de Bühner. Restam ainda, como uma opções de sutura, a do tipo Flessa, ou a técnica de Mondino-Merck, previamente descrita para a vulvoplastia na espécie equina (Figura 11.14). Segundo Dawson e Peter (2012), outros tipos de tratamento podem ser impostos para a correção de prolapsos vaginais em vacas gestantes, que podem ser extrapolados para o evento envolvendo vacas não gestantes.

Processo de Bühner

Esta técnica é a mais utilizada para correção de prolapsos vaginais devido a sua praticidade e eficiência. Nesse caso, a mucosa vaginal prolapsada é mantida em sua posição natural por estreitamento vulvar, determinado por ligadura periférica à abertura.

Abaixo da comissura ventral da vulva, realiza-se uma pequena incisão transversal (1 cm) no limite das áreas pilosa e glabra. Da mesma maneira, entre a comissura dorsal da vulva e o ânus,

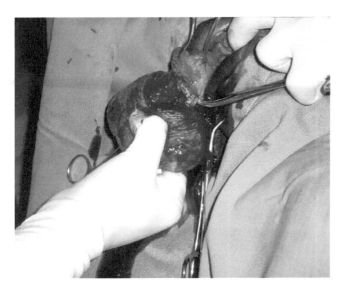

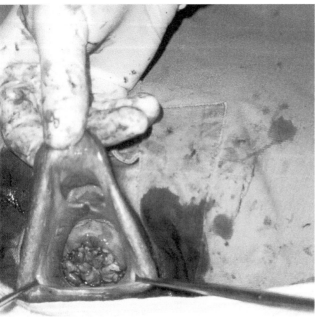

Figura 11.13 Remoção de tecido hiperplasiado em cadela por meio do processo de colpoplastia. (Esta figura encontra-se reproduzida em cores no Encarte.)

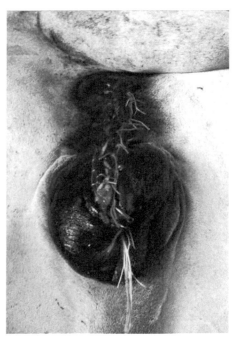

Figura 11.14 Técnica de Mondino-Merck utilizada para a correção do prolapso vaginal em vacas não gestantes. Ela é mais resistente do que a técnica de Caslick pela adição de uma sutura interna na porção dorsal da mucosa do vestíbulo vaginal. (Esta figura encontra-se reproduzida em cores no Encarte.)

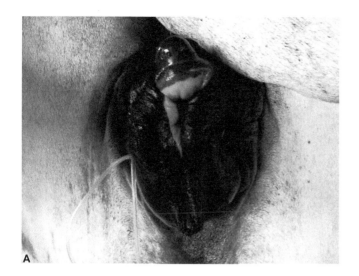
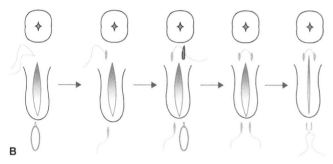

Figura 11.15 A. Foto da sutura de Bühner com intuito de manter a área prolapsada interiorizada no espaço vaginal. (Esta figura encontra-se reproduzida em cores no Encarte.) **B.** Desenho esquemático ilustrativo para a realização da sutura do tipo Bühner.

faz-se uma incisão semelhante. O operador, então, deve introduzir uma agulha do tipo Gerlach longa na incisão ventral e orientá-la pelo subcutâneo no sentido dorsal, até que alcance a incisão superior. Pela colcheta da agulha passa-se a extremidade de uma fita esterilizada, puxando-a em seguida até sair pela incisão inferior. Repete-se a mesma operação para o lado oposto. Finalmente, unem-se as duas extremidades da fita com um nó na altura da incisão inferior (Figura 11.15A). A abertura vulvar será reduzida até 3 a 4 dedos, permanecendo assim até o momento do parto, quando poderá ser restituída, caso necessário (Figura 11.15B).

Processo de Flessa

Após a recolocação da mucosa vaginal prolapsada, esta é mantida em sua posição normal pela oclusão da vulva, com pinos e com auxílio de trilhos laterais. Por meio da agulha de Flessa ou de trocarte fino, perfuram-se os lábios vulvares nos limites das áreas pilosa e glabra (5 a 8 cm em lateral). Através do tubo da agulha, guia-se o pino, que tem em uma de suas extremidades uma esfera fixa de madeira ou plástico, retira-se a agulha e, na outra extremidade do pino, fixa-se a 2ª esfera. São necessários 3 desses pinos metálicos, distantes 5 a 8 cm um do outro. O pino superior deve passar junto à comissura dorsal da vulva, para que, no animal deitado, não haja possibilidade de a parte prolapsada insinuar-se acima dele. O pino inferior não deve estar muito perto da comissura vulvar ventral para não prejudicar a micção (Figura 11.16).

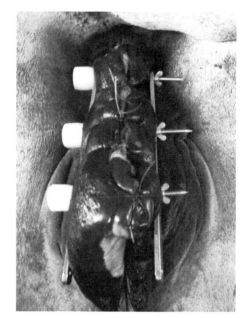

Figura 11.16 Sutura tipo Flessa com adaptação dos pinos de contenção.

Para evitar necrose por compressão, colocam-se em ambos os lados, entre as esferas e a pele, trilhos ou placas protetoras. A infecção nessas feridas recentes é impedida pelo uso de pomadas com antibióticos.

O fechamento da vulva deve permanecer até a época do parto, quando então os pinos serão retirados. Caso necessário, podem ser recolocados após o parto.

Caslick modificado

Pode-se utilizar uma modificação da técnica de Caslick desenvolvida para tratamento de pneumovagina. Nesta operação, retira-se uma fita de pele de aproximadamente 2 cm de largura dos dois lados da vagina e da comissura dorsal. A ferida é suturada com pontos verticais de colchoeiro separados, utilizando-se categute ou fio de náilon (Figura 11.17A). Colocam-se 2 ou 3 pontos vulvares profundos com cordone 5 a 8 cm lateralmente à vulva para prevenir que a parede vulvar exerça pressão sobre as finas suturas dos lábios. Três dias depois, as suturas podem ser retiradas. A abertura vulvar se torna tão pequena que a parede vaginal não mais se prolapsa (Figura 11.17B).

Imediatamente antes do parto, é necessário cortar essa aderência para evitar esgarçamento.

Técnica do "cadarço de sapato"

Não se constitui em um método preferencial, pois deforma os lábios vulvares. Contudo, é mais resistente que a sutura de Caslick e deve ser realizada após antissepsia e anestesia peridural, conforme a Figura 11.18. Não há unanimidade entre os técnicos com relação ao tipo de material utilizado nesse procedimento para a coaptação da vulva.

Técnica de retenção pela aplicação de pontos separados em "U" | Halstead

Sutura em "U" horizontal

Após a anestesia peridural e os procedimentos pré-operatórios, aplicam-se os pontos que forem necessários para fechar a vulva

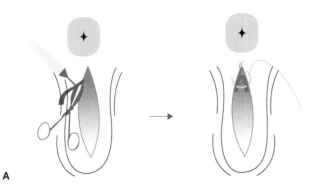

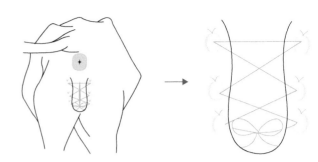

Figura 11.18 Representação esquemática da técnica de "cadarço de sapato".

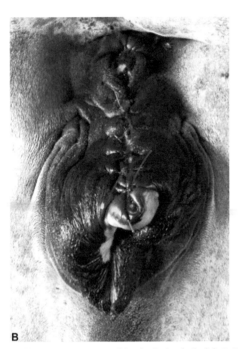

Figura 11.17 A. Representação esquemática da técnica de Caslick. **B.** Foto da técnica de Caslick com intuito de reduzir o comprimento efetivo da vulva. (Esta figura encontra-se reproduzida em cores no Encarte.)

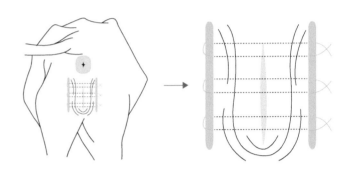

Figura 11.19 Representação esquemática da técnica de Halstead utilizando sutura em "U" horizontal.

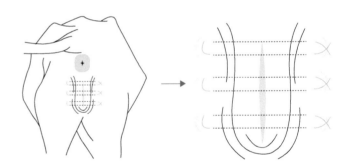

Figura 11.20 Representação esquemática da técnica de Halstead utilizando pontos em "U" vertical profundo.

utilizando a agulha de Gerlach ou uma trifacetada grande, de modo a deixar um espaço equivalente a dois dedos na comissura ventral para permitir a micção (Figura 11.19). Geralmente, ocorre edema local, que pode ser minimizado pelo uso de sutura captonada que dispersa a tensão da síntese de maneira mais uniforme.

Sutura em "U" vertical profundo

Esta é similar ao padrão do "U" horizontal, modificando apenas o tipo de ponto a ser aplicado no local, preferencialmente captonado (Figura 11.20).

Vaginopexia pela técnica de Minchev

Há duas técnicas de Minchev descritas, que diferem apenas quanto ao local da inserção da agulha. Foi apresentada na literatura originariamente em 1956, consistindo na introdução da agulha do tipo Gerlach no forame ciático menor, tendo por objetivo manter a vagina em sua posição anatômica pela formação de aderência entre a submucosa e os tecidos adjacentes. É utilizada nos prolapsos clássicos de vacas gestantes e no prolapso vaginal em vacas não gestantes. Após a devida antissepsia, a tricotomia da região glútea e a anestesia peridural, realiza-se bloqueio com anestésico local na região do músculo glúteo médio e do músculo glúteo-bíceps, evitando-se a artéria ilíaca interna e tomando o cuidado de não perfurar o reto, tendo como guia a colocação de um espéculo tubular no local (Figura 11.21). A técnica consiste em colocar botão, braçadeira, placa ou gaze, mantendo-os fixados, tanto no espaço vaginal como na região glútea, por uma fita umbilical ou outro material similar. Cuidados pós-operatórios à base de curativo e antibioticoterapia devem ser instituídos.

Vaginopexia pela técnica de Minchev modificada

Esta técnica é similar à anterior, exceto pelo fato de as suturas de ancoragem serem colocadas anteriormente ao forame ciático menor lateral, 5 cm da linha média posterior ao eixo ilíaco,

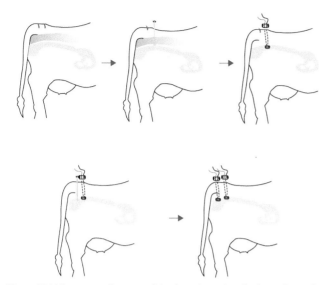

Figura 11.21 Representação esquemática de vaginopexia pela técnica de Minchev.

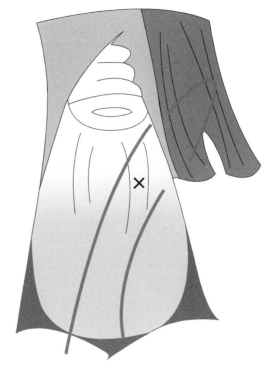

Figura 11.23 Representação esquemática da cervicopexia pela técnica de Winkler.

fornecendo melhor fixação cranial da parede vaginal. Podem ser utilizados *kits* comerciais estéreis ainda não disponíveis no país (Figura 11.22). É recomendado que a sutura seja removida em 2 a 4 semanas.

Em casos graves, pode ser necessário colocar os botões em ambos os lados da vagina. No entanto, salienta-se que a recorrência da eversão é possível, desde que somente o dorso da vagina seja mantido.

Cervicopexia pela técnica de Winkler

Esta técnica é um método eficaz para a fixação vaginal nos animais com tendência ao prolapso, fixando-se a cérvix ao tendão pré-púbico. Após os procedimentos pré-cirúrgicos convencionais e a lavagem antisséptica da vagina, o tendão pré-púbico é palpado, constituindo-se de delgada fita no fundo vaginal, representada por uma pequena área triangular. Ocasionalmente, a cérvix pode lacerar-se devido às contrações, rompendo a sutura e recidivando a eversão. Esse procedimento é recomendado para os casos crônicos, especialmente em vacas doadoras de oócitos; no entanto, estudos citogenéticos devem ser realizados em todos os animais não gestantes em que ocorre prolapso vaginal, para descartar a probabilidade de predisposição genética dos animais afetados (Figura 11.23).

REFERÊNCIAS BIBLIOGRÁFICAS

Dawson LJ, Peter AT. An update on vaginal and uterine eversions in cattle. Clin Theriogenol. 2012; 4(2):115-31.

Minchev P. The use of a new surgical method in eversion and prolapse of vagina in animals. Veterinaria. 1956; 33:58-60.

BIBLIOGRAFIA DE APOIO

Ayen E, Noakes DE. Displacement of the tubular genital tract of the ewe during pregnancy. VetRec. 1997; 141(20):509-12.

Baxter K. Replacing the prolapsed bovine uterus. Vet Rec. 2003; 152:91-2.

Bierschwal CJ, DeBois CHW. The Buhner method for control chronic vaginal prolapse in the cow (review and evaluation). Vet Med Small Anim Clin. 1971; 66:230-6.

Bühner F. Simple surgical treatment of uterine and vaginal prolapse (translated from German). Tierd Umsch. 1958; 13:183-8.

Coulthard H. Treatment of bovine vaginal prolapse. Vet Rec. 1991; 129-51.

Cox JE. Surgery of the reproductive tract of large animals. 3. ed. Liverpool: University Press; 1987.

Dhanotiya RS, Srivasva RK, Pandit RK. A note on postpartum útero vaginal prolapse in Gir cows: estimation of serum calcium, phosphorus, proteins, and colesterol. Arch Exp Vet Med. 1989; 43:79-80.

Dhillon KS, Singh BB, Kumar N et al. Treatment of vaginal prolapse in cows and buffaloes. Vet Rec. 2006; 158:312.

Doria RGS, Canola PA, Cadilli DJ et al. Complicações clínicas em vacas Nelore doadoras de oócitos decorrentes da aspiração folicular transvaginal guiada por ultrassom. Ciênc Anim Bras. 2008; 9(3):806-10.

Grunert E, Birgel EH. Obstetrícia veterinária. 3. ed. Porto Alegre: Sulina; 1989.

Habel RE. Prevention of vaginal prolapse in the cow. J Am Med Assoc. 1957; 130:344-5.

Hattangady SR, Desphande KS. Case reports on "through and through" stay suture technique for retention of vaginal prolapse. Ind Vet J. 1967; 44:528-30.

Helú JAA. Descrição de duas novas técnicas cirúrgicas para o tratamento de prolapso vaginal em vacas zebuínas: vaginectomia parcial e vaginopexia dorsal [tese]. São Paulo: Unesp; 2012.

Hentschl AF. The button technique for correction of prolapse of the vagina in cattle. J Am Vet Med Assoc. 1961; 139:352-6.

Hopper RM. Surgical correction of abnormalities of genital organs of cows: management of uterine prolapse. In: Youngquist RS. Current therapy in large animal theriogenology. 2. ed. Philadelphia: Saunders; 2004. p. 189-390.

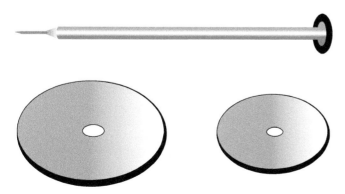

Figura 11.22 Representação esquemática do *kit* comercial para a realização de ambas as técnicas propostas por Minchev.

Johansen RD. Repair of prolaped vagina in the cow. Vet Med Small Anim Clinic. 1986; 63:252-6.

Manothaiudom K, Johnston SD. Clinical approach to vaginal/vestibular masses in the bitch. Vet Clin North Am – Small Anim Pract. 1991; 21(3):509-21.

Miesner MD, Anderson DE. Management of uterine and vaginal prolapse in the bovine. Vet Clin North Am Food Anim Pract. 2008; 24:409-19.

Noordsy JL. Cervopexy as a treatment for chronic vaginal prolapse in the cow. Vet Med Small Anim Clinic. 1981; 76:383-5.

Post K, Haaften BV, Okkens AC. Vaginal hyperplasia in the bitch: literature review and commentary. Canad Vet J. 1991; 32(1):35-7.

Prestes NC. Hiperplasia e prolapso vaginal: alterações reprodutivas em fêmeas jovens. In: 4º Congresso Paulista de Clínicos Veterinários de Pequenos Animais. São Paulo: Anais... 2004.

Prestes NC, Moya CF, Piagentini M et al. Prolapso total ou parcial de vagina em vacas não gestantes: uma nova modalidade de patologia? Rev Bras Reprod Anim. 2008; 32(3):182-90.

Roberts SJ. A method for handling chronic prolapse of the vagina. Corn Vet. 1949; 39(4):432-5.

Roberts SJ. Vaginal prolapse. In: Veterinary obstetrics and genital diseases. 2. ed. New York: Ithaca; 1971. p. 189-96.

Roberts SJ. Veterinary obstetrics and genital disease (Theriogenology). 3. ed. New York: Edwards Brathers; 1986.

Sah SK, Nakao T. Some characteristics of vaginal prolapse in Nepali buffaloes. J Vet Med Sci. 2003; 65:1213-5.

Schaefers-Okkens AC. Vaginal edema vaginal fold prolapse in the bitch, including surgical management international. Vet Inf Serv; 2001. Disponível em: www.ivis.org.

Seneda MM, Blachi W, Rubino KCP et al. Aspiração folicular in vivo: metodologias, eficiência e sequelas. In: XVI Congresso Brasileiro de Reprodução Animal. Brasil; Goiânia, 1-5 de agosto de 2005. Anais... Palestras. Goiania: CBRA; 2005.

Toniollo GH, Vicente WRR. Manual de obstetrícia veterinária. São Paulo: Varela; 1993.

Veeraiah G, Snirvas M. Spontaneoys extrusion of the instestines and uterus as a squeal to vaginal prolapse in a buffalo heifer: a case report. Buff Bullet. 2010; 29:60-4.

Winkler JK. Repair of bovine prolapse by cervical fixation. J Vet Med Assoc. 1966; 149:768-71.

Wolfe DF, Carson RL. Surgery of the vestibule, vagina and cervix. In: Wolfe DF, Moll HD (Eds.). Large animal urogenital surgery. 2. ed. Baltimore: Wilkins; 1998. p. 398-406.

Youngquist RS. Surgical correction of abnormalities of genital organs of cows: vaginal prolapse. In: Current therapy in large animal theriogenelogy. Philadelphia: W.B. Saunders Company; 1997. p. 436-7.

12 | Manejo do Neonato

Fernanda da Cruz Landim-Alvarenga ■ Nereu Carlos Prestes ■ Teresa Cristina Macedo dos Santos

INTRODUÇÃO

A despeito dos altos índices de sucesso, o nascimento é o processo de transição mais dramático que o indivíduo enfrenta em toda a sua vida, pois caracteriza-se pelo trauma e pelo estresse do parto e por um período de asfixia que pode ser exacerbado durante a ocorrência de uma distocia. Além disso, o neonato tem que se adaptar ao ambiente extrauterino, e todos os órgãos e sistemas estão envolvidos nesse processo; afinal, em um intervalo muito curto de tempo, o neonato precisa assumir o controle de suas trocas gasosas, eliminar seus próprios excrementos, controlar a sua temperatura e seu fluxo sanguíneo e ainda procurar por comida.

Cada um dos aspectos desse processo adaptativo está inter-relacionado e depende de atividades fisiológicas, tais como distribuição apropriada de sangue oxigenado e de metabólitos, controle homeostático e função neuromuscular e comportamento normais. Em animais domésticos, se o parto for normal, a maioria dos neonatos sobrevive a esse período de transição sem problemas. Deve-se lembrar de que, no final do período gestacional, o feto sofre uma série de mudanças metabólicas estimuladas pelas modificações hormonais que o preparam para o parto, o que resulta em um preparo para a vida livre. Entretanto, em alguns casos, normalmente associados a distocias e partos demorados, ocorre alta incidência de mortalidade do recém-nascido.

Os distúrbios fisiológicos no neonato são tipicamente multissistêmicos. Como a maioria dos sistemas e atividades metabólicas estão em fase de adaptação, normalmente um distúrbio em um sistema impede a adaptação dos outros.

ASPECTOS GERAIS

Início da respiração espontânea

Durante a vida fetal, episódios de movimentos musculares semelhantes a movimentos respiratórios são observados em diversas espécies. No entanto, ainda não está esclarecido se eles são realmente precursores dos movimentos respiratórios contínuos que se estabelecem após o nascimento. Se o parto ocorrer, normalmente os movimentos respiratórios se iniciam espontaneamente cerca de 60 s após a expulsão. Porém, se houver atraso na parição, eles podem iniciar-se antes mesmo de o feto ter sido expelido.

Existe uma série de fatores responsáveis pelo início da respiração espontânea. Durante o processo de nascimento, a pressão de oxigênio (O_2) e o pH sanguíneo estão caindo, enquanto a pressão de gás carbônico (CO_2) está subindo. Isso ocorre devido ao começo da separação da placenta e à oclusão do fluxo de sangue no cordão umbilical, que restringem as trocas gasosas. Em ovinos, foi demonstrado que essas mudanças, associadas a estímulos térmicos e tácteis relacionados com a presença da mãe, estimulam receptores no *sinus* carotídeo, promovendo a respiração espontânea.

O primeiro movimento respiratório é normalmente uma inspiração profunda, a qual é necessária para forçar o ar para dentro dos pulmões. A secreção do agente surfactante por pneumócitos do tipo 2 durante a maturação do feto no final da gestação é importante para estabilização alveolar durante a expansão pulmonar. Um filme de superfície contendo surfactante tem a propriedade de exercer alta tensão superficial nos alvéolos pulmonares quando distendidos, além de baixa tensão superficial quando compactados. Como resultado, a tensão superficial em um alvéolo pequeno é menor que aquela em um alvéolo grande, e seus volumes tendem a se igualar, prevenindo o colapso pulmonar e promovendo a estabilidade alveolar.

Como consequência da expansão pulmonar, ocorre um aumento repentino do fluxo sanguíneo local, o que leva a um fechamento rápido do ducto arterial e do forame oval, seguido do ducto venoso algumas horas depois. Desse modo, em vez de serem realizadas pela placenta, as trocas gasosas passam a ocorrer via pulmões.

Logo após o nascimento é importante ter certeza de que as vias respiratórias altas estão livres de líquido, muco e restos de anexos fetais, o que pode ser feito com o auxílio dos dedos ou, de preferência, com um sistema de sucção. A elevação do posterior do neonato resulta em saída de grande quantidade de líquido. Em partos normais, isso pode não ser necessário, já que existem evidências de que 1/3 desse líquido é absorvido pelo sistema linfático dos pulmões do recém-nascido. Esfregar seu tórax com panos secos e toalhas normalmente resulta em estímulo tátil suficiente para auxiliar o início dos movimentos respiratórios. Em casos de distocia, um cilindro portátil de O_2 e um ressuscitador podem ser úteis.

Acidose

No momento do nascimento, o feto normalmente apresenta acidose respiratória e metabólica, corrigida no máximo em 48 h. Em casos de distocia, com frequência ocorre acidose grave, a qual tem efeitos adversos tanto na função cardíaca como na respiratória, levando a redução do vigor e diminuição do reflexo de sucção. Uma maneira simples de avaliar a acidose do neonato é a marcação do tempo até que ele assuma decúbito external, o que deve acontecer dentro de 4 a 6 min após o parto. Bom tônus muscular e reflexo de pedalar são indicativos de uma boa oxigenação, enquanto a existência de esclera e conjuntiva hemorrágicas indica hipoxia e acidose, sendo o prognóstico ruim.

Termorregulação

No período imediatamente após o nascimento, o neonato tem de se ajustar a um ambiente no qual a temperatura pode variar consideravelmente, já que, na maior parte das vezes, é menor que a do útero. Logo após o nascimento, a temperatura corporal do neonato cai rapidamente em relação à da mãe, antes de haver uma eventual recuperação. O grau de declínio e de recuperação varia de espécie para espécie e com a temperatura ambiente. No potro e no bezerro, essa queda é transitória; no cordeiro, a temperatura é restabelecida em algumas horas; nos leitões, demora cerca de 24 h, enquanto em cãezinhos e gatinhos, o controle da temperatura só se estabelece após 7 a 9 dias.

Existem duas maneiras de controle de temperatura nos neonatos. Inicialmente, a atividade metabólica é aumentada cerca de 3 vezes em relação à do feto logo após o nascimento. Esse aumento depende de substrato adequado, e já que as reservas de glicogênio e glicose são pequenas no neonato, é importante o estabelecimento de nutrição adequada. A maioria dos fetos tem um depósito substancial de um tipo peculiar de tecido adiposo denominado "gordura marrom". Enquanto a gordura branca libera ácidos graxos e glicerol para a circulação, de modo a serem metabolizados nos tecidos, a gordura marrom é oxidada, e sua energia é liberada em forma de calor. Esse mecanismo

desempenha um papel importante na manutenção da temperatura corporal do neonato. O aumento do metabolismo acontece até certo limite. Se não for suficiente para manter a temperatura do neonato, ocorrerá hipotermia.

Diante disso, o segundo mecanismo de termorregulação é a redução da perda de calor. O neonato tem pouca gordura subcutânea; portanto, sua insulação é pobre. Associado a isso, a superfície corpórea está molhada, levando à perda de calor por evaporação. Sendo assim, medidas que auxiliam a manutenção da termorregulação consistem em aquecer o local do parto, quando necessário; fornecer condições para que os neonatos sequem rapidamente, diminuindo a perda de calor; e proporcionar alimentação adequada o mais rápido possível.

Cuidados com o umbigo

O umbigo normalmente se rompe espontaneamente durante o parto, ou, em algumas espécies, como a cadela, a mãe corta o cordão. Os cuidados a serem tomados com o cordão umbilical consistem em possibilitar que o parto ocorra em um local adequado, limpo e seco, de maneira que não seja primordial a desinfecção do umbigo. Quando necessário, o cordão deve ser limpo com uma solução antisséptica, seco e tratado com tintura de iodo ou um *spray* de antibiótico.

MANEJO DO POTRO RECÉM-NASCIDO

A saúde do potro está relacionada não apenas com o manejo da égua gestante, mas também com o manejo durante o seu nascimento, uma vez que deve haver adaptação ao meio externo.

Os potros constituem o futuro e a finalidade para a qual se criam cavalos, merecendo, portanto, atenção mesmo antes do nascimento. Éguas prenhes no terço final de gestação devem ser agrupadas em pastagens pré-maternais, onde receberão suplementação alimentar e fornecimento adicional de concentrado e minerais devidamente equilibrados na relação Ca:P, a fim de que o desenvolvimento do feto não seja prejudicado.

Após o nascimento, o potro tem de se adaptar ao ambiente extrauterino, e isso inclui começar a respirar, limpar o trato respiratório de líquidos, estabilizar e manter a temperatura corporal e desenvolver e adquirir coordenação do sistema musculoesquelético. Assim, o observador deve estar atento para reconhecer quando uma dessas adaptações não ocorrerem no tempo apropriado, iniciando um atendimento de suporte à vida e chamando o veterinário.

O nascimento e as primeiras 24 h de vida são os momentos mais importantes para o reconhecimento de problemas em potros, e uma intervenção em tempo hábil pode minimizar ou prevenir consequências desastrosas. Trata-se do período de vida mais complexo, pois o animal está em uma transição neonatal com efeitos na circulação cardiopulmonar, na respiração, no metabolismo e na regulação da temperatura.

Exame geral
Observação do comportamento e tratamentos iniciais

Quando o veterinário vai examinar um potro pela primeira vez, o mesmo deve apresentar seu sistema respiratório estável, estar de pé, mamando e eliminando mecônio. Tratamentos adicionais incluem cuidados do umbigo com iodo. O auxiliar ou tratador deve estar apto a reconhecer quando o neonato não se adaptou ao ambiente extrauterino; assim, se o potro estiver com dificuldades respiratórias, o assistente deverá saber prestar os primeiros socorros até a chegada do veterinário.

Neonatos equinos normais mamam diversas vezes e mantêm vazio o úbere da égua. Além disso, eles eliminam frequentemente pequenas quantidades de urina clara e defecam sem desconforto ou sem grande esforço. Se o auxiliar tem alguma dúvida com relação à condição do potro ou está incerto quanto à sua habilidade para fazer uma rigorosa avaliação, um especialista deve ser contatado para examinar o animal em uma situação de emergência.

A placenta, se disponível, deve ser avaliada com relação a sua integridade, espessura anormal, presença de exsudato e outras anormalidades. É importante observar na égua se há descarga vaginal, febre ou sinais de doença sistêmica. A vulva e a vagina devem ser inspecionadas à procura de traumas associados ao trabalho de parto. A produção láctea adequada e o comportamento materno devem ser acompanhados. O úbere deve ser checado quanto a congestão, inchaço, aumento de temperatura e outros sinais de infecção.

O comportamento do potro precisa ser observado com cuidado, se possível a distância, avaliando-se capacidade de levantar, força e coordenação, habilidade e disposição para mamar, atitude e resposta a estímulos externos. Realiza-se um exame físico breve, porém completo, analisando os olhos e as aberturas das cavidades oral e nasal, as quais devem ter a coloração de suas mucosas anotadas. O pescoço, a parede torácica e os membros necessitam ser observados e palpados para detectar traumas, aumento de tamanho ou problemas conformacionais. O umbigo deve ser examinado para ter certeza de ter sido tratado com iodo, se está começando a secar e se não há inchaço nem dor.

O veterinário deve auscultar os pulmões e o coração, e as frequências respiratória e cardíaca devem ser aferidas. Estas podem ser influenciadas por excitação, ruídos e esforço. A regularidade e a ausência de murmúrios patológicos serão mais valiosas na avaliação do potro do que as frequências respiratória e cardíaca. A frequência respiratória normal varia entre 60 e 80 movimentos por minuto (mpm), com média de 70 mpm após o nascimento. Quando o potro tenta se levantar, a frequência cardíaca (FC) aumenta para 130 a 150 batimentos por minuto (bpm) ou mais. Por volta das primeiras semanas, a FC encontra-se entre 70 e 100 bpm e pode aumentar mais por motivo de excitação.

A temperatura retal do potro deve ser determinada e deve estar entre 37,5 e 38,5°C. Uma variação de 0,5°C é motivo para preocupação. Potros apresentam hipotermia quando estão com alguma infecção, ou ainda quando a temperatura ambiente está baixa. O períneo do animal deve ser checado tanto para evidência de sujidades fecais quanto para confirmar a existência de ânus.

A força do potro é avaliada por sua habilidade em levantar-se e manter-se em pé. A força e o alinhamento dos membros também devem ser averiguados; se eles estiverem fracos ou desviados, é aconselhado ter prudência, já que esses problemas muitas vezes resolvem-se nas primeiras semanas, embora não se deva assumir que isso ocorrerá. O potro deve ser reavaliado em poucos dias para assegurar-se que as pernas estejam fortes e alinhadas.

Parâmetros normais

Os valores de referência para os neonatos normais são:

- Idade gestacional: média é de 341 dias, variando entre 320 e 365 dias
- Início do reflexo de sucção: geralmente o potro começa a apresentar reflexo de sucção cerca de 20 min após o parto, mas pode iniciá-lo antes
- Tempo para ficar em pé: em média, os potros demoram 57 min para se levantar, com uma variação de 15 a 65 min
- Início da amamentação: em média 111 min, com uma variação de 35 a 420 min
- Temperatura corporal: nos primeiros 4 dias de vida, a temperatura pode variar de 37,5 a 38,5°C.

Em geral, o potro que não for capaz de ficar em pé e mamar em um período de 2 h deverá ser considerado anormal.

A mucosa oral normal deve ser úmida, rosada e com perfusão capilar de 1 a 2 s. O exame da mucosa deve ser realizado para observação de icterícia, cianose, hiperemia, ulcerações e petéquias hemorrágicas. Um pulso arterial forte normalmente é detectado na artéria facial. A extremidade dos membros deve estar aquecida, pois, se eles estiverem frios, geralmente o pulso será fraco. O pulso obtido na jugular não é normal no recém-nascido.

Logo após o parto, os batimentos cardíacos variam entre 40 e 80 bpm. Quando o potro tenta se levantar, eles aumentam para 130 a 150 bpm ou mais, estabilizando depois em 70 a 100 bpm.

A frequência respiratória é mais bem observada por meio da contagem de seus movimentos respiratórios, mantendo-se alguma distância do potro para não assustá-lo. A frequência normal é de 20 a 40 mpm durante a primeira semana de vida, e, na primeira hora após o parto, este índice pode chegar a 60 a 80 mpm.

O mecônio deve ser eliminado nas primeiras 24 h de vida. A ingestão de colostro aparentemente estimula a motilidade gastrintestinal, facilitando a passagem do mecônio.

O tempo decorrido para a eliminação da primeira urina é de 8,5 h em média. Devido ao grande volume de leite que o potro mama em uma lactação normal, o volume de urina é alto, e sua eliminação é frequente.

Cuidados com o umbigo

No potro neonato, alguns cuidados com o umbigo devem ser seguidos:

- O umbigo não deve ser rompido prematuramente, pois uma quantidade substancial de sangue é transferida da mãe para o potro antes da eliminação da placenta. Na maioria dos casos, o umbigo se rompe espontaneamente a aproximadamente 5 cm do corpo quando a mãe ou o potro tentam levantar-se
- Se o cordão não se romper, ou o parto ocorrer em circunstâncias anormais, é melhor rompê-lo manualmente, colocando uma das mãos na parede abdominal do potro e a outra distalmente no ponto natural de ruptura, tracionando
- Uma alternativa menos desejável é que o cordão seja ligado e cortado. Esse método não promove retração natural dos vasos umbilicais e está associado a alta incidência de persistência do úraco, sangramento etc.

142 Obstetrícia Veterinária

- Logo após a ruptura do cordão umbilical, é rotina desinfetar o umbigo com solução de iodo. Deve-se ter cuidado de aplicar o iodo somente no coto do umbigo, pois o contato de soluções concentradas (2 a 8%) com a pele do abdome resulta em queimaduras e irritação grave
- As soluções de iodo podem ser aplicadas diversas vezes durante o dia se o coto permanecer úmido ou sangrar intermitentemente.

Promoção de passagem passiva de imunidade adequada

Embora o equino seja imunocompetente desde a fase fetal tardia, o neonato equino apresenta-se basicamente agamaglobulinêmico ao nascimento, em decorrência, principalmente, do tipo de placenta (epiteliocorial), praticamente impermeável à passagem de macromoléculas.

Quimicamente, o colostro pode ser definido como uma emulsão de gotículas de gordura e proteínas em água e, portanto, de constituição totalmente diferente do leite. O conteúdo de proteínas é sensivelmente mais alto, chegando a 12 a 16 g/ℓ, contra 2 g/ℓ do leite, dos quais 50% são imunoglobulinas (Igs). As altas taxas de gordura favorecem a alta concentração de vitaminas lipossolúveis, como as vitaminas A e E.

O colostro deve ser ingerido nas primeiras 6 a 8 h de vida. Se a mãe não cuidar do potro nas primeiras 2 h, deve-se administrar o colostro dela ou do banco de colostro pela mamadeira (pelo menos 1 ℓ de colostro de qualidade). Se a égua eliminar o colostro pré-parto, a suplementação deverá ser feita para o potro, uma vez que ele já não terá a quantidade adequada de Ig.

Produção de colostro

O colostro é produzido sob influência hormonal durante as 2 a 4 semanas finais da gestação, em que a glândula mamária equina concentra Igs do sangue. As principais são a imunoglobulina G (IgG) e pequena quantidade de imunoglobulina A (IgA) e imunoglobulina M (IgM). A secreção de colostro tem curta duração, porque é substituído por leite, com a diminuição da concentração de Ig 12 h após a primeira vez que a glândula mamária é sugada pelo potro. Além de prover Igs circulantes para o neonato, o colostro tem inúmeros outros efeitos benéficos, incluindo a proteção do trato gastrintestinal e, provavelmente, o abastecimento de complemento e lactoferrinas, o que aumenta a defesa do organismo.

Absorção do colostro

A absorção se dá por células especializadas do intestino delgado por meio do processo de pinocitose. As moléculas de Ig são transportadas pelo sistema linfático até o sangue periférico. A absorção de Ig diminui com o tempo, e a máxima ocorre 8 h após o parto, declinando significativamente depois disso. As células intestinais são substituídas após 24 a 36 h e não absorvem mais Ig. Ao ingerir o colostro em até 2 h após o parto, o potro alcança níveis de Ig detectáveis 6 h após o nascimento, com um pico de Ig 18 h depois.

Proteínas e macromoléculas com peso molecular < 70.000 kDa são filtradas pelo rim, causando uma proteinúria cujo pico se dá 6 a 12 h depois do nascimento.

As Igs maternas são catabolizadas rapidamente nas primeiras 4 semanas de vida e são diluídas progressivamente pelo aumento de volume plasmático. A meia-vida das Igs maternas é de 20 a 23 dias; porém, aos 5 a 6 meses de idade, elas se encontram diminuídas ou ausentes. As Igs autógenas são detectáveis a partir das 2 semanas de idade, chegando a níveis semelhante aos de adultos depois dos 4 meses.

Avaliação do colostro

A avaliação do colostro pode ser física ou laboratorial, esta obtida por meio de testes específicos.

- Avaliação física do colostro:
  - Aspecto amarelo-ouro cremoso e espesso (consistência semelhante a uma parafina líquida)
  - Gravidade: avaliada por meio do colostrômetro e correlacionada à concentração de IgG
- Avaliação laboratorial:
  - Teste de imunodifusão radial simples para determinação de IgG: consiste em observar a imunodifusão radial em pratos de agarose impregnados com um antissoro monoespecífico, proporcionando avaliação quantitativa de IgG que se movimenta através do gel para juntar-se aos anticorpos e formar círculos visíveis. O teste dura 24 h e possibilita a medição de 0 a 3.000 mg IgG/dℓ, sendo necessária a utilização de *kits* apropriados para tal. É importante ressaltar que o padrão de referência de imunodifusão varia com o sistema de obtenção utilizado; assim, a mesma amostra do soro pode indicar quantidades de IgG diferentes quando testada em vários laboratórios
  - Teste do fracionamento de proteínas por eletroforese: a proteína total do soro é determinada pela reação com o biureto. As frações individuais de proteína (alfa, beta e gama) podem ser separadas por eletroforese comparada com a mancha de um padrão proteico conhecido. É um método útil, mas requer muito tempo, equipamento especial e uma certa experiência para se fazer bem
  - Teste de aglutinação em látex: é baseado na observação da aglutinação quando o látex é misturado com sangue ou soro contendo anticorpos. O método estima a concentração de IgG por aglutinação somente em níveis abaixo de 400 mg/dℓ no soro ou no sangue total de potros. Consiste em submeter glóbulos de látex revestidos com uma Ig antissoro específica a um antígeno. Os resultados são obtidos em 10 min e não sofrem interferência de hemólise; contudo, podem apresentar níveis de Ig acima do real
  - Método de turvação do sulfato de zinco (Zn): é um método correlato à imunodifusão radial, consistindo na avaliação semiquantitativa de Igs totais. A avaliação é realizada pela precipitação de Igs no soro que se combinam com íons de Zn em solução. A leitura pode ser realizada por espectrofotômetro ou visualmente, pela turbidez da amostra, conforme a experiência do operador. O método pode ser realizado com *kits* comerciais (p. ex., o TSZ – Embryolab®) ou preparo adequado da solução-teste no laboratório (250 mg de sulfato de Zn [$ZnSO_4 7H_2O$] em água fresca fervida para retirar todo o dióxido de carbono). Esta solução é armazenada em recipientes

completamente vedados, como *vacutainers* ou garrafas com vácuo. O teste é feito com 0,1 mℓ de soro em 6,0 mℓ se solução. Na presença de Ig, um precipitado torna a solução opaca (Figura 12.1). O resultado pode ser lido de modo visual imediatamente, ou quantificado após 60 min em temperatura ambiente, pela comparação da densidade óptica com a curva padrão de diluição de IgG ou sulfato de bário. A maior dificuldade é a hemólise da amostra, embora seja possível fazer uma correção caso não seja muito grave. A hemólise pode causar superestimativa da leitura em potros que apresentam níveis de IgG abaixo de 400 mg/dℓ

- Teste de aglutinação para determinação de aloanticorpos anti-hemácias: misturam-se partes iguais do sangue do potro com soro sanguíneo da mãe, ou uma gota de sangue do potro com anticoagulante com uma gota do colostro. Caso ocorra aglutinação, realizam-se diluições do colostro em solução fisiológica até 1:32, testando o sangue do potro para cada uma das diluições. Títulos acima de 1:8 devem ser considerados positivos, sendo necessária a substituição do colostro da mãe pelo colostro de outra égua cuja reação seja negativa com o sangue do potro.

Enemas

- Na tentativa de prevenir o desconforto e o esforço que acompanham a eliminação do mecônio, os enemas são administrados com frequência ao recém-nascido. Entretanto, as opiniões quanto a essa prática na rotina dos haras variam bastante
- Os enemas comumente utilizados são os encontrados no comércio, descartáveis e com base de fosfato, como o Fleet®. A passagem do aplicador deve ser feita com cuidado para não lesar a mucosa do reto
- Alternativamente, um cateter macio pode ser utilizado para infundir água morna com sabão no interior do reto. Detergentes muito cáusticos não devem ser usados, pois irritam a mucosa.

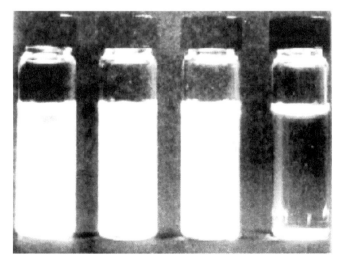

Figura 12.1 Método de turvação do sulfato de zinco. A formação de um precipitado é visível quando as imunoglobulinas se combinam com o zinco. O precipitado é diretamente proporcional à quantidade de imunoglobulinas no colostro. Deve ser utilizada como parâmetro a comparação com o soro da mãe.

POTRO POTENCIALMENTE ANORMAL

Características para identificação

- Prematuridade: potro com idade gestacional inferior a 320 dias, apresentando características físicas de imaturidade
- Imaturidade: termo utilizado para denominar potros pequenos devido a processos que causaram retardo do crescimento fetal durante a gestação, como as placentites e a gestação gemelar
- Tamanho pequeno para a idade gestacional (SGA): termo utilizado em medicina para descrever o neonato, prematuro ou não, que é muito pequeno para o período de gestação.

Considerações gerais

Para se diagnosticar um neonato prematuro, deve-se avaliar conjuntamente seu aspecto clínico e o período gestacional. A duração da gestação em éguas varia bastante; portanto, esse critério não pode ser utilizado sozinho para a estimativa da viabilidade fetal.

O animal prematuro tem muitos sistemas com sinais de imaturidade e, por isso, mais chances de desenvolver problemas respiratórios, metabólicos e infecciosos. Os estoques de glicogênio podem também não estar completos. O sistema de trocas pulmonares pode não estar maduro, o que predispõe o potro a atelectasia e hipoxia. O sistema musculoesquelético com frequência tem seu desenvolvimento incompleto, e o animal permanece longos períodos em decúbito. Finalmente, o sistema gastrintestinal pode não estar preparado para absorver uma dieta oral.

Os sinais de imaturidade mais frequentes são: tamanho pequeno, cobertura pilosa curta e incompleta, demora em ficar em pé e se amamentar, orelhas maleáveis, testa e olhos proeminentes, e ossificação incompleta dos ossos do tarso e do carpo.

Condições predisponentes

As condições predisponentes geralmente estão presentes antes do parto e podem afetar profundamente o bem-estar do feto. Por isso, a história clínica completa da gestação é essencial, bem como a anamnese do parto.

Os potros de alto risco e suas mães devem ser mantidos em ambiente controlado e observados com cuidado para detecção dos problemas. Deve ser dada particular atenção à capacidade de o potro manter a homeostase (regulação da temperatura corporal e da glicose sanguínea). A amamentação, a defecação e o comportamento também devem ser monitorados, e a administração de colostro é fundamental.

O grau de estresse neonatal e asfixia fetal pode ser avaliado utilizando-se uma modificação do sistema de Apgar empregado em neonatologia humana (Tabela 12.1).

Características gerais que influenciam o manejo

Os sinais de doença geralmente são vagos e não localizados, e o diagnóstico precoce requer um conhecimento prévio do comportamento normal. Assim, se um sinal localizado, como diarreia, está presente, pode obscurecer o fato de que outros sistemas de órgãos também estejam com problemas.

As mudanças acontecem rapidamente no neonato, tanto para melhor como para pior. Essa tendência é extremamente importante na hora da elaboração do diagnóstico clínico, na escolha

144 Obstetrícia Veterinária

Tabela 12.1 ▪ Sistema modificado de Apgar para avaliação de potros 1 a 5 min após o nascimento.

Parâmetros	0	1	2
Batimentos cardíacos e pulso	Não detectado	Menos de 60 bpm	Mais de 60 bpm
Frequência respiratória	Não detectada	Baixa e irregular	40 a 60 mov/min Regular
Tônus muscular	Decúbito lateral, flácido	Decúbito lateral, algum tônus muscular	Hábil a manter a posição external
Estimulação da mucosa nasal	Não responde	Leve careta	Tosse ou espirro

Valores de 0, 1 ou 2 são designados para cada parâmetro. Pontuação total: 7 a 8: normal; 4 a 6: asfixia moderada; 0 a 3: asfixia grave. bpm: batimentos por minuto; mov/min: movimentos por minuto.

do tipo de intervenção e no monitoramento da evolução. Uma demora pequena para iniciar o tratamento pode determinar seu sucesso ou sua falha.

Geralmente, os neonatos anormais têm mais de um problema. Quanto mais doentes eles estiverem, maior será a propensão a desenvolverem outros problemas.

Muitos potros neonatos parecem bem nas primeiras horas após o nascimento; no entanto, na maioria dos casos, esse período inicial de 12 a 24 h é seguido de uma piora significativa, e o clínico deve estar preparado para este momento.

Cuidados iniciais

As frequências respiratória e cardíaca, a coloração das mucosas dos olhos e da boca, e o equilíbrio acidobásico são facilmente mensuráveis antes de se estabelecer um cronograma de diagnóstico e tratamento. Por exemplo: se ocorrer um estresse respiratório, a oxigenoterapia e outras técnicas respiratórias de suporte deverão ser instituídas antes de se chegar a um diagnóstico; da mesma maneira, se houver desidratação ou hipovolemia, a fluidoterapia deverá ser instituída. Se a temperatura corporal estiver abaixo de 37,8°C, o animal deverá ser colocado em ambiente aquecido por lâmpadas ou bolsas de água quente.

São necessários todos os esforços para ter certeza de que o potro recebeu colostro de boa qualidade nas primeiras 6 a 8 h de vida. Se o animal não estiver se amamentando normalmente sozinho, o colostro deverá ser retirado da mãe ou de outra égua e administrado com mamadeira ou sonda nasogástrica.

A prevenção da falha na transmissão da imunidade passiva é fundamental para o não aparecimento de infecções. Assim, quando houver suspeita de processo infeccioso, deve ser realizada a coleta de sangue, líquido sinovial, líquido espinal e lavado traqueal, para o cultivo bacteriano, além de iniciar antibioticoterapia com medicamento de amplo espectro para bactérias gram-negativas e gram-positivas.

Testes projetados para o neonato

A aplicação de testes projetados para determinar a normalidade do potro é uma saída, embora controversa. Certamente, nenhum teste de laboratório pode tomar o lugar da economia e da necessidade de se continuar a observação no período pós-natal. Alguns testes, se propriamente interpretados, talvez viabilizem a detecção precoce de uma doença ou de uma suscetibilidade alta a ela, mas os resultados devem ser interpretados individualmente para cada potro, tendo o tipo de manejo da fazenda em mente ao fazê-lo.

Os testes incluem contagem de células vermelhas e brancas, e determinação da concentração de Igs no soro. Normalmente são realizados quando o veterinário faz o primeiro exame físico, em geral após 12 h de idade.

Há controvérsias com relação à necessidade de se fazerem esses exames no neonato normal. A razão para tal é a diferença nos níveis de observação e intensidade de manejo dos potros entre fazendas. Em algumas propriedades o nível de observação é tão grande que qualquer alteração com relação ao neonato, como a diminuição das mamadas ou no seu vigor, é detectada muito antes do hemograma. No entanto, esta não é uma realidade em relação aos cuidados com potros na maioria das fazendas.

Uma questão a ser discutida com referência à avaliação da concentração de IgG é que nem todos os potros que apresentam diminuição dela ficam doentes ou têm risco de desenvolver alguma doença. Existe a possibilidade de se utilizarem *kits* comerciais para detecção dos níveis de IgG. O CITE *test* (imunoensaio enzimático de proteínas) utiliza como critério 800 mg/dℓ e apresenta precisão razoável, mas é caro. Desse modo, o mais usado é o teste de turbilhonamento com sulfato de Zn, que não fornece dados quantitativos, mas é barato e fácil de ser realizado.

Existem também discordâncias com relação à administração de plasma de outro cavalo com histórico de vacinação. Apesar disso, alguns pesquisadores sugerem que o plasma seja obtido de cavalos hiperimunizados contra as infecções endêmicas que ocorrem na fazenda onde se encontra o potro. Uma ótima opção de manejo é determinar a quantidade de IgG no plasma dentro de 12 h após o nascimento. Se a concentração estiver abaixo de 200 mg/dℓ às 12 h do parto ou mais, o potro deverá receber suplementação com transfusão; porém, se o animal tiver menos de 12 h de idade, deverá ser suplementado com o colostro. Dentro das 12 h seguintes, a concentração deverá ser reavaliada. Concentrações de IgG ente 200 e 800 mg/dℓ nem sempre estão relacionadas com o aumento da prevalência de doenças ou morte, o que sugere que as condições de manejo e ambientais em combinação com a mínima ingestão de colostro podem ser importantes na prevenção de septicemia. Potros com menos de 18 h de idade com 200 a 400 mg/dℓ de IgG, assim como aqueles cujas mães apresentaram colostro de qualidade ruim (gravidade < 1,06), devem ser suplementados com pelo menos 250 mℓ de colostro com gravidade específica acima de 1,06 dentro das primeiras 18 h de idade. Em termos de peso, um potro requer aproximadamente 1 g de IgG do colostro/kg de peso vivo para alcançar uma concentração de 800 mg/dℓ no soro.

A nutrição deve ser iniciada dentro de 1 a 2 h de idade em volumes de 200 a 400 mℓ por alimentação. Se um colostro de qualidade não for viável, será possível administrar colostro bovino ou uma variedade de suplemento com IgG equina por via oral. O colostro bovino não protege contra patógenos exclusivamente equinos, como é o caso do *Actinobacillus equi*; por essa razão, deve ser dado com cuidado. A quantidade de IgG alcançada com o uso de IgG purificada tem sido desanimadora.

Terapias para potros com falhas na transferência da imunidade passiva incluem administração de plasma, produtos com IgG purificada e antibióticos. A dose de plasma vai depender da quantidade de IgG no plasma do doador, do grau de deficiência do potro, do peso corporal e se ele não está doente. O manejo na fazenda e a sua higiene também devem ser levados em consideração. Animais que se encontrem em locais limpos e tenham concentração de IgG entre 200 e 400 mg/dℓ não desenvolverão septicemia com facilidade; no entanto, aqueles com IgG > 800 mg/dℓ poderão tornar-se sépticos se o ambiente estiver sujo. Em casos de transferência da imunidade passiva, recomendam-se doses de 20 a 200 mg/kg de IgG, se o potro estiver saudável, e acima de 500 mg/kg de peso vivo (PV) para potros doentes. Devido à dificuldade de se predizer a magnitude de IgG alcançada após o tratamento, deve-se coletar o sangue 24 h após o plasma ser administrado e mensurar as IgG no soro. Um litro de plasma é capaz de aumentar a concentração de IgG em um potro com transferência da imunidade passiva, porém clinicamente saudável. Muitas vezes, é necessário realizar uma nova administração de plasma devido ao catabolismo e às imunointerações. Uma concentração de IgG de 600 mg/dℓ é considerada ótima em animais doentes, mas é difícil de se manter.

O plasma ideal de um doador é o de um adulto cujo soro contenha 1.500 mg/dℓ de IgG, livre de anticorpos para a maioria dos tipos sanguíneos equinos. Há muitos tipos de plasma equino comerciais relativamente seguros, pois os doadores são preparados para a maioria dos problemas com aloanticorpos, aloantígenos, e com doenças infecciosas, e são vacinados contra os patógenos mais comuns em equinos. Alternativamente, o plasma pode ser obtido de doadoras que convivem no mesmo ambiente do potro a ser tratado, o que aumenta o número de anticorpos para os antígenos daquele ambiente. Produtos de IgG purificada têm sido utilizados por via intravenosa para potros com transferência da imunidade passiva. A vantagem é que se pode administrar um pequeno volume. A maior desvantagem, semelhante ao que ocorre com o plasma comercial, é que talvez ele não contenha IgG que proteja o potro contra os patógenos característicos da região. Esses produtos são seguros, mas não parecem suficientemente eficientes para aumentar a concentração de IgG no soro de potros com falha na imunidade passiva, além de serem caros. Os dois produtos disponíveis comercialmente são Lyphomune® e Seramune®.

Tratar ou não os potros dependerá do veterinário e do manejo da fazenda. Entretanto, animais hipogamaglobulinizados talvez não estejam aptos a responder a um ataque bacteriano. É necessário que haja IgG no soro para maximizar a fagocitose e neutralizar as bactérias. Potros com IgG < 400 mg/dℓ têm uma capacidade de opsonização significativamente menor do que adultos ou potros com concentração > 600 mg/dℓ. Ao suplementar esse animal, a opsonização das bactérias será aumentada.

ISOERITRÓLISE NEONATAL

Patogenia

Isoeritrólise neonatal ocorre em 1 a 2% de todos os partos. Resulta de uma resposta antigênica clássica. Ocorre apenas quando a égua foi sensibilizada para uma molécula da superfície das células vermelhas, como resultado de exposição a sangue que contém antígenos estranhos. Isso ocorre tanto por intermédio de transfusão sanguínea como pelo contato com o sangue fetal (quanto este é incompatível), formando anticorpos contra a superfície das células vermelhas do feto, o que culmina em rápida destruição celular e anemia profunda.

Os dois tipos de células vermelhas mais imunogênicos comumente associados à isoeritrólise em equino são Aa e Qa. Éguas que não têm esses fatores podem ser determinadas por tipagem sanguínea (nem todas as raças têm esses fatores). Matrizes conhecidas como de risco devem ser testadas para presença de anticorpos anticélulas vermelhas durante o último mês de gestação. Por outro lado, o colostro deve ser testado contra as células vermelhas do potro ou do garanhão antes de permitir que o neonato ingira o colostro.

Sinais clínicos

Os sinais clínicos são exibidos tipicamente 2 a 24 h após a ingestão do colostro, sendo normal permanecerem por 5 a 6 dias. Casos hiperagudos podem ocasionar a morte em algumas horas. Clinicamente, são potros fracos, deprimidos e com mucosas pálidas, além de apresentarem hemoglobinúria e hemoglobulinemia. Nas situações com evolução mais lenta ocorre icterícia. Sinais secundários resultantes da anoxia incluem depressão e apreensão. Muitos desses potros desenvolvem septicemia. Entretanto, diferente dos animais com transferência da imunidade passiva, eles apresentarão uma concentração de imunoglobulinas maior que 800 mg/dℓ 24 h após o nascimento.

Diagnóstico

Um diagnóstico presuntivo pode ser feito pelos sinais clínicos. A confirmação é feita pela demonstração de anticorpos na superfície das células vermelhas usando o teste de Coombs:

O teste para detecção de isoeritrólise (Figura 12.2) é feito da seguinte maneira:

- Coleta-se o colostro da égua
- Coleta-se o sangue do potro com anticoagulante
- Dilui-se o colostro com salina (1/2, 1/4, 1/8, 1/16, 1/32; 1 mℓ para cada tubo)
- Adiciona-se uma gota de sangue total para cada tubo
- Centrifugam-se os tubos por 2 a 3 min
- Despreza-se o sobrenadante. Se o *pellet* com células sanguíneas ficar totalmente aderido ao fundo do tubo, considera-se que ocorreu aglutinação. Se ocorrer a aglutinação em tubos com diluição 1/16 ou maior, o teste é considerado positivo.

Tratamento

O tratamento é variável e depende dos sinais clínicos. Há uma porcentagem de potros que apresenta sintomas leves que nem sempre são notados. Esses neonatos requerem um monitoramento cuidadoso. Potros anêmicos às vezes precisam de

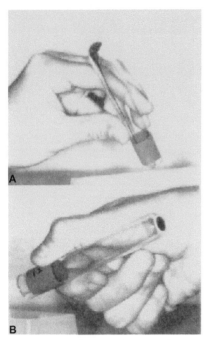

Figura 12.2 Teste para detecção de isoeritrólise neonatal. **A.** Amostra negativa: o *pellet* de hemácias escorre ao longo do tubo. **B.** Amostra positiva: o *pellet* de hemácias aglutinadas permanece aderido ao fundo do tubo.

transfusão se existir falha na transferência da imunidade. Se houver falha renal, a fluidoterapia deve ser indicada. Na suspeita de septicemia com achados hematológicos e fibrinogênio elevado, é recomendado utilizar terapia antimicrobiana. Potros extremamente fracos requerem suplementação energética, sendo muitas vezes necessária a passagem de sonda nasogástrica caso não venham a mamar. Transfusão sanguínea é recomendada nos casos em que o volume globular (VG) < 12% e em potros com manifestação clínica da doença. As células do doador devem ser lavadas para retirar os anticorpos anticélulas vermelhas. Dependendo do tipo de anemia, podem ser necessários 4 ℓ de sangue para melhorar as condições do potro. O volume necessário para aumentar o VG pode ser calculado com a seguinte fórmula:

Peso corporal (kg) × volume sanguíneo (mℓ/kg) ×
VG esperado – VG observado/VG da doadora

A meia-vida do eritrócito transfundido é de 5 dias, e esse tempo deve ser suficiente, na maioria das vezes, para dar suporte ao potro para produzir uma resposta da medula óssea. O tratamento mais recente para potros com alterações clínicas e anemia necessitando de transfusão é o uso de hemoglobina polimerizada bovina, uma substância ultrapura originada da solução de hemoglobina e contendo 13 g/dℓ de hemoglobina modificada em uma solução de lactato de Ringer. Esse produto tem sido usado no manejo de neonatos com isoeritrólise em que o sangue de uma doadora não é viável de imediato. Potros têm sido tratados com 5 mℓ/kg, com bons resultados. A vantagem é que a hemoglobina polimerizada bovina pode ser obtida de imediato e estocada por até 36 meses sem necessitar de condições especiais de armazenamento. Entretanto, depois da aplicação, sua meia-vida é muito pequena; por isso devem-se utilizar fontes adicionais para o transporte de O_2. Uma transfusão feita com células vermelhas bem lavadas do tipo Aa/Qa ou de um doador compatível pode servir, e suplementar com O_2 muitas vezes é uma terapia adjunta útil. Potros com anemia leve, que continuam com apetite e não têm sinais de comprometimento cardiovascular, devem ser monitorados e mantidos livres de estresse ambiental.

Prevenção

A isoeritrólise neonatal pode ser evitada desde que precauções anteriores ao parto sejam tomadas. A melhor maneira de se prevenir é identificar as éguas com risco de produzir a doença em função de portarem anticorpos. Éguas devem ter seu tipo de sangue definido antes de serem cobertas, e aquelas em que faltam os fatores Qa ou Aa devem ser identificadas como grupo de risco.

Outra maneira eficiente de se evitar a isoeritrólise neonatal é realizar o teste de aglutinação para determinar os aloanticorpos. Este procedimento permite que providências possam ser tomadas com antecedência para a substituição do colostro, ou para que o aleitamento do potro que vai nascer seja artificial.

O potro deve ter seu sangue testado antes da primeira mamada. Caso seja positivo, deverá ser impedido de mamar. Assim, o parto deve ser preferencialmente assistido, e o animal deve receber o colostro de outra égua após o teste, associado ou não à administração do plasma. A égua deverá ser ordenhada a cada 2 h durante 3 a 5 dias, possibilitando, após esse período, a amamentação diretamente na mãe sem que o neonato sofra qualquer problema, já que não mais ocorrerá a absorção de anticorpos incompatíveis.

CUIDADOS COM O NEONATO BOVINO

Os bezerros neonatos são mais resistentes que diversas espécies domésticas (como potros), mas também podem ser acometidos de problemas fisiológicos complexos em um curto período de tempo. Mais da metade das mortes de bezerros neonatos ocorre no primeiro ou segundo dias de vida, as quais geralmente são causadas por distúrbios não infecciosos, como hipotermia, hipoglicemia e anormalidades relacionadas com distocia. Partos distócicos são sem dúvida a maior causa de morte neonatal nessa fase, pois com frequência são acompanhados de problemas de asfixia.

A maioria dos problemas que ocorre no neonato aparece subitamente e com sinais clínicos pouco específicos, dificultando a identificação de um órgão ou sistema mais afetado pela doença. Os sinais clínicos tipicamente observados em um neonato de bovino com problemas são: inatividade, fraqueza, retardo em desenvolver o comportamento normal de se levantar e mamar, temperatura corporal baixa ou variável e batimentos cardíacos e movimentos respiratórios com frequência variável. É comum que bezerros problemáticos tenham um comportamento normal 15 a 30 min após o parto, enquanto os níveis sistêmicos de catecolaminas ainda estão altos. Entretanto, eles vão gradualmente se tornando fracos e menos responsivos ao longo do tempo. Em neonatos saudáveis de bovinos é comum murmúrio cardíaco e ruído respiratório alto à ausculta, e o decréscimo desses sons normalmente é o primeiro sinal de comprometimento da saúde do bezerro. Podem ser alcançados bons resultados no salvamento desses animais oferecendo-lhes condições de suporte do estado geral. Em muitos casos, no entanto, eles se desenvolvem com retardo, ficando mais suscetíveis a doenças inflamatórias.

Problemas frequentemente identificados

Inatividade ou letargia. Uma vaca com bom instinto materno frequentemente estimula seu bezerro, sendo, em parte, responsável pela sobrevivência do produto. O decréscimo na atividade é normalmente caracterizado por demora em se levantar e mamar. Essas duas tarefas possibilitam ao neonato produzir calor por meio da atividade muscular e obter nutrição e suporte imunológico com a ingestão do colostro. Por isso, um dos primeiros cuidados básicos com o neonato deficiente é estimular o comportamento materno e, se necessário, interferir, obrigando o bezerro a se levantar e mamar. Se ele não sugar o colostro, após algumas horas o mesmo deve ser administrado através de sonda esofágica

Hipotermia. A temperatura retal do recém-nascido está geralmente 0,5°C abaixo da obtida na mãe. Este decréscimo acontece cerca de 15 a 30 min após o parto. Um bom indicativo de problemas adaptativos do neonato é se essa temperatura continuar a cair. Diversas condições podem levar a hipotermia, mesmo em ambientes aquecidos, como hipoxia, problemas circulatórios, distúrbios acidobásicos e letargia. Os cuidados recomendados nesse caso incluem a utilização de aquecedores, lâmpadas aquecedoras, cobertores elétricos ou outros recursos que mantenham a temperatura corporal próximo à normal

Hipoxia. No bezerro normal, a respiração espontânea começa 30 s após o nascimento, sendo inicialmente irregular e posteriormente se estabilizando em 45 a 60 mpm. Existem numerosas causas para a ocorrência de hipoxia no neonato, incluindo atelectasia, movimentos respiratórios fracos, circulação pulmonar anormal, mistura de sangue venoso e arterial no coração e má difusão de gases nos alvéolos. Muitas vezes, mais de um problema está associado. Nesses casos, a indicação seria de suplementação com O_2 utilizando cilindro portátil e máscara. Na maioria dos casos, se a reanimação não resultar em respiração espontânea após 2 a 3 min, dificilmente o neonato sobreviverá, mesmo que haja batimentos cardíacos. Entretanto, esse é um cuidado que dificilmente pode ser tomado no campo

Acidose. Os neonatos com problemas metabólicos, bem como aqueles em hipoxia decorrente de distocias, com frequência apresentam acidose devido ao acúmulo de ácido láctico. Um bezerro que necessita ser reanimado, em geral, está em acidose tanto metabólica (baixa concentração plasmática de bicarbonato) como respiratória (alta pressão de CO_2). A pressão de CO_2 será reduzida com a ventilação; no entanto, a acidose metabólica talvez precise ser corrigida com a administração de bicarbonato de sódio. Em alguns casos, a acidose metabólica é autocorrigida conforme a melhora do vigor do bezerro com outras medidas de suporte. Quando o bicarbonato de sódio é utilizado para neutralizar o ácido láctico produzido pelos tecidos, ocorre a produção de CO_2 e água (H_2O). Desse modo, se o bezerro não estiver respirando normalmente, o tratamento poderá resultar em piora da acidose respiratória. Devido à diminuição do reflexo de sucção, bezerros em hipoxia e/ou acidose apresentam menor absorção de Igs e, por isso, devem ser suplementados com maior quantidade de colostro

Hipoglicemia. Esse problema ocorre com menos frequência do que os anteriormente descritos. Normalmente, a glicose é alta no sangue do neonato; logo, o ideal seria monitorar os níveis de açúcar no sangue antes de realizar a suplementação. Em casos em que esta se faz necessária, a suplementação intravenosa tem bons resultados. Dificilmente o animal apresentará problemas de hipoglicemia se estiver mamando ou recebendo colostro ou leite. Na maior parte dos casos, os problemas de adaptação metabólica dos neonatos de bovinos permanecem sem identificação e, portanto, sem tratamento por um longo período de tempo, com exceção daqueles muito graves. Assim, com frequência tais problemas resultam em morte do produto, cujas causas não podem ser identificadas com a necropsia. Para que esses casos possam ser identificados e tratados, manejos específicos com monitoramento diário dos neonatos devem ser estabelecidos. Para tal, é necessário o conhecimento do estado normal do neonato de bovino. Bezerros normais, geralmente nascidos de partos sem problemas, devem respirar espontaneamente.

CUIDADOS COM A CADELA GESTANTE E O NEONATO

Manejo nutricional da cadela gestante

A meta da nutrição é providenciar uma dieta ideal que reúna as necessidades fisiológicas específicas para cada estágio da vida do indivíduo, otimizando sua *performance* e fornecendo bases para o ótimo crescimento, saúde e resistência a doenças. Com o aumento dos conhecimentos de nutrição, tem se tornado evidente que as influências nutricionais do início da vida são fundamentais para a saúde e a longevidade futura, e que o manejo nutricional do neonato se inicia antes mesmo do nascimento.

Uma deficiente nutrição materna tem impacto significativo no resultado reprodutivo e é um fator majoritário no crescimento intrauterino. Assim, é necessário avaliar a mãe para então avaliar a nutrição fetal adequadamente. O manejo nutricional deve incluir a análise sistemática do animal, do alimento e do método de alimentação.

Tanto obesidade quanto subnutrição podem ser prejudiciais para a *performance* reprodutiva da mãe e a saúde do neonato. Além disso, falhas na concepção, perdas fetais precoces, parto prematuro, aborto ou nascimento de neonatos pequenos e de baixo peso ao nascer, falhas no desenvolvimento, aumento na ocorrência de morte pós-natal, natimortos, distocias, cesarianas e falhas na lactação têm sido fatores atribuídos como consequências mais comuns de má nutrição fetal, deficiências calóricas ou calorias em excesso.

Embora a alimentação apropriada para o crescimento seja adequada para a fêmea reprodutora, certos nutrientes são requeridos em alta quantidade.

A necessidade de água aumenta durante a gestação, devido à expansão do compartimento de líquido extracelular e dos tecidos maternais e fetais, e à lactação. Esse aumento pode variar de acordo com a necessidade de manutenção da mãe, o tipo de alimentação e a produção de leite. Em geral, os requerimentos de água em mℓ/dia são aproximadamente equivalentes aos de energia em calorias (kcal). Água potável deve estar disponível todo o tempo.

Os requerimentos energéticos de cadelas gestantes são os mesmos de manutenção do adulto durante os primeiros 2/3 do período da gestação e aumentam no último 1/3, alcançando um pico de 30 a 60% acima da manutenção, causado pelo crescimento dos neonatos. Devido ao aumento da demanda energética durante a gestação, alimentos de alta digestibilidade e energeticamente densos ajudam a reunir ingestão calórica e minimizar o abastecimento estomacal para conceder maior espaço para o útero gravídico. Gorduras liberam acima de duas vezes a quantia de calorias quando comparadas com os carboidratos, representando importante fonte de energia. Deficiências em ácidos graxos essenciais como o ômega-3 estão associadas a ninhadas de pequeno tamanho, baixo peso ao nascer, parto prematuro e pobre desenvolvimento placentário. Alimentos com digestibilidade superior a 85% são mais convenientes, pois melhoram a disponibilidade dos nutrientes, reduzem o volume alimentar e o preenchimento abdominal e evitam a evacuação de grandes quantidades de nutrientes do cólon, que pode levar a diarreia.

Comida à vontade é o método preferencial de alimentação da mãe por toda a gestação e lactação, pois viabiliza o ajuste da ingestão do alimento às suas necessidades energéticas. No entanto, excessiva ingestão alimentar deve ser controlada no início e em cadelas com tendência a obesidade, buscando manter ótimo peso corporal e porcentagem de ganho de peso. São recomendadas duas a três refeições diárias.

Durante a gestação, os requerimentos nutricionais de proteína aumentam de 40 a 70% acima da manutenção. A ingestão mínima para a cadela gestante é de 6,3 g por 100 kcal. A qualidade de proteína também é importante para providenciar aminoácidos essenciais ao crescimento e ao desenvolvimento dos fetos. Proteínas de origem animal são preferidas, pois geralmente têm maior digestibilidade e maior número de aminoácidos desejáveis.

Cálcio e fósforo são requeridos em quantidades maiores do que a manutenção, para suportar o desenvolvimento do esqueleto fetal e a lactação. A suplementação de cálcio raramente é indicada, exceto para balancear dietas caseiras ao tratar animais com eclâmpsia. Adequada ingestão de cálcio e fósforo e sua proporção na dieta materna é importante. Uma relação cálcio: fósforo de 1,1:1 a 1,5:1 é adequada.

O ganho de peso na prenhez pode ser um bom indicador do sucesso da nutrição. A cadela deve aumentar seu peso em 25% até o parto, entrando na lactação 5 a 10% acima do peso de antes da gestação, para manter a produção láctea adequada. A lactação é o estágio de vida de maior demanda energética. Ganho de peso contínuo pela prole é o melhor indicador da *performance* de lactação.

Cuidados com o parto

Recomenda-se que se providencie uma "caixa-maternidade" cerca de 7 a 14 dias antes da data prevista para o parto, tempo suficiente para que a cadela se acostume. A caixa deve estar localizada em ambiente relativamente familiar e com certo grau de privacidade. Deve ter tamanho suficiente para que a fêmea possa se deitar confortavelmente, e suas laterais devem ter uma altura que possibilite à mãe entrar e sair sem problemas, e o suficiente para impedir que os cãezinhos com cerca de 4 semanas de idade escapem. Nas paredes da caixa próximo ao chão, deve existir uma saliência com a função de promover uma área de escape para os neonatos, impedindo que a mãe se deite sobre eles ou esmague-os contra a parede. O fundo da caixa pode ser forrado com toalhas, cobertores, jornais picados ou qualquer outro material macio, quente, seco, lavável ou de fácil substituição. Lâmpadas ou bolsas de água quente podem ser usadas como fonte de calor.

Aproximadamente 10 a 24 h antes do parto, a temperatura retal da maioria das cadelas cai cerca de 1°C, devido à queda dos níveis séricos de progesterona. Assim, uma semana antes da data esperada para o parto, o proprietário deve aferir a temperatura retal no mínimo 3 vezes/dia, com o objetivo de identificar o momento do nascimento. Se os sinais não ocorrerem até 48 h após a queda da temperatura, a cadela poderá estar sofrendo de inércia uterina, e o médico-veterinário deverá ser consultado.

A maioria dos autores divide o momento do parto em três estágios:

- Estágio I: começa com as contrações uterinas e termina com a completa dilatação da cérvix. Pode durar de 6 a 12 h e eventualmente se estender para até 24 h. Está associado aos sinais clínicos de anorexia, inquietação, tremores, comportamento de ninho e, ocasionalmente, vômito
- Estágio II: inicia-se com a completa dilatação da cérvix e termina com a expulsão do feto. Um líquido vaginal verde-escuro chamado lóquio ou uteroverdina, proveniente do descolamento da placenta, geralmente precede o nascimento do primeiro neonato. Essa secreção pode ser observada até 3 semanas após o nascimento. Quando o feto entra no canal do parto, as membranas fetais se rompem, e um líquido claro pode sair pela vulva. Em geral, o tempo entre o nascimento de dois neonatos é de 30 min a 1 h, podendo se estender para até 4 h. A duração deste estágio, em geral, é de 6 h, mas pode chegar a 24 h sem complicações
- Estágio III: termina com a expulsão da placenta 5 a 15 min após o nascimento do neonato. Assim, a cadela com mais de um neonato alterna entre os estágios II e III. A retenção de placenta em cadelas é incomum. Alguns autores incluem a involução uterina no estágio III, o que pode demorar de algumas semanas até 3 meses após o parto.

Mães com histórico ou risco de distocia devem ter o parto assistido. Estimulação farmacológica do útero deve ser utilizada com muito cuidado, e o veterinário deve estar pronto para realizar uma cesariana de emergência.

Desenvolvimento e manejo do neonato

O comportamento materno apropriado é crítico para a sobrevivência neonatal e inclui: cuidado, busca, treinamento, exercício, limpeza e guarda dos neonatos. O ambiente deve ser calmo e com supervisão adequada, interferindo apenas quando for absolutamente necessário. A mãe providencia calor, estímulos de funções eliminatórias e circulatórias, criação dos neonatos, segurança e leite. Não é comum para ela ser negligente em qualquer um desses fatores. Os neonatos devem ser mantidos em ambiente limpo, calmo, quente, seco e ventilado, mas sem corrente de ar e, se possível com umidade controlada.

Geralmente, ele nasce recoberto pelas membranas fetais, que normalmente são removidas pela mãe por meio de vigorosas lambidas, as quais ainda têm a função de estimular as funções respiratória e cardiovascular do neonato. A mãe deve cortar o cordão umbilical e comer a placenta. Se dentro de 1 a 3 min a cadela não fizer isso, o proprietário deverá intervir.

Cinco minutos após o nascimento, valores de pH e gasometria sanguínea mostram relativa hipoxemia e acidemia, e gradualmente vão caminhando para a normalidade, próximo a valores adultos. Um neonato saudável à temperatura ambiente deve ser ativo, encontrar a teta da mãe e começar a mamar, pois, quando ele mama, o metabolismo aumenta, mantendo a temperatura corporal (o calor é crítico para a sobrevivência neonatal). Neonatos perdem calor facilmente devido a: sua alta razão entre área de superfície e massa corporal, reduzidos estoques de gordura subcutânea e pobre desenvolvimento da habilidade de tremer até os 6 dias de idade. Neonatos não têm o controle hipotalâmico necessário para manter a temperatura corporal. Assim, são incapazes de controlar sua temperatura nas primeiras 4 semanas de vida. Na primeira semana, a temperatura corporal é diretamente relacionada com a temperatura ambiental; portanto, são necessários temperatura ambiente de 30 a 32°C e umidade do ar entre 55 e 65% até a primeira semana de vida, mantida a 26,7°C em uma a duas semanas. A temperatura corporal normal neonatal é mais baixa que a do adulto. Na primeira semana, deve oscilar entre 35 e 37,2°C; na segunda, entre 36,1 e 37,8°C; e somente na quarta semana se assemelha à do adulto. O contato entre os neonatos e deles com a mãe facilita a manutenção da temperatura corporal adequada. Incubadoras, lâmpadas, recipientes com água aquecida e almofadas com água circulante podem ser usados com sucesso como fonte de calor. Esta deve ser posicionada na caixa de modo que uma área fique não aquecida, para que o neonato possa ajustar uma zona de conforto térmico, movendo-se para mais perto ou mais longe. Deve também ser coberta por uma toalha para prevenir queimaduras por exposição direta. Um termômetro deve ser colocado perto do neonato para checar a temperatura ambiente, e monitorar a temperatura retal é essencial se houver suspeita de hipotermia.

A hipotermia é comum nos neonatos e está associada a depressão respiratória, bradicardia, paralisia gastrintestinal e coma. Até o recém-nascido hipotérmico ser aquecido, alimentação oral não é indicada, devido a deficiente capacidade de digestão e falta de peristaltismo. O filhote deve ser aquecido lentamente durante um período de 1 a 3 h, para não prejudicar a sobrevivência pelo aumento da demanda metabólica no período em que o sistema cardiovascular ainda não está responsivo.

A micção ocorre nas primeiras 24 h de vida, mas a habilidade de concentrar a urina não está completamente madura até 8 semanas de idade. Glicosúria é frequentemente detectada em neonatos.

A hidratação é avaliada por: turgor e coloração da pele, umidade e coloração de membranas mucosas, pressão arterial, FC, peso corporal e tempo de perfusão capilar (TPC). Este é frequentemente um bom indicador de perfusão periférica, devendo ser inferior a 2 s.

Sabe-se que o peso ao nascer é um importante indicador de sobrevivência, pois tem sido sugerido que baixo peso ao nascer é acompanhado por imaturidade de vários processos fisiológicos, especialmente funções cardiopulmonares, e que morbidade e mortalidade de indivíduos com baixo peso ao nascer são consequências de efeitos de falha adaptativa. Assim, deve-se pesar os filhotes, pelo menos diariamente, nas primeiras 3 semanas de vida.

Todo neonato deve ser examinado quanto a deformidades como fenda palatina e atresia anal e de membros. A avaliação física deve ser realizada em uma toalha ou em local macio com superfície aquecida, sem a presença da cadela para evitar estresse. A sala precisa ser livre de moléstias infecciosas, e o material deve ser cuidadosamente desinfetado. Deve ser iniciada pela pesagem do animal, avaliando o grau de hidratação e a coloração de mucosas. Em seguida, examinam-se o palato e as fontanelas, averiguando se há corrimento nasal ou ocular. Procede-se, então, à ausculta da FC, à análise da qualidade da respiração e à inspeção do umbigo. A micção e a defecação devem ser estimuladas. Devido à rápida queda na quantidade de água corporal, pode ocorrer desidratação aguda em neonatos. As membranas mucosas devem ser úmidas, não pegajosas e hiperêmicas até os primeiros 4 a 7 dias de vida.

A veia jugular é apropriada para a venopunção por ser grande em relação ao neonato. Urina também é facilmente obtida. Valores não podem ser comparados aos do indivíduo adulto, pois, com o amadurecimento, ocorrem mudanças no hemograma. O perfil bioquímico sérico mostra mínimas variações para os valores observados nos adultos.

Função digestória e nutrição do neonato

No pós-parto imediato, o neonato depende de colostro e leite para suprir suas necessidades nutricionais. O colostro providencia nutrientes, água, fatores de crescimento, enzimas digestivas e Igs maternas, ou seja, tudo que é importante para o desenvolvimento e a sobrevivência do neonato. Diferencia-se do leite na quantidade de água e na composição de nutrientes. Os neonatos devem receber colostro nas primeiras 12 h de vida para obter adequada imunidade sistêmica (primariamente IgG). Após 16 h, não ocorre transferência passiva de Igs.

O leite da cadela difere marcadamente do das espécies ruminantes e, por isso, não é apropriado como única fonte de nutrição para os neonatos. Desse modo, fórmulas artificiais com um perfil similar ao do leite materno devem ser usadas como alimentação e suplementação para órfãos. Quando necessário, os substitutos comerciais devem ser preferencialmente utilizados em relação às preparações caseiras.

As maneiras mais seguras de alimentar neonatos lactentes são por mamadeira, seringa ou tubo de alimentação (Figura 12.3). A alimentação com mamadeira só pode ser realizada quando o reflexo de sucção estiver presente. Deve-se tomar cuidado especial com aspiração do leite (falsa via).

As instruções do fabricante devem sempre ser seguidas na preparação do leite artificial e na quantidade e frequência do fornecimento. No 1º dia deve ser fornecida quantidade menor que a indicada, aumentando para a dose recomendada no 2º ou 3º dia. Posteriormente, o volume deve ser aumentado de acordo com o crescimento corporal. Cãezinhos podem ser alimentados na proporção de 20 a 26 kcal/100 g de peso corporal diariamente, reconhecendo que o máximo conforto para a capacidade estomacal é de aproximadamente 20 mℓ/libra (44 mℓ/kg) de peso corporal, dependendo da tolerância individual, da frequência de administração e se a mãe está presente para fornecer pelo menos alguma ingestão de leite. O neonato deve ser alimentado a cada 2 a 4 h na 1ª semana de vida, e a cada 4 a 6 h até o desmame. Sua temperatura deve estar normal antes da refeição.

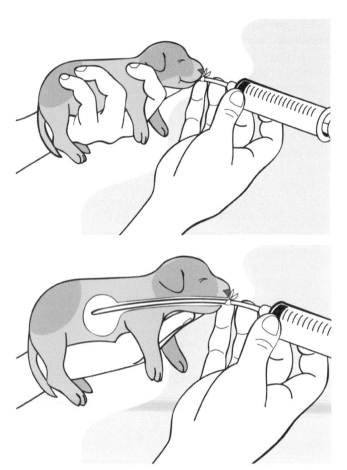

Figura 12.3 Neonato sendo alimentado por sonda gástrica.

Neonatos hipotérmicos não mamam e têm função gastrintestinal reduzida. Por isso, o leite deve ser aquecido a cerca de 37,8°C ou a uma temperatura próxima da temperatura do corpo do animal. Todo o equipamento de alimentação deve ser mantido escrupulosamente limpo.

Um aspecto vital durante as primeiras 3 semanas de vida é o estímulo do reflexo de micção e defecação na região anogenital após a alimentação. Ele pode ser realizado pela massagem da área com algodão seco ou úmido, ou lenço de papel macio, ou simplesmente correndo os dedos ao longo da parede abdominal.

O peso ao nascer de cãezinhos deve ser de 75 a 700 g, variando com a raça e aproximadamente dobrando na primeira semana, com ganho de 2 a 4 g/kg/dia, dependendo do peso adulto previsto. O tratador deve manter um diário com todos os dados que possam proporcionar informação sobre a saúde e o *status* nutricional do neonato tanto quanto a *performance* reprodutiva da mãe. Registros devem incluir ingestão alimentar, peso e temperatura corporal, e características de defecação, principalmente durante as primeiras 2 semanas pós-parto. Os neonatos devem ser avaliados e pesados diariamente pelo proprietário ou tratador. A mensuração do crescimento neonatal é provavelmente o mais prático método de avaliação nutricional.

Distúrbios digestivos associados ao uso de leite artificial são complicações relativamente frequentes, possivelmente originadas devido a sobrecarga alimentar, alterações na microflora intestinal e elevada osmolaridade do produto. Se ocorrer diarreia, a quantidade de ingestão deve ser reduzida imediatamente pela metade, com diluição na razão 4:1 com água ou, preferencialmente, uma mistura de partes iguais de uma solução de múltiplos eletrólitos e uma solução de 5% de dextrose/água. Se ocorrer hipoglicemia e desidratação, uma mistura igual de múltiplos eletrólitos aquecida e uma solução de 5% de dextrose/água devem ser administradas parenteralmente até o neonato responder. Nenhuma alimentação deve ser dada para o neonato que apresenta reflexo de sucção diminuído ou temperatura retal abaixo de 35°C. O aquecimento do neonato deve ser feito lentamente acima de um período de 1 a 3 h, dependendo do grau de resfriamento.

Se o neonato enfraquecer, demonstrar inquietação, exibir excessiva vocalização ou apresentar aumento de volume abdominal, a mãe deverá ser avaliada, pois estes sinais podem indicar inadequada produção ou má qualidade do leite, ou outra doença. Neonatos saudáveis devem crescer e permanecer satisfeitos entre as amamentações.

Fisiologia do sistema nervoso

Cães podem ter uma grande variedade de doenças neurológicas, congênitas ou neonatais. Contudo, localizar déficits e lesões neurológicas pode ser difícil no neonato, haja vista que o sistema nervoso passa por mudanças constantes com o desenvolvimento.

Ao nascimento, o sistema nervoso não está completamente desenvolvido; por isso, alguns testes de função neurológica não podem ser aplicados prontamente. Os nervos faciais, o cérebro e a medula espinal são pouco mielinizados nesse estágio. Assim, é importante conhecer a idade precisa do animal; afinal, certas respostas mudam com o desenvolvimento. O exame neurológico é realizado como no adulto, considerando-se as diferenças normais para a idade.

Reações posturais como arqueamento e localização são avaliadas como no cão adulto. Respostas de tonicidade do pescoço ou reflexo magno são proeminentes em cães neonatos. O reflexo de Landau, ou postura de foca, em geral, não é notado após o desenvolvimento, pois se trata de manifestação normal, e não de sinal clínico.

Respostas diretas são sempre bem desenvolvidas em neonatos muito jovens, que são avaliados segurando-os em decúbito lateral ou dorsal e soltando-os para que se reposicionem. Funções vestibulares também podem ser avaliadas em neonatos muito jovens por meio da geotaxia.

Os mais confiáveis reflexos espinais do neonato são o patelar, o de retirada e o perineal. Reflexos devem ser cuidadosamente avaliados no neonato, não apenas porque alguns se desenvolvem mais lentamente do que outros, mas também porque o pequeno tamanho do animal é um obstáculo técnico para estimular o reflexo. Assim, maior ênfase deve ser dada à avaliação de certos reflexos únicos no neonato.

O reflexo palpebral pode ser usado para avaliar a sensação (nervo trigêmeo) e a função do nervo facial antes de os olhos se abrirem. Um leve toque com o dedo no lado da face ou na orelha do neonato fará com que ele se vire para o estímulo se estiver acordado, originando resposta, e poderá estimular avidez e sucção do dedo (reflexo de sucção). A localização tátil aparece cedo nos membros anteriores, seguindo lentamente para os membros posteriores. O reflexo palpebral aparece nos primeiros dias, e o reflexo de retirada em resposta a estímulo luminoso surge antes de os olhos abrirem em neonatos com pálpebras despigmentadas, embora não exista evidência de visão. Não há evidência de audição.

O tônus muscular também muda durante o desenvolvimento com o domínio dos flexores e extensores em diferentes estágios. Nos primeiros 4 dias, predomina a resposta flexora; e do 5º ao 21º dia, a extensora, ocorrendo normotonia em seguida. O tônus é avaliado por suspensão do neonato, observação da postura dos membros e palpação do tônus muscular. A capacidade motora é muito limitada nesse estágio, e há pouco movimento durante os primeiros 2 ou 3 dias de vida.

Embora alguns reflexos e respostas usados no exame neurológico do cão adulto estejam ausentes no neonato, ele ainda mostra um rico repertório de funções neurológicas. Assim, pelo conhecimento da sequência normal de desenvolvimento delas, o clínico pode acreditar que o neonato está desenvolvendo-se normalmente e localizar deficiências.

Fisiologia cardiopulmonar

A fisiologia circulatória dos cães neonatos e jovens é diferente da do adulto; entretanto, a avaliação do sistema cardiovascular requer atenção a mudanças estruturais e funcionais que ocorrem do nascimento aos 6 meses de idade.

Apesar de o movimento de trabalho dos ventrículos ser semelhante no útero, o movimento do ventrículo direito decresce em relação ao do esquerdo após o nascimento. Consequentemente, a razão de massa do ventrículo direito para o ventrículo esquerdo muda de 1:1 no neonato para 1:2 a 1:3 no adulto. A geometria ventricular também é alterada com a idade, a câmara fica menos elíptica e mais globular com a maturação. Essas diferenças anatômicas podem afetar a aparência no eletrocardiograma, no ecocardiograma e nas radiografias torácicas.

Comparado com o adulto, o neonato tem pressão sanguínea, volume movimentado e resistência vascular periférica menores. Contudo, tem FC, rendimento cardíaco, volume plasmático e pressão venosa central maiores. Esses parâmetros mudam simultânea e progressivamente para valores dos adultos durante os primeiros 7 meses de vida.

Durante a infância, o sistema cardiovascular parece operar com alto fluxo sanguíneo, baixa resistência arteriolar e, possivelmente, baixo sistema de capacitância venosa, promovendo alta perfusão tecidual para reunir as necessidades metabólicas do crescimento tecidual. A inervação autônoma do coração e dos vasos está incompleta nos neonatos, provendo-os com pouco controle barorreflexo da circulação. A contratilidade miocardial é menor comparada com a do adulto.

Animais jovens têm limitada habilidade para compensar estresse circulatório em situações de hipertermia, trocas acidobásicas e hemorragia. Durante as primeiras semanas de vida, o neonato responde aos requerimentos maiores de O_2 mais pelo aumento da extração de O_2 do que pelo rendimento cardíaco. Outra defesa primária do neonato é a redistribuição do rendimento cardíaco. Em resposta a hipoxemia média e aguda, há redistribuição do fluxo sanguíneo para o coração, o cérebro, o diafragma, a glândula adrenal e, longe do baço, o trato gastrintestinal, a pele e os rins.

O exame físico é similar ao exame no adulto; porém, o tamanho menor e a FC mais rápida do animal jovem pode limitar a localização de sons cardíacos e a avaliação do pulso. Cãezinhos saudáveis têm FC de 193 a 225 bpm durante as primeiras 4 semanas de vida. As respostas cronotrópicas para estímulos parassimpáticos ou simpáticos são grandemente atenuadas durante os primeiros 2 meses de vida devido ao funcionamento imaturo do sistema nervoso autônomo.

Auscultação cardíaca é um dos mais usuais e sensíveis métodos de detectar a presença ou ausência de doenças cardíacas. Murmúrios funcionais, que não são relacionados com defeitos anatômicos, são comuns em animais jovens. Esses sons são geralmente débeis no começo da sístole e mais nitidamente ouvidos do lado esquerdo do tórax, na base do coração, desaparecendo aos 4 a 5 meses de idade. O ritmo cardíaco normal dos neonatos é o sinusal regular.

Quando o animal nasce, o pulmão está cheio de líquido, e a primeira respiração, quando o ar enche e expande o pulmão, requer maior pressão que os subsequentes movimentos respiratórios. A resistência vascular periférica diminui, e há um aumento na resistência vascular sistêmica. As taxas respiratórias iniciais são mais altas que os níveis adultos, e a quantidade de volume e ventilação por minuto é mais baixa. A frequência respiratória é de 15 a 35 mpm, dependendo do tamanho, com ritmo regular e sem ruído.

Ao nascimento, o neonato tem limitada proteção contra hipoxia em função da resposta fetal a ela ser diferente da apresentada no adulto. Hipoxia causa redução nos movimentos respiratórios fetais e falta de estímulo. No nascimento, ela pode disparar a resposta fetal e atrasar o início da respiração espontânea, o que geralmente pode ser encorajado pelos estímulos tátil e térmico. Neonatos têm um alto trabalho de respiração, o que diminui a capacidade de reserva funcional, e menor resistência à fadiga muscular comparados com adultos. Portanto, o aumento na ventilação-minuto em resposta à hipoxia não pode ser mantido. Em vez disso, ocorre elevação inicial da frequência respiratória, seguida por progressivo declínio; consequentemente, o tratamento da hipoxia no neonato deve iniciar-se antes que a fadiga ocorra. Finalmente, o aumento na temperatura ambiental reduz a resposta ventilatória para dióxido de carbono, sugerindo que aquecer o ambiente também pode predispor o recém-nascido à falência respiratória.

Reanimação do neonato canino

A reanimação do neonato é necessária quando a cadela falha ou é incapaz de fazê-lo, ou quando o neonato não responde à típica manipulação materna. Após o nascimento, o cão deve ser liberado das membranas fetais e estar livre de líquido amniótico e mecônio entre 3 e 5 min após o nascimento. Ele deve ser massageado vigorosamente com uma toalha limpa, seca e macia, para estimular a respiração e o movimento e remover líquidos de sua boca e suas narinas, com métodos de sucção, *swab* ou cotonete. O neonato pode ser mantido na mão com o posterior elevado para drenar o líquido do trato respiratório, ou suavemente sacudido para tentar drenar a secreção da boca e do nariz. Isso deve ser feito com cuidado e suavidade, segurando-o firmemente a fim de não provocar danos cervicais.

Após secagem e limpeza, examinam-se a respiração e a FC. O neonato deve ser avaliado quanto à presença de respiração espontânea e batimentos do coração, este último por palpação torácica ou auscultação. Um neonato respirando, com FC acima de 120 a 150 bpm e mucosas róseas, é considerado estável; massagem cardíaca externa deverá ser realizada se a FC for muito baixa (inferior a 80 a 100 bpm) ou não detectável, ou se o neonato estiver apneico.

Se o neonato tiver uma FC normal, mas estiver apneico, estimulação tátil e administração de O_2 por máscara ou câmara serão efetivas para favorecer a respiração. Porém, se esforços respiratórios não começarem ou a FC começar a cair, uma pressão positiva deverá ser aplicada por máscara para expandir o pulmão. Se tal procedimento não produzir adequada expansão torácica em duas tentativas, o neonato deverá ser entubado e ventilado até começar a respirar sozinho. A necessidade de prévia ventilação deve ser enfatizada, devido à massagem cardíaca provavelmente não ser efetiva em um animal com hipoxia, já que a mais provável causa de bradicardia ou assístole neonatal é a hipoxia do miocárdio. Um dos maiores estresses ao feto é a hipoxia, contribuindo para mortalidade e morbidade fetais.

Desidratação, hipotermia e hipoglicemia ajudam a comprometer o neonato; logo, a correção dessas anormalidades deve ser prioridade no cuidado do frágil paciente. O monitoramento é similar em neonatos e adultos, apesar de alguns equipamentos precisarem de adaptação para o uso em recém-nascidos.

O primeiro interesse é prevenir a hipotermia, que aumenta a demanda metabólica e pode diminuir a resposta a outras medidas de reanimação. O neonato também pode sofrer rápido resfriamento e enorme perda de calor, devendo, portanto, ser seco com toalhas preaquecidas e colocado próximo a um aquecedor radiante. Após a reanimação, ele deve permanecer em um ambiente aquecido se não puder ser devolvido à mãe imediatamente.

A quantidade de água corporal total do neonato é maior do que no adulto, e a manutenção necessária para a saúde do indivíduo comprometido pode ser substancialmente mais alta, dependendo do ambiente e da natureza da lesão presente. Desse modo, uma adequada fluidoterapia de manutenção também é importante para o restabelecimento fisiológico da acidose. Administração de volume de líquido de manutenção e manejo de desidratação suave podem ser corrigidos com solução isotônica aquecida por via oral ou subcutânea e, em casos mais graves, pelas vias intravenosa, intraperitonial ou intraóssea. O alto requerimento ocorre em razão da imaturidade da função conservatória renal, da alta proporção superfície de pele/volume corporal, e da pele imatura, levando a maior perda de líquido. Contudo, há significantes perigos com relação a super-hidratação ou terapia fluida inapropriada para neonatos.

As melhores vias para administração de líquido são a intravenosa e a intraóssea; a absorção após administração subcutânea é lenta. A taxa de administração de líquido depende da gravidade do déficit. Hipovolemia ou choque podem requerer taxas acima de 40 a 45 mℓ/kg/h, mas neonatos devem ser monitorados continuamente durante esta rápida administração de líquido. Se o paciente estiver normovolêmico, mas desidratado, reposição de líquido deve ser realizada durante 6 a 8 h, e fluido de manutenção (40 a 50 mℓ/kg/d) pode ser oferecido acima de 24 h. O monitoramento deve incluir não apenas a FC, mas também a frequência respiratória e suas características, bem como pressão sanguínea, balanço do líquido e atitude geral. O tipo de líquido deve ser determinado pela reposição de líquido perdido com uma solução de similar composição.

Após a correção da desidratação e da hipoglicemia, a alimentação oral pode ser iniciada, se o reflexo de sucção e o peristaltismo intestinal estiverem presentes. Neonatos têm nível de glicose sérica normal abaixo do adulto (35 a 40 mg/dℓ). Devido aos seus limitados estoques de glicogênio e à imaturidade da função hepática, eles podem ficar hipoglicêmicos dentro de 2 a 3 h se não ingerirem comida. Sinais clínicos de hipoglicemia incluem incoordenação, apreensão, flacidez, fraqueza ou coma, mas a gravidade dos sinais não está sempre correlacionada ao grau de hipoglicemia. Neonatos com hipoglicemia clínica devem ser tratados com rápida infusão intravenosa (2 a 4 mℓ/kg acima de 1 min) de 10 a 20% de dextrose, seguida por uma infusão a 2,5 a 10% de 6 a 8 mℓ/kg/min. Se não houver acesso venoso disponível, a solução poderá ser administrada por sonda. A amamentação deve ser estimulada o mais rápido possível, pois o colostro provê calorias e glicose, uma vez que os estoques de glicogênio do neonato são limitados.

Todos os aspectos do tratamento neonatal exigem cuidadoso monitoramento, podendo haver rápida alteração dos padrões levando a mudanças de conduta, que, embora intensiva e criteriosa, muitas vezes tem um resultado frustrante.

Anestesia para cesariana

Pacientes no período periparto podem precisar de cirurgia, podendo ser submetidas a histerectomia, cesariana eletiva ou cesariana de emergência. Em todas essas circunstâncias, é importante reconhecer que a mãe sofre mudanças fisiológicas durante a gestação, as quais alteram a resposta à anestesia. Assim, o clínico deve considerar o destino do neonato e ser capaz de otimizar a técnica anestésica para o seu maior bem-estar.

As metas para cirurgia cesariana são:

- Obter neonatos viáveis com o mínimo de depressão
- Produzir o mínimo de depressão na mãe
- Promover analgesia suficiente ou anestesia para promover a cirurgia
- Retornar a mãe e os neonatos ao seu ambiente o mais rápido possível.

Várias mudanças fisiológicas ocorrem durante o parto e são importantes do ponto de vista anestésico. A mãe pode ter um aumento da taxa respiratória (hiperventilação) devido a dor e desconforto, o que pode acarretar maior quantidade de fármaco inalado. Pode haver um decréscimo do volume relativo em função do deslocamento anterior do diafragma causado pelo útero gravídico. Frequência e rendimento cardíacos podem aumentar devido a dor e à liberação de catecolaminas. O aumento do rendimento cardíaco pode elevar a pressão sanguínea e a perfusão cerebral, o que pode acelerar o processo de indução. O retorno venoso da parte posterior do animal é prejudicado pela compressão da veia cava, o que pode produzir decréscimo no débito cardíaco e queda na pressão sanguínea. Geralmente, ocorrem aumento da acidez gástrica e diminuição no tônus muscular gástrico, predispondo à regurgitação; assim, o uso de antieméticos e inibidores da secreção de ácido clorídrico no pré-anestésico pode ser indicado.

Deve ser imposto à mãe um exame físico rigoroso, com particular atenção à função respiratória. Uma cuidadosa avaliação da hidratação deve ser feita para que qualquer déficit possa ser corrigido antes da cirurgia. Como parte do exame, é ideal usar ultrassonografia para verificar a viabilidade fetal, e uma amostra de sangue deve ser coletada para examinar hematócrito, proteína total, glicose, cálcio e ureia nitrogenada sanguínea. Decréscimo de glicose ou cálcio deve ser tratado antes da cirurgia. É esperado que o hematócrito esteja mais baixo que a referência normal para animais não gestantes. O proprietário deve ser questionado sobre a ingestão recente de alimento e a possível história de vômitos anteriores.

A primeira consideração geral a ser feita com relação à transferência placentária de medicamentos é que, se eles atravessarem a barreira hematencefálica, passarão também pela barreira placentária. Isso significa que todas as substâncias usadas, como sedativos, tranquilizantes, analgésicos de ação central e anestésicos, atravessam a barreira placentária e têm efeito no neonato. Os procedimentos que podem ser usados para um mínimo efeito no neonato incluem os seguintes:

- Uso de anestésicos locais e de mínima absorção sistêmica
- Uso da menor dose possível para conseguir o desejado efeito na mãe
- Uso de fármacos de curta duração de ação e rápido metabolismo pela mãe
- Uso de substâncias reversíveis pela ação de antagonistas
- Mínimo tempo de exposição da mãe a anestésicos inalatórios e emprego de estratégias para diminuir a dose do medicamento utilizado.

Parte do sucesso em conseguir neonatos vivos e ativos é utilizar a menor quantidade de anestésico possível e preparar-se para reanimá-los e dar-lhes suporte, se necessário. Isso pode ser promovido pelo menor tempo de indução e pela rápida remoção dos neonatos. Pré-medicação sempre reduz a dose de indução e manutenção de substâncias requeridas para anestesia geral, ajudando a reduzir a exposição do feto a depressivos.

Como indicação prévia, uma rápida técnica de indução é desejável, em virtude do aumento do potencial de regurgitação e aspiração durante a indução da paciente gestante. Qualquer demora na intubação ou proteção das vias respiratórias deve ser evitada.

Os dois únicos fármacos associados a baixa mortalidade fetal são isoflurano e propofol, e os únicos com efeitos negativos na sobrevivência dos neonatos são xilazina e metoxiflurano.

Em cães, se a mãe estiver letárgica após a cirurgia, a sobrevivência da ninhada decresce. Letargia pode ser influenciada não apenas pela condição da mãe antes da cirurgia, mas também por outros fatores, como a duração da cirurgia e o tipo de técnica anestésica. Depressão na mãe provavelmente também resulta em cuidado precário com os neonatos durante o período crítico pós-operatório.

Estudos veterinários têm mostrado que neonatos nascidos de cesariana têm mortalidade de 8% ao nascimento e 13% após 2 h, e aqueles nascidos de parto normal têm mortalidade de 2,2% ao nascimento e 8% até o primeiro dia. A taxa de mortalidade materna foi de 1% para cadelas que passaram por cesariana.

Cuidados especiais com o nascido por cesariana

O neonato deve ser retirado o mais rápido possível após a administração do anestésico, e o cordão umbilical deve ser pinçado a 4 cm de distância da parede abdominal e cortado. A pinça deve permanecer por 10 min, e, caso ocorra hemorragia, o cordão deve ser ligado com fio absorvível e mergulhado em uma solução antisséptica como tintura de iodo ou iodopovidona.

A sobrevivência do neonato depende da respiração espontânea. Um analéptico, como doxapram, pode ser usado para estimular a respiração.

A recuperação de um anestésico narcótico ou barbitúrico usado durante a anestesia da mãe pode definir a condição de um neonato nascido de cesariana. Asfixia superior a 5 min exige intervenção para corrigir a acidose e promover substrato para o metabolismo do miocárdio.

Um antagonista deve ser usado se um narcótico foi empregado no protocolo anestésico. Naloxona é o antagonista narcótico preferido e é rapidamente absorvido pelas membranas mucosas.

A temperatura retal cai rapidamente durante os 30 min após o nascimento, e a hipotermia ocorre rapidamente em neonatos expostos a baixas temperaturas. Eles podem ser colocados em ambiente aquecido a 30 a 33°C, com a pele protegida por toalha. Tão logo a mãe se recupere da anestesia, os neonatos devem ser colocados junto a ela, sendo mantidos quentes. Além disso, deve ser permitido mamar tão logo a mãe se recupere suficientemente da anestesia.

Terapia com fármacos

Acesso intravenoso no neonato é difícil devido ao pequeno tamanho e à fragilidade dos vasos. Pelo fato de os ossos serem macios, a via intraóssea torna-se um fácil acesso, e a veia umbilical também pode ser usada, pois a via intramuscular pode ser pouco efetiva em função da circulação insuficiente. Há pouca informação sobre o aproveitamento de substâncias pela via sublingual. A via transpulmonar requer muita prática de intubação, e os riscos de lesão, irritação, pneumonia por corpo estranho e baixo aproveitamento do fármaco são desencorajadores. Injeções intracardíacas devem ser evitadas.

Fármacos lipossolúveis (atropina, epinefrina, lidocaína e naloxona) podem ser administrados por via endotraqueal. Entretanto, eles devem ser anteriormente diluídos para aumentar a área de contato com a mucosa e melhorar a absorção. Diferentes substâncias podem ser metabolizadas e eliminadas de modo distinto em neonatos; portanto, doses e intervalos precisam ser ajustados.

A naloxona pode ser benéfica em recém-nascidos com a respiração comprometida se a mãe recebeu um opioide como parte do protocolo anestésico; porém, não deve ser administrada de rotina, mas apenas se os neonatos mostrarem sinais de depressão respiratória. A administração intravenosa pode ser necessária em alguns neonatos com baixa FC ou má circulação. Se o neonato ficar mais bradicárdico em resposta à naloxona, deverá ser tratado com atropina.

Epinefrina é a primeira substância recomendada para controle cardíaco neonatal, aumentando a pressão média do sangue e promovendo a liberação do O_2 miocárdico. Porém, o risco de altas doses é a subsequente hipertensão, com possibilidade de induzir hemorragia cerebral se a alta pressão sanguínea for mantida. A administração por via endotraqueal deve ser evitada devido à intensa vasoconstrição na mucosa da traqueia, com pouca absorção para a circulação sistêmica. Se possível, as vias intravenosa ou intraóssea devem ser preferidas.

O doxapram é um estimulante respiratório de ação central, o medicamento mais benéfico para neonatos apneicos ou hipóxicos, aumentando a capacidade respiratória. Entretanto, a hipoxia cerebral diminui sua efetividade, visto que requer ação central para a chegada do sinal à periferia. Assim, sua efetividade é diminuída em um neonato hipóxico ou apneico. Doxapram pode ser usado para aumentar esforços ventilatórios uma vez que eles tenham começado, embora sua ação seja relativamente curta. Pode ser administrado por injeção intramuscular se o acesso venoso não estiver disponível, e essa via pode proporcionar maior duração de ação.

Atropina pode não ser efetiva. Em neonatos, bradicardia é sinônimo de decréscimo do rendimento cardíaco. O mecanismo de bradicardia durante a hipoxia é pela direta depressão do miocárdio antes do efeito mediado vagalmente; então, a atropina é improvável de ser efetiva durante a hipoxia. Contudo, se ela for eficaz e elevar a FC, poderá aumentar a demanda de O_2 do miocárdio. Se o clínico suspeitar de que a bradicardia foi induzida por fármaco, deverá antagonizar a substância específica antes de fazer o tratamento sintomático com um anticolinérgico.

O bicarbonato de sódio pode ser benéfico no tratamento da acidose neonatal e deve ser considerado no neonato deprimido e com prejudicado suprimento de O_2 marginal por algum tempo. É essencial que uma adequada ventilação seja iniciada antes da administração do bicarbonato, devido à produção de dióxido de carbono na reação do bicarbonato com os íons hidrogênio.

A hipoglicemia pode ocorrer se houver pouco aporte de nutrientes ao feto, ou se o processo do parto tiver sido muito laborioso. Suplementação oral de glicose pode ser oferecida ser houver demora na recuperação da mãe. No entanto, embora possa ajudar, dar glicose ao neonato após a reanimação inicial não parece ser indicado na fase aguda.

O benefício do O_2 administrado durante a reanimação foi descrito por uma rápida reversão da hipoxia associada ao parto. Contudo, um aumento na sua concentração pode incrementar a liberação de radicais livres.

A vitamina K deve ser dada a qualquer neonato doente com menos de 48 h de vida ou apresentando sinais de hemorragia. No nascimento, cãezinhos têm níveis diminuídos de trombina e são mais suscetíveis à hemorragia do que os adultos.

BIBLIOGRAFIA DE APOIO

Aparício M. Neonatologia. Reprodução e obstetrícia em cães e gatos. Vol. 1. São Paulo: MedVet; 2015. p. 313-32.

Bright JM. The cardiovascular system. In: Hoskins JD. 2. ed. Veterinary pediatrics: dogs and cats from birth to six months. Philadelphia: Saunders; 1995. p. 96-101.

Conceição LF, Ribeiro AP, Torres MLM et al. Evaluation of tear production with modified Schirmer tear test-1 during the neonatal period in cats. Pesq Vet Bras. 2011; 31(4):350-4.

Davidson A. Problems surrounding welping and weaning. The American College of Teriogenologist/Society for Theriogenology. Canine Reproduction Symposium. Anais; 1998. p. 45-9.

England GCW. Allen's fertility and obstetrics in the dog. 2. ed. London: Blackwell Science; 1998.

Feitosa FLF, Benesi FJ, Lourenço MLG. Semiologia de animais recém-nascidos. In: Semiologia Veterinária a arte do diagnóstico. Vol. 1, 3. ed. Rio de Janeiro: Roca; 2014. p. 69-120.

Feitosa PP, Nóbrega RN, Véras de Sousa SA et al. Neonatologia em cães: uma revisão. Rev Nosso Clín. 2008; 61:44-56.

Feldman EC, Nelson RW. Canine and feline endocrinology and reproduction. 2. ed. Philadelphia: Saunders; 1996.

Figueiredo AV, Casara NB, Vaz das Neves GP et al. Emergência neonatal em cães e gatos. Rev Nosso Clín. 2000; 69:12-6.

Freshman JL. Save the puppies – Neonatal critical care for the breeder and technician. The American College of Teriogenologist/Society for Theriogenology. Canine Reproduction Symposium. Anais; 1998. p. 50-2.

Ginther OJ. Reproductive biology of the mare. 2nd ed. Cross Plains, WI: Equiservices; 1992.

Hoskins JD. Pediatric health care and management. Vet Clin North Am Sm Anim Pract/ Baton Rouge. 1999; 29(4):837-52.

Johnston SD, Root Kustritz MV, Olson PNS. Canine and feline theriogenology. Philadelphia: Saunders; 2001.

Kirk CA. New concepts in pediatric nutrition. Vet Clin North Am Sm Anim Pract/Topeka. 2001; 31(2):369-92.

Kornegay JN. The nervous system. In: Hoskins JD. Veterinary pediatrics: dogs and cats from birth to six months. 2. ed. Philadelphia: Saunders; 1995. p. 451-4.

Lawler DF. The role perinatal care in development. Sem Vet Med Surg Sm Anim. 1995; 10(1):59-67.

Leblanc MM. Equine perinatology: what we know and what we need to know. Animal Reproduction Science. 1996; 42:189-96.

Lopes PR, Rodrigues V, Toniollo GH. Influência da nutrição sobre a gestação, o parto e o puerpério de cadelas e gatas – breve revisão. Clín Vet 2008; 76:66-74.

Lourenço MLG, Ferreira H. Introdução à neonatologia. In: Tratado de medicina interna de cães e gatos. Vol. 1. Rio de Janeiro: Roca; 2015. p. 364-407.

Macintire DK. Pediatric intensive care. Vet Clin North Am Sm Anim Pract. 1999; 29(4):971-88.

Mckinnon AO, Voss JL. Equine reproduction. Philadelphia, London: Lea & Febiger; 1993.

Monson WJ. Orphan rearing of puppies and kittens. Vet Clin North Am Sm Anim Pract. 1987; 17(3):567-76.

Moon PF, Erb HN, Ludders JW et al. Perioperative management and mortality rates of dogs undergoing cesarian section in the United States and Canada. J Am Vet Med Ass. 1998; 213(3):365-9.

Moon PF, Massat BJ, Pascoe PJ. Neonatal critical care. Vet Clin North Am Sm Anim Pract. 2001; 31(2):343-67.

Moore PH. Care and management of the neonate. In: Simpson GM, England GCM. Manual of small animal reproduction and neonatology. Oxford: British Small Animal Veterinary Association; 2000. p. 155-7.

Noakes DE. Fertilidade e obstetrícia em bovinos. São Paulo: Varela; 1991.

Noakes DE, Parkinson TJ, England GCW (Ed.). Arthur's veterinary reproduction and obstetrics. 8. ed. London: W.B. Saunders; 2001.

O'Brien D. Neurological examination and development of the neonatal dog. Sem Vet Med Surg Sm Anim. 1994; 9(2):62-7.

Paddleford RR. Anesthesia for cesarian section in the dog. Vet Clin North Am Sm Anim Pract. 1992; 22(2):481-4.

Pascoe PJ, Moon PF. Perinatal care and neonatal anestesia. Vet Clin North Am Sm Anim Pract. 2001; 31(2):315-41.

Pascoe PJ, Moon PF. Post-cesarean section neonatal ressuscitation. The American College of Teriogenologist/Society for Theriogenology. Canine Reproduction Symposium. Anais; 1998. p. 30-44.

Poffenbarger EM, Olson PN, Chandler ML et al. Use of adult dog serum as a substitute for colostrum in the neonatal dog. Am J Vet Res. 1991; 52(8):1221-4.

Roberts SJ. Veterinary obstetrics and genital disease (Theriogenology). 3. ed. New York: Edwards Brothers; 1986.

Short CE, Brunson DB. Anesthesia for small animal pediatrics patients. Cornell Vet. 1978; 68(7):9-14.

Simpson G, England GCW, Harvey M. Manual of small animal reproduction and neonatology. Shurdington: British Small Animal Veterinary Association; 1998. p. 113-26.

Toniollo GH, Vicente WRR. Manual de obstetrícia veterinária. São Paulo: Varela; 1993.

13 Distocias de Causa Materna

Nereu Carlos Prestes

INTRODUÇÃO

As distocias de causa materna podem acometer todas as espécies domésticas. No entanto, por uma série de fatores anatômicos e pelas características fisiológicas do parto, elas são mais frequentes em ruminantes e cadelas. Em pequenos animais algumas distocias atribuídas à parturiente são provocadas pelo uso inadequado de anticoncepcionais. Particularmente, na espécie equina, a ruptura do tendão pré-púbico na dependência da gravidade pode se tornar uma distocia pela expectativa de atonia uterina no momento do parto.

ANOMALIAS PÉLVICAS

De acordo com Toniollo e Vicente (1993), as alterações mais frequentes são:

- Pelve juvenil
- Exostoses
- Luxação sacroilíaca
- Fraturas
- Osteodistrofia.

De modo geral, a pelve dos equinos não constitui um obstáculo ao desencadeamento da expulsão do potro, pois apresenta base plana e é praticamente circular. Em criações comerciais, os acasalamentos são criteriosamente executados por meio de moderna biotecnologia com rigorosa seleção de fêmeas e com raras misturas raciais. Cada raça tem seus critérios definidos pela legislação de cada associação de criadores.

Os ruminantes são mais propensos a problemas pélvicos em função de sua anatomia e, particularmente, de sua fisiologia digestiva, sendo muito suscetíveis a distúrbios metabólicos e carências ligadas aos minerais. Carências nutricionais podem provocar anomalias esqueléticas, propensão a fraturas e luxações que comprometem a via fetal dura.

Por outro lado, os cruzamentos industriais e a precocidade produtiva podem induzir a maior frequência de distocia devido à pelve juvenil.

Em pequenos animais, as anomalias de pelve estão intimamente relacionadas com fatores nutricionais ligados ao cálcio e ao fósforo que influenciam a estrutura esquelética. Esse grupo, por sua estreita relação doméstica e hábitat urbano, é vítima de atropelamento. Instintivamente, esses animais tentam sempre evitar um choque na parte anterior, de maneira que a maior incidência de fraturas é encontrada na coluna e nas porções posterior e terminal do corpo. As fêmeas afetadas entram no cio e, devido a suas características peculiares fisiológicas, são de difícil controle. Sendo cobertas, gestam, redundando em parto distócico por insuficiente dilatação por via fetal dura. Cadelas e gatas com graves deformações provocadas por fraturas pélvicas mal consolidadas devem ser preferencialmente castradas ou seus proprietários devem ser convenientemente esclarecidos do problema.

ANOMALIAS VULVARES

As anomalias vulvares mais comuns são:

- Estreitamentos por cicatrizes
- Tumores
- Edema excessivo
- Defeitos anatômicos
- Infantilismo.

Por serem externas e visíveis e, na maioria das vezes, corrigíveis por episiotomia ou outro procedimento cirúrgico, essas anomalias não constituem um grande obstáculo para a progressão do parto. Éguas submetidas à vulvoplastia e vacas com uma sutura tipo Bühner, Flessa ou similar podem apresentar fibrose sob a pele vulvar e diferentes retrações cicatriciais, levando à estenose parcial. Cicatrizes de miíases podem provocar retrações.

Em grandes e médios animais, não são frequentes os tumores na região perineal. Animais de pele branca podem ser acometidos. Em cadelas, o tumor venéreo transmissível é o grande responsável pelas obstruções ao parto por serem invasivos, de fácil sangramento, sensíveis a traumas e altamente mutilatórios e deformantes. Outras alterações incluem vulva subdesenvolvida, mal posicionada ou deformada por depósitos de gordura ou dobras de pele. Em gatas, são raríssimas as anomalias vulvares.

ANOMALIAS VAGINAIS

Em condições normais, a vagina de éguas não é um obstáculo à condução do parto. Merecem atenção as fêmeas anteriormente submetidas a cirurgia corretiva de laceração de períneo de 2º e 3º graus, dado o risco de estenose do vestíbulo ocasionada por retração cicatricial. As primíparas podem, por vezes, exibir restos do anel himenal que facilmente se rompe na passagem do potro.

As vacas podem apresentar dilatação insuficiente do canal vaginal em função de precocidade etária ou deficiências multifatoriais na fase preparativa do parto. Essa espécie é particularmente suscetível a prolapsos parciais ou totais de vagina, edema exagerado da mucosa, cistos de retenção glandular, hematomas submucosos e raramente a tumores que reduzem ou bloqueiam essa porção da via fetal mole.

Cadelas podem apresentar insuficiente dilatação vaginal relativa ou absoluta, a depender do porte do animal, do tamanho dos filhotes e do número de partos ocorridos. A dilatação de um a dois dedos (1,5 a 3 cm) pode ser ótima em raças pequenas e considerada insuficiente naquelas de maior porte. Edemas excessivos da mucosa ou de dobras e tumores podem reduzir a capacidade distensiva do espaço vaginal. O vestíbulo e o espaço perineal são amplos. Como gatas não aceitam o toque vaginal digital, é difícil avaliar a dilatação nesses animais, porém o filhote, por sua constituição anatômica, amolda-se facilmente ao canal do parto e a vagina, em geral, não apresenta obstáculos à evolução do filhote no momento do parto.

ANOMALIAS CERVICAIS

Em toda intervenção ao parto é preciso ter em mente a anatomia e a fisiologia da dilatação cervical dos animais domésticos. Os ruminantes, particularmente bovinos, são propensos a apresentar dilatação insuficiente da cérvix, largura insuficiente e estreitamento do corpo uterino.

Grunert et al. (1977) classificam a abertura ou largura insuficiente conforme apresentado a seguir:

- Primeiro grau: a cabeça do feto e os membros anteriores insinuam-se pela cérvix até a articulação cárpica ou, na apresentação posterior, até as coxas
- Segundo grau: o feto insinua-se apenas pelos membros até a articulação cárpica ou társica, respectivamente
- Terceiro grau: o feto não se insinua e a abertura é de 2 a 3 dedos.

Se o feto estiver vivo, o tratamento de opção é a cesariana, pois os procedimentos terapêuticos apresentam resultados inconstantes em abrir a cérvix, o efeito é demorado e a viabilidade fetal diminui gradativamente. É impossível realizar a abertura manual da cérvix em vacas em trabalho de parto, devendo-se ter cuidado ao tentar executar a tração forçada. Lacerações cervicais graves são esperadas, com sérios riscos à parturiente. Deficiência de abertura cervical secundária pode ser observada em partos demorados. A cérvix pode estar inteiramente aberta, o parto não evoluir e ocorrer progressiva involução, estreitando paulatinamente o canal. Nessas ocasiões, o prognóstico é desfavorável, pois o resultado será um bezerro inviável, em *rigor mortis* ou em estado enfisematoso. Às vezes, o sacrifício da parturiente é o mais indicado, pois não há agente que induza de maneira rápida e eficiente a dilatação cervical.

Contrações musculares espasmódicas podem acometer o corpo uterino, promovendo seu estreitamento, podendo chegar a impedir a expulsão do produto.

Em éguas, eventuais estreitamentos cervicais no momento do parto são facilmente corrigíveis pela abertura manual. Tração forçada sem os devidos cuidados pode provocar lacerações cervicais com graves consequências à fertilidade futura do animal.

Em pequenos animais não é comum o diagnóstico de alterações exclusivas da cérvix que impeçam a passagem dos fetos. Tumores vaginais e uterinos evoluindo para a cérvix podem constituir um obstáculo mecânico ao parto.

ATONIA UTERINA

Segundo Toniollo e Vicente (1993), a atonia uterina pode ser primária, quando o útero não contrai a despeito de todo o preparo para o parto, ou secundária, quando a musculatura do útero entrou em exaustão verificada principalmente nas distocias de causa fetal. De acordo com os autores, as etiologias da atonia uterina primária são: disfunção hormonal, particularmente estrógeno, ocitocina e relaxina; obesidade; hipocalcemia, hipomagnesemia e hipoglicemia de modo isolado ou em conjunto; hidropisia dos envoltórios fetais levando as fibras musculares ao limite de distensão; gestação múltipla patológica; gestação prolongada; aplasia ou hipoplasia hipofisária fetal; degeneração do miométrio; ruptura uterina, do tendão pré-púbico; histerocele gravídica e reticulopericardite traumática; senilidade; debilidade e fatores hereditários (cadelas).

Bennett *apud* Morrow (1986) enumera os seguintes fatores ligados à atonia uterina primária na cadela:

- Defeitos do miométrio
  - Degeneração tóxica

- Infiltração de gordura
- Senilidade
- Deficiências nutricionais
- Metrites
- Doença sistêmica
- Fatores raciais
- Síndrome do feto único
- Fatores desconhecidos
■ Distúrbios hormonais
  - Estrógeno/progesterona
  - Ocitocina
  - Prostaglandina
  - Relaxina
■ Deficiência de cálcio e glicose
■ Parto prematuro
■ Distúrbios ambientais
■ Ausência de quantidade adequada de líquidos fetais
■ Ruptura uterina com ectopia fetal
■ Torção uterina
■ Traumatismo uterino
■ Síndrome do feto único.

O tratamento é discutido no capítulo dedicado à intervenção no parto de cadelas e ao auxílio às contrações.

CONTRAÇÕES EXCESSIVAS OU HIPERTONIA

Esse tipo de anomalia foi descrito em éguas por apresentarem parto rápido, transcorrendo sob vigorosas contrações uterinas e abdominais. O evento pode determinar estresse e hipoxia fetal, ruptura ou prolapso uterino, eventuais lacerações na via fetal mole, prolapso retal ou retroflexão e prolapso de bexiga urinária.

Muitas vezes o fenômeno não é identificado a tempo e o técnico trata apenas das graves consequências.

Quando o processo for observado, o animal deve ser tranquilizado e sedado, por meio de anestesia peridural ou tocolíticos uterinos.

TORÇÃO UTERINA

Ao se tomar como base a situação anatômica do útero no abdome das fêmeas domésticas, no que tange à posição dos ovários e seu sistema de fixação, à forma, à disposição e aos ligamentos dos cornos uterinos, à morfologia do corpo do útero e à distribuição do(s) feto(s) no seu interior, é possível concluir que os ruminantes são mais propensos a esse tipo de distocia materna. Nas éguas, a patologia é esporádica e normalmente secundária, originada pelo desconforto nas fases iniciais do parto, levando o animal a deitar, levantar e rolar. Nessa espécie, o diagnóstico deve ser rápido e preciso, dada a gravidade da torção, com sério risco de ruptura uterina e hemorragia. Em pequenos animais o cenário é pouco frequente, e a distocia atinge um dos cornos uterinos, o que torna bastante difícil o diagnóstico semiológico, por ser um achado normalmente identificado à laparotomia para execução da operação cesariana (Figura 13.1).

Segundo os autores clássicos, Benesch (1963), Arthur (1979), Roberts (1979), Grunert (1984) e Grunert e Birgel (1989), referenciados por Toniollo e Vicente (1993), a torção uterina é o movimento rotacional do órgão gestante sobre seu eixo

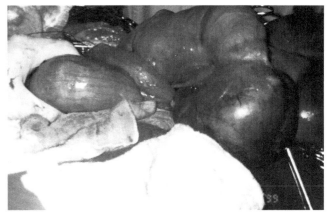

Figura 13.1 Torção uterina em cadela observada em laparotomia. (Esta figura encontra-se reproduzida em cores no Encarte.)

longitudinal, podendo ser classificada em leve, média ou grave na dependência do grau de giro, e encontrada com mais frequência em vacas (Figuras 13.2 e 13.3).

As principais causas de torção uterina são:

■ Forma do útero e disposição do ligamento largo na porção côncava inferior do órgão, as quais possibilitam que a porção convexa ampla fique livre para girar
■ Modo como os bovinos deitam-se e levantam-se, permanecendo com o posterior elevado quando ajoelhados sobre os membros anteriores. Além disso, o útero pesado e assimétrico, ao seguir o movimento das vísceras, pode chocar-se com o rúmen e girar
■ Assimetria entre o corno gestante e não gestante e a relativa redução do volume dos líquidos ao fim da prenhez, possibilitando que estímulos mecânicos sobre o feto estimulem seu movimento, podendo girar o útero
■ Idade dos animais e partos repetidos, fatores que causam flacidez da musculatura e dos ligamentos que sustentam os genitais, possibilitando maior mobilidade ao útero
■ Transporte dos animais e pastoreio em solos muito inclinados, o que força os ligamentos e propicia quedas e rolamentos
■ Contenção e derrubamento de vacas ao fim da gestação.

Os sinais e sintomas variam na dependência do grau da torção, ou seja, de 45 a 90°, 90 a 180° e superior a 180° com sinais evidentes de distúrbio digestório, abdome tenso, dispneia, taquicardia, dor e dificuldade de locomoção.

Pode haver reversão espontânea nas torções leves ou necrose uterina nas rotações graves com desaparecimento dos principais sintomas, morte fetal, esgotamento e debilidade materna.

O diagnóstico preciso é de suma importância ao sucesso do tratamento. Éguas ao fim da gestação que exibirem sinais de cólica devem ser submetidas a exame para eliminar a suspeita de torção uterina e certificar-se da viabilidade fetal.

É fundamental definir os parâmetros elencados a seguir:

■ Local: se a torção é pré-cervical ou cervical
■ Grau: pela vaginoscopia ou pela introdução da mão por via vaginal, observam-se o sentido das pregas e a possibilidade de tocar a cérvix. Nas torções graves, o toque cervical é impossível
■ Direção: no sentido horário ou anti-horário pela posição das pregas vaginais e pela direção dos ligamentos uterinos pela palpação retal.

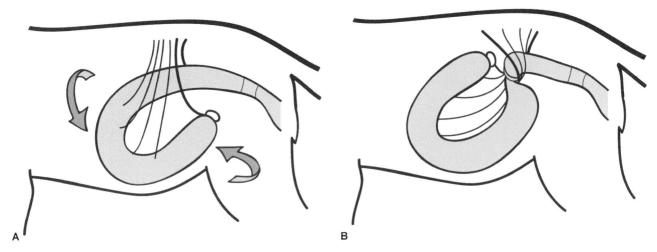

Figura 13.2 Representação esquemática da torção uterina em porca.

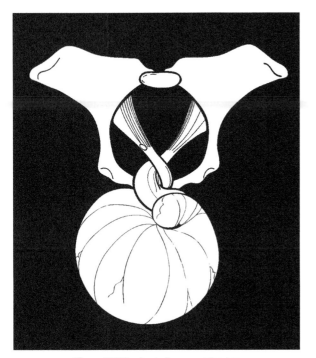

Figura 13.3 Torção uterina em ruminantes.

O prognóstico é reservado, podendo ser ruim, a depender do grau da torção, do tempo de evolução do quadro, das sequelas sobre útero e feto e das condições gerais da parturiente.

A torção uterina tende a ocorrer nas fases de preparação e dilatação, ou seja, ao fim da gestação, porém há relatos de sua ocorrência nos períodos precedentes.

A correção pode ser feita de modo cirúrgico por laparotomia e ação manual direta sobre a unidade útero e feto, seguindo com cesariana ou não; ou por métodos incruentos agindo sobre o feto por via vaginal, elevando indiretamente o abdome com auxílio de uma tábua; ou por método de rolamento da fêmea no sentido oposto ao da torção. Outros métodos diretos e indiretos estão descritos na literatura.

Em caso de morte fetal e enfisema, qualquer tentativa de tratamento é de alto risco, em função da possibilidade de ruptura do útero, hemorragias e peritonite.

Para a espécie equina, embora as técnicas de rolamento possam funcionar sob adequada anestesia nas torções pequenas, a opção mais comum de tratamento é a laparotomia seguida por cesariana. Em pequenos ruminantes a massagem abdominal pode resolver o problema.

Pequenas mudanças no posicionamento do útero são comumente denominadas versão (lateral ou dorsal).

INVERSÃO E PROLAPSO UTERINO

Dizem respeito ao movimento do órgão virando ao avesso e se exteriorizando pelos lábios vulvares. Muitas vezes o útero pode dobrar-se (reverter-se) sem surgir pela vulva e ser de difícil diagnóstico, com cura espontânea ou necrose de segmento de corno uterino.

A predisposição ao prolapso está diretamente relacionada com a disposição anatômica do útero, dos ovários e ligamentos. Desse modo, essa patologia é mais frequente em vacas, pequenos ruminantes, suínos, cadelas e, ocasionalmente, atinge gatas e éguas (Figura 13.4).

Animais que apresentam inversão ou prolapso parcial ou total de vagina durante a gestação são candidatos aos prolapsos uterinos pós-parto. Ainda podem ser citados como causas:

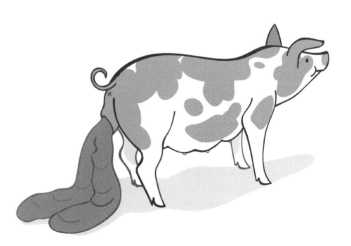

Figura 13.4 Prolapso uterino em porca.

atonia uterina; processos irritativos da vagina, reto e bexiga urinária que provocam tenesmo; tração forçada de produtos no transcurso de parto distócico; retenção de placenta; inadvertida remoção manual da placenta; dentre outras (Figura 13.5).

Sinais

Observa-se aumento de volume de tamanho variável prolapsado pela vulva, expondo o endométrio uterino característico do pós-parto, exibindo os locais típicos para cada espécie da implantação placentária. De acordo com o tempo de evolução, é possível identificar graus variáveis de edema ou desvitalização, lesões e escoriações superficiais ou profundas, corpos estranhos aderidos e fezes. O atrito da cauda ou do solo com o órgão pode provocar hemorragia e destacamento de placentomas.

Diagnóstico

O diagnóstico de inversão e prolapso uterino é fácil, realizado pela identificação do corno ou ambos os cornos uterinos, endométrio exposto, placentomas, microvilos ou zona de contato placentário. Às vezes, a placenta permanece retida. O prognóstico costuma ser bom com relação à vida, porém é reservado quanto à fertilidade futura do animal. Para éguas e porcas, o prognóstico é ruim.

Em pequenos animais, especialmente cadelas, pode ocorrer eversão da bexiga urinária acompanhando o segmento vaginal prolapsado. Deve-se suspeitar do acidente quando houver consistência flutuante encoberta pela parede evertida.

Tratamento
Bovinos

É preciso conter devidamente o animal e proceder a rápido exame geral. Deve-se executar anestesia peridural baixa e lavar o períneo e o prolapso com água e sabão neutro. A aspersão de água fria ou a aplicação de compressa gelada auxilia na redução do edema e, por conseguinte, do volume do órgão. Bandagens compressivas podem ser usadas e o animal em estação facilita a reposição do útero, que deve ser exageradamente lubrificado. Eventuais lacerações devem ser previamente suturadas com fio absorvível e procede-se à reposição manual do útero cuidadosamente para não provocar perfurações pelos dedos e pelas unhas (Figura 13.6).

Em sua posição anatômica original, infunde-se líquido para que ocorra a completa reversão com sutura tipo Bühner, Flessa ou Caslick na vulva (Figuras 13.7 a 13.10).

Após anestesia peridural, higienização rigorosa do períneo e antissepsia, guia-se a agulha de Gerlach pelo subcutâneo lateralmente aos lábios vulvares de modo a passar um cadarço de ambos os lados e de cima para baixo, deixando uma abertura vulvar de 4 dedos que possibilite o fluxo da urina.

A sutura tipo Flessa é pouco usada, pois necessita de placas e parafusos.

A sutura deve ser removida em 12 a 15 dias, podendo ser reaplicada em eventuais recidivas. As fêmeas com tendência a apresentar essa patologia devem ser descartadas da reprodução.

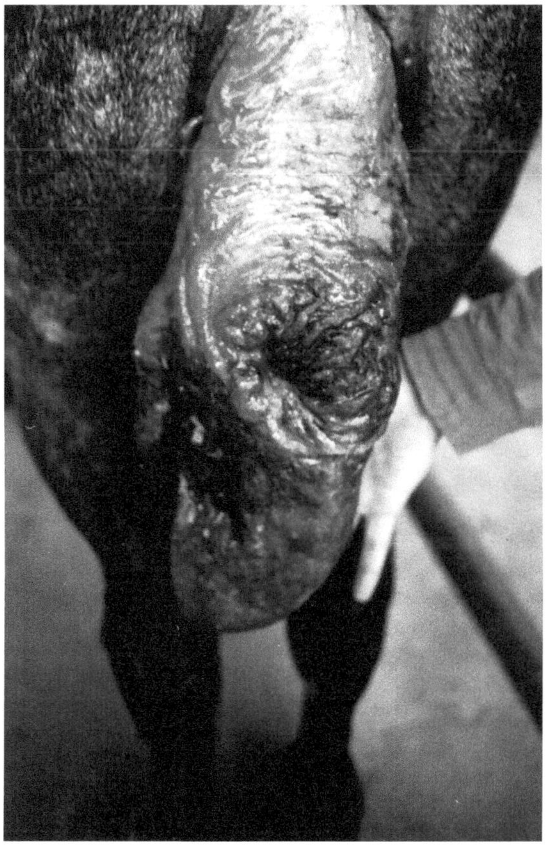

Figura 13.5 Prolapso total em útero de égua. (Esta figura encontra-se reproduzida em cores no Encarte.)

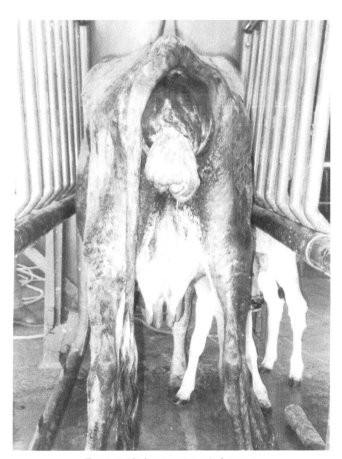

Figura 13.6 Prolapso cervicovaginal em vaca.

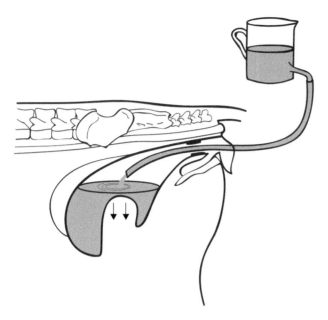

Figura 13.7 Representação esquemática da infusão de líquido em útero para sua completa eversão.

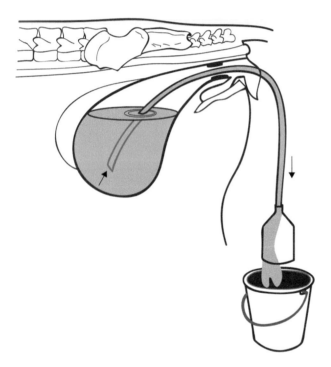

Figura 13.8 Sifonagem de líquido do interior do útero.

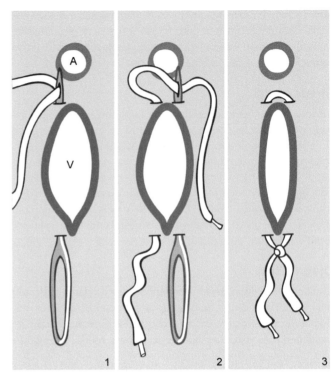

Figura 13.9 Representação esquemática da sutura tipo Bühner. A: ânus; V: vulva.

Nas situações de impossível tratamento conservativo, sugere-se a amputação uterina por via perineal para garantir a vida do animal, melhorando seu estado geral para descarte futuro.

Para isso, com o animal devidamente contido e sob adequado protocolo anestésico, deve-se passar uma fita de látex na base do processo que fará hemostasia preventiva, observando-se a sutura tipo Bühner.

Previamente, o interior do prolapso deve ser verificado por uma incisão longitudinal para confirmar se vísceras abdominais estão presentes. Após a amputação do órgão a uma distância de 8 a 10 cm da ligadura, em forma cônica, pode ser feita a hemostasia individual de grandes vasos, e a fita de látex desprende-se espontaneamente em 8 a 15 dias. Antibioticoterapia preventiva deve ser instituída. Raramente ocorre o óbito, a não ser na vigência de extensas lacerações uterinas ou dos ligamentos levando a hemorragias internas graves (Figura 13.11).

Éguas

Raramente exibem prolapso de útero, porém quando ocorre deve ser considerado uma situação emergencial. Pode acontecer após parto distócico com manipulação excessiva ou retenção de placenta.

Após a devida contenção, sedação, anestesia peridural, limpeza e lubrificação, o órgão é reposto e preenchido por líquido. O agente causal deve ser removido e aplicados pontos em U horizontal ou U vertical nos lábios vulvares. Não se deve realizar a sutura tipo Bühner em éguas, que podem morrer em decorrência da fuga de microtrombos após a reversão do órgão. Vale lembrar que o sangue dos equinos sedimenta rapidamente, o que propicia a formação de coágulos.

Carnívoros

Os prolapsos uterinos em cadelas não são comuns e são raros em gatas. Há relatos de prolapso do corpo, um ou ambos os cornos uterinos. A dificuldade de parto, o esforço expulsivo, a falta de exercício, a flacidez de ligamentos e a retenção placentária podem ser responsabilizados pelos prolapsos uterinos. Pode haver comprometimento do estado geral, depressão e hemorragia grave (Figura 13.12).

13 ■ Distocias de Causa Materna

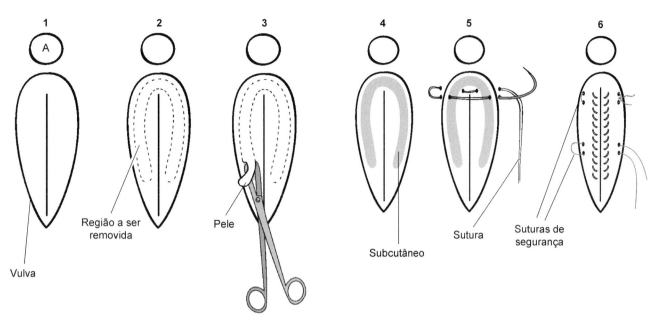

Figura 13.10 Representação esquemática da sutura Caslick modificada. A: ânus.

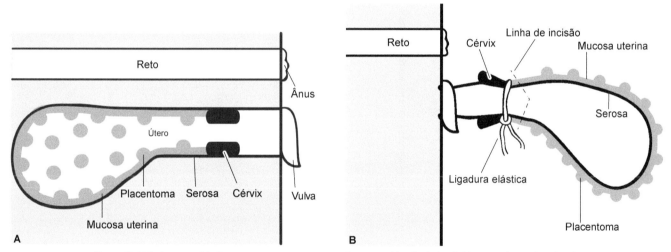

Figura 13.11 Prolapso total de útero em vaca com a representação esquemática da técnica de histerotomia por via perineal.

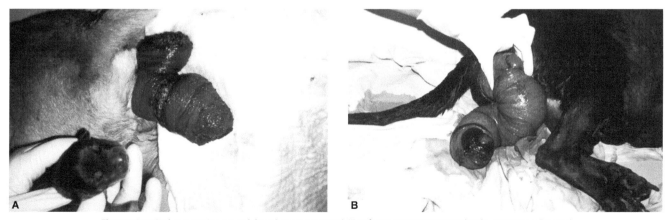

Figura 13.12 Prolapso uterino em cadela após o parto normal. (Esta figura encontra-se reproduzida em cores no Encarte.)

O tratamento de eleição é a laparotomia com redução interna, seguida de ovariossalpingo-histerectomia ou fixação do útero na musculatura abdominal. Pode haver fetos remanescentes no útero ou ruptura do ligamento ovariano, com potencial risco de hemorragia interna. Variados graus de necrose podem ser evidenciados em função do tempo de evolução (Figura 13.13).

Há relatos de prolapso uterino em gatas na literatura internacional e poucos casos nacionais, sem predileção racial (Figura 13.14).

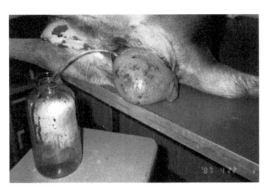

Figura 13.13 Hiperplasia vaginal, com exteriorização de toda parede da vagina, contendo a bexiga urinária no interior do volume exposto. (Esta figura encontra-se reproduzida em cores no Encarte.)

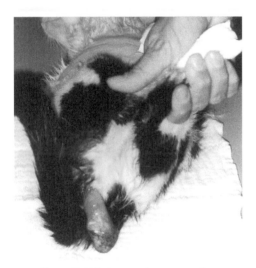

Figura 13.14 Prolapso uterino em gata pós-parto.

REFERÊNCIAS BIBLIOGRÁFICAS

Arthur GH. Reprodução e obstetrícia em veterinária. 4. ed. Rio de Janeiro: Guanabara Koogan; 1979.

Bennett D. Normal and abnormal parturition. In: Morrow DA. Current therapy in theriogenology: diagnosis, treatment and prevention of reproductive disease in small and large animals. 2. ed. Philadelphia: W.B. Saunders; 1986. p. 595-606.

Grunert E, Bove S, Stopiglia AV. Manual de obstetrícia veterinária. 3. ed. Porto Alegre: Sulina; 1977.

Toniollo GH, Vicente WRR. Manual de obstetrícia veterinária. São Paulo: Varela; 1993.

BIBLIOGRAFIA DE APOIO

Aanes WA. Surgical repair of third degree perineal laceration and rectovaginal fistula in the mares. J Am Vet Med Assoc. 1964; 144(5):485-91.

Benesch F. Obstrícia y ginecologia veterinárias. 2. ed. Barcelona, Madrid, Buenos Aires, Rio de Janeiro: Editorial Labor; 1965.

Benesch F. Tratado de obstrícia y ginecologia veterinárias. 2. ed. Barcelona: Labor; 1965. p. 494-505.

Brown MJ, Coffman RJ. A modified technique for episioplasty in the mares. Vet Med Small Anim Clin. 1971; 66(2):103-7.

Caslick EA. The vulva and vulvo-vaginal orifice and its relation to genital health of the thoroughbred mare. Cornell Vet. 1937; 27(2):178-87.

Farqharson J. Surgical treatment of third degree perineal lacerations. North Am Vet. 1943; 24(4):220-5.

Frazer SG. Hydrops, ruptures and torsions. In: Proceedings of the Equine Symposium and Society for Theriogenology. USA; San Antonio, November 28th to December 2nd, 2000. San Antonio: Society for Theriogenology; 2000. p. 33-8.

Göetzer R. Die operation des kompletten damrisses beim rind. Deutsche Tierazt liche Wochenschrifi. 1929; 37:181-3.

Göetzer R. Neuzeitiliche embryotomic bei pferd und rind. 4. ed.. Hannover: M.E.H. Schaper; 1950.

Göetzer R. Plastic der vulva und des scheidenvorhofes bei stuten und kühen. 4. ed. Hannover: M. & Scharper, H; 1952. In: Straub OC, Fowler ME. Repair of perineal laceration in the mare and cow. J Am Vet Med Assoc. 1961; 138(12):659-64.

Heinze CD. Repair of third-degree perineal laceration in the mare. Vet Scope. 1966; 11(1):12-5.

Oliveira MEF, Teixeira PPM, Vicente WRR. Biotécnicas reprodutivas em ovinos e caprinos. São Paulo: MedVet; 2013.

O'Riell JL, MacLean AA, Lowis TC. Repair of third degree perineal laceration by a modified Goetz technique in twenty mares. Equine Vet Educ. 1998; 10:2-7.

Prestes NC, Leal LS. Semiologia do sistema reprodutor feminino. In: Feitosa FLF. Semiologia veterinária: a arte do diagnóstico. 3. ed. Rio de Janeiro: Roca; 2014. p. 287-94.

Rezende MA. Perineorrafia em vacas e éguas. In: Seminário de Clínica. Brasil; Belo Horizonte, 1980. Belo Horizonte: UFMG, 1980.

Roberts SJ. Veterinary obstetrics and genital diseases. New York: Ithaca; 1971.

Schofield WL. Surgical repair of rectovaginal lacerations and fistulae in 20 mares. Irish Vet J Incorp Irish Vet Times. 1998; 51(9):468-74.

Straub OC. Fowler ME. Repair of perineal laceration in the mare and cow. J Am Vet Med Assoc. 1961; 138(12):659-64.

Voordwald F A, Tiosso CF. Distocias. In: Apparício M, Vicente WRR. Reprodução e obstetrícia em cães e gatos. São Paulo: MedVet; 2015. p. 203-17.

14 | Estática Fetal

Nereu Carlos Prestes

INTRODUÇÃO

A estática fetal caracteriza a disposição do feto no interior do útero durante a gestação, bem como a sua postura no momento do parto. Conhecê-la é fundamental para diagnóstico, prognóstico e tratamento do parto distócico. Embora o conceito seja importante para as espécies canina, felina e suína, assume relevância e configuração clara nos bovinos e equinos, por permitir um exame obstétrico interno específico manual por via vaginal no momento do parto.

A estática fetal pode ser descrita pela relação do feto com a pelve materna ou pela definição de apresentação, posição e atitude, conforme explicado a seguir:

- Apresentação: é a relação entre o eixo longitudinal do feto e o eixo longitudinal materno. A apresentação pode ser longitudinal anterior (cefálica), quando a cabeça e os membros dianteiros estão voltados para a via fetal, ou longitudinal posterior (podálica). A natureza, por motivos preservacionistas, selecionou os grandes animais, cujos produtos nascem em apresentação longitudinal anterior ou cefálica em 95 a 97% dos partos normais. Para carnívoros e suínos, nascem fetos tanto em apresentação anterior quanto posterior; porém, é mais frequente a insinuação cefálica
- Posição: é a relação da porção dorsal do feto sustentado pela calota craniana e pela coluna vertebral com o dorso materno. Durante o parto normal ou eutócico, a apresentação deve ser longitudinal; e a posição, dorsal ou superior, ou seja, com o dorso do feto voltado para a coluna vertebral da mãe, promovendo um paralelismo
- Atitude: é a relação entre as partes móveis do produto – membros anteriores, membros posteriores, cabeça e pescoço – e seu próprio corpo.

No parto eutócico, espera-se apresentação longitudinal anterior, posição superior e atitude estendida.

DISTOCIAS DE CAUSA FETAL

De modo geral, as distocias de causa fetal podem ser provocadas por deficiência de esteroides adrenais, tamanho do feto determinado pela raça ou gestação prolongada, defeitos como duplicação de membros ou cabeça, ascites, anasarca e hidrocefalia ou alterações na estática fetal.

Apresentações distócicas

As apresentações podem ser:

- Transversodorsal: o feto encontra-se com o dorso transversalmente voltado para o canal do parto, distribuindo membros posteriores, cabeça-pescoço e membros anteriores nos cornos uterinos
- Transversoventral: o feto encontra-se com o ventre transversalmente voltado para a via fetal e, na maioria das situações, com os quatro membros insinuados no canal do parto. Nesses casos, deve-se proceder ao diagnóstico diferencial com gestação gemelar

- Apresentação verticodorsal: o feto encontra-se em flexão máxima para a curvatura maior e o fundo do útero, com o dorso verticalmente direcionado para a via fetal
- Apresentação verticoventral: o feto encontra-se de costas para a curvatura maior e o fundo do útero, com o ventre verticalmente direcionado para a via fetal. Pode haver extensão ou flexão de membros, cabeça e pescoço.

Nos carnívoros e suínos, as apresentações transversais são frequentes e, às vezes, de difícil diagnóstico pelo toque vaginal nos animais de pequeno porte e nas gatas. Já as apresentações verticais são teoricamente impossíveis de ocorrer, dada a forma anatômica dos cornos uterinos.

Posições distócicas

São considerados posicionamentos anômalos o inferior e o lateral direito ou esquerdo.

Atitudes distócicas

Na distocia, podem ocorrer alterações nas seguintes partes móveis do produto:

- Cabeça e pescoço: os desvios de cabeça e pescoço estão intimamente relacionados com a espécie animal que caracteriza a forma e o tamanho dessas estruturas anatômicas. Nos animais de pescoço longo espera-se, em muitas situações, maior dificuldade para alcançar manualmente essas porções, ou mesmo promover correções de sua atitude. Os desvios podem ser:
  - Esternal
  - Lateral direito e esquerdo
  - Dorsal
  - Flexão da articulação atlanto-occipital
- Membros anteriores:
  - Flexão dos membros sobre a nuca, que são responsáveis pelas lacerações perineais simples ou graves e pelas fístulas retovaginais
  - Flexão da articulação cárpica
  - Flexão das articulações escapuloumeral e umerorradial
- Membros posteriores:
  - Flexão da articulação társica
  - Flexão da articulação coxofemoral.

Segundo Toniollo e Vicente (1993), as principais manobras obstétricas exigidas para a correção de distocias em éguas e vacas são:

- Retropulsão: recolocar o feto para dentro do útero manualmente ou com instrumento, objetivando espaço físico de manuseio de impossível execução no restrito canal vaginal
- Extensão: estender porções fletidas de membros, cabeça e pescoço utilizando os braços do operador, os ganchos e as correntes ou cordas, com cuidado e rigorosa higiene e lubrificação, aproveitando-se da mobilidade e da direção das articulações
- Rotação: impingir ao feto um giro sobre seu eixo longitudinal com o intuito de corrigir distocia de posição. Obtêm-se bons resultados com o uso do garfo obstétrico e ótima lubrificação do útero. É preciso ter cuidado para não provocar torção uterina
- Versão: alterar a apresentação transversa ou verticodorsal ou ventral para a apresentação longitudinal anterior ou posterior
- Tração: tracionar o feto quando devidamente insinuado utilizando mãos, correntes, ganchos e cordas, obedecendo-se a uma série de normas.

Correção das distocias fetais

O sucesso da manipulação obstétrica para correção das distocias fetais dependerá da espécie animal, do tempo de evolução do parto, da viabilidade fetal, do grau de dilatação das vias fetais dura e mole, da característica espécie-específica do parto, do equipamento disponível no local de execução do procedimento e do preparo do pessoal de apoio.

Na cadela e, com menor frequência, na gata, é possível fazer pequenas correções de distocias com a introdução do dedo pela vagina, tracionando, com ou sem auxílio de fórceps, um feto insinuado, tendo sempre em mente que a cesariana é uma técnica rotineiramente utilizada nessas espécies para terminalizar um parto distócico.

Para grandes animais, preconiza-se, antes da intervenção, uma rigorosa higiene do períneo, dos membros posteriores e da cauda, além de devida proteção do obstetra e vestuário apropriado, água em abundância, substância lubrificante à disposição (carboximetil celulose ou polímeros de polietileno para uso veterinário), antisséptico, correntes, cordas e ganchos, e protocolo anestésico.

Realiza-se inicialmente o exame obstétrico interno específico por via vaginal para verificar a estática fetal, sua viabilidade, presença de *rigor mortis*, resposta contrátil uterina, grau de lubrificação, dilatação das vias fetais e tamanho do produto. Deve ser lembrado que, para corrigir uma distocia, vale mais a técnica do que a força, e toda manobra realizada dentro do útero é mais fácil do que no espaço vaginal.

De modo geral, se o feto estiver vivo ou recém-morto, sem *rigor mortis* ou anquiloses, a maior parte das distocias serão facilmente corrigíveis, apresentando certa dificuldade os transversos, as monstruosidades fetais, as posições inferiores e as apresentações posteriores com flexão bilateral da articulação coxofemoral. Nas distocias de impossível correção com feto vivo, indica-se a cesariana; e nos casos de morte fetal, a fetotomia parcial ou total.

Grunert e Birgel (1989) relacionaram as distocias fetais causadas por:

- Monstro simples:
  - Polimelia: aumento do número de membros
  - Hidrocefalia: aumento dos líquidos cefalorraquidianos
  - Anasarca: edema generalizado do feto – torção do cordão umbilical
  - Ascite: acúmulo de líquido no abdome devido a vários fatores, como problemas nutricionais maternos
  - Contraturas e torções articulares: destaca-se o torcicolo nos potros e a anquilose de membros nos bezerros
  - Esquistossoma reflexo: ampla abertura da cavidade torácica e abdominal com evisceração, lordose, anquilose e contratura dos membros
  - *Perosomus elumbis*: ausência de vértebras coccígeas, sacras e lombares, com membros contraídos, rígidos ou agrupados
- Monstro complexo:
  - *Diprosopus*: caracterizam-se por apresentarem duas faces
  - *Dicephalus*: o feto desenvolve-se com duas cabeças isoladas
  - *Thoracopagus*: desenvolvimento de dois fetos unidos pela região torácica
  - *Thoracogastropagus*: união dos gêmeos pelas regiões torácica e abdominal. Se afetar também a cabeça, denomina-se *cephalothoracogastropagus*

- *Ischiogastropagus*: a união ocorre na pelve e no abdome
- *Duplicitas* posterior: apresentam formação única anterior com subdivisão do posterior a partir do abdome
- Ciclopia, *Amorphus globosus*, espinha bífida.

A teratologia é a parte da embriologia e da patologia que intervém no desenvolvimento anormal e estuda malformações no indivíduo durante o período gestacional ou pré-parto. Estudos recentes de genética, embriologia, patologia, virologia e bioquímica resultaram em avanços dentro da biologia celular, molecular e citogenética.

Roberts (1971) lista a relação das principais malformações letais e semiletais para as seguintes espécies domésticas:

- Bovinos: as malformações podem ser causadas pela alteração na diferenciação tecidual originada do disco ou botão embrionário, ou ser agrupadas de acordo com os tecidos ou órgãos envolvidos. Acondroplasia, ou bezerro "buldogue", epiteliogênese imperfeita, hipotricose congênita, ictiose congênita, amelia ou hemimelia, anquilose e mumificação, hipoplasia cerebelar, ataxia e tremores, paralisia de membros posteriores, membros curvos, contraturas musculares, hidrocefalia, anasarca, subdesenvolvimento mandibular, fenda palatina, atresia do cólon ou íleo, hérnia cerebral, alopecia parcial, polidactilia, hipertrofia muscular, hérnia umbilical, osteoartrite, paresia espástica, reduzida pigmentação ocular, albinismo, catarata congênita, estrabismo e exoftalmia, cauda vertical, tetas supranumerárias ou fundidas, agnatia, prognatismo, opacidade de córnea e cistos dermoides (Figura 14.1)
- Equinos: atresias, hemofilia, epiteliogênese imperfeita, ataxia hereditária, incoordenação motora, hipoplasia cerebelar, ausência de uma retina, hidrocefalia, catarata, hérnia umbilical, hipotricose congênita, criptorquidismo, subdesenvolvimento da mandíbula, subluxação da patela, exostose múltipla, enfisema pulmonar, hemiplegia da laringe e displasias (Figura 14.2)
- Suínos: hérnia cerebral, hidrocefalia, paralisia de membros posteriores, atresia anal, fenda palatina, epiteliogênese imperfeita, hipoplasia testicular, hérnia umbilical, inguinal e escrotal, hipotricose congênita, criptorquidismo, microftalmia, anoftalmia, polidactilia, impotência sexual, hermafroditismo, tetas invertidas, hipertrofia muscular, estenose subaórtica e dermatoses
- Cães: laringe estenótica anormal, falha no fechamento da fontanela, hidrocefalia, megaesôfago, linfedema, hemofilia, deficiência do fator VII sanguíneo, anemia hemolítica, malformações cardíacas, persistência do ducto arterioso, estenose subaórtica, hiperparatireoidismo espontâneo, paralisia, ataxia cerebelar hereditária, ataxia cerebelar progressiva, luxação de disco invertebral, epilepsia, tetania recorrente, polidactilia, prolapso vaginal, luxação patelar, displasia coxofemoral, prognatismo, coluna curva, anormalidades esqueléticas de membros, palato mole prolongado, falta de cauda, hérnia inguinal, umbilical e diafragmática, alta excreção de ácido úrico, epiteliogênese imperfeita, alopecia, dermatite solar nasal, dermatites, ectrópio e entrópio, anomalias de fundo de olho, catarata, microftalmia, descolamento de retina, degeneração progressiva da retina (atrofia), glaucoma secundário, hemeralopia, cistos dermoides na córnea, criptorquidismo, hidrocefalia, comportamento materno anormal, comportamento agressivo, propensão a neoplasia e cauda curta (Figura 14.3)
- Gatos: porfiria, cauda curta, estrabismo, polidactilia, hidrocefalia, surdez, atrofia da retina, hipoplasia cerebelar. Às vezes, pode ser considerada a osteogênese imperfeita, embora não seja defeito genético.

Os principais agentes teratogênicos incluem:

- Deficiência nutricional: falta de vitaminas, minerais e aminoácidos, bem como hipervitaminose A e D
- Desequilíbrios hormonais: insulina, andrógenos, estrógenos, progestógenos que podem induzir à masculinização genital e corticoides exógenos
- Fatores físicos: temperatura e anoxia

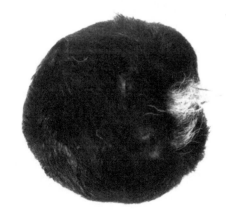
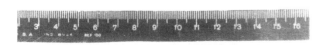

Figura 14.1 Fotografia de um *Amorphus globosus* – bovino.

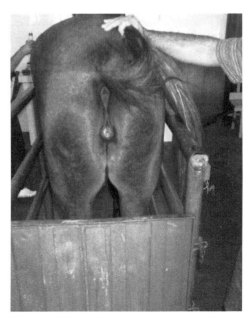

Figura 14.2 Fotografia de égua exibindo hipertrofia de clitóris. (Esta figura encontra-se reproduzida em cores no Encarte.)

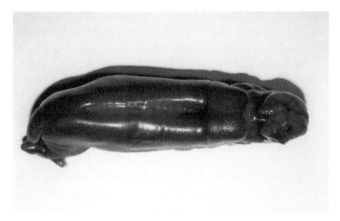 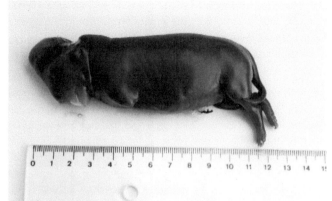

Figura 14.3 Malformações diversas em feto canino. (Esta figura encontra-se reproduzida em cores no Encarte.)

- Radiação: raios X
- Fármacos e produtos químicos: estreptomicinas, tetraciclinas, sulfas, quinina, talidomida, malation, nicotina, mercúrio, tetracloreto de carbono, agentes citotóxicos, flúor e selênio, actinomicina D, azul de tripano, histaminas e *ergot*
- Certos agentes infecciosos, como os vírus e algumas bactérias.

Diagnóstico

As distocias de causa fetal são muito difíceis de serem integralmente reconhecidas e corrigidas nas cadelas, gatas e porcas no momento do parto, haja vista a impossibilidade anatômica de um exame obstétrico digital ou manual direto sobre o feto dentro do útero. Métodos auxiliares, como radiografia e ultrassonografia, podem ser úteis em determinadas circunstâncias, mas nem sempre conclusivos. Nos pequenos ruminantes e bovinos, a manipulação do feto é possível, com rigorosa higiene e abundante lubrificação; porém, muitas vezes, encontram-se dilatações insuficientes de toda a via fetal mole ou de porções específicas, particularmente vulva e cérvix. As éguas têm um parto que evolui rapidamente, e a fase de expulsiva demora de 30 min a 2 h. Essa espécie raramente apresenta distocia de causa materna, pois a via fetal dura é circular e ampla com base plana, e a via fetal mole apresenta grande capacidade distensiva. A maior incidência são as distocias de causa fetal, devido ao tamanho do potro e ao comprimento de membros, cabeça e pescoço. Normalmente, com produtos vivos ou mortos sem *rigor mortis*, a correção com manobras diretas sobre o feto dentro do útero é facilmente executada, lembrando que tal procedimento deve ser feito com cuidado para evitar perfurações do útero e lacerações vaginais.

EXAME OBSTÉTRICO DURANTE O PARTO

O exame obstétrico do parto distócico requer do técnico conhecimento de: fisiologia do parto e gestação, duração da prenhez, sinais externos do parto, anatomia, estática fetal, fases do parto e tempo de duração, e, sobretudo, puerpério fisiológico e patológico (Figura 14.4).

Segundo Grunert e Birgel (1989) e Toniollo e Vicente (1993), deve-se obedecer a sequência lógica descrita a seguir.

Resenha ou identificação do animal. Espécie, raça, idade, peso, nome ou número

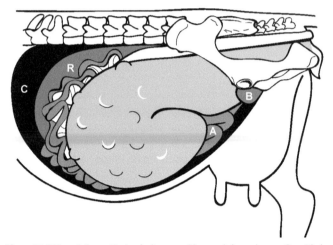

Figura 14.4 Disposição anatômica do útero gravídico no abdome de vaca. C: cavidade abdominal; R: rúmen; A: alça intestinal; B: bexiga urinária.

Anamnese. Espontânea ou inquisitiva, primípara ou plurípara, histórico dos partos anteriores, período de gestação, referência de abortamento ou parto prematuro, intervenções obstétricas anteriores, manipulação por leigos, sinais de parto observados pelo proprietário ou tratador, tempo de ruptura das bolsas, uso de medicação recente ou durante a gestação, dados gerais sobre comportamento do animal e alimento fornecido

Exame geral. Deve ser feito verificando estado geral, temperatura retal, aparelho respiratório, circulatório e digestório, capacidade de locomoção e de se manter em estação. Os estados geral e nutricional são fundamentais, pois animais debilitados podem apresentar atonia uterina e eventuais fraturas. Deficiência alimentar pode determinar distúrbios metabólicos graves (hipocalcemia, toxemia da gestação, eclâmpsia e acetonemia), complicando o desempenho do profissional. A temperatura corporal tende a decrescer no período prodrômico do parto, e os valores podem ser mascarados por edema perineal típico do parto, lesões graves e necrose terminal, bem como por processo irritativo do reto. Pelos arrepiados podem indicar estados patológicos, pois a pele e os pelos funcionam como um espelho do estado geral. Ao final da gestação, espera-se dispneia devido ao aumento de volume do útero, com o consequente desvio cranial das vísceras abdominais comprimindo o diafragma. Espera-se também ligeira taquicardia compensatória, além de edema na vulva, no períneo e na glândula mamária (edema fisiológico), podendo afetar áreas adjacentes, e transudato livre na cavidade abdominal, por compressão ou estase da grande circulação uterina e mesentérica. Com relação ao aparelho digestório, as éguas podem simular desconforto abdominal e timpanismo, embora, nas proximidades do parto, o animal tenha tendência a recusar a ingestão de comida. Os animais com abdome flácido, gestação gemelar ou prenhez múltipla patológica podem demonstrar dificuldade de locomoção ou de se manter em pé, adotando uma postura confortável

Exame externo específico. Embora rapidamente realizado, inclui inspeção e palpação das estruturas a seguir.

Abdome. Observar forma, tensão, distensão, visíveis contrações musculares representadas por esforços expulsivos, possíveis movimentos fetais espontâneos ou notados pela adoção do contragolpe, edema no ventre, que pode se alastrar da glândula mamária até a região esternal, ferimentos superficiais, hérnias ou ruptura de ligamento pré-púbico, assimetria uni ou bilateral (hidropisia dos envoltórios)

Pelve. Examinar relaxamento dos ligamentos sacroisquiáticos, conformação, presença de deformações, diâmetro transversal, inclinação e existência de calos ósseos. A pelve apresenta forma, diâmetro e ângulos de inclinação variáveis para as diversas espécies animais. Para os pequenos, atenção especial deve ser dedicada às fêmeas que foram vítimas de atropelamento ou que sofreram deficiências minerais durante a puberdade, exibindo raquitismo. Sabe-se da alta mobilização de cálcio durante a gestação para formar o esqueleto fetal (Figura 14.5A a E)

Vulva. A vulva e o vestíbulo vaginal têm importância fundamental no fechamento mais externo do trato genital, impedindo a entrada de ar e, portanto, de eventuais agentes contaminantes no espaço vaginal, particularmente durante a gestação. Assim, é imprescindível conhecer o comprimento efetivo, a angulação e a forma da vulva e do períneo. Deve-se inspecionar e palpar possíveis ferimentos, necrose, parte dos envoltórios fetais, prolapsos de mucosa, eventual retroflexão de bexiga, presença de secreções (cor, quantidade e odor), edema e hematomas, bem como examinar as possíveis umidades e crostas presentes no períneo, na região inguinal e na cauda da parturiente

Glândula mamária. Embora uma glândula mamária mereça um exame semiológico especial, no momento do parto é peciso atentar a tamanho, forma da(s) glândula(s), forma dos tetos, coloração da pele, fissuras e nódulos. A palpação auxilia sobremaneira as conclusões.

São características dos mamíferos a presença de pelos revestindo o corpo e a(s) glândula(s) mamária(s). A mama é um órgão par, constituído por um grupo de glândulas cutâneas cuja morfologia geral assemelha-se à da glândula sudorípara. Em relação à função, o órgão cresce consideravelmente na fêmea, enquanto, no macho, é rudimentar. Seu número e sua posição são variáveis: duas, uma em cada lado no homem, em equinos, caprinos e ovinos; nos bovinos são quatro, duas de cada lado; no gato, oito; no cão, de oito a dez; no suíno, de dez a doze. Alguns autores indicam o número de mamilos em vez do de glândulas.

A região ocupada pelas mamas não é idêntica em todos os mamíferos domésticos. Nos equinos e ruminantes, situa-se na parte púbica; nos suínos e carnívoros, estende-se do púbis ao esterno; e no homem, limita-se à região peitoral. As mamas são separadas por um sulco externo mediano, o qual, na mulher, forma o seio; e nos carnívoros e suínos, é quase plano. As mamas ficam independentes de ambos os lados.

Nos equinos e ruminantes, as mamas têm forma aproximadamente hemisférica; nos suínos e carnívoros, são pouco salientes, mas, durante a lactação, tornam-se cônicas ou discoidais.

No ápice de cada mama existe um grosso relevo em forma de papilo-mamilo, cônico ou cilíndrico, com ponta arredondada em cuja extremidade desembocam os ductos excretores papilares. O número de orifícios é variável: em equinos, dois em cada mamilo; ruminantes, apenas um, dois ou três; no homem, de dez a quinze. Geralmente, os machos não apresentam mamilos verdadeiros, mas sim pequenas saliências papilares com escasso tecido glandular.

O revestimento cutâneo da mama é delgado, sem cor característica e protegido por pelos finos. A penugem é bem peculiar nos pequenos animais. Existem numerosas glândulas sebáceas e sudoríparas com os pelos na pele da mama, as quais, em algumas espécies, são raras, podendo até faltar, como nos bovinos e suínos.

O leite garante a nutrição completa ao recém-nascido, sendo o único alimento a se ajustar às condições do trato digestório. Tem características organolépticas e constituintes específicos a cada grupo animal, sendo, inclusive, o provedor da imunidade passiva. A secreção láctea tem sido exaustivamente estudada nos animais de produção, principalmente ruminantes (particularmente bovinos), em que os processos patológicos adquirem importância econômica e de saúde pública. A análise microbiológica, os testes diretos e a contagem de células somáticas são fundamentais.

Embora a égua produza muito leite a cada dia (± 20 ℓ), a capacidade de armazenamento é baixa, obrigando o potro a mamar 100 a 120 vezes/dia. Assim, as mastites nessa espécie são raras, pois o órgão é continuamente esvaziado e situa-se anatomicamente protegido de eventuais traumatismos.

Para a espécie suína, adquire particular importância a tríade "mastite, metrite e agalactia", extremamente danosa, podendo ser letal. Mastites traumáticas provocadas pelos dentes dos leitões são comuns; logo, a higiene da prenhez e do parto são medidas preventivas eficazes.

A cadela tem de quatro a seis pares de mamas: dois torácicos, dois abdominais e dois inguinais. O mamilo é atravessado por numerosos orifícios papilares (oito ou mais). Os ductos papilares terminam profundamente nos respectivos seios lactíferos, que, em cadelas e gatas, têm de quatro a seis mamilos: dois torácicos, dois abdominais e dois inguinais, geralmente.

Para os carnívoros domésticos, o leite significa a única fonte alimentar para o neonato e rica de imunidade passiva colostral, embora ocorra certa permeabilidade placentária aos anticorpos durante a gestação. A glândula mamária de cães e gatos é suscetível a dermatoses, dermatites de contato, inflamações, traumas diversos e tumores. Estes últimos estão sendo muito estudados devido ao seu caráter metastático e letal. Sua associação com hormônios já foi estabelecida, mas não suficientemente esgotada.

A anatomia do órgão em cães e gatos garante a produção do leite suficiente para uma ninhada normal, podendo, em algumas situações particulares, haver sobra ou excesso. A quantidade e

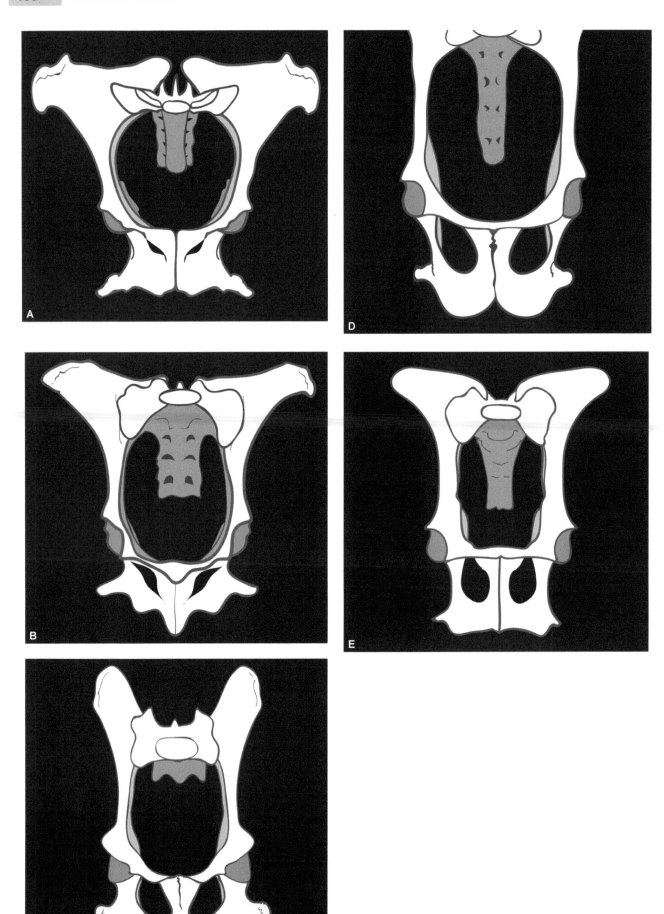

Figura 14.5 Representações esquemáticas da pelve da égua (**A**), da vaca (**B**), da cadela (**C**), da cabra (**D**) e da porca (**E**).

a qualidade da secreção láctea estão ligadas à qualidade do alimento, à água fornecida e ao grau de sanidade corporal; entretanto, trata-se de animais em que não se consegue uma ordenha proporcionalmente farta, o que impede a coleta de substanciais amostras de leite ou mesmo o armazenamento excedente. Nas gatas, a ordenha é particularmente mais difícil.

Segundo Heidrich *et al.* (1980), o exame especial da glândula mamária, principalmente de ruminantes, inclui:

- Inspeção externa: tamanho, forma do úbere e dos tetos, tetos acessórios, pele correspondente e esvaziamento espontâneo da secreção
- Exame da secreção: características da ordenha, como tipo de jato, possíveis obstruções por fibrina, sangue, pus, nódulos e sensibilidade local, bem como temperatura da glândula:
  - Avaliação da secreção láctea: caneca de fundo escuro
  - Característica da secreção: odor normal, aspecto aquoso, flocoso, grumoso, seroso, purulento ou fétido
  - Determinação do pH
  - Testes rápidos de diagnóstico de mastite clínica ou subclínica
  - Coleta de amostra para cultivo e antibiograma
  - Avaliação do volume produzido
- Palpação: deve-se palpar a ponta (extremidade) dos tetos e da cisterna, fazendo o rolamento dessas porções anatômicas entre os dedos para verificar a presença de nódulos ou cordões obliterantes totais ou parciais. Para isso, deve-se palpar cada quarto do úbero utilizando as duas mãos, verificando temperatura, consistência do tecido glandular e presença de nódulos. O exame estará completo com a palpação dos linfonodos regionais

Exame interno específico

Vias fetais dura e mole. Verificar dilatação, lubrificação, elasticidade da mucosa, dilatação vulvar e vestibular, abertura cervical e corpo do útero. Ter em mente que a via fetal dura é estática. Nos animais de pequeno porte, esse procedimento direto executado manualmente é muito limitado. As gatas são muito relutantes ao exame vaginal, mesmo no momento do parto. O exame por via retal (VR) é desnecessário neste momento e, de certa modo, contraindicado em função do aumento do risco de contaminação do operador com as fezes da parturiente

Condições dos anexos fetais. Deve-se verificar se o corioalantoide está rompido ou intacto, além das condições da película amniótica, a presença ou ausência dos líquidos, o volume, a coloração, a cor e o odor. De maneira geral, o líquido alantoide é amarelado devido à presença de urina fetal, e o líquido amniótico é claro ou límpido e ligeiramente mucoso. As bolsas e os líquidos são fundamentais na dilatação e lubrificação do canal do parto

Condições do feto. Deve-se averiguar tamanho, estática fetal, viabilidade ou malformações. A viabilidade fetal nos grandes animais pode ser avaliada pela movimentação espontânea ou de modo provocado pela compressão dos membros, aguardando movimentação, reflexo podal, ligeira compressão digital sobre o globo ocular, reflexo ocular, pulso dos vasos do cordão umbilical, reflexo de sucção e, nas apresentações posteriores, reflexo do esfíncter anal e reflexo anal.

Muitos bezerros e potros que permanecem com os membros insinuados por longo período não respondem aos testes de compressão manual. Por isso, devem ser feitos testes complementares que concluam a viabilidade ou não do produto. Em pequenos e médios animais, utilizam-se auscultação e ultrassonografia para determinar a vitalidade do feto. Os produtos em estresse, debilitados ou em sofrimento (agonia) relaxam o esfíncter anal, possibilitando a eliminação de mecônio, que tinge de marrom os líquidos. Verifica-se também a presença de fezes durante o exame. Com relação ao tamanho, os fetos são classificados como absolutos ou relativos grandes demais. O feto absoluto grande apresenta peso e proporções superiores à média esperada para a espécie ou raça. Fetos relativos grandes apresentam medidas normais; porém, a fêmea tem as vias fetais dura e mole estreitas demais para conduzir um parto normal. Este fato é particularmente observado quando os animais são colocados precocemente na reprodução, em certos cruzamentos industriais e na escolha de receptoras nos programas de transferência de embriões.

É fundamental o reconhecimento da apresentação, da posição e da atitude, identificando cabeça e pescoço, membros anteriores ou posteriores, e observando criteriosamente as articulações e os cascos. Cascos com a sola voltada para cima são fortes indicadores de posição inferior nas apresentações anteriores. Quando possível, palpar cuidadosamente a cintura escapular e pélvica para procurar prognosticar seu diâmetro

Diagnóstico. Embora tenha um protocolo rigoroso, o exame obstétrico deve ser feito com objetividade, pois o tempo despendido representa decréscimo e perda da viabilidade fetal. Segundo Grunert e Birgel (1989), o diagnóstico deve precisar as seguintes condições: estado geral materno, condições das vias fetais dura e mole, estado das bolsas e dos líquidos fetais e a respectiva lubrificação do canal do parto, dimensões do produto e sua viabilidade, e, sobretudo, estática fetal

Prognóstico. Este tópico tem importância particular e requer experiência, critério metodológico no exame obstétrico, diagnóstico preciso, firmeza e credibilidade. O proprietário deseja e necessita ser informado sobre as chances de sobrevivência do produto e da parturiente, além da fertilidade futura do animal. Desse modo, o técnico deve ter em mente o valor econômico e/ou sentimental do animal, discutindo o assunto de maneira profissional; afinal, ele será muitas vezes questionado sobre a relação custo/benefício em qualquer procedimento adotado. As garantias são ínfimas em partos demorados, fetos enfisematosos ou em franca maceração, bem como em casos de sinais de toxemia materna. Nessas condições, espera-se involução da via fetal mole, especialmente da cérvix em ruminantes, comprometendo qualquer tentativa de remoção do produto. Graves lacerações de via fetal podem ser observadas nas tentativas de manipulação por pessoal não habilitado ou utilizando equipamento artesanal, como os ganchos de arame, causando fraturas de mandíbula, arrancamento de dentes incisivos e laceração da sínfise mandibular.

Deve-se lembrar também que as espécies animais apresentam grau de resistência e sensibilidade diferentes. Os equinos são altamente sensíveis a peritonite e podem inclusive ter uma laminite após o parto distócico. Portanto, o médico-veterinário deve estar preparado para prever o que pode acontecer sem jamais se considerar um vidente.

Tratamento. Como pode ser observado, as alternativas para terminalizar o parto distócico são bastante restritas. O sacrifício da parturiente é recomendado apenas para ruminantes e suínos com possibilidade de utilização da carne, embora seja uma escolha muito delicada, e nos casos de doenças graves e fraturas com decúbito permanente. Não foi elencada a possível tentativa de se promover a abertura (dilatação) da via fetal mole com o uso de hormônios, especialmente nos ruminantes; contudo, deve ser lembrado que eles não têm efeito imediato e ação sempre eficaz, retardando, assim, outra intervenção. Isso agirá contra a viabilidade fetal, principalmente quando já tiver ocorrido a ruptura das bolsas alantoidiana e amniótica.

As possibilidades de tratamento do parto distócico são:

- Estímulo às contrações
- Episiotomia
- Tração forçada
- Correção das distocias fetais
- Fetotomia
- Cesariana
- Histerotomia (incisão na cérvix)
- Sacrifício do animal.

Exame pós-parto. Deve ser voltado principalmente à parturiente. É preciso verificar se não há outro feto (vacas, éguas, ovinos e caprinos), lacerações superficiais ou profundas, eliminação da(s) placenta(s), lacerações cervicais e metrorragias, programando exame ginecológico para recolocar novamente o animal em condições reprodutivas.

Observações

O critério de execução de um exame obstétrico garante um diagnóstico seguro e o sucesso do tratamento. Os procedimentos sucessivos repetindo sempre o mesmo protocolo fornecem ao técnico experiência e segurança. Aos moldes dos eventos fisiológicos, os distúrbios patológicos são semelhantes entre a mesma espécie animal, mas nunca são exatamente iguais entre os indivíduos da mesma população. Portanto, deve-se considerar cada parto de maneira ímpar, pois as condições, os animais e o ambiente são distintos em cada abordagem, exigindo bom senso e maleabilidade profissional na escolha da possibilidade auxiliar para terminalizar o parto.

INTERVENÇÃO NO PARTO

Com base nas considerações de Roberts (1971), Grunert e Birgel (1989) e Toniollo e Vicente (1993), a decisão de intervir no parto demanda do obstetra conhecimento sobre: duração da gestação, características do parto de cada espécie, tempo de evolução do parto normal, comportamento do animal, tipo de criação e, principalmente, morfofisiologia placentária. A pergunta "quando intervir?" não pode ser matematicamente respondida, pois esta não deve ser uma decisão precipitada nem postergada. A ação depende de um bom exame do animal, orientando-se pelos sinais claros de ruptura das bolsas e a consequente expulsão dos líquidos. Os dados da data de cobertura ou da inseminação artificial, aliados aos sinais típicos de parto, são os indicadores da conduta. É necessário ter cuidado com anamneses espontâneas relatadas por pessoas ou condutores estranhos do animal. O diferencial

entre parto prematuro, abortamento ou gestação prolongada (raro) deve ser feito. A temporização média do parto entre espécies animais é um evento padrão; porém, ocorrem desvios individuais motivados por fatores endógenos e ambientais.

Espécies animais
Éguas

Esta espécie apresenta parto normal extremamente rápido. Nas propriedades organizadas, as fêmeas no final da gestação são diuturnamente monitoradas com mensuração da temperatura retal. Na fase preparativa, elas apresentam edema de vulva, relaxamento de ligamento sacroisquiático e edema de glândula mamária, aparecendo tampão seroso-seco pelo gotejamento do colostro. No início da fase de dilatação e expulsão, simulam desconforto abdominal, deitam e levantam, podendo exibir sudorese abundante ou localizada em pontos específicos. Normalmente, a expulsão (15 a 20 min) tende ao decúbito lateral com marcada contração do abdome e do útero de maneira rítmica. Se houver ruptura dos envoltórios e o feto não for expelido, estará fatalmente comprometido em 30 min a 1 h, pois a placenta microcotiledonária difusa irá descolar-se quase completamente do endométrio uterino, determinando a asfixia do mesmo. Portanto, a intervenção no parto da égua deve ser pronta e urgente ao mínimo sinal de desvio das características do parto normal. A ruptura do alantocório acontece na "estrela cervical", que é o local com hipoplasia de vilosidades que fica justaposto ao anel cervical durante a gestação. Se, porventura, o alantocório avermelhado ou roxo ficar exposto e íntegro pela vulva por muito tempo, contendo a porção anterior do potro, deverá ser rompido manualmente ou com tesoura, para permitir a respiração do neonato insinuado. Ligeira tração pode ser necessária.

A placenta normalmente é expulsa espontaneamente após 3 h do nascimento, e a placentofagia é rara nessa espécie. O parto geralmente acontece à noite, podendo ser interpretado como uma dotação da natureza para que a mãe se recomponha e reconheça o filho, e para que o potro tenha tempo para ficar em pé, firmar-se, mamar o colostro e acompanhar a sua mãe, abandonando o local do parto a fim de fugir de eventuais predadores naturais. Para os animais domesticados esse procedimento higiênico deve ser providenciado.

Na espécie equina, as distocias fetais são prevalecentes. A intervenção será necessária se, a despeito das fortes contrações, o parto não progredir, podendo haver defeito na estática fetal ou torção uterina, impedindo a evolução do parto. Secreção fétida fluindo pela vulva significa morte e decomposição intraútero. Deve-se ficar atento ao parto das raras gestações gemelares ou de grupos particulares, como os pôneis suscetíveis a distocias em função do reduzido tamanho e das possibilidades de malformações.

Ruminantes

Para bovinos, ovinos e caprinos a intervenção no parto não é urgente, pois transcorre de maneira mais lenta, a qualquer hora requerendo maior tempo entre as fases. Mesmo após a ruptura das vesículas, a placenta cotiledonária não se destaca das carúnculas uterinas, garantindo a sobrevivência do feto por tempo variável, que, muitas vezes, chega a 4, 6, 8 e até 10 h, embora possa haver progressiva depressão do produto. O parto normal demora de 8 a 12 h; particularmente, a dilatação e a fase de expulsão duram de 1 a 4 h. A expulsão da placenta acontece entre 1 e 6 h pós-parto, e é preciso impedir que a vaca ingira os envoltórios devido ao risco de distúrbios digestórios ou autocontaminação eventual.

As ovelhas e cabras, no momento do parto, podem demonstrar inapetência e distúrbios da ruminação. Elas também defecam e urinam com maior frequência, podendo isolar-se do grupo. A expulsão pode ocorrer tanto de dia quanto à noite, durando em média 1 h, e o intervalo de nascimento dos produtos nas gestações duplas ou triplas varia de 15 a 30 min.

A intervenção deverá ser providenciada se houver suspeita de distocias de causa fetal, grave comprometimento do estado geral da parturiente, presença de corrimento vaginal de odor pútrido, expectativa da parição de produtos absolutos ou relativos grandes e nas receptoras de embriões, em que a morte eventual do bezerro significa alto prejuízo zootécnico e econômico.

Porcas

Ao final de sua prenhez, apresentam exuberante desenvolvimento mamário e edema de vulva. O parto pode ocorrer a qualquer momento do dia; porém, nota-se maior incidência no final da tarde e à noite, em busca de momento e ambiente mais calmos. Durante a fase expulsiva, que demora 3 a 4 h, a porca emite grunhidos e movimenta os membros e a cauda, intervalando os leitões a cada 15 a 30 min. Espera-se um intervalo maior para os últimos produtos. Os leitões deslizam sobre a membrana coriônica com um, dois ou três fetos; rompe-se a vesícula amniótica, e o cordão umbilical longo garante a viabilidade do produto ao percorrer a longa extensão do corno uterino. Uma ou várias placentas microcotiledonárias podem ser expulsas após o nascimento de um produto. As últimas podem apresentar uma extremidade afilada, que corresponde à sua justaposição na extremidade afunilada dos cornos uterinos. A ingestão dos envoltórios pela porca é comum. Após o nascimento do último filhote, ela se levanta, urina em abundância e, posteriormente, posiciona-se para permitir a amamentação da leitegada.

Essa espécie merece exame detalhado, pois os métodos semiológicos aplicáveis em outros animais são difíceis de serem realizados, devido à dificuldade de exame manual por via vaginal, de palpação abdominal, de ultrassonografia e de radiografia. Os métodos são prejudicados pela camada de gordura. Deve-se intervir se os tempos habituais não forem respeitados, suspeitando-se de atonia uterina, torção de útero, dilatação insuficiente das vias fetais, fetos absolutos ou relativos grandes, sinais de debilidade ou distúrbios metabólicos e distocias de apresentação, posição e atitude.

Cadelas

O tempo empírico de gestação das cadelas é de 63 dias, com variação de 56 a 72 dias, quando calculado da data da primeira cobertura. Essa grande variação deve-se ao longo período de comportamento estral. A duração da prenhez, endocrinologicamente calculada, é muito menos variável, ocorrendo o parto 65 ± 1 dias do pico pré-ovulatório de hormônio luteinizante (LH), isto é, 63 ± 1 dias do momento da ovulação. Variações gestacionais foram relacionadas ao porte e à raça dos animais, mas essas observações não estão bem documentadas (Linde-Forsberg e Eneroth, 1998).

Ainda não se conhece de maneira clara e definitiva qual o fenômeno indutor do início do trabalho de parto e por que, ao término do período gestacional, desencadeia-se a sequência de eventos endócrinos que, aliados a estímulos nervosos e forças mecânicas, determinam a expulsão dos produtos.

A indução do parto ao final da gestação é um procedimento utilizado em situações particulares, em algumas espécies animais. Nos bovinos, obtêm-se resultados satisfatórios com o uso de corticoides, apesar da alta incidência de retenção placentária, e, nos equinos, com a utilização da ocitocina ou sua associação com prostaglandinas.

A indução do parto na espécie canina não tem aplicabilidade prática e rotineira em razão da característica do ciclo estral e do cio, da alta viabilidade do esperma depositado no trato genital e do momento da ovulação, o que caracteriza um período de gestação bem típico para esse grupo animal. Sabe-se que a administração de glicocorticoides estimula a produção de estrógeno e de prostaglandina pela unidade fetoplacentária. A aplicação de dose única de corticoide não é eficiente para induzir o parto nas cadelas, embora a dexametasona, quando administrada 2 vezes/dia, durante 10 dias, começando 1 mês após a ovulação, redunde em abortamento. O mecanismo de ação é ainda desconhecido; porém, repetidas aplicações de altas doses tornam o método impraticável no uso rotineiro das clínicas (Figura 14.6).

O 1º estágio do parto dura de 6 a 12 h, caracterizando-se por relaxamento cervical e vaginal, por eventual mobilidade dos produtos, alterando a estática fetal, e por ligeira queda de temperatura corporal. Na 2ª etapa, com duração de 3 a 12 h (raramente 24 h), ocorre a expulsão dos filhotes pela ação das contrações das musculaturas abdominal e uterina. A temperatura volta ao normal ou permanece ligeiramente abaixo.

É preciso examinar o animal se:

- Houver corrimento vaginal esverdeado, vermelho ou marrom sem expulsão dos produtos há 2 a 4 h
- Houver expulsão dos líquidos devido à ruptura das bolsas há 2 a 3 h
- A parturiente estiver debilitada e sem contrações há mais de 2 a 4 h
- A parturiente apresentar forte e regular contração há mais de 20 a 30 min sem expulsão.

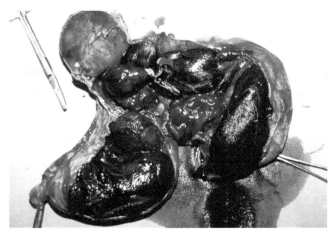

Figura 14.6 Fotografia de útero de cadela contendo fetos em putrefação. (Esta figura encontra-se reproduzida em cores no Encarte.)

No 3º estágio, acontece a expulsão da placenta, se os anexos não forem eliminados concomitantemente ou logo após o respectivo filhote. A secreção puerperal imediata tem coloração esverdeada para as cadelas e vermelha ou marrom para as gatas. É esperada a ocorrência de diarreia nas cadelas que ingerirem os anexos fetais, e a involução uterina integral acontece em 12 a 15 semanas pós-parto (Figura 14.7).

É preciso examinar se:

- Não forem eliminadas todas as placentas – difícil quantificar
- Houver lóquios com odor pútrido
- Houver contínua hemorragia vaginal
- A temperatura ultrapassar 39°C
- A condição geral da parturiente estiver afetada
- Os neonatos mostrarem alterações do estado geral.

A Figura 14.8 apresenta o diagrama do mecanismo do parto normal.

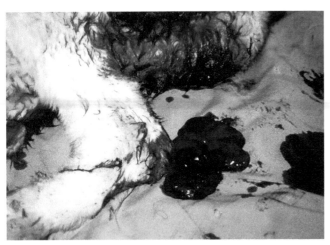

Figura 14.7 Metrorragia grave em cadela após a realização de cesariana, devido à subinvolução uterina. (Esta figura encontra-se reproduzida em cores no Encarte.)

Distocia

É definida como dificuldade de nascer ou inabilidade materna para expelir os fetos pelo canal do parto sem assistência. É mais frequente nas cadelas do que nas gatas e, de modo geral, apresenta incidência de 5%, podendo chegar a 100% em algumas raças. É mais comum nos animais de alta linhagem, quando comparados aos sem raça. As distocias de causa materna superam as de causa fetal e são prevalecentes.

Principais causas em cães e gatos

De acordo com Linde-Forsberg e Eneroth (1998), as principais causas de distocia são:

- Materna:
  - Inércia primária completa
  - Inércia primária parcial
  - Estreitamento do canal do parto
  - Torção uterina
  - Prolapso uterino
  - Estenose uterina
  - Hidralantoide
- Fetal:
  - Defeitos da estática fetal
  - Malformações
  - Fetos grandes
  - Morte fetal.
- Inércia uterina: é subdividida em primária e secundária, com a seguinte definição:
  - Primária: quando o útero falha em contrair, em resposta aos estímulos endógenos característicos do parto. Síndrome do feto único, excesso de líquidos fetais, fetos absolutos ou relativos grandes, distúrbio nutricional, infiltração de gordura, disfunção hormonal ou doença sistêmica materna, entre outras

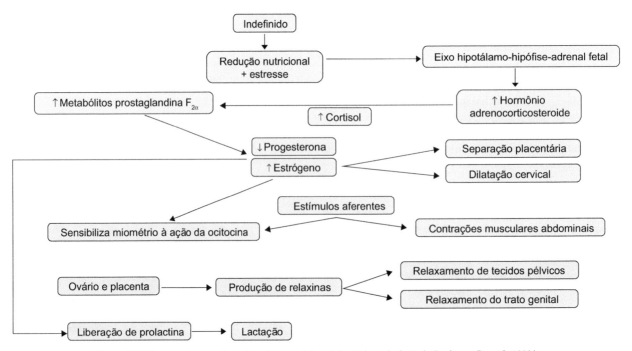

Figura 14.8 Diagrama do mecanismo do parto normal de cadelas. (Adaptada de Linde-Forsberg e Eneroth, 1998.)

- Secundária: devido à exaustão do miométrio, causada por obstrução do canal do parto.

Tratamento

Cuidados especiais devem ser tomados ao se utilizar ocitocina. Em alguns animais, provoca contrações prolongadas, que podem ocasionar a separação precoce da placenta, a estenose cervical e mesmo a ruptura uterina. Ergotaminas de longa ação nunca devem ser utilizadas durante o parto.

O emprego do fórceps na Medicina Veterinária é extremamente limitado. Para os pequenos animais, particularmente cadelas, sua utilização é desencorajada, por se tratar de um procedimento sem controle visual e com indicações restritas aos absolutos e relativos grandes, outras situações especiais. De maneira geral, os profissionais utilizam a cesariana como meio de finalizar um parto laborioso em cadelas e gatas.

A Figura 14.9 apresenta uma representação esquemática do tratamento das atonias uterinas primária e secundária, que podem redundar em cesariana.

Operação cesariana

As indicações gerais para a cesariana no caso de distocia são:
- Inércia uterina primária completa, que não responde ao tratamento
- Inércia uterina primária parcial, refratária ao medicamento
- Inércia uterina secundária
- Estenoses pélvicas ou da via fetal mole
- Fetos absolutos ou relativos grandes
- Excesso ou deficiência de líquidos fetais
- Defeitos de apresentação, posição ou atitude
- Morte fetal/decomposição
- Toxemia da gestação ou doenças da parturiente
- Negligência
- Profilática.

Atenção especial deve ser dada aos animais criados em apartamento ou dentro de residências, pois, devido ao estreito contato com o ser humano, em algumas situações não apresentam comportamento inato esperado no momento do parto, carecendo de cuidados especiais e o devido esclarecimento aos proprietários.

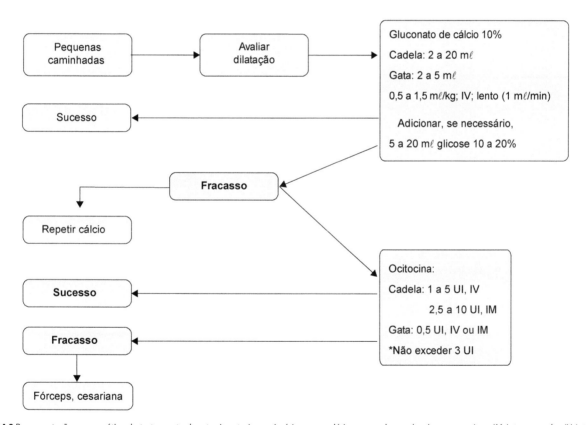

Figura 14.9 Representação esquemática do tratamento das atonias uterinas primária e secundária, que podem redundar em cesariana. IM: intramuscular; IV: intravenosa; UI: unidade internacional.

REFERÊNCIAS BIBLIOGRÁFICAS

Grunert E, Birgel EH. Obstetrícia veterinária. 2. ed. Porto Alegre: Sulina; 1989.

Heidrich HD, Gruner J, Vaske TR. Perturbações da sanidade do úbere. In: Manual de patologia bovina. São Paulo: Varela; 1980. p. 139-89.

Prestes NC. Como e quando intervir no parto de cadelas. Ver Educ Cont. 2001; 4(2):60-4.

Prestes NC, Leal LS. Patologias da gestação, parto distócico e puerpério patológico em cadelas e gatas. In: Tratado de medicina interna de cães e gatos. v. 2. Rio de Janeiro: Roca; 2015. p. 1536-51.

Roberts SJ. Veterinary obstetrics and genital diseases. New York: Ithaca; 1971.

Toniollo GH, Vicente WRR. Manual de obstetrícia veterinária. São Paulo: Varela; 1993.

BIBLIOGRAFIA DE APOIO

Concannon PW, McCann JP, Temple M. Biology and endocrinology of ovulation, pregnancy and parturition in the dog. J Reprod Fert. 1989; 39(Suppl.):3-25.

Darvelid AW, Linde-Forsberg C. Dystocia in the bitch: a retrospective study of 182 cases. J Small Anim Pract. 1994; 35(8):402-7.

Ekstrand C, Linde-Forsberg C. Dystocia in the cat: a retrospective study of 155 cases. J Small Anim Pract. 1994; 35(8):459-64.

Fieni F, Dumon C, Tainturier D *et al*. Clinical protocol for pregnancy termination in bitches using prostaglandin $F_{2\alpha}$. J Reprod Fert. 1997; 51(Suppl.):245-50.

Gaudet DA. Retrospective study of 128 cases of caninee dystocia. J Am Anim Hosp Assoc. 1985; 21(6):813-6.

Ginther OJ. Equine pregnancy: physical interactions between the uterus and conceptus. In: Proceedings of the 44th Annual AAEP Convention Proceedings. USA; Baltimore, December 6th to 9th, 1998. Baltimore: AAEP; 1998. 44:73-104.

Koivisto MB. Fisiopatologia da gestação e fisiologia do parto. Reprodução e obstetrícia em cães e gatos. São Paulo: MedVet; 2015. p. 183-93.

Kuniyuki AH, Hughes MJ. Pregnancy diagnosis by biochemical assay. Probl Vet Med-Can Reprod. 1992; 4(3):505-30.

Laliberte L. Pregnancy, obstetrics and postpartum management of the queen. In: Morrow DA. Current therapy intheriogenology: diagnosis, treatment and prevention of reproductive disease in small and large animals. 2. ed. Philadelphia: W.B. Saunders; 1986. p. 812-21.

Linde-Forsberg C. Pelviometry to diagnose dystocia in the bitch. In: Annual conference-symposium of Society for Theriogenology. USA; Columbia, August 7th to 11th, 2002. Columbia: Society for Theriogenology; 2002.

Linde-Forsberg C, Eneroth A. Manual of small animal reproduction and neonatology. Shurdington: British Small Animal Veterinary Association; 1998. p. 126-42.

Luz MR. Parto en perras y gatas. In: Temas de reproducción de caninos y felinos por autores latinoamericanos. Buenos Aires: Gráfica Latina S/A; 2004. p. 237-47.

MacPherson ML. Induction of parturition. Proceedings of the Equine Symposium and Annual Conference of the Society for Theriogenology. USA; San Antonio, November 28th to December 2nd, 2000. San Antonio: Society for Theriogenology; 2000. p. 51-8.

Palmer J. Fetal monitoring. Proceedings of the Equine Symposium and Annual Conference of the Society for Theriogenology. USA; San Antonio, November 28th to December 2nd, 2000. San Antonio: Society for Theriogenology; 2000. p. 39-43.

Ronsin P, Berthelot X. Aborto provocado em cadelas. Hora Vet. 1996; 16(94):68-73.

15 Possibilidades Auxiliares para Intervir no Parto Distócico

Nereu Carlos Prestes

AUXÍLIO ÀS CONTRAÇÕES

Sabe-se que o parto é um fenômeno que envolve fatores mecânicos, endócrinos e nervosos, redundando em contrações uterinas, da musculatura abdominal e dos movimentos respiratórios, pressionando o diafragma e, assim, facilitando a expulsão do produto.

O reflexo nervoso é evidenciado quando se faz a palpação por via vaginal e a parturiente reage com esforços expulsivos. Em algumas situações, essa abordagem é eficiente para insinuar o produto na via fetal, particularmente em pequenos animais. A atonia uterina primária consiste na incapacidade de o útero contrair em resposta aos estímulos endógenos, e a atonia ou inércia uterina secundária acontece pela exaustão da musculatura provocada por uma distocia de causa materna ou fetal, que impede a expulsão do feto. Normalmente, o estímulo às contrações só é preconizado para pequenos animais e, eventualmente, nas porcas, quando se tem certeza de que não há qualquer obstrução das vias fetais, pois, do contrário, corre-se sério risco de provocar ruptura uterina. Nos grandes animais não tem sentido prático estimular as contrações com uso de medicamentos, já que, na vigência da atonia uterina com estática fetal normal, prefere-se recorrer à tração forçada. Os produtos mais utilizados são o gliconato de cálcio 10% e a ocitocina, isoladamente ou associados a glicose 50% como fonte energética. Para pequenos animais, uma ou duas ampolas de gliconato de cálcio e 0,5 a 5 UI de ocitocina são suficientes. Se houver resposta expulsiva, poderão ser necessárias novas aplicações intervaladas de 30 a 40 min. O cálcio deve ser aplicado por via intravenosa (IV), e a ocitocina pode ser por via venosa, muscular ou subcutânea. O cálcio aplicado fora do vaso pode provocar necrose tecidual, e estando o vaso bem canulado, sua administração deve ser lenta. Observa-se vômito e emissão de flatulência em alguns animais devido à contração da musculatura lisa.

Se o útero não reagir ou se o histórico for compatível com inércia uterina secundária, qualquer nova tentativa será infrutífera, e o técnico deverá impor a cesariana para terminalizar o parto. O prévio exame obstétrico garantirá a segurança da decisão (Figura 15.1).

TRAÇÃO FORÇADA

A tração forçada consiste em aplicar força sobre o feto devidamente posicionado e removê-lo do interior do útero. Sua aplicação aos pequenos animais é muito restrita devido ao acesso. Assim, uma ligeira tração manual sobre a cabeça ou os membros posteriores pode ser executada, principalmente nas primíparas, em quem o genital está passando pela primeira dilatação. O uso de fórceps é possível, mas exige cuidados extremos. A utilização de pinças hemostáticas deve ser desencorajada devido ao risco de mutilação do filhote ou de ruptura uterina e lacerações vaginais. É importante lembrar que a existência de feto insinuado insensibiliza o trato reprodutivo devido à compressão, reduzindo uma possível resposta à dor (Figuras 15.2 a 15.4).

Para grandes animais, esse procedimento é muito utilizado, auxiliado pelo emprego de cordas, correntes, ganchos, extratores mecânicos e, muito raramente, por fórceps.

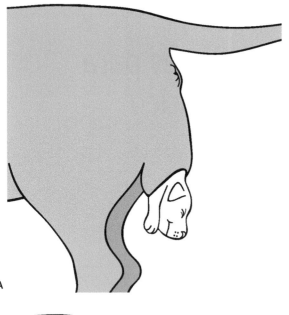

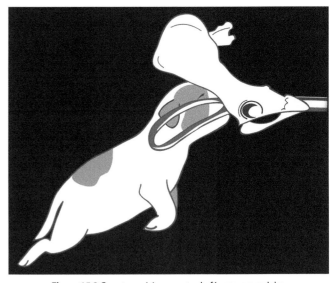

Figura 15.3 Correto posicionamento do fórceps em cadelas.

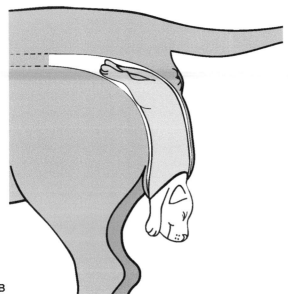

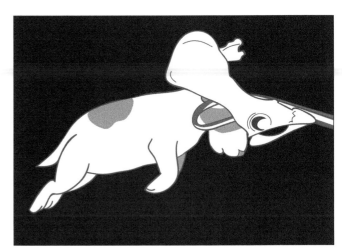

Figura 15.4 Tração incorreta com fórceps em cadelas.

Figura 15.1 Inclinação natural durante o parto normal em cadelas.

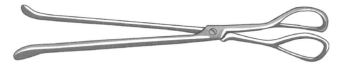

Figura 15.2 Modelo de fórceps.

Antes de se instituir a tração forçada (Figura 15.5), devem ser avaliados as proporções do feto, o grau de dilatação compatível da via fetal, a lubrificação do trato genital, a estática fetal e a presença de eventuais obstáculos. O trabalho é facilitado quando o produto está vivo. Atenção especial deve ser dada no caso de fetos absolutos ou relativos grandes, na vigência de *rigor mortis* ou enfisema subcutâneo. O risco de sequelas à parturiente é muito grande, especialmente as paralisias por compressão de nervos.

Segundo Grunert e Birgel (1989), as seguintes regras devem ser obedecidas:

- Não usar correntes e cordas muito finas
- Utilizar somente material de fácil esterilização. Se necessário o uso de cordas, elas devem ser novas, previamente colocadas em solução desinfetante suave e descartadas em seguida
- Colocar as correntes sobre ossos longos, evitando as articulações
- Fixar os membros separadamente
- Não tracionar os envoltórios fetais, sob o risco de ruptura, prolapso uterino ou arrancamento de placentoma
- Aplicar força de tração de no máximo três homens
- Jamais utilizar força mecânica ou animal
- A extração deve acompanhar as forças naturais de contração
- Tracionar os membros alternadamente para reduzir o diâmetro da cintura escapular e pélvica
- Garantir exagerada lubrificação da via fetal
- Instituir uma linha de tração que acompanhe a curvatura natural do canal do parto particular de cada espécie animal. Na dúvida, deve-se tracionar sempre em direção à posição dos membros posteriores da parturiente

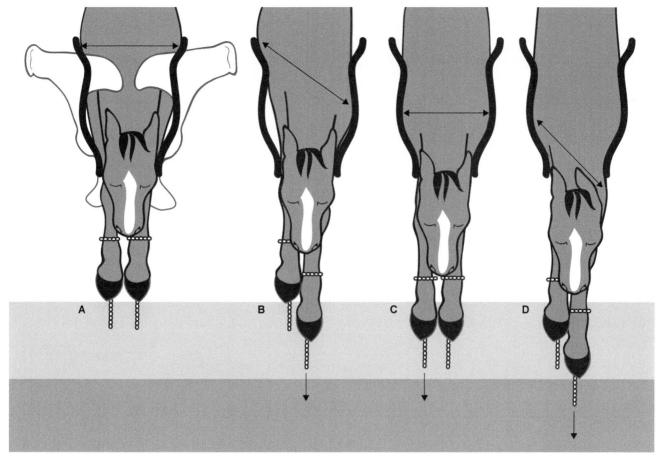

Figura 15.5 Representação esquemática da tração forçada em grandes animais.

- Proteger o períneo com as mãos espalmadas, evitando-se as lacerações graves
- Sempre que possível, o técnico deve controlar o procedimento, não participando da equipe de tração.

EPISIOTOMIA

A estenose, ou insuficiente dilatação de vulva e vestíbulo, é descrita para vaca, cadela e porca, sendo de frequência menor na égua e na gata. Esta hipoplasia genital acontece por distúrbio no crescimento corporal, doença crônica, nutrição deficiente ou retração cicatricial como sequela de lesões ocorridas em partos anteriores. Animais que foram submetidos a vulvoplastias devem ter o parto observado, particularmente as éguas operadas para correção de pneumovagina.

A episiotomia consiste na abertura cirúrgica dos lábios vulvares para possibilitar a passagem do feto. Após rigorosa higienização do períneo, antissepsia e infiltração de anestésico local, procede-se à abertura da vulva com incisão única (cadela) ou em forma de V (p. ex., vacas, éguas ou ovelhas).

Nas cadelas, a incisão pode ser feita na rafe mediana do períneo, que é suficientemente amplo. Terminado o parto, a mucosa vaginal é aproximada com fio absorvível, e a pele é suturada de modo convencional. A observação e o curativo pós-operatório devem ser diários, pois o local facilmente sofre contaminação fecal.

CORREÇÃO DAS DISTOCIAS FETAIS

As técnicas corretivas estão descritas no Capítulo 14, Estática Fetal. São itens essenciais para o sucesso da operação: exame obstétrico, higienização do períneo com água e sabão, vestuário, equipamento de proteção adequado ao obstetra e mucilagem.

As distocias mais difíceis de serem corrigidas são as transversas, com apresentação posterior com flexão bilateral da articulação coxofemoral, e as posições inferiores. Quanto mais demorado for o parto e menor for a viabilidade do produto, maiores serão as dificuldades encontradas.

As correções são facilitadas se a parturiente permanecer em estação; porém, na maior parte dos casos, o animal deita-se durante as manobras. Relaxantes musculares e uterinos facilitam a abordagem sobre o feto, embora retardem a involução puerperal do órgão. A anestesia peridural (5 a 7 mℓ de xilocaína a 2%) reduz as contrações da musculatura abdominal, inibe o reflexo de defecação e torna o trabalho mais seguro. Contudo, nos procedimentos rápidos não deve ser utilizada, pois a incoordenação de membros posteriores pode ocasionar acidentes (Figuras 15.6 a 15.22).

FETOTOMIA

Consiste na fragmentação do feto no interior do útero, utilizando-se de equipamento específico e removendo as secções correspondentes. Pode ser total ou parcial, com o animal em estação

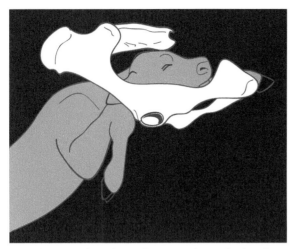

Figura 15.6 Flexão da articulação escapuloumeral unilateral.

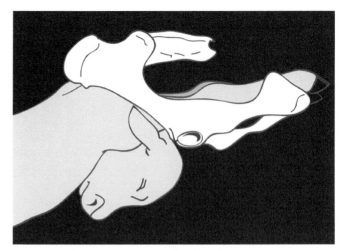

Figura 15.9 Desvio esternal total de cabeça e pescoço.

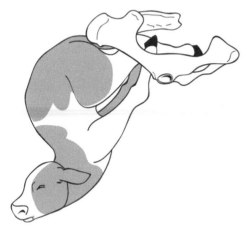

Figura 15.7 Apresentação verticoventral.

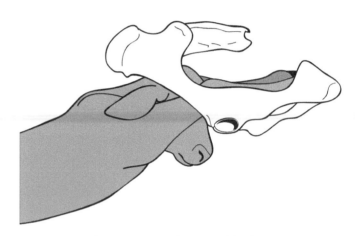

Figura 15.10 Ligeiro desvio ventral de cabeça.

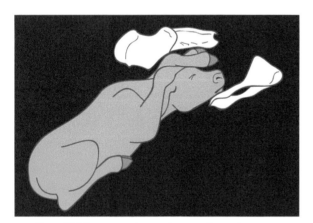

Figura 15.8 Cruzamento dos membros anteriores sobre a nuca.

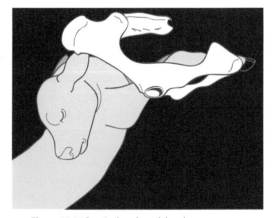

Figura 15.11 Desvio dorsolateral de cabeça e pescoço.

ou em decúbito (os animais colocados em decúbito devem ser protegidos com colchões de espuma ou qualquer outro almofado para não sofrerem compressão de nervos superficiais que comprometa a capacidade de locomoção), utilizada em grandes animais, de emprego restrito em pequenos ruminantes e não aplicável para carnívoros e suínos.

A técnica pode ser transcutânea tradicional ou subcutânea, com o uso da espátula de Keller, objetivando a desestruturação do esqueleto com a consequente redução de volume, o que possibilita a sua extração do útero, descrita inclusive para pequenos animais. Exige do operador paciência, técnica, habilidade e experiência.

Antes de iniciar o procedimento, é preciso certificar-se da relação do material necessário, da adequação do local, do vestuário disponível, do grau de conhecimento e familiarização dos auxiliares, da necessidade de protocolo anestésico, água e mucilagem em abundância. É necessário também fazer exame geral e obstétrico criterioso na parturiente, estando ciente e

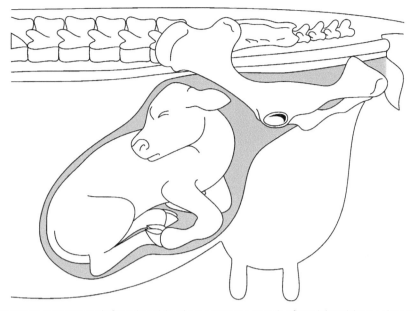

Figura 15.12 Bezerro apresentando flexão lateral de cabeça e pescoço associada a flexão bilateral dos membros anteriores.

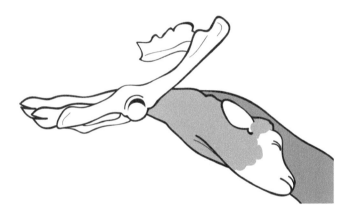

Figura 15.13 Pequeno ruminante com flexão lateral de cabeça e pescoço.

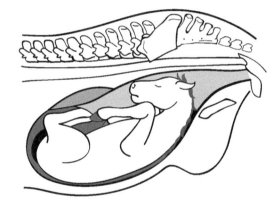

Figura 15.15 Estática fetal normal adotada pelo potro durante a gestação.

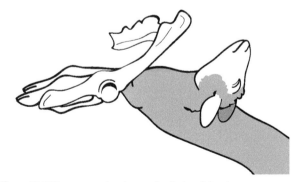

Figura 15.14 Pequeno ruminante com desvio dorsal de cabeça e pescoço.

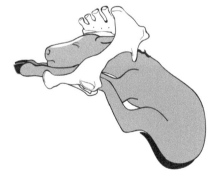

Figura 15.16 Equino: apresentação longitudinal anterior, posição superior com os quatro membros insinuados.

convicto da morte do bezerro ou potro. Devem-se testar os reflexos digital, de sucção e anal nas apresentações posteriores, ou palpar o pulso no cordão umbilical. Se o produto estiver muito debilitado, poderá ser sacrificado pela ruptura manual do cordão umbilical ou o corte rápido do pescoço.

Existem vários tipos de fetótomo; porém, o mais usado no Brasil é o modelo rígido Thygesen®. O fio serra de aço (Liess) deve ter comprimento mínimo de 6 m. O equipamento possibilita a execução de cortes transversais, longitudinais e diagonais voltados para frente ou para trás (Figuras 15.23 e 15.24).

Segundo Toniollo e Vicente (1993), indica-se a fetotomia nos seguintes casos:

- Se o feto estiver preferencialmente morto
- Na vigência de fetos absolutos ou relativos grandes

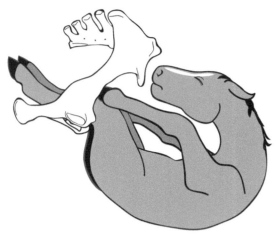

Figura 15.17 Apresentação longitudinal posterior com posição inferior.

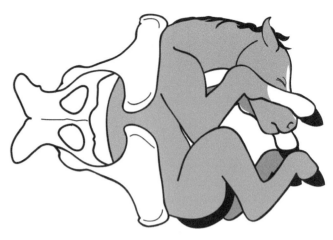

Figura 15.20 Apresentação transversodorsal.

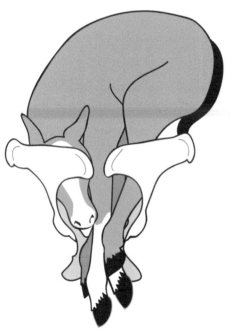

Figura 15.18 Apresentação transversoventral.

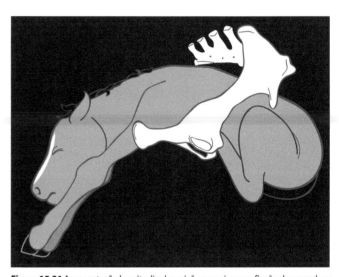

Figura 15.21 Apresentação longitudinal, posição superior com flexão dos membros posteriores.

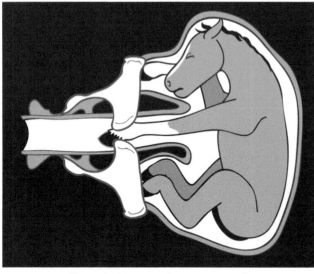

Figura 15.19 Apresentação transversoventral.

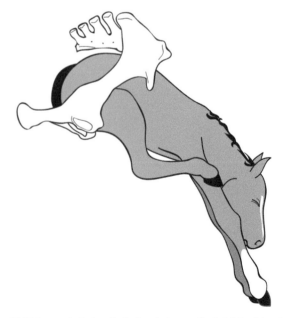

Figura 15.22 Apresentação longitudinal posterior com flexão bilateral da articulação coxofemoral.

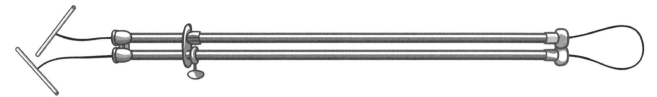

Figura 15.23 Representação do fetótomo modelo Thygesen®.

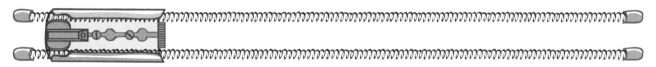

Figura 15.24 Representação do fetótomo em espiral modelo Glattli® e Reete®.

- Fetos enfisematosos
- Monstruosidades fetais
- Fetos que sofreram graves mutilações durante as tentativas de tração
- Distocias de impossível correção
- Casos de adiantada putrefação.

O procedimento é contraindicado quando houver estreitamentos de via fetal, ruptura uterina, graves lacerações vaginais, hemorragia profusa, se o produto estiver vivo e nas doenças graves da parturiente.

Para Grunert e Birgel (1989), a técnica de fetotomia segundo Göetze (1950) é semelhante para a vaca e a égua; contudo, para esta última, raramente é necessária a execução total. Classicamente são descritos 8 cortes para os produtos em apresentação anterior e 7 para as apresentações posteriores (Figuras 15.25 a 15.27).

Nas condições de campo, atitudes distócicas apenas de cabeça e pescoço, grave enfisema subcutâneo, apresentações transversais ou monstruosidades fetais, a sequência clássica deve ser abandonada, bem como o número de cortes exigidos para remover o produto. Antes de cada secção, o útero deve ser irrigado com mucilagem, a vagina deve ser lubrificada, bem como os braços do operador.

Devido às inúmeras passagens do braço, do equipamento e de partes do feto, a edemaciação da vagina e da vulva torna-se evidente. Nos partos laboriosos de vacas com intervenção tardia, espera-se franca involução cervical e aderência do útero aos pelos do feto. Sinais de destacamento dos pelos, dentes e soltura do estojo córneo dos cascos são fortes indicadores de enfisema e decomposição fetal.

Nas éguas, a excessiva manipulação pode ocasionar lacerações da mucosa vaginal e do anel cervical, com graves consequências à fertilidade futura da parturiente. Para as vacas, as lacerações cervicais cicatrizadas são deformantes, traduzindo-se em animais de difícil passagem de pipeta após sua recuperação.

Ao término do procedimento é fundamental a realização de rigoroso exame obstétrico para avaliação de eventuais lesões, além de lavar o útero com grande quantidade de água aquecida para a completa remoção dos resíduos de pelos, ossos, coágulos, tecidos e mecônio. O conteúdo remanescente deve ser sifonado. Para vacas, devem-se depositar duas a quatro velas uterinas (*bolus*) de antibiótico no útero, mesmo que a placenta ainda esteja parcial ou totalmente aderida. Além disso, é preciso promover cobertura antibiótica sistêmica e reposição hidreletrolítica intravenosa ou hidratação oral com soro caseiro, quando a situação requerer.

Nas éguas, a lavagem uterina deverá ser feita 2 vezes/dia, sob rigorosa condição de higiene. É fundamental instituir terapia completa preventiva da laminite, particularmente para animais bem alimentados e confinados em baias. Sondas, baldes e canecas devem ser lavados e esterilizados após cada lavagem. Não é rotineiro o uso de *bolus* uterino nessa espécie, pois algumas marcas comerciais têm característica efervescente, podendo causar desconforto ao animal.

Os cortes mal executados e aqueles realizados sobre o tórax deixam expostas pontas ósseas cortantes ou de alta capacidade perfurante. Sua remoção exige cuidado e a devida proteção do genital. A fetotomia exige do técnico conhecimento de estática fetal, princípios do parto e anatomia; familiarização com o material; e experiência no procedimento, que exige boa dose de força física e paciência. A técnica nunca deve ser abandonada, desde que tenham sido feitos alguns cortes, pois o risco de perfuração uterina é muito alto. Alguns veterinários, por falta do equipamento ou receio de executar a fetotomia, optam pela cesariana, a despeito da condição do feto, ou pelo sacrifício da parturiente.

Vandeplassche (1987) afirmou que um obstetra experiente resolve 90% das distocias em éguas por mutação e tração forçada. Ele relatou que a fetotomia de 2 ou 3 cortes possibilita o reposicionamento do potro e sua remoção por via vaginal. Em uma série de 132 distocias graves resolvidas por fetotomia parcial, incluía: flexão de cabeça e pescoço (54,5%), apresentação transversa (18,9%), apresentação posterior com deformidade ou anquilose de membros (12,9%), deformidade e anquilose ou flexão de membros anteriores (4,5%). Com base nos 132 casos, concluiu-se que a fetotomia parcial foi a técnica de escolha rápida e segura para resolver 80% das distocias em que não foi possível a correção manual. Na condição hospitalar descrita pelo autor, 73% dos procedimentos foram realizados com a égua em estação, sob tranquilização e anestesia peridural.

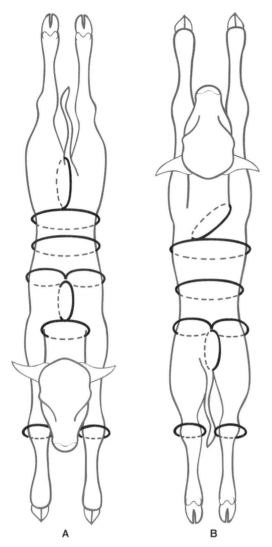

Figura 15.25 Representação esquemática da sequência de cortes em uma fetotomia total clássica. **A.** Apresentação anterior. **B.** Apresentação posterior.

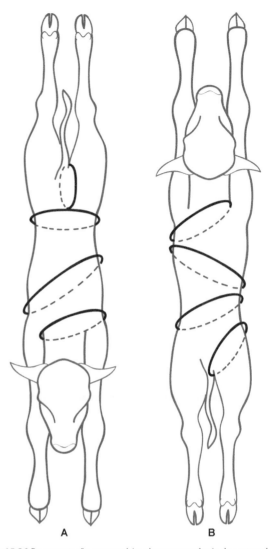

Figura 15.26 Representação esquemática de uma sequência de cortes oblíquos, transversais ou verticais durante a fetotomia. **A.** Apresentação anterior. **B.** Apresentação posterior.

Para Toniollo e Vicente (1993), o termo "cesariana" origina-se da expressão latina *Caeso matris utera*, que significa abertura do útero materno. Os autores citam que o primeiro relato em humanos data de 1500, quando o suíço Jacob Nufer, um castrador de suínos, a praticou na própria esposa.

A técnica é rotineiramente empregada em bovinos, ovinos, caprinos, cães e gatos; ocasional em porcas e rara em éguas. As diferenças específicas serão discutidas posteriormente.

A aplicação das biotécnicas reprodutivas no melhoramento animal, os cruzamentos industriais, a precocidade alcançada, o advento de novas substâncias anestésicas e antibióticos, a transferência de embriões, a fertilização *in vitro*, a valorização dos animais, o conhecimento de novos tipos de fios e as simplificações técnicas estão determinando uma nova importância à operação cesariana. Suas indicações gerais são:

- Feto preferencialmente vivo
- Produtos de tamanho exagerado
- Graves angústias ou deformações pélvicas
- Insuficientes dilatações da via fetal mole
- Gestação ectópica
- Histerocele gravídica (hérnias)

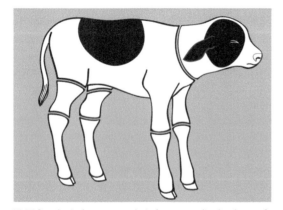

Figura 15.27 Sequência de cortes possíveis de serem realizados durante fetotomia em produtos com apresentação transversal.

OPERAÇÃO CESARIANA

Segundo Roberts (1971), os primeiros relatos de cesariana datam de 1839, quando John Field descreveu a operação realizada em duas cadelas na literatura da Inglaterra. No ano seguinte, J.B. Carlisle descreveu a cirurgia na porca.

- Torção uterina grave
- Gestação prolongada
- Atonia uterina secundária
- Quando outras manobras tiverem sido inúteis para terminar o parto.

De modo geral, é possível afirmar que não há contraindicações à prática da cesariana, e que, em certos casos, torna-se recurso último ou único para finalizar um parto. Deve ficar claro, porém, que, ao se praticar a operação em animais debilitados, toxêmicos e com feto morto e retido por longo tempo, devem ser esperados: endometrite crônica com espessamento da parede, possíveis áreas de necrose e ruptura uterina, dificuldade de exposição do órgão e aderências. Se já não houver peritonite instalada, é grande a possibilidade de contaminação da cavidade abdominal, piorando qualquer prognóstico. O proprietário, portanto, deverá ser informado sobre as chances de sucesso, da relação custo-benefício nos casos de animais de produção e de todos os riscos possíveis para os animais de estimação envolvendo alta afetividade. Sendo generalista, é possível afirmar que não existe cesariana eletiva em medicina veterinária, pois intervenções precipitadas podem resultar no nascimento de fetos imaturos, com altos índices de mortalidade. As vacas receptoras de embriões fogem um pouco a essa regra, mas as datas de inovulação são rigorosamente marcadas, e a cirurgia acontece na fase preparativa ou expulsiva do parto.

Técnica básica da cesariana
Cadelas e gatas

As principais indicações da cesariana para os carnívoros domésticos são: fetos absolutos ou relativos grandes, insuficiente dilatação das vias fetais, monstruosidades, distocias de causa fetal, atonia uterina secundária, atonia uterina primária refratária ao tratamento, presença de grandes massas tumorais na vagina, hidropisia dos envoltórios fetais e suspeita de torção uterina. A cirurgia pode ser conservativa ou radical, isto é, promove-se também a ovariossalpingo-histerectomia. É rotineiramente realizada para remover fetos vivos, recém-mortos, enfisematosos, mumificados ou macerados. Se comparados a outras espécies, os carnívoros são mais tolerantes e resistentes a situações de contaminação e decomposição fetal, podendo exibir extensas áreas de necrose uterina.

Gatas e cadelas vítimas de atropelamento, descalcificação juvenil ou fraturas de coxal ou de pelve são candidatas naturais à cesariana, bem como animais gestantes que receberam inadvertida aplicação de anticoncepcional. O desequilíbrio hormonal altera o mecanismo indutor do parto e prolonga a gestação, causando morte e decomposição dos fetos.

Sendo um procedimento emergencial, muitas vezes é impossível estabelecer um jejum prévio; porém, a maioria dos animais em trabalho de parto diminui ou abole a ingestão de alimentos, reduzindo os riscos de refluxo gástrico enquanto anestesiados. Os animais debilitados ou toxêmicos, bem como aqueles que apresentam coagulopatias, devem ter seu estado geral melhorado previamente. A viabilidade fetal deve ser determinada por auscultação abdominal, Doppler ou ultrassonografia a fim de instituir o protocolo anestésico mais seguro e eficiente.

Uma vez anestesiados e posicionados em decúbito dorsal, procede-se à antissepsia do abdome, que foi previamente tricotomizado. Embora existam relatos de acesso abdominal lateral, classicamente a opção da laparotomia é pela linha alba, com incisão pré-retroumbilical. Afetando a cavidade abdominal, o útero é exposto vagarosamente a fim de evitar uma descompressão súbita. Exterioriza-se um ou ambos os cornos uterinos, protegendo a cavidade abdominal com compressas. A abertura do útero pode ser feita com uma única incisão no corpo do órgão, próximo à bifurcação quando for possível a retirada total dos filhotes; ou com incisões isoladas longitudinais nos cornos uterinos, escolhendo o local menos vascularizado.

A remoção dos fetos obedece a uma sequência lógica, liberando a cabeça dos respectivos envoltórios após a ruptura manual das bolsas íntegras. O cordão umbilical é seccionado, e, se persistir a hemorragia, promove-se a sua ligadura. A placenta correspondente pode então ser destacada e removida. Os assistentes prestam os devidos cuidados de reanimação neonatal.

O útero é suturado com fio absorvível 3.0 (categute) agulhado em padrão único ou duplo de síntese, utilizando-se os modelos *Cushing*, *Cerzidura-Cushing*, *Schimieden* ou *Lambert*. Logo depois, procura-se irrigar o órgão com solução fisiológica aquecida, para remover eventuais coágulos e resíduos fetais. Coloca-se o útero na sua posição anatômica original, recobrindo-se com o epíplono.

A sutura da parede abdominal é realizada empregando-se Vicryl™ com numeração compatível ao porte do animal, utilizando-se de cerzidura e sutura invaginante do tecido subcutâneo. A pele pode ser aproximada com pontos simples separados, U horizontal contínuo ou separado, sutura festonada ou captonada, usando fios de náilon compatível.

Terminada a cirurgia, deve-se instituir tratamento antibiótico e de suporte compatível, retirando-se os pontos da pele no prazo de 8 a 10 dias. No período pós-operatório, promove-se o curativo da ferida cirúrgica, observando-se o comportamento materno em relação à prole e as características da secreção vaginal. Devido ao estresse cirúrgico e ao uso de revulsivos na pele, espera-se uma hipogalactia, requerendo eventual suplementação alimentar aos filhotes. Metrorragias devido a subinvolução dos locais placentários são passíveis de ocorrer, bem como eventual rejeição ao fio da parede do abdome, soltura espontânea ou provocada dos pontos de pele e hérnias incisionais.

A rejeição dos filhotes pode ser decorrente da falta inata de habilidade materna ou da excessiva manipulação do neonato, removendo-lhe os odores naturais que possibilitam o reconhecimento e, ainda, os efeitos anestésicos.

Quando os filhotes são removidos mortos ou toda a ninhada vem a óbito, é preciso instituir nas cadelas e gatas tratamento preventivo de mastite por retenção láctea, valendo-se de compressas frias (preferenciais) ou quentes, estresse alimentar e hídrico, exercícios físicos e massagem local com pomadas iodocanforadas ou com antiprolactínicos.

Porcas

De modo geral, a cesariana nas porcas não se constitui em procedimento rotineiro, pois as grandes criações comerciais são regionalizadas, produzindo animais de alta linhagem e sob rigorosa seleção. Fêmeas com problema de parto são abatidas, e nas pequenas criações, a relação custo/benefício restringe a utilização da técnica. Por outro lado, as porcas são extremamente suscetíveis ao estresse de manipulação e à tríade metrite, mastite e agalactia; logo, os protocolos anestésicos devem ser cuidadosamente escolhidos.

As indicações são: leitões absolutos ou relativos grandes, insuficiente dilatação das vias fetais, monstruosidades, torção uterina e atonia primária ou secundária. O protocolo anestésico é a anestesia peridural lombar associada ou não à infiltração de anestésicos no local da incisão.

Após a devida anestesia, tricotomia, rigorosa lavagem com água e sabão e antissepsia, o animal é posicionado em decúbito lateral direito ou esquerdo. A incisão é realizada no abdome, traçando-se uma linha imaginária entre a prega do joelho e a base da orelha, oblíqua à linha das mamas, em uma extensão de 20 a 25 cm.

Após abertura da pele, encontram-se gordura densa, fáscia, músculos oblíquos, transverso e reto do abdome muito finos, e uma delgada camada de gordura gelatinosa facilmente destacável, alcançando o peritônio fino e transparente. Após a abertura do peritônio, um transudato pode fluir da cavidade abdominal.

Em seguida, promove-se a exposição de um ou ambos os cornos uterinos e, por meio de única ou dupla incisão, removem-se os sucessivos leitões e seus anexos, dependendo do número de fetos remanescentes no útero. A abertura uterina é suturada utilizando-se categute 0, 1 ou 2, preferencialmente em dupla camada, nos modelos *Cushing-Cushing*, *Cerzidura-Cushing*, *Lambert-Lambert* ou *Schimieden-Cushing*. Depois, realiza-se a limpeza dos coágulos.

A sutura da parede abdominal será ancorada na fáscia e no peritônio, pois a muscular é muito fina. Pode ser executado um U horizontal contínuo com uma cerzidura de reforço que poderá englobar o músculo, aproximando o tecido subcutâneo, utilizando-se fio não absorvível. Segue sutura da pele no padrão captonado. Deve-se instituir antibioticoterapia e retirar os pontos da pele em 8 a 10 dias, mantendo o animal em local limpo, com observação diária da ferida cirúrgica.

Éguas

Quando comparada a outras espécies animais, é possível afirmar que a cesariana na égua é realizada com uma frequência muito baixa. O primeiro motivo para isso são as características do parto nesta espécie, que é rápido, preferencialmente noturno e com precoce descolamento placentário, comprometendo a viabilidade do potro. O segundo motivo é que a pelve é curta, de abertura circular e parede plana, o que não dificulta o parto por via vaginal; a via fetal é mole, ampla, de fácil dilatação, particularmente a cérvix; em 98% dos partos o potro está em apresentação longitudinal anterior; e nas criações organizadas, todos os partos são monitorados, e as possíveis distocias fetais são imediatamente corrigidas. O terceiro motivo é que a espécie requer protocolos anestésicos mais complexos e, pela suscetibilidade natural à peritonite, exige o mínimo de estrutura hospitalar.

Portanto, se o objetivo básico da cesariana é preservar a vida do feto, se as distocias mais frequentes são de causa fetal e corrigíveis pelas manobras diretas ou por fetotomia parcial, se envolve alto custo operacional e estrutura física, e se ocorre rápida morte fetal, tais motivos são suficientes para justiçar a baixa incidência do procedimento.

As indicações mais comuns são:

- Torção uterina grave
- Deformações da via fetal dura
- Ruptura uterina
- Monstruosidades fetais.

Diante dessas indicações, pode-se perceber maior risco de execução da cirurgia na égua do que em qualquer outra fêmea doméstica, aliado ao valor econômico-afetivo despertado pelo animal. Nas condições de torção e ruptura uterina esperam-se hemorragia e grande comprometimento sistêmico.

Há relatos na literatura da execução da operação cesariana com o animal em estação, com via de acesso pelo flanco ou na parede lateral baixa do abdome. Contudo, deve ser considerado o restrito espaço do flanco, pois o animal apresenta tórax avantajado e o limite da última costela restringe o espaço.

Por outro lado, um protocolo anestésico compatível deve ser imposto, bem como um local adequado de contenção. A maneira mais segura é manter o animal sob anestesia geral, utilizando-se de centro cirúrgico em decúbito dorsal e tendo como via de acesso a linha alba mediana do abdome.

Após preparo do animal, tricotomia, higienização rigorosa e antissepsia, procede-se a ampla incisão na pele, estendendo-se da cicatriz umbilical à base das mamas, à linha branca e ao peritônio, chegando à cavidade abdominal. O útero é exteriorizado, utilizando-se como ponto de apoio e tração um membro do feto. Procura-se, então, promover uma incisão ampla na face dorsal da curvatura maior do útero, preferencialmente em local com menor vascularização, protegendo-se a cavidade com panos de campo e compressas, o que impede a queda de líquidos. Traciona-se o feto, liberando-o dos envoltórios, tendo o cuidado de não seccionar o cordão umbilical enquanto houver pulso, para que ele receba bom suprimento sanguíneo. Terminado o pulso, corta-se o cordão entre pinças hemostáticas, e, na vigência de hemorragias, realiza-se sua ligadura.

Alguns autores preconizam o descolamento placentário na borda da ferida cirúrgica para não aprisioná-la na sutura. Entretanto, para o autor deste capítulo, o procedimento não deve ser feito devido ao aumento da hemorragia e ao possível descolamento do endométrio. Para evitar esse risco, procede-se a dupla sutura invaginante seromuscular uterina, utilizando-se fio absorvível 4, 5 ou 6. Após rigorosa irrigação e limpeza dos coágulos e sujidades com solução fisiológica aquecida, recoloca-se o útero em sua posição original, inspecionando a cavidade abdominal. A parede abdominal é suturada com Vicryl™ 2, em pontos em X (tipo Sultan), aplicando pontos simples separados intercalados, fechando os possíveis pontos fracos. A pele é aproximada usando pontos em U horizontal com fio não absorvível.

No pós-operatório, deve-se instituir antibioticoterapia criteriosa, curativo local da ferida e sabidamente cuidados na liberação da placenta e na depuração uterina. Essa espécie animal é extremamente suscetível a exibir laminite. Há poucos dados nacionais sobre a fertilidade futura das éguas submetidas à cesariana. No Hospital Veterinário da Faculdade de Medicina Veterinária e Zootecnia da Universidade Estadual Paulista (Unesp), localizado em Botucatu (SP), foram realizadas apenas dez operações, considerando situações de treinamento da técnica (1), torção uterina (7), defeito de via fetal dura (1) e monstruosidade fetal (1). Outro pequeno número foi realizado pelo Serviço de Cirurgia de Grandes Animais para remover fetos inviáveis em éguas submetidas à cirurgia de cólica digestória. Três animais foram sacrificados ou vieram a óbito por hemorragia de impossível contenção nos casos de torção uterina grave ou extenso descolamento endometrial.

Pequenos ruminantes

As indicações de cesariana para ovelhas e cabras são semelhantes às aplicáveis para bovinos e ainda nos casos de toxemia da prenhez. Após exame clínico, tricotomia, anestesia, higienização e antissepsia, realiza-se a laparotomia pelo flanco esquerdo (fossa paralombar) com o animal em decúbito lateral direito. A abertura deve ser de aproximadamente 15 cm, envolvendo pele, subcutâneo, fáscia, músculos e peritônio. É importante lembrar que a parede abdominal desses animais é muito fina, e as fibras musculares podem ser separadas com os dedos do operador. Exterioriza-se o útero após afastar o grande omento, e nas gestações gemelares, esse procedimento deve ser feito um corno de cada vez, para remover o respectivo feto.

A incisão no útero deve ser executada preferencialmente sobre a curvatura maior, por ser área de menor incidência de placentomas, diminuindo a hemorragia. É preciso tracionar o feto, libertando particularmente a cabeça de possíveis envoltórios fetais; em seguida, secciona-se o cordão umbilical. Na maioria dos casos, espera-se retenção de placenta.

Remove-se com a tesoura o excedente tecidual das bordas da ferida uterina, promovendo a sutura com fio absorvível 0, 1 ou 2, dependendo do tamanho do útero e da espessura da parede em dupla camada de sutura. Após fazer a limpeza do órgão, inspecioná-lo e verificar se não há remanescentes no útero, ele é recolocado na posição (Figura 15.28).

A sutura da parede pode ser rapidamente realizada com padrão U horizontal contínuo, evertendo as bordas da ferida, seguida de cerzidura de reforço ancorando peritônio, músculos e fáscia, usando fio não absorvível ou Vicryl™ 2. A pele é aproximada com pontos em U vertical captonado ou U horizontal.

No pós-operatório, deve-se instituir o tratamento de suporte que se fizer necessário, além de antibioticoterapia, cuidados com a retenção placentária e a metrite posterior, curativo local e retirada dos pontos externos 9 ou 10 dias depois da cirurgia.

Vaca

Atualmente, a operação cesariana na vaca recebe destaque devido aos processos de biotecnologia, como a transferência de embriões e a fertilização *in vitro*, na qual um embrião de alto valor econômico é transferido para uma doadora, e sua eventual perda provoca elevados prejuízos. Algumas raças como a *Belgian Blue* são particularmente propensas à cesariana, dado o avantajado tamanho de seus produtos, bem como alguns cruzamentos industriais.

O objetivo básico da cirurgia é a remoção de um feto vivo; porém, alguns profissionais a executam para terminalizar partos com produtos mortos. Na vigência de sinais de contaminação, o risco operatório se eleva, bem como as despesas com a medicação de suporte. Nos partos demorados observa-se endometrite com espessamento da parede uterina, dificultando a sutura e podendo permanecer pontos frágeis que permitem o refluxo de contaminante uterino para a cavidade abdominal.

Após qualquer laparotomia, o técnico deve ter uma expectativa de aderências que são inevitáveis após a cesariana, pela excessiva manipulação, pela presença de coágulos e microlesões, e pelo fio de sutura representando um corpo estranho.

As indicações são amplas, particularmente para fetos grandes, insuficiente dilatação do canal do parto, torção uterina grave, prolapso total de vagina anteparto, distocias fetais de impossível correção e monstruosidade fetal. Por isso, o profissional deve avaliar cada caso e estabelecer um prognóstico consciente, além da relação custo/benefício.

Os protocolos anestésicos são diversos, diferindo em efeito, custo e ação depressiva sobre o feto, aplicáveis para a execução da técnica com o animal em estação, via flanco ou em decúbito esternal ou lateral, e possibilitam acesso via flanco ou pela região paramamária. Essas opções, porém, dependerão da índole do animal, das condições físicas de contenção disponíveis, do pessoal de apoio e da experiência do operador (Figura 15.29).

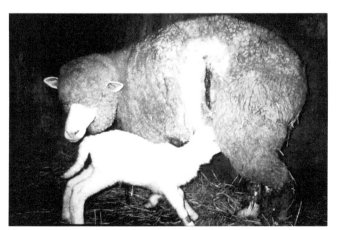

Figura 15.28 Pós-operatório imediato de ovelha submetida à cesariana, que tem como acesso o flanco esquerdo. (Esta figura encontra-se reproduzida em cores no Encarte.)

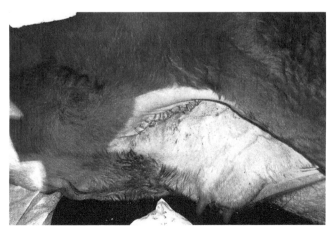

Figura 15.29 Pós-operatório imediato da cesariana na vaca, tendo como via de acesso a região paramamária. (Esta figura encontra-se reproduzida em cores no Encarte.)

De maneira geral, pode-se afirmar que o método mais seguro e confortável ao animal e ao técnico é o decúbito lateral direito, que disponibiliza o flanco ou o espaço entre a prega do joelho, o úbere e a veia mamária para a laparotomia, com a parturiente sob anestesia peridural, bloqueio anestésico local e, nos animais agressivos, aplicação de xilazina. Após anestesia, tricotomia, antissepsia e preparo do material e do campo operatório, seccionam-se em 20 a 30 cm a pele, a fáscia externa, os músculos oblíquo externo e oblíquo interno, o transverso, a fáscia transversa (fina) e o peritônio.

Deve-se afastar o grande omento em direção cranial, recolocar no abdome eventual alça intestinal visível e, com uma suave torção do corno uterino, exteriorizar a curvatura maior, prendendo com as mãos uma parte palpável e móvel do feto.

A incisão deve ser ampla, evitando-se os placentomas e optando-se por área menos vascularizada, rompendo os envoltórios, fixando os membros do produto manualmente ou por correntes e promovendo sua remoção. Um pessoal de apoio deverá providenciar a imediata assistência ao neonato.

Em seguida, deve-se remover com tesoura os restos dos envoltórios próximos à borda da ferida, conferindo se não há outro produto ou perfurações uterinas e efetuando a sutura em camada dupla, com fio absorvível 4, 5 ou 6 nos padrões *Cerzidura-Cushing*, *Schimieden-Cushing* ou dois modelos invaginantes. É importante a lavagem da serosa com solução fisiológica aquecida para a retirada de coágulos, restos teciduais e líquidos antes da deposição do órgão à cavidade abdominal. Suturar a parede em U horizontal contínuo, fixando a fáscia e o peritônio. Como as bordas da ferida ficam evertidas, aplica-se cerzidura de reforço sobre elas. Podem ser utilizados pontos em X ou tipo Sultan com fio não absorvível. Suturar a pele com agrafes metálicos ou em pontos isolados em U vertical ou horizontal, que serão retirados em 10 dias.

É preciso instituir a terapia pós-operatória que o caso requisitar, podendo acontecer queda na produção de leite, eventual rejeição do bezerro, prolapso vaginal e uterino devido aos esforços expulsivos, retenção placentária na maioria das situações, maior intervalo entre parto e menores índices de fertilidade, influenciados pelas aderências e pela inevitável metrite puerperal, que exige os devidos cuidados.

HISTEROTOMIA

Nas situações de dilatação insuficiente de 2º e 3º graus nos ruminantes, poderia ser feita a incisão nos anéis cervicais; porém, a técnica não é aconselhada por ser realizada sem controle visual, com sérios riscos de laceração uterina grave, hemorragias e até a morte da parturiente. Portanto, a cesariana é a opção para terminar o parto.

REFERÊNCIAS BIBLIOGRÁFICAS

Göetze R. Neuzeitliche embryotomic bei pferd um rind. 4 aufl. Hannover: M.E.H. Schaper; 1950.

Grunert E, Birgel EH. Obstetrícia veterinária. 2. ed. Porto Alegre: Sulina; 1989.

Roberts SJ. Veterinary obstetrics and genital diseases. 2. ed. New York: Ithaca; 1971.

Toniollo GH, Vicente WRR. Manual de obstetrícia veterinária. São Paulo: Varela; 1993.

Vandeplassche M. The pathogenesis of distocia and fetal malformation in the horse. J Reprod Fertil. 1987; 35(Suppl.):547-52.

BIBLIOGRAFIA DE APOIO

Brendemeuhl JP. Fescue and agalactia-pathophysiology, diagnosis and management. In: Proceedings of the Equine Symposium and Annual Conference of the Society for Theriogenology. USA; San Antonio, November 28th to December 2nd USA, 2000. San Antonio: Society for Theriogenology; 2000. p. 25-32.

Brounts SH, Hawkins JF, Baird AN *et al*. Outcome and subsequent fertility of sheep and goats undergo cesarean section because of dystocia: 110 cases. J Am Vet Assoc. 2004; 224(2):275-9.

Carter AM. Evolution of factors affecting placental oxygen transfer. Troph Res. 2009; 23(Suppl. A):519-25.

Corpa JM. Ectopic pregnancy in animals and humans. Reproduction. 2006; 131:631-40.

Embertson RM. Referral dystocias – controlled vaginal delivery and C-section. In: Proceedings of the Equine Symposium and Annual Conference of the Society for The riogenology. USA; San Antonio, November 28th to December 2nd, 2000. San Antonio: Society for Theriogenology; 2000. p. 73-6.

Frazer GS. Referral distocias – fetotomy. In: Proceedings of the Equine Symposium and Annual Conference of the Society for Theriogenology, USA; San Antonio, November 28th to December 2nd, 2000. San Antonio: Society for Theriogenology; 2000. p. 77-83.

Frazer GS, Perkins NR, Blanchard TL *et al*. Prevalence of fetal maldispositions in equine referral hospital distocias. Equine Vet J. 1997; 29:111-6.

Frazer GS, Perkins NR, Embertson RM. Correction of equine dystocia. Equine Vet Edu. 1999; 48-53.

Intas-Seyrek K, Wehrend A, Nak Y *et al*. Unilateral hysterectomy in the bitch and its effect on subsequent fertility. Theriogenology. 2004; 61(9):1713-7.

Kawasaki Y, Tsuruta T, Setogawa Y *et al*. Hydrocephalus with visual deficits in a cat. J Vet Med Sci. 2003; 65(12):1361-4.

LeBlane MM. Sedation and anesthesia of the parturiente mare. USA; San Antonio, November 28th to December 2nd, 2000. San Antonio: Society for Theriogenology; 2000. p. 59-71.

Matos LF, Di Filippo PA, Da Silva HS *et al*. Torção uterina em égua: relato de caso. Rev Bras Med Equina. 2015; 61:20-3.

Miguel LC, Almeida LA, Matos MC. Retenção placentária em égua primípara após aborto de gestação gemelar: relato de caso. Rev Bras Medicina Equina. 2015; 58:16-8.

Sato T, Hontake S, Shibuya H *et al*. A solid nature teratoma of a feline ovary. J Feline Med Surg. 2003; 5(6):349-51.

Souza LS, Nogueira CEW, Finger IS *et al*. Metabolismo da unidade feto-placentária na gestação de éguas: revisão de literatura. Rev Bras Med Equina. 2015; 61:24-30.

Vandeplassche M. Dystocia. In: McKinnon AO, Voss IL (Eds.). Equine reproduction. Philadelphia: Lea & Febiger; 1993. p. 578-82.

Watkins JP, Taylor TS, Day WC *et al*. Elective cesarean section in mares: eight cases. J Am Vet Med Assoc. 1990; 197(12):1639-45.

Wendt CG, Curcio BR, Finger IS *et al*. Métodos e ferramentas para o monitoramento da prenhez de risco. Rev Bras Med Equina. 2015; 62:16-20.

16 | Parto Distócico e Principais Emergências Obstétricas em Equinos

Nereu Carlos Prestes

INTRODUÇÃO

O parto normal é definido como a expulsão do produto para o meio exterior após a ruptura dos envoltórios fetais, ao término do período gestacional. A placenta e os anexos são expelidos de imediato ou algumas horas após a parturição. Em resumo, o parto caracteriza-se como um fenômeno nervoso, endócrino e mecânico em associação sincrônica (Figura 16.1A a Q).

O parto na espécie equina é extremamente rápido e transcorre a partir de contrações vigorosas da musculatura uterina, abdominal e diafragmática. Os hormônios maternos parecem não exercer muita influência sobre o parto. Os níveis relativamente altos de progestógenos e baixos de estrógeno contrastam com os de outras espécies animais. Didaticamente, o parto em equinos pode ser dividido em 3 estágios: no 1º, ocorrem a rotação e a extensão de cabeça, pescoço e membros torácicos para a posição dorsal ou superior; no 2º, o potro insinua-se e ocupa os espaços nas vias fetais mole e dura para que ocorra a definitiva expulsão no 3º estágio, marcado por ser um reflexo mecânico/nervoso (Figura 16.2).

Em 95 a 97% dos partos normais de equinos, a estática fetal predominante é a apresentação longitudinal anterior, posição superior e atitude estendida. Qualquer alteração nessa disposição constitui distocia, exigindo intervenção imediata, pois a permanência do potro por um período de 30 a 40 min entre os estágios I e II do parto é suficiente para provocar sua morte por asfixia, em consequência do descolamento da placenta epiteliocorial com vilosidades difusas.

Diante da distocia de causa materna (pouco comum na égua) ou de causa fetal, é fundamental a realização de rápido, porém sequencial, exame obstétrico. Procede-se a identificação do animal, anamnese e exame geral, constituído basicamente de aferição da temperatura corporal, inspeção geral, auscultação respiratória, cardíaca e do aparelho digestório, observação e palpação da vulva, períneo, ligamento sacro-isquiático e inspeção da cauda, atentando para o grau de umidade, lóquio aderido ou odores anormais. A glândula mamária merece destaque e demanda avaliação especial, principalmente com relação a edema, presença e aspecto do colostro. Testes específicos podem ser instituídos posteriormente. Finalmente, após rigorosa higienização do períneo, deve-se realizar o exame obstétrico interno específico a fim de avaliar as condições de dilatação e lubrificação do canal do parto e estimar a viabilidade e a estática do produto. Somente após essas providências podem ser estabelecidos um diagnóstico, um prognóstico e a manobra obstétrica a ser instituída.

As opções de tratamento no caso específico das éguas são limitadas, destacando-se a repulsão e a correção das anomalias de membros, cabeça e pescoço, a tração forçada, a fetotomia parcial ou total e a operação cesariana, como maneiras de pôr fim a um parto laborioso. Vale ressaltar que a manipulação deve ser feita com o máximo de cuidado, com lubrificantes específicos e, se necessário, devem ser usados protocolos anestésicos.

Relatam-se, a seguir, algumas emergências obstétricas que merecem destaque dentre os inúmeros acontecimentos associados ao parto distócico, sem a pretensão de que o assunto esteja esgotado. As manobras obstétricas e as intervenções terapêuticas ou cirúrgicas dos problemas serão abordadas a seguir.

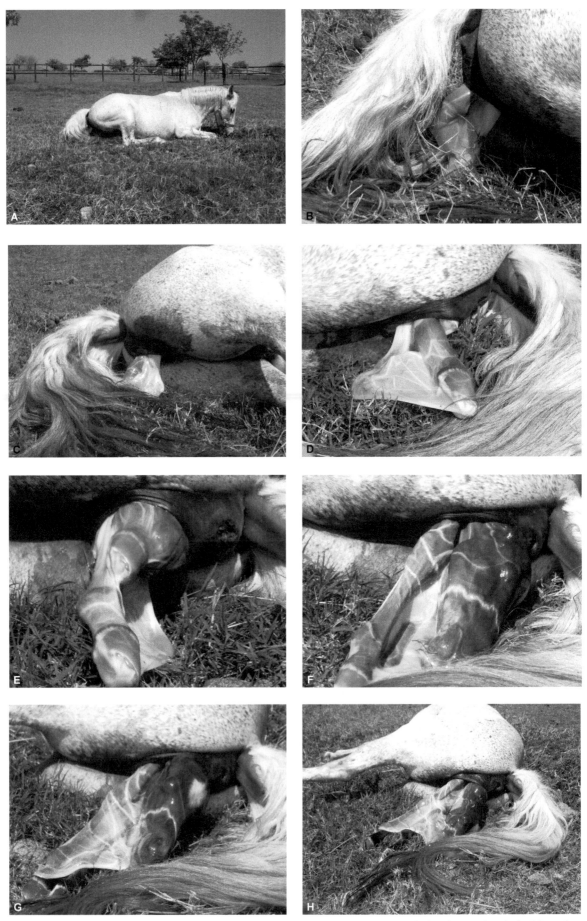

Figura 16.1 A a Q. Fase de expulsão em parto normal de égua após a ruptura do alantocório. Observar o potro envolvido pelo âmnio (tecido claro), havendo a ruptura do cordão umbilical e o reconhecimento materno da sua cria. (Esta figura encontra-se reproduzida em cores no Encarte.) (*continua*)

16 ■ Parto Distócico e Principais Emergências Obstétricas em Equinos 189

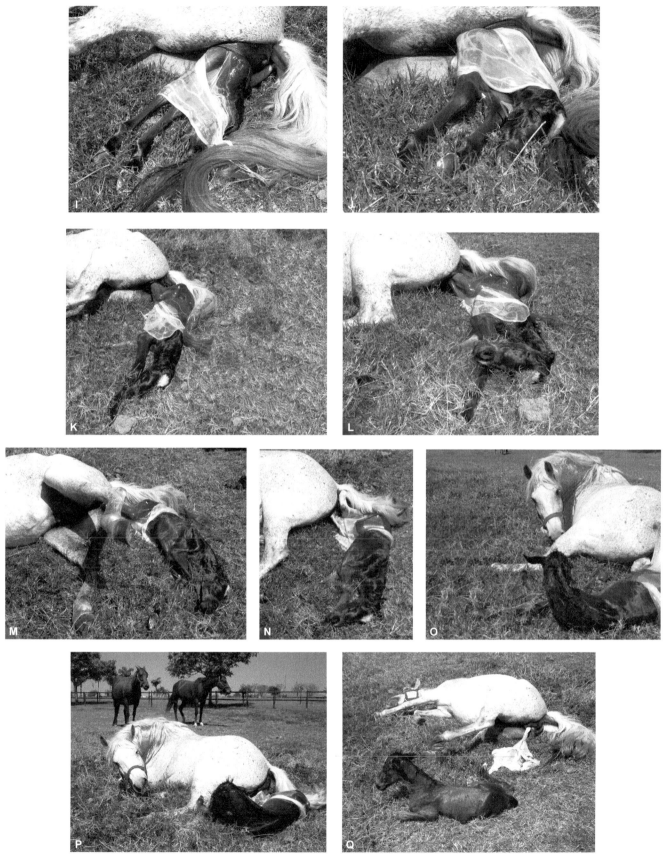

Figura 16.1 A a **Q** (*continuação*). Fase de expulsão em parto normal de égua após a ruptura do alantocório. Observar o potro envolvido pelo âmnio (tecido claro), havendo a ruptura do cordão umbilical e o reconhecimento materno da sua cria. (Esta figura encontra-se reproduzida em cores no Encarte.)

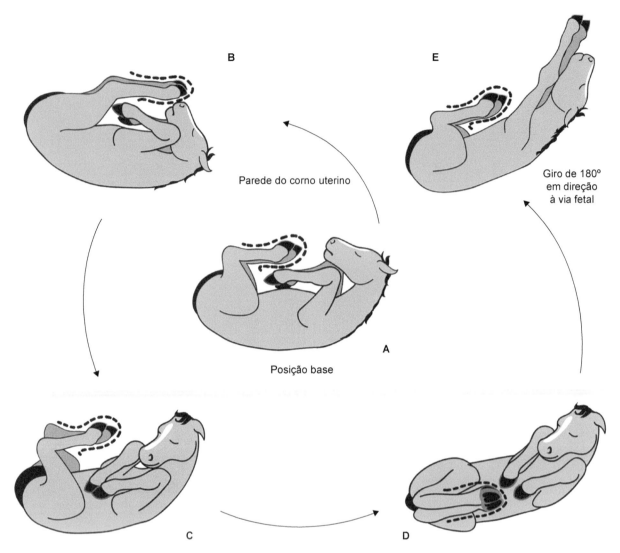

Figura 16.2 Esquema do posicionamento do potro na fase de expulsão na espécie equina.

CONSEQUÊNCIAS DO PARTO DISTÓCICO

Hemorragia via vagina

Durante a condução de um parto que exija manipulação obstétrica, pode ocorrer discreta hemorragia, proveniente de lacerações lineares da mucosa vaginal, ricamente vascularizada e edemaciada em função do momento fisiológico da fase preparativa de parto. A ruptura do cordão umbilical também propicia o aparecimento de sangue. Essa situação costuma ser observada após a tração forçada, especialmente quando o produto é absoluto ou relativo grande.

A hemorragia pode ser profusa se houver lesão na parede de grandes vasos da vulva, do vestíbulo e da vagina ou da cérvix, resultando em hematomas localizados. Pequenas escoriações e coleções sanguíneas podem contaminar-se secundariamente e desenvolver trajetos fistulosos ou abscessos.

Episódios de hemorragia temporária e recidivante podem ser evidenciados em animais com varizes localizadas, por vezes no limite do vestíbulo vaginal.

O destacamento do endométrio, as perfurações da mucosa e musculares e as rupturas do útero podem ocorrer durante intervenções grosseiras, por falta de devida e necessária lubrificação, uso de equipamento inadequado ou inadvertida tração da placenta fixada juntamente com o feto. Nos casos de traumatismo grave do útero, pode ocorrer hemorragia invisível e incontrolada para a cavidade abdominal com consequências desastrosas para a parturiente.

Os sangramentos consequentes das dilacerações perineais de qualquer grau são facilmente detectáveis e, nesses casos, deve ser realizada a ligadura hemostática individual dos grandes vasos.

Em animais cujo parto foi auxiliado, exames ginecológicos sequenciais devem ser efetivados, com imposição de rigoroso tratamento durante o puerpério, pois nos casos negligenciados podem sobrevir aderências no espaço vaginal, que comprometem a vida e a capacidade reprodutiva futura da égua.

Prolapsos

A forma do útero, sua disposição anatômica, a localização dos ovários e a característica morfofuncional de todos os ligamentos do trato reprodutivo fazem da égua um animal pouco propenso a manifestar prolapsos de estruturas genitais.

As inversões da mucosa, os prolapsos parciais e totais ou cervicovaginais são raros. Projeções abauladas da mucosa vaginal pela rima vulvar podem ser observadas em animais jovens e, na maior parte das vezes, trata-se da membrana himenal imperfurada. Prolapsos vaginais podem ocorrer durante trações forçadas na condução de partos distócicos, na fase expulsiva do parto normal ou coincidentes com contrações, consequentes de processos irritativos, inflamatórios ou excessiva manipulação.

Formações globosas avermelhadas projetando-se pela vulva, acompanhadas de esforços expulsivos, merecem criteriosa análise, podendo tratar-se de prolapso vesical ou, mais propriamente, de retroflexão da bexiga urinária. A bexiga urinária exterioriza-se pela uretra, particularmente curta e altamente distensível na espécie equina, especialmente no momento do parto. A inspeção cuidadosa torna possível definir o revestimento interno da bexiga e os ureteres com o gotejamento de urina. Os agentes causais são muitos, sendo mais comuns os processos irritativos de qualquer natureza, manuseio excessivo, dor, tenesmo ou grave cistite. O tratamento requer o conhecimento de protocolos anestésicos, o manuseio delicado na restituição do órgão à sua posição anatômica original e a completa remoção do agente causal.

O prolapso uterino completo na égua é raro, em oposição à espécie bovina, na qual a incidência é alta. Na maioria das vezes, esse prolapso está associado ao parto distócico com retenção placentária, manifestando-se de imediato ou algumas horas após a expulsão. Como agravante, pode estar associado a prolapso retal, eversão de bexiga ou ruptura uterina. O animal pode manifestar sinais e sintomas de dor, tenesmo, ansiedade, aumento da frequência cardiorrespiratória, prostração, hemorragia, choque hipovolêmico, vindo a óbito. Essa situação constitui uma emergência obstétrica e exige atuação profissional rápida e decisiva. A fertilidade futura dos animais acometidos e tratados com sucesso depende do grau de dano endometrial e dos procedimentos terapêuticos impostos.

Lacerações ou dilacerações

As lacerações podem ser superficiais ou profundas, pontuais ou lineares, contidas ou extensas e potencialmente ocorrem em qualquer segmento da via fetal mole, ou seja, em cornos e corpo uterino, cérvix, vagina, vestíbulo e complexo contíguo vulva/ períneo.

Os acidentes superficiais com sede no útero são de difícil diagnóstico e, às vezes, são percebidos pelo toque digital. A reversão é espontânea à medida que a involução uterina progride no puerpério. As lesões profundas são altamente comprometedoras da integridade física e da viabilidade reprodutiva da égua em virtude da hemorragia, da formação de aderências do útero aos órgãos adjacentes e, eventualmente, de peritonite. Contaminação secundária ao puerpério patológico, especialmente nas condições de tratamentos mal executados, fatalmente evolui para necrose tecidual, piometra ou endometrite crônica.

A cérvix tem forma anelar singular e, nas lacerações superficiais, é esperada uma resolução espontânea rápida, graças à extrema capacidade regenerativa da mucosa. Em determinadas situações, podem-se formar aderências, tabiques ou pregas, o que reduz o lúmen cervical ou ocasiona deformações. Estenoses totais já foram observadas, represando o conteúdo intraútero.

As lesões profundas determinam a perda de competência funcional cervical, de modo que impede a concepção ou impossibilita a manutenção da gestação. Esses acidentes acontecem durante o transcurso de um parto normal; entretanto, estão mais associados a tração forçada de potros absolutos ou relativos grandes, produtos com anomalias hereditárias ou adquiridas, durante manipulações imprudentes e após a realização de fetotomia. Pelo contato manual por via vaginal, 15 a 20 dias após o ocorrido, percebe-se a descontinuidade do anel cervical, e é possível qualificar o grau de gravidade e definir o local acometido.

Alternativas para a correção cirúrgica têm sido propostas e efetivadas, porém o difícil acesso constitui o principal fator limitante de sucesso. Mediante protocolo anestésico conveniente que promova relaxamento do aparelho reprodutivo e, com uma pinça cervical compatível, é possível tracionar e exteriorizar o anel cervical até o limite do vestíbulo vaginal, o que promove melhor visualização da lesão, facilitando sobremaneira a abordagem operatória, com segurança garantida ao animal e ao profissional.

Apesar dos avanços, o assunto requer novos estudos, particularmente com relação à técnica, ao instrumental cirúrgico, aos tipos de fio, ao padrão de sutura e aos cuidados e tratamento pós-operatório.

Alguns aspectos sobre as lacerações da mucosa vaginal já foram mencionados no tópico referente à hemorragia. Contudo, aderências parciais ou totais da parede tubular podem ser registradas, especialmente nos animais não submetidos a exame ginecológico condizente após o parto laborioso. Por outro lado, o vestíbulo vaginal e o meato urinário externo merecem atenção especial. Neste local, repousam a prega transversa e o resquício da membrana himenal, que pode exibir graus variáveis de comprometimento em consequência do parto distócico. Na vigência de lesões graves que determinem seu desprendimento da parede lateroinferior da vagina ou quando ocorre extensa perda tecidual, fatalmente há refluxo de urina para o fundo vaginal, caracterizando a urovagina. Concomitantemente, podem-se estabelecer vaginite, uretrite e cistite. Há várias técnicas de uretroplastia disponíveis, conforme registrado na literatura específica ao assunto.

A vulva, para a espécie equina, é importante no aspecto reprodutivo sem os mesmos precedentes das outras espécies domésticas ou das de produção. Os simples defeitos de conformação, comprimento efetivo, angulação ou inclinação, inserção ou justaposição dos lábios, são suficientes para ocasionar subfertilidade ou infertilidade. Os desajustes vulvares promovem a passagem do ar, caracterizando a pneumovagina, evidenciada inclusive pela sonoridade aspirativa emitida quando o animal se locomove.

A episiotomia é um procedimento obstétrico controlado que pode ser realizado na égua para promover maior dilatação vulvar e facilitar a expulsão do produto. Deve ser evitada a incisão única linear no períneo em direção ao ânus, sob risco de lacerações incontroladas. Preferencialmente, procede-se a incisões oblíquas lateralmente à comissura dorsal ou superior da vulva. Terminado o parto, aplicam-se pontos de sutura na mucosa e pele, reconstituindo o local. A perfeita simetria deve ser observada, evitando-se deformações.

As lacerações ocorridas na porção mais externa do aparelho reprodutor feminino são classificadas como de 1º, 2º ou 3º grau, em sequência progressiva de gravidade. Aquelas de 1º grau envolvem a lesão da mucosa dorsal do vestíbulo vaginal e da porção superior da vulva, incluindo a pele com mínimo dano muscular. Lacerações de 2º grau compreendem a ruptura da musculatura vulvovestibular, especialmente do corpo perineal, preservando a integridade do assoalho retal e do esfíncter anal. Nas dilacerações de 3º grau, ocorre a divisão traumática da parede dorsal da vagina, do assoalho retal, do esfíncter anal e corpo perineal, com consequente perda de tecido. Os cíbalos passam a invadir passivamente o espaço vaginal.

As lacerações graves costumam acometer as primíparas; contudo, há fatores determinantes, como o feto com os membros cruzados sobre a nuca, animais com estreitamento vulvar congênito, éguas previamente submetidas à vulvoplastia e animais com histórico de laceração no parto anterior, pois é esperada ligeira estenose luminal decorrente de perda tecidual e retração cicatricial.

Em algumas situações, as rupturas são localizadas, caracterizando a fístula retovaginal, que consiste em orifício de diâmetro variável, comunicando os dois trajetos anatômicos. Estes trajetos podem promover a passagem de cíbalos inteiros ou do caldo fecal, detectáveis no conduto e fundo vaginal. É evidente que o prejuízo reprodutivo pode agravar-se durante o estro, quando ocorre relaxamento cervical fisiológico, possibilitando o ingresso deste contaminante ao útero. As distocias de causa fetal ou o movimento brusco dos membros no canal do parto são os responsáveis por esse acidente. Na literatura estão descritos vários modelos de técnica reparativa.

As dilacerações completas, por se tratar de lesão grave, preocupam os técnicos e criadores até pelo aspecto da ferida. Se o acidente for constatado imediatamente pós-parto, muitos profissionais optam pela sutura reconstitutiva imediata. Ultrapassado o período de 12 h, o local deve ser tratado como ferida aberta, usando-se produtos isentos de fatores irritativos até a completa regeneração das mucosas vaginal e retal, que pode demorar de 30 a 60 dias, quando se pode executar uma cirurgia plástica reconstitutiva.

A técnica básica de tratamento foi pioneiramente proposta por Göetze, em 1929. Caslick, em 1937, relatou modelos técnicos para reparos em defeitos vulvares. Até hoje, vários autores propuseram modificações a esses modelos.

As complicações pós-operatórias incluem retenção de fezes em função da dor, deiscência da sutura por contaminação ou pressão da constipação intestinal, trombose com consequente necrose tecidual, prolapso retal, eversão da bexiga urinária e infertilidade. Esta última pode ser sequela da contaminação uterina sofrida pela presença de fezes do momento do parto até a realização da cirurgia.

CIRURGIAS DO TRATO REPRODUTIVO DE ÉGUAS

Principais emergências reprodutivas

- Lacerações retais: palpações retais, acidentes de cobertura e distocias
- Prolapso retal: causado por tenesmo e distocia
- Lesões de cobertura: lesão na comissura dorsal da vulva, laceração da mucosa vaginal ou próximo à cérvix, introdução do pênis no ânus, perfuração do fundo vaginal causando peritonite ou evisceração

- Torção uterina: ocorre em 5 a 10% de séria distocia e em 50% dos casos ocorre no final da gestação. As causas incluem movimentos vigorosos do feto, produtos absolutos grandes, redução na quantidade de líquidos fetais, mesométrio flácido e animais com abdome flácido e penduloso
- Hidropisia dos envoltórios: é frequentemente observada em éguas no último trimestre da gestação, verificando-se distensão abdominal associada a cólica, redução do apetite, dificuldade de andar e defecar, dispneia e decúbito. Pode ocorrer cianose das membranas mucosas
- Ruptura do tendão pré-púbico e hérnia ventral: foi descrita em todas as raças, afetando animais velhos. Gemelaridade e hidropisia podem aumentar o risco. Muitos casos, contudo, ocorrem sem motivo aparente. Dificuldade de andar, cólica, hemorragia, choque e morte podem advir em casos graves
- Separação prematura da placenta: está intimamente associada a placentite, doença sistêmica e morte fetal e a uma complicação especialmente relacionada com indução do parto. A membrana corioalantoide separada surge na vulva, podendo ser confundida com eversão da bexiga urinária
- Distocia: o parto da égua é rápido, com expulsão do potro em 30 a 40 min com separação placentária logo no início, podendo advir hipoxia e morte rápida do produto
- Acidentes pós-parto: ruptura uterina, prolapso de útero, hemorragia, retenção placentária (laminite), metrite séptica, laceração cervical, vaginal e prega transversa do meato urinário externo e laceração perineal de 1º, 2º e 3º graus e fístula retovaginal
- Desvio de angulação vulvar e perineal.

Histórico

Os primeiros relatos do uso de técnicas cirúrgicas para o reparo de fístulas retovaginais e lacerações perineais completas datam de 1908, quando Flemming usou fio de metal, seda e categute para aproximar as bordas da ferida após desbridamento (*apud* Straub e Fowler, 1961). Em 1912, foi sugerido o uso de tintura de iodo para promover o fechamento de pequenas fístulas; em 1917, foi proposta a abertura do esfíncter anal para facilitar o acesso operatório; de 1927 a 1928, foi proposta a técnica baseada em 4 princípios:

- Mínima tensão da sutura
- Máximo contato das bordas da ferida
- Material resistente para a sutura
- Redução do conteúdo do reto.

Em 1929 e 1938, Göetze propôs a sutura em colchoeiro modificada para corrigir laceração perineal em vacas e éguas, respectivamente. Em 1937, Caslick foi o primeiro autor a se preocupar com o comprimento efetivo da comissura vulvar e correção cirúrgica da pneumovagina.

Novas alterações na técnica foram propostas por diferentes autores entre os anos 1943 e 1998.

Vulvoplastia

É uma cirurgia plástica reconstitutiva da comissura dorsal da vulva que apresenta defeito anatômico ocasionado no momento do parto ou devido à realização de episiotomia.

Quando a coaptação dos lábios vulvares não é perfeita, o animal emite sons característicos de aspiração de ar pela vagina (pneumovagina) acometendo também animais jovens colocados em competição pelo deslocamento da bacia para frente, tracionando a vulva, causando perda da vedação. A mobilidade excessiva provoca aspiração do ar ao trote e galope, coincidindo com os movimentos de ascensão do abdome. Esses são defeitos aliados ao comprimento efetivo da vulva.

Os fatores de magreza, idade, partos repetidos e lordose podem alterar a posição da vulva, inclinando a comissura dorsal em direção ao períneo e ânus, favorecendo a entrada de ar e contaminante fecal que levam à infertilidade (Figuras 16.3 e 16.4).

Técnicas operatórias

Um dos protocolos anestésicos mais empregados nessas cirurgias é a associação de acepromazina com detomidina por via venosa, anestesia peridural com anestésico local ou xilazina diluída em solução fisiológica. Se houver sensibilidade dolorosa na pele, é realizada a infiltração de anestésico local, pois em éguas grandes ou obesas nem sempre se obtém ótima analgesia apenas com a peridural.

Caslick

É uma técnica bastante simples e eficiente para o fechamento da comissura dorsal da vulva em casos de pneumovagina, necessitando-se apenas da anestesia local para animais dóceis. O problema tende a ser resolvido com a sutura de 30% dos lábios vulvares superiores, porém a cobertura desses animais deve ser guiada e espera-se laceração perineal no momento do parto.

Após a remoção das fezes do reto, anestesia, lavagem e antissepsia do local, remove-se com a tesoura uma fina fita (0,5 a 1 cm) na transição entre a pele e a mucosa vulvar e aplicam-se os pontos de sutura em padrão contínuo, pontos em U vertical ou horizontal ou pontos simples separados preferencialmente com fio não absorvível. Há relato do uso de agrafes (grampos metálicos) para a sutura da pele do ser humano.

Pouret

Esta técnica é usada para corrigir os posicionamentos anômalos da vulva que ocorrem principalmente em éguas velhas. Consiste em seccionar horizontalmente o períneo entre a vulva e o ânus e dissecar 5 a 10 cm em profundidade todos os tecidos entre eles. Esta cavidade promove elasticidade para a vulva recuperar pelo menos em parte o seu posicionamento vertical, podendo completar-se o procedimento com a vulvoplastia clássica.

Mondino-Merck

Após o preparo do animal e do material necessário, procede-se ao descolamento da mucosa interna da porção superior do vestíbulo vaginal em extensão e profundidade compatíveis para a

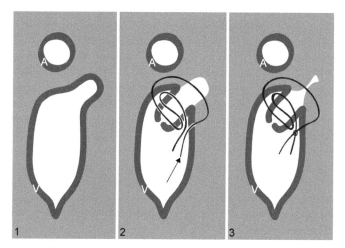

Figura 16.3 Esquema do tipo de ponto de sutura aplicável nas lacerações perineais. A: ânus; V: vulva.

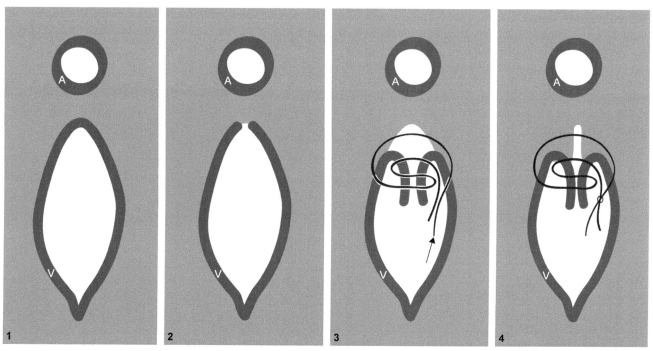

Figura 16.4 Representação esquemática da sutura da laceração perineal de 1º grau. A: ânus; V: vulva.

correção do problema, assumindo a forma de dois triângulos divulsionados. A seguir, procede-se à sutura da mucosa com pontos aplicados internamente e aproximam-se os lábios vulvares com pontos separados da porção mais distal do períneo até as bordas superficiais da ferida. Essa técnica é ótima para correção de pneumovagina e, pelo reforço interno, melhora a angulação vulvar dos animas acometidos. Sugere-se a observação do parto dos animais operados pelo risco de eventual estenose para a expulsão do potro ou a ocorrência de graves lacerações.

Correção de urovagina

A urovagina consiste no acúmulo de urina no fundo vaginal resultante do refluxo ocasionado pelo relaxamento do sistema de sustentação dos órgãos reprodutivos e particularmente observado em éguas velhas. Outros fatores determinantes são as lacerações que ocorrem na prega transversa do meato urinário externo, que possibilitam o refluxo de urina para o fundo vaginal a despeito da mímica de micção realizada pelo animal. Éguas magras podem ter seu meato urinário retraído para a porção mais alta do vestíbulo, promovendo o escoamento da excreta para dentro. O evento é observado com mais frequência no momento do cio, em função do relaxamento do útero e da ligeira dilatação cervical, podendo acumular material no útero.

Na literatura estão descritas diferentes técnicas cirúrgicas, porém as mais usadas são: prolongamento da uretra usando-se a mucosa vaginal para construir um túnel de drenagem; reavivamento das bordas laterais de prega transversa e sua posterior sutura nas paredes laterais da vagina; e idealização de Vandeplassche (1980), que se baseia na elevação por sutura contínua sobre a mucosa da prega transversa ancorada nas paredes vaginais com fio não absorvível, criando uma barreira mecânica ao refluxo urinário.

Existe uma técnica descrita que consiste em divulsionar os tecidos no espaço compreendido entre o reto e a vagina com a forma cavitária em túnel com 15 a 25 cm de profundidade. Com o auxílio de uma pinça longa, o local é tracionado em direção caudal e fixado com pontos de sutura no períneo. Se o reto e o ânus forem deslocados caudalmente, corrigem-se os defeitos de inclinação da comissura dorsal da vulva, o que reduz a possibilidade de pneumo- e urovagina.

Fístula retovaginal

É uma comunicação de diferentes formas e tamanhos, situada entre a ampola retal e o espaço vaginal, promovendo a passagem de caldo fecal ou mesmo cíbalos inteiros que podem se acumular no fundo vaginal ou invadir o útero com contaminantes. Esse defeito, observado em animais recém-nascidos, é ocasionado por defeitos embriológicos ou é observado em éguas e outros animais domésticos durante o parto por um movimento brusco do membro do produto em direção dorsal. A correção é cirúrgica e o acesso não é fácil nas lesões profundas, sendo necessário um bom protocolo anestésico que relaxe o períneo ou uma episiotomia. Baseia-se em divulsão e separação das mucosas retal e vaginal no contorno e em sentido anteroposterior da fístula com posterior sutura interna pelo espaço vaginal em pontos "Donatti modificados".

Dilaceração perineal de 3º grau

As lacerações perineais podem ser de 1º, 2º e 3º graus. As de 1º grau envolvem a mucosa vestibular e a pele da comissura dorsal; as de 2º grau envolvem a mucosa vestibular e a submucosa, a pele da comissura dorsal da vulva e o músculo do corpo perineal; e as de 3º grau envolvem a mucosa e submucosa retais, o septo perineal e o esfíncter anal. A fístula retovaginal envolve todos os tecidos como nas lacerações de 3º grau, porém sem envolver o períneo e o esfíncter anal.

As lacerações perineais de 3º grau têm sido corrigidas com um procedimento cirúrgico em duas etapas, comumente referido como técnica de Aanes (1973), ou com uma variação em cirurgia única, baseada na técnica original descrita por Göetz, Straub e Fowler em 1961. Várias modificações dessa técnica já foram descritas (Figuras 16.5 e 16.6).

Durante os meses chuvosos e com fartura de matéria verde, não há a necessidade de um manejo pré-operatório específico. Alguns técnicos sugerem jejum prévio e outros optam por fornecer aditivos laxantes ao alimento para facilitar o trânsito pelo amolecimento das fezes. Essa conduta pode constituir uma desvantagem, pois o caldo fecal pode permear na sutura. Vale lembrar que o local da cirurgia é sempre um ambiente contaminado e que o sucesso da reparação depende da perfeita coaptação da sutura aliada à capacidade mitótica regenerativa das mucosas retal e vaginal. Antes da cirurgia devem-se avaliar a extensão da laceração, o grau de cicatrização do local, a ausência de tecido necrótico e pus, a índole do animal e o grau de perda tecidual.

Os acidentes com menos de 12 h de evolução podem sofrer tentativa imediata de correção. Todas as lacerações com tempo de evolução maior devem ser tratadas como feridas abertas, cuja reparação cicatricial ocorre em 30 a 40 dias, estando aptas ao procedimento reconstitutivo cirúrgico. Sugere-se, nesses casos, a lavagem da ferida 1 ou 2 vezes/dia com água e sabão neutro e o uso de repelente de moscas em pó. Produtos irritativos devem ser evitados, pois o local é muito sensível.

Os animais costumam ser operados em estação, em tronco de contenção, sob anestesia. O acesso fica comprometido quando os animais são operados sob anestesia geral e em decúbito dorsal.

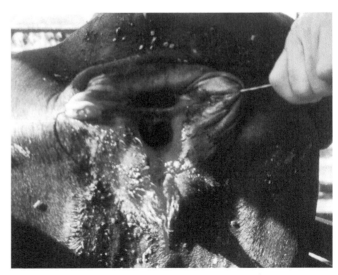

Figura 16.5 Laceração perineal de 3º grau em vaca. (Esta figura encontra-se reproduzida em cores no Encarte.)

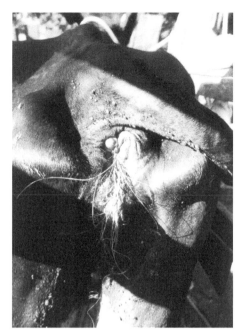

Figura 16.6 Pós-operatório imediato da laceração perineal de 3º grau. (Esta figura encontra-se reproduzida em cores no Encarte.)

O ato operatório deve constituir-se em um ritual e não é necessário material cirúrgico especial. O protocolo anestésico mais usado é acepromazina, detomidina e anestesia peridural.

O procedimento engloba as seguintes ações: enfaixamento da cauda, limpeza do reto com remoção de todas as fezes, lavagem rigorosa das mucosas retal e vaginal com água e sabão de coco, e antissepsia do local com álcool iodado. Caso escorram água e caldo fecal para o fundo vaginal, o local deve ser cuidadosamente seco e limpo. É comum observarem-se cíbalos depositados no fundo da vagina, que podem carrear contaminantes ao útero. Exames citológico, microbiológico e histológico uterino podem ser realizados previamente para estabelecer um prognóstico reprodutivo do animal.

A cirurgia baseia-se em separar a mucosa retal, rebatendo-se um segmento de 4 a 5 cm da mucosa vaginal em todo o contorno da ferida. Terminada a divulsão, procede-se à sutura da mucosa vaginal com pontos Donatti modificados de dentro para fora até atingir o períneo (Figura 16.7).

Os pontos não devem ser muito espaçados e o nó deve ser dado com muita firmeza. O melhor fio para esta sutura é o Supramid® ou o Braunamid® nº 3.

Alguns técnicos reconstituem o teto vaginal e o assoalho retal e 10 a 15 dias depois promovem a plástica do períneo. Esse procedimento tem a vantagem de deixar o esfíncter anal aberto, o que facilita a defecação. Vale lembrar que este local é muito sensível, e apresenta alta probabilidade de retenção fecal em virtude da dor. Por isso, é importante que o animal coma bastante matéria verde, que seja administrada a cada 12 h uma dosagem compatível de flunixino meglumina e a devida cobertura antibiótica, observando-se o animal várias vezes ao dia para se certificar da evacuação. É válido submetê-lo a caminhadas diárias para estimular o trânsito.

Embora a incidência de laminite seja baixa neste tipo de intervenção, o fornecimento de ração deve ser reduzido ou suprimido. O curativo diário na ferida é feito a seco nos três primeiros dias, com a deposição de repelente em pó, para posteriormente lavar-se externamente o períneo com água e sabão de coco. Os pontos internos são removidos em 10 a 12 dias. São raras as deiscências totais da sutura, mas pequenos trajetos fistulosos podem persistir.

Nos animais acometidos e operados, a monta deve ser controlada e o futuro parto observado, pois a retração cicatricial reduz fatalmente o lúmen da vagina. Os defeitos no esfíncter anal são definitivos e a maioria dos animais exibe ruído característico da aspiração de ar, pois a musculatura do local é muito complexa, impossibilitando tecnicamente a sua perfeita reconstituição funcional.

Alguns técnicos preconizam que, além da sutura da mucosa vaginal, seja procedida a aproximação com pontos da mucosa retal. Contudo, é preciso lembrar que a mucosa retal é móvel pelo peristaltismo e que as porções terminais da mucosa retal prolapsam parcialmente durante a defecação normal, podendo facilmente lacerar-se no local da implantação do ponto.

Laceração cervical

A laceração cervical está comumente associada ao parto distócico por ser uma consequência deste. Pode ser provocada pela expulsão espontânea de um potro absoluto ou relativo grande, porém ocorre com mais frequência nos partos em que exista excessiva manipulação, tração forçada ou fetotomia. São menos frequentes os acidentes relacionados com cobertura ou incompetência funcional por defeitos congênitos. Os animais acometidos exibem infertilidade e, quando gestam, apresentam abortamento ou parto prematuro pela pressão do conteúdo uterino sobre o anel cervical incompetente que se abre com facilidade, inviabilizando a gestação. O diagnóstico pode ser feito por vaginoscopia complementada com o toque digital, sentindo-se uma única ou várias descontinuidades teciduais ao percorrer o contorno do anel. Em geral, o prognóstico é ruim, e ainda mais grave na vigência de lacerações múltiplas.

Existem duas técnicas descritas de cirurgia reparativa, procedimento de certa dificuldade em função do acesso restrito. A cerclagem constitui-se na execução de uma sutura tipo "bolsa de tabaco", envolvendo todo o contorno do anel cervical na tentativa de preservá-lo fechado e manter a gestação. Vale mencionar, contudo, que o animal pode exibir uma reação a corpo estranho sobre o fio depositado.

Para a execução da técnica cirúrgica convencional, o anel cervical deve ser prolapsado por tração com pinça especial até o vestíbulo vaginal para promover sua visualização, o reavivamento tecidual e a sutura. Obtêm-se resultados razoáveis com acepromazina suplementada ou não com detomidina, anestesia peridural e infiltração do anestésico local no fundo vaginal de ambos os lados da cérvix. É necessária a disponibilidade de uma pinça longa atraumática, própria para fixar e tracionar o anel. Sugere-se o uso de material cirúrgico mais longo que o usual. A despeito dos avanços técnicos, os resultados, de modo geral, ainda são frustrantes para uma gestação normal, porém já foram obtidos resultados promissores com animais operados como doadores de embriões. Diferentes tipos de fios absorvíveis já foram usados com resultados muito semelhantes.

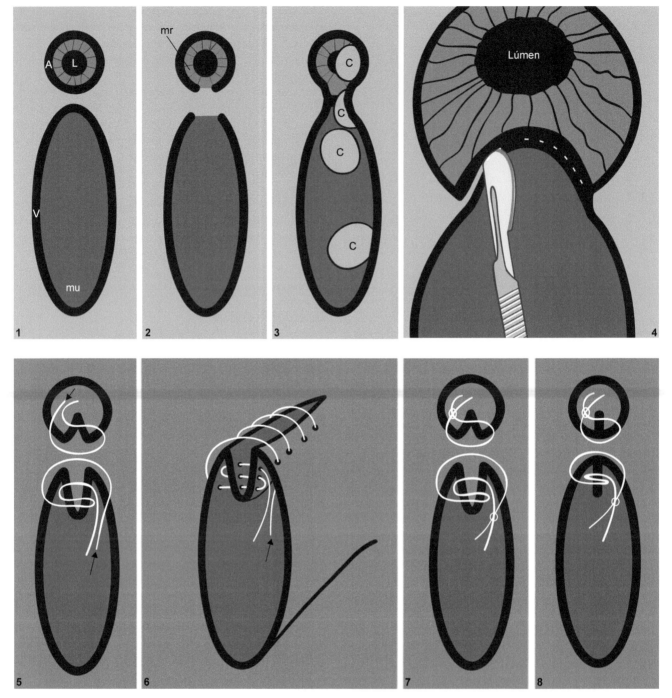

Figura 16.7 Representação esquemática da sutura da laceração perineal de 3º grau. L: lúmen; A: ânus; V: vulva; mu: meato urinário; mr: mucosa retal; C: cíbalo.

REFERÊNCIAS BIBLIOGRÁFICAS

Aanes WA. Progress in rectovaginal surgery. Proc Am Ass Equine Pract. 1973; 19:225-40.

Caslick EA. The vulva and vulvo vaginal orifice and its relation to genital health of the thoroughbred mare. Cornell Vet. 1937; 27(2):178-87.

Göetze R. A plastic operation for rupture of the perineal area the vulva and vaginal vestibule in mare and cows. D Isch Tieraerztl. 1938; 46:163.

Göetze R. Die operation des Kompletten Danrises beim rind. Deutsche Tieg Liene Wonch. 1929; 37:181-3.

Straub OC, Fowler ME. Repair of perineal laceration in the mare and cow. J Am Vet Med Assoc. 1961; 138(12):659-64.

BIBLIOGRAFIA DE APOIO

Aanes WA. Surgical management of foaling injuries. Vet Clin North Am Equine Pract. 1988; 4:417-38.

Aanes WA. Surgical repair of the third degree perineal laceration and rectovaginal fistula in the mare. J Am Vet Med Assoc. 1964; 144(5):485-91.

Bertrand C. Pneumovagina e vulvoplastia na égua. Hora Vet. 1995; 15(86):41-6.

Bicudo SD, Prestes NC, Papa FO et al. Prolapso da bexiga após dilaceração perineal em égua. Rev Bras Reprod Anim. 1989; 13(2):121-4.

Capuano-Rezende MA. Perineorrafia em vacas e éguas – Seminário de Clínica. Belo Horizonte: UFMG; 1980.

Farquharson J. Surgical treatment of third degree perineal lacerations. North Am Vet. 1943; 24(4):220-5.

Frazer GS. Postpartum complications – panel discussion: prolapse, rupture, lacerations and hemorrhage. In: Proceedings of the Equine Symposium and Annual Conference of the Society for Theriogenology. USA; San Antonio, November 28th to December 2nd, 2000. San Antonio: Society for Theriogenology; 2000. p. 119-30.

Frazer GS. Review of the use of fetotomy to resolve dystocia in the mare. In: Proceedings of the Annual Convention of the AAEP. USA; San Diego, December 7th to 10th, 1997. San Diego: AAEP; 1997. 43:262-8.

Frazer GS, Perkins NR, Blanchard TL *et al.* Prevalence of fetal maldispositions in equine referral hospital dystocias. Equine Vet J. 1997; 29:111-6.

Gilstrap LC, Ramin MS. Postpartum hemorrhage. Clin Obstet. Gynecol. 1994; 37(4): 824-30.

Ginther OJ. Equine pregnancy: physical interactions between the uterus and conceptus. In: Annual Convention of the American Association of Equine Practitioners, 44, USA; Baltimore, 1998. Baltimore: Proceedings AAEP; 1998. p. 73-104.

Gomes JH, Rodgerson DH, Goodin J. How to repair cranial vaginal and caudal uterine tears in mares. In: Proceedings of the Annual Convention of the AAEP. USA; San Diego, December 6th to 10th, 2008. San Diego: AAEP; 2008. 54:295-7.

Hilbert BJ. Surgical repair of recto-vaginal fistula in mares. Aust Vet J. 1981; 57:85-7.

Hooper RN, Carter GK, Varner DD *et al.* Post parturient hemorrhage I the mare: managing lacerations of the bitch canal and uterus. Equine Pract. 1994; 2:57-63.

LeBlanc MM, Norman WM, Vander-Plassche MM *et al.* Selected topics in equine obstetrics and obstetrical complication in the mare. In: Annual Convention of American Association of Equine Practitioners, 38, USA; Florida; 1992. Florida: Proceedings AAEP; 1992. p. 619-7.

Leith GS, Ginther OJ. Mobility of the conceptus and uterine contractions in the mare. Theriogenology. 1985; 22:401-8.

MacIntire DK. Emergencies of the female reproductive tract. Vet Clin of North Am. 1994; 24(6):1173-86.

Makloski-Cohorn CL, Embertson RM, Payton ME *et al.* Post-operative fertility in mares with cervical defects. J Equine Vet Sci. 2014; 34:137-8.

O'Rielly JL, McLean AA, Lowis TC. Repair of third degree perineal laceration by a modified Göetz technique in twenty mares. Equine Vet Educ. 1998; 10(1):2-7.

Papa FO, Alvarenga MA, Bicudo SD *et al.* Modificação de correção cirúrgica da dilaceração perineal de 3º grau em éguas. Braz J Vet Res Anim Sci. 1992; 29(2): 239-50.

Perkins NR, Frazer GS. Reproductive emergencies in the mare. Vet Clin North Am Equine Pract. 1994; 10(3):643-71.

Pouret EJM. Surgical technique for the correction of pneumo and urovagina. Equine Vet J. 1982; 14:249-50.

Prestes NC. O parto distócico e as principais emergências obstétricas em eqüinos. Rev Educ Cont CRMV/SP. 2000; 3(2):40-6.

Prestes NC, Bicudo SD, Sartori Filho R. Prolapso retal associado a parto distócico em égua. Vet Not. 1997; 3(1):141-2.

Pycock J. Problems in late pregnancy. In: Proceedings of the 10th International Congress of World Equine Veterinary Association. Russian Federation; Moscow, January 28th to February 1st, 2008. Moscow: World Equine Veterinary Association. p. 241-4.

Rick MC. Management of rectal injuries. Vet Clin North Am Equine Pract. 1994; 10(3):643-71.

Sartori Filho R, Prestes NC, Coelho KIF. Yolk sac remnant in a mini-pony foal. Equine Pract. 1997; 19:1.

Schofield WL. Surgical repair of rectovaginal lacerations and fistulae in 20 mares. Irish Vet Journ Inc Times. 1998; 51:468-74.

Silva AB, Oliveira RA. Como prever o parto na espécie equina? Rev Bras Reprod Anim. 2015; 39(4):387-93.

Taverne MAM, Van der Weijden GC. Parturition in domestic animals: targets for future research. Reprod Dom Anim. 2008; 43(Suppl. 5):36-42.

Vandeplassche M. Prepartum complications and dystocia. In: Robinson NE (Ed.). Current therapy in equine medicine 2. Philadelphia: W.B. Saunders; 1987. p. 537-42.

Vandeplassche M, Lauwers H. The twisted umbilical cord: an expression. Of kinesis of the equine fetus? An Reprod. 1986; 10:163-75.

Vandeplassche M. Obstetrician's view of the physiology of equine parturition and dystocia. Equine Vet J. 1980; 12(2):45-9.

17 Células-Tronco | Do Desenvolvimento à Manutenção do Organismo Adulto

Fernanda da Cruz Landim-Alvarenga ▪ Bruna De Vita

INTRODUÇÃO

Células-tronco são células indiferenciadas e não especializadas com capacidade de se multiplicarem por longos períodos de maneira assimétrica, ou seja, dando origem a células semelhantes à célula-mãe (mantendo uma população de células indiferenciadas), ou a células diferenciadas, isto é, células especializadas que servem de base para um tecido em particular (Figura 17.1).

Apesar do recente destaque dessas células na mídia e nas pesquisas científicas por suas propriedades regenerativas, a função biológica das células-tronco já é conhecida há muito tempo, pois essas células estão envolvidas com o processo de desenvolvimento embrionário e com a manutenção da homeostasia do organismo adulto.

No capítulo de fecundação e desenvolvimento embrionário descreveu-se que o organismo adulto se desenvolve a partir de uma única célula formada após a fecundação do óvulo por um espermatozoide: o zigoto. Essa célula, a partir do processo de clivagem, inicia a formação de células idênticas conhecidas como blastômeros. Tanto o zigoto quanto os blastômeros individualizados dão origem a todos os tipos celulares do organismo adulto, bem como à porção embrionária da placenta, e esse potencial de diferenciação lhes confere a classificação de células-tronco totipotentes.

Com a continuidade do processo de clivagem, as células do embrião sofrem pequenas alterações e começam a comprometer-se com a produção dos diferentes tecidos do organismo e, portanto, a especializar-se. O primeiro tecido diferenciado são as células presentes na camada externa da mórula, as quais se transformam no trofoblasto. Na fase de blastocisto, as células da massa celular interna (MCI) dão origem ao embrião propriamente dito, e o trofoblasto, à porção embrionária da placenta. Dessa maneira, as células da MCI continuam a apresentar o potencial de diferenciarem-se em múltiplos tecidos do organismo, mas não se diferenciam mais em alguns tecidos placentários. Essas células são classificadas como células-tronco pluripotentes.

Durante o desenvolvimento do embrião, grupos de células adquirem características especiais e limitam seu potencial de diferenciação para a formação dos diferentes tecidos e órgãos especializados do indivíduo adulto. Células com potencial de diferenciação limitado a alguns tipos teciduais são conhecidas como células-tronco multipotentes.

Além da formação dos tecidos adultos, as células multipotentes podem ser encontradas, ainda, nos órgãos a que deram origem, como uma reserva de células com capacidade de diferenciar-se nas células daquele tecido específico e, ao mesmo tempo, dar origem a células indiferenciadas, mantendo um estoque de células progenitoras do tecido em questão. Essas células são responsáveis pela manutenção da integridade dos tecidos adultos, reparando e promovendo a renovação celular após traumas, doenças ou mesmo nos processos fisiológicos de desgaste ou envelhecimento do organismo.

Dentre as células do organismo adulto, ainda podem ser encontradas células com potencial de diferenciação restrito a apenas um tipo celular e estas são conhecidas então como células-tronco unipotentes. Entre as células-tronco unipotentes estão as células da pele, do intestino ou até mesmo células precursoras dos gametas, como as espermatogônias e oogônias.

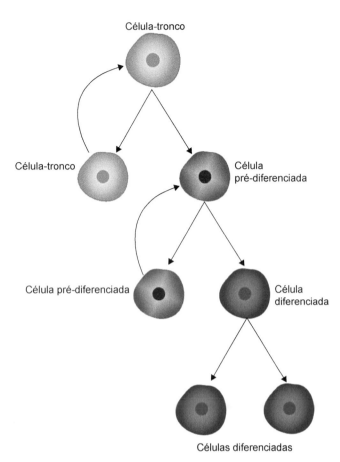

Figura 17.1 Esquema da divisão assimétrica das células-tronco.

Desse modo, as células-tronco podem ser classificadas, de acordo com a sua origem, em embrionária e adulta ou somática, e, quanto ao seu potencial de diferenciação, em células totipotentes, pluripotentes, multipotentes e onipotentes (Figura 17.2).

Apesar de as células-tronco serem encontradas em diversos tecidos e de sua função biológica no desenvolvimento e na manutenção do organismo adulto, essas células não garantem o reparo eficaz de um tecido lesado. Portanto, a possibilidade de isolamento e expansão in vitro dessas células abriu um enorme campo de pesquisa para o entendimento de seu mecanismo de ação e para o desenvolvimento de novas terapias por meio do aprimoramento de seu uso.

Neste capítulo, são discutidas as propriedades que tornam as células-tronco tão interessantes para a medicina regenerativa, tanto humana como veterinária, bem como as suas fontes e metodologias de obtenção, com destaque, por motivos descritos a seguir, às células-tronco adultas e especificamente às células-tronco derivadas de tecidos embrionários.

FONTES E PROPRIEDADES

Células-tronco embrionárias

A propriedade de as células-tronco embrionárias (CTE) multiplicarem-se por longos períodos e diferenciarem-se em tipos celulares de tecidos derivados de todos os três folhetos embrionários (ectoderme, endoderme e mesoderme) em cultura, as define como uma fonte quase ilimitada de tecidos para o tratamento de diversas doenças, abrindo um interessante campo de pesquisa para a medicina regenerativa humana e veterinária. No entanto, essa mesma propriedade restringe sua aplicação terapêutica e limita seu uso, principalmente como instrumento de pesquisa nas mais variadas espécies.

Para revelar o potencial terapêutico das CTE, ainda são necessárias muitas pesquisas básicas quanto aos mecanismos de controle molecular de sua pluripotência e características de autorrenovação, pois muitos estudos demonstraram que CTE indiferenciadas seguem padrões de multiplicação e diferenciação desorganizados, resultando na formação de tumores (teratoma), sendo necessária a diferenciação prévia in vitro dessas células para seu uso em terapia celular. Além disso, por motivos ético-religiosos o uso de embriões, principalmente humanos, em pesquisas é proibido em diversos países.

Por isso as pesquisas com célula-tronco cujos objetivos futuros envolvem a terapia celular são realizadas com frequência, tanto na medicina como na veterinária, com células-tronco adultas.

Células-tronco adultas

Células-tronco adultas (CTA) ou somáticas são multi- ou unipotentes e encontradas nos mais diversos tecidos adultos, como pele, intestino e cérebro. No organismo adulto, as células encontram-se em constante atividade e ficam expostas a alterações de comportamento e estrutura pela influência de inúmeros fatores, sejam eles lesões físicas, doenças, inflamações ou estímulos químicos. Quando isso ocorre, o organismo ativa um sistema de substituição das células lesadas ou promove um aumento do número celular, como é o caso das células de defesa, como os linfócitos. São as CTA que promovem essa regeneração do organismo, proliferando e diferenciando-se a fim de compensar as células perdidas sem suplementação externa.

Dentre as CTA, as células-tronco hematopoéticas (CTH) são as mais conhecidas e amplamente estudadas desde 1940. Na medula óssea estão presentes células progenitoras capazes de diferenciarem-se nos diversos tipos de células maduras do sangue (eritrócitos, neutrófilos, linfócitos etc.), para repor as células eliminadas.

O primeiro transplante de medula realizado com sucesso ocorreu já no fim da década de 1950 e, em 1960, descobriu-se que a medula óssea, um tecido esponjoso que preenche o interior dos ossos longos de seres humanos e animais, era composta por 2 tipos de CTA: as CTH e as células-tronco mesenquimais (CTM), com estas últimas apresentando grande plasticidade, ou seja, uma grande capacidade de originar diversos tipos células maduras, o que as caracteriza como células progenitoras de diversas linhagens celulares.

Células-tronco mesenquimais

A propriedade básica que possibilita o isolamento e a cultura de CTM é a facilidade de adesão a superfícies como vidro e plástico. Além disso, para serem caracterizadas dessa maneira, as CTM devem apresentar morfologia fibroblastoide (semelhante a fibroblastos) e, quando submetidas a estímulos adequados, devem se diferenciar em pelo menos 3 linhagens mesodermais: osteogênica, adipogênica e condrogênica.

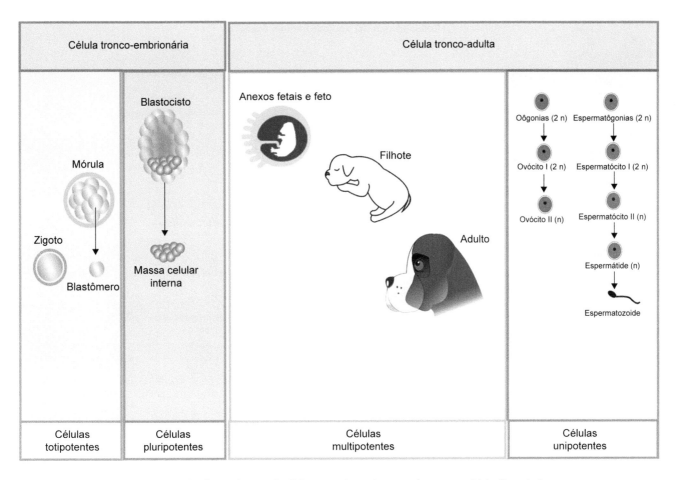

Figura 17.2 Classificação dos tipos de células-tronco de acordo com a origem e potencial de diferenciação.

A caracterização das CTM e de todos os outros tipos de células-tronco ainda pode ser feita de acordo com a expressão de moléculas marcadoras da superfície celular que, reunidas, podem identificar variados tipos de células. Essas moléculas (geralmente proteínas receptoras ou ligantes, que ativam um receptor) são identificadas pela sigla CD (*cluster of differentiation*, ou grupamento de diferenciação). A expressão dos CD não é específica, ou seja, uma molécula CD pode ser expressa por mais de um tipo celular, mas a expressão de um grupo de moléculas CD em conjunto pode identificar um tipo celular específico, o que constitui a caracterização imunofenotípica.

O critério mínimo para a caracterização imunofenotípica de CTM humanas é que as mesmas devem expressar CD73, CD90 e CD105 e não expressar os marcadores da linhagem hematopoética c-kit, CD14, CD11b, CD34, CD45, CD19, CD79α e complexo de histocompatibilidade principal (MHC) II. Já na medicina veterinária, a caracterização imunofenotípica completa das CTM das diferentes espécies animais é dificultada pela ausência de anticorpos comerciais espécie-específicos, com base em reações cruzadas nem sempre apresentadas pelos anticorpos disponíveis. Portanto, o critério para a caracterização imunofenotípica das células-tronco pode variar, dependendo da espécie. Com base no conhecimento atual das pesquisas com CTM, foi sugerido que, para espécie equina, por exemplo, as CTM devam expressar CD29, CD44 e CD90 e não CD14, CD79 e MHC II, uma vez que a presença ou a ausência desses marcadores foi relatada por vários autores.

As CTM estão presentes em diversos tecidos do organismo, sendo a medula óssea um dos mais ricos (Figura 17.3). No entanto, essas células já foram encontradas e isoladas de outros órgãos e tecidos, como sangue periférico, sangue de cordão umbilical, tecido muscular, placenta e tecido adiposo. Na medicina humana e veterinária, os estudos com CTM usam, principalmente, as células derivadas da medula óssea e do tecido adiposo e já foram realizados nas principais espécies domésticas, como canina, felina, bovina, equina e suína.

Esse tipo de comportamento sugere que, apesar de se originarem da medula óssea, as CTM são circulantes, passando por órgãos e tecidos quando estes necessitam de reparos. Isso ocorre por meio de um processo fisiológico estreitamente regulado por uma complexa interação de citocinas, particularmente após a mobilização das células da medula óssea. Desse modo, a regeneração do tecido mesenquimal é, em grande parte, dependente da quantidade de CTM existentes durante a vida adulta.

As CTM destacam-se, ainda, por apresentarem características imunomoduladoras e imunossupressoras por meio de efeitos parácrinos, que ampliam seu uso terapêutico, pois secretam uma variedade de citocinas anti-inflamatórias e fatores de crescimento por meio de moléculas bioativas, que proporcionam a modulação da resposta inflamatória e a reparação adequada do tecido.

Nos últimos anos, foram publicados vários trabalhos sobre o isolamento, a caracterização e o uso sistêmico das CTM com base em sua capacidade de diferenciação. No entanto, é difícil

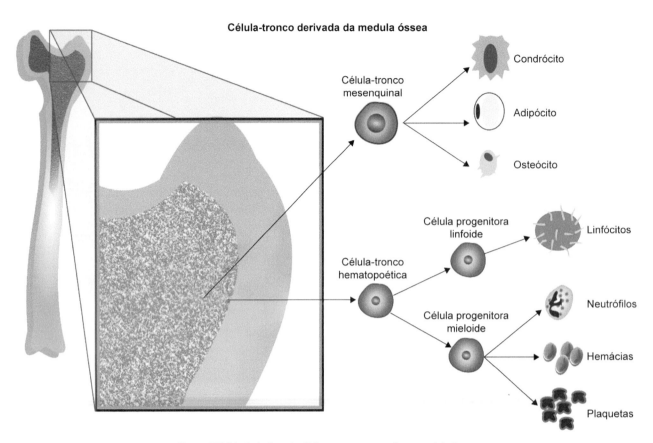

Figura 17.3 Principais tipos de células-tronco encontradas na medula óssea.

demonstrar a durabilidade do enxerto dessas células, que parece ser de curto período, bem como comprovar a eficácia de sua diferenciação *in vivo*. Além disso, respostas prolongadas ao tratamento com CTM têm sido relatadas mesmo após a identificação de CTM no tecido ter sido descontinuada. Este fato demonstra claramente que existe outro mecanismo pelo qual as CTM atuam na reparação tecidual, sugerindo os efeitos parácrinos e o papel imunomodulador das CTM como principal fator na regeneração dos tecidos enxertados.

Esses mecanismos ainda não estão completamente elucidados, porém já se tem conhecimento de que, por meio da liberação de fatores solúveis, como prostaglanina E_2 (PGE_2), interferona gama (INF-γ), indolamina 2,3-deoxigenase (IDO), interleucinas 4 (IL-4) e 10 (IL-10), fator transformador do crescimento beta (TGF-β) e fator do crescimento de hepatócitos (HGF), entre outros, as CTM inibem a proliferação de linfócitos T e B, inibem a diferenciação de monócitos em células dendríticas maduras, induzem as células T a expressar fenótipo regulatório e inibem a proliferação e a citotoxicidade das células *natural killers* (NK), promovendo a modulação da resposta inflamatória (Figura 17.4). No entanto, o perfil de citocinas liberadas pelas CTM pode variar de acordo com a fonte e a espécie estudada. Portanto, caracterizar a expressão de citocinas de CTM de diferentes origens colabora para o entendimento dos mecanismos de migração e regeneração das CTM e para a seleção de células de diferentes fontes, de acordo com os benefícios necessários em cada caso.

Essas diferenças encontradas em CTM de origens variadas, a busca por fontes de coleta menos ou não invasivas de CTM, bem como a limitação gerada pela diminuição do número de CTM na medula óssea e de sua capacidade de diferenciação com o aumento da idade do doador, levaram à identificação e ao desenvolvimento de protocolos de isolamento e expansão *in vitro* de inúmeras outras fontes, como sangue periférico e tecido adiposo, com destaque para os tecidos placentários.

Células-tronco mesenquimais da placenta

Há muito tempo, a placenta dos mamíferos tem atraído a atenção dos cientistas por causa de seu papel essencial no desenvolvimento do embrião em crescimento e na tolerância materno-fetal. Além disso, os tecidos placentários também têm atraído o interesse de cientistas clínicos devido ao seu potencial como agente terapêutico, pois a placenta tem sido usada há muito tempo em transplantes de pele como curativo biológico para tratamento de feridas, queimaduras e úlceras crônicas, na reconstrução da superfície ocular e para a prevenção da adesão de tecidos em procedimentos cirúrgicos humanos. Na medicina veterinária, o uso da membrana amniótica é amplamente difundido, principalmente para o tratamento de lesões oftálmicas em cães, cavalos e coelhos.

Essas características, somadas à coleta não invasiva, de tecidos normalmente descartados e com grande potencial para formação de bancos celulares, fizeram com que a comunidade científica visse os tecidos placentários como uma fonte alternativa de CTM para a medicina regenerativa humana e veterinária, com destaque para o uso de espécies domésticas como modelo experimental para a medicina humana.

Outra característica importante de células derivadas dos tecidos placentários é a baixa expressão de MHC I, a expressão de antígeno leucocitário humano tipo G (HLA-G) (envolvido na

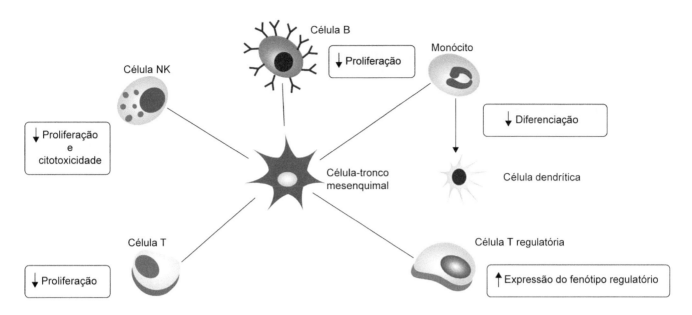

Figura 17.4 Esquema com as principais ações imunomoduladoras das células-tronco mesenquimais.

tolerância materno-fetal) e a ausência de expressão de MHC II, o que torna esses tecidos extremamente atrativos para estudos relacionados com as terapias alogênicas (doador e receptor são indivíduos diferentes, porém da mesma espécie), e até mesmo xenogênicas (doador e receptor são indivíduos de espécies diferentes).

Além disto, as CTM derivadas de tecidos placentários têm demonstrado efeitos parácrinos e imunomoduladores diferentes das CTM de outros tecidos adultos; portanto, o entendimento do mecanismo de imunomodulação é muito importante, pois pode resultar em uma considerável variação no uso terapêutico das diferentes fontes de CTM.

Assim como as CTM de outros tecidos adultos, as CTM da membrana amniótica humana têm demonstrado propriedades anti-inflamatórias e antifibróticas em estudos *in vitro* e *in vivo*. No entanto, ao contrário do que é proposto para outras fontes de CTM, nas quais produção de IL-6, IL-10, TGF-β, IDO e HGF tem importante ação antiproliferativa e imunomoduladora, nas CTM derivadas da membrana amniótica humana as prostaglandinas parecem ser as principais moléculas efetoras.

Os estudos sobre o mecanismo imunomodulador das CTM foram definidos para humanos, ratos e camundongos, mas pouco ainda se conhece sobre essa capacidade das CTM de espécies domésticas. Os estudos das fontes placentárias das CTM placentárias na medicina veterinária concentram-se no isolamento e na caracterização das mesmas e na propriedade imunossupressora de células T, mas não têm focado na interação das CTM com linfócitos B ou com as diferentes subpopulações de linfócitos T e monócitos. Porém, recentemente, seguindo as tendências da pesquisa científica humana, alguns estudos *in vitro* e *in vivo* têm sido publicados avaliando a propriedade imunomoduladora de CTM placentárias, principalmente para o tratamento de lesões tendíneas de equinos, apresentando bons resultados (Lange-Consiglio *et al.*, 2013).

Dessa maneira, diversos tipos de células-tronco têm sido obtidos dos tecidos placentários das diferentes espécies de mamíferos, com destaque para humanos e para as principais espécies domésticas.

Das membranas fetais podem ser isoladas células-tronco epiteliais amnióticas, mesenquimais amnióticas, mesenquimais alantoidianas, mesenquimais coriônicas, trofoblásticas coriônicas, dos vilos coriônicos e da decídua. O isolamento de CTM das membranas fetais depende do tipo placentário e das membranas fetais mais desenvolvidas em cada espécie. Portanto, os estudos com membranas fetais na medicina veterinária são realizados principalmente com as membranas amniótica e alantoidiana (Figura 17.5), enquanto em humanos, as membranas mais estudadas são a membrana amniótica e o cório.

Dentre as membranas fetais, a membrana amniótica tem se destacado nas pesquisas científicas como fonte de células-tronco tanto na medicina humana como na veterinária. Na membrana amniótica estão presentes dois tipos celulares de diferentes origens: células epiteliais amnióticas derivadas da ectoderme embrionária e células amnióticas mesenquimais derivadas da mesoderme embrionária.

Células epiteliais amnióticas apresentam marcadores de superfície característicos de células pluripotentes como os fatores de transcrição da proteína *Homoebox* (NANOG) e de ligação do octâmero 4 (OCT-4) e, sob determinadas condições de cultivo, formam estruturas esféricas de aglomerados celulares que retêm características de CTE. Essas células apresentam a vantagem de não necessitar de *feeder* como as CTE e, apesar de sua capacidade de diferenciação *in vitro* nos tecidos endodérmicos (células do fígado e pâncreas), mesodérmicos (cardiomiócitos) e ectodérmicos (células neurais), não produzem tumores após o transplante em ratos. Já as células mesenquimais amnióticas humanas foram relatadas pela primeira vez em 2007 por Soncini *et al.*, enquanto os estudos com CTM da membrana amniótica das espécies veterinárias, principalmente em cães (Uranio *et al.*, 2011), equinos (Coli *et al.*, 2011), bovinos (Corradetti *et al.*, 2013) começaram a ser descritos a partir dos últimos 5 anos. As CTM da membrana amniótica apresentam marcadores imunofenotípicos semelhantes aos das CTM de outras origens, além de apresentarem marcadores embrionários de pluripotência, como o OCT-4.

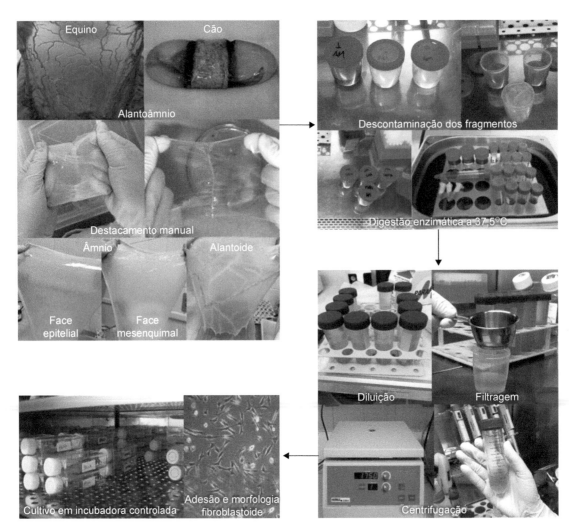

Figura 17.5 Coleta e processamento de membranas amnióticas e alantoidianas de equinos e cães para a separação da população das células-tronco mesenquimais. (Fotografias cedidas pela autora Bruna De Vita.) (Esta figura encontra-se reproduzida em cores no Encarte.)

As células-tronco do cordão umbilical podem ser isoladas de até 5 compartimentos diferentes: células-tronco do sangue do cordão umbilical, células-tronco do subendotélio venoso do cordão umbilical e ainda de 3 diferentes áreas da região conhecida como geleia de Wharton (zona perivascular, zona intervascular e zona subamniótica). Na medicina humana, o sangue de cordão umbilical é usado há mais de 20 anos como fonte de CTH para transplante e, em 2005, foi relatada a descoberta de células-tronco não hematopoéticas, chamadas inicialmente de células-tronco *embrionic-like*, que apresentavam a expressão de marcadores de pluripotencial e potencial de diferenciação *in vitro* em linhagens mesodérmicas e extramesodérmicas (McGuckin et al., 2005). Na medicina veterinária, os trabalhos com CTM derivadas do cordão umbilical começaram a ser publicados em 2007, principalmente para as espécies canina (Lim et al., 2007), equina (Koch et al., 2007) e bovina (Cardoso et al., 2012), com resultados semelhantes aos relatados com as células humanas.

Já a detecção de células progenitoras no líquido amniótico foi inicialmente relatada em 1993 por Torricelli et al., quando células arredondadas, pequenas e nucleadas foram encontradas antes da 12ª semana de gestação e identificadas como progenitoras hematopoéticas, possivelmente provenientes da vesícula vitelínica. Hoje, sabe-se que 3 tipos celulares são encontrados no líquido amniótico: células epitelioides (E), com origem na pele e no trato urinário do feto; células amnióticas (AF) propriamente ditas, originadas nas membranas placentárias e no trofoblasto (produtoras de estrógenos, progesterona e gonadotrofina coriônica humana); e fibroblastoides (F), originadas dos tecidos conjuntivos, as quais apresentam características e marcadores para CTM e devem ser chamadas de CTM derivadas do líquido amniótico.

Na medicina humana, o líquido amniótico apresenta como vantagem a facilidade de obtenção, uma vez que a amniocentese é um procedimento de rotina como modo de propedêutica fetal e associado a um baixo número de complicações, podendo também ser coletado em cesarianas eletivas. Já na medicina veterinária, as CTM do líquido amniótico podem ser obtidas por aspiração no momento do parto normal ou em cesarianas e, ainda, em frigoríficos abatedouros de espécies domésticas de produção, pois úteros gravídicos são considerados descarte. Na medicina veterinária, as CTM do líquido amniótico têm sido isoladas e estudadas desde 2011, principalmente nas espécies canina (Uranio et al., 2011), equina (Park et al., 2011), felina (Iacono et al., 2012).

As CTM do tecido do cordão umbilical e das membranas fetais, assim como as CTM de tecido adiposo, são obtidas a partir de protocolos fundamentados na digestão enzimática dos tecidos, com enzimas como a colagenase associada ou não à dispase, ou ainda pelo cultivo de explantes (pequenos fragmentos de tecido em cultivo). Já as células do sangue do cordão umbilical e do líquido amniótico, assim como as CTM da medula e do sangue periférico, são obtidas por meio de protocolos de centrifugação, que, no caso de células derivadas do sangue, devem ser sempre associados a gradientes de densidade que auxiliam em separação e coleta do tipo celular-alvo.

Em resumo, as CTM das diferentes fontes placentárias como a membrana amniótica, o cordão umbilical e o líquido amniótico compartilham características que as definem com uma alternativa vantajosa para obtenção de CTM para a medicina regenerativa humana e veterinária, tais quais:

- Coleta não invasiva
- Tecidos que são normalmente descartados, resultando em menos questionamentos éticos e religiosos
- Tecidos envolvidos na tolerância materno-fetal, consequentemente com potencial imunogênico baixo ou nulo, possibilitando seu uso autólogo e alogênico
- Expressão de marcadores de pluripotência embrionários e alta plasticidade, o que lhes confere um potencial intermediário de diferenciação entre outras fontes multi- e pluripotentes
- Não tumorigênicas
- Grande potencial para formação de bancos celulares, possibilitando o uso imediato em lesões na fase aguda, de células previamente coletadas, expandidas e criopreservadas.

MEIO CONDICIONADO E VESÍCULAS EXTRACELULARES DERIVADAS DE CTM

Os fatores solúveis liberados pelas CTM podem ser encontrados nos meios em que as mesmas foram cultivadas. Esse meio, obtido após o cultivo das CTM e rico de substâncias liberadas por elas, é conhecido como meio condicionado. Muitos estudos têm demonstrado que o meio condicionado das CTM mantém as propriedades de imunomodulação e potencial regenerativo das células que o produziram, tornando-se um grande atrativo para a medicina regenerativa humana e veterinária pelo poder de abrir a possibilidade de protocolos terapêuticos acelulares, diminuindo as implicações éticas e sanitárias que a terapia celular demanda.

Estudos em relação ao meio condicionado de CTM também são realizados na medicina veterinária, principalmente para as espécies canina e equina, e têm confirmado os resultados obtidos na medicina humana.

Além dos fatores solúveis, as CTM liberam diversas vesículas com origem no sistema endossomal ou na membrana plasmática, conhecidas, respectivamente, como exossomos e microvesículas (MV). Essas vesículas extracelulares (VE) representam uma importante via de comunicação intercelular, transferindo proteínas da membrana ou citosólicas, lipídios, RNA e micro-RNA entre as células.

Estudos recentes sugerem que alguns dos efeitos regenerativos das CTM podem ser mediados também por essas VE. As MV apresentam algumas propriedades estruturais e funcionais semelhantes às de MSC na regeneração de tecidos e, uma vez que as MV inibem crescimento de tumores já estabelecidos, parece razoável assumir que a terapia com base em MV derivadas de

CTM poderia tornar-se uma nova abordagem terapêutica na medicina regenerativa. No entanto, literatura sobre as propriedades exatas das MV derivadas de CTM ainda é controversa e várias lacunas de pesquisa precisam ser abordadas antes da aplicação clínica.

MV derivadas de CTM inibiram a proliferação de linfócitos autorreativos e promoveram a secreção de citocinas anti-inflamatórias, tais como IL-10 e TGF-β. Porém, outros estudos mostraram que as MV podem desencadear respostas autoimunes em camundongos diabéticos não obesos (NOD) com funções altamente imunoestimuladoras (Rahman et al., 2014), e que não foram tão eficazes em modular respostas imunitárias in vitro como as CTM que as originaram (Conforti et al., 2014).

A análise do proteoma das MV das CTM mostrou que as MV refletem características das CTM, mas as funções potenciais das MV ainda não são claras (Kim et al., 2012). Recentemente, demonstrou-se que, apesar de as MV de CTM derivadas da medula óssea não demonstrarem a supressão geral da proliferação das células T in vitro, estas afetaram, de diferentes maneiras, as subpopulações de linfócitos T (Del Fattore et al., 2015). Esses resultados sugerem que as MV de CTM podem ter propriedades imunomoduladoras, mas os efeitos e os mecanismos são diferentes dos apresentados por seu homólogo celular. Por esses motivos, mais estudos são necessários para elucidar melhor os papéis e efeitos das MV.

Como já se discutiu, os estudos sobre as VE (exossomos e MV) de CTM humanos são ainda escassos e os estudos sobre as VE de CTM de espécies veterinárias são ainda mais raros. No entanto, esse é um assunto relevante e pertinente, que abriu ainda mais o campo do estudo das células-tronco para entendimento dos seus mecanismos de ação e seu potencial uso na medicina regenerativa humana e veterinária.

REFERÊNCIAS BIBLIOGRÁFICAS

Cardoso TC, Ferrari HF, Garcia AF et al. Isolation and characterization of Wharton's jelly-derived multipotent mesenchymal stromal cells obtained from bovine umbilical cord and maintained in a defined serum-free three-dimensional system. BMC Biotechnol. 2012; 12:18.

Coli A, Nocchi F, Lamanna R et al. Isolation and characterization of equine amnion mesenchymal stem cells. Cell Biol Int Rep. 2011; 18:e00011.

Conforti A, Scarsella M, Starc N et al. Microvescicles derived from mesenchymal stromal cells are not as effective as their cellular counterpart in the ability to modulate immune responses in vitro. Stem Cells Dev. 2014; 23(21):2591-9.

Corradetti B, Meucci A, Bizzaro D et al. Mesenchymal stem cells from amnion and amniotic fluid in the bovine. Reproduction. 2013; 145(4):391-400.

Del Fattore A, Luciano R, Pascucci L et al. Immunoregulatory effects of mesenchymal stem cell-derived extracellular vesicles on T lymphocytes. Cell Transplant. 2015; 24(12):2615-27.

Iacono E, Cunto M, Zambelli D et al. Could fetal fluid and membranes be an alternative source for Mesenchymal Stem Cells (MSCs) in the feline species? A preliminary study. Vet Res Commun. 2012; 36:107-18.

Kim HS, Choi DY, Yun SJ et al. Proteomic analysis of microvesicles derived from human mesenchymal stem cells. J Proteome Res. 2012; 11(2):839-49.

Lange-Consiglio A, Rossi D, Tassan S et al. Conditioned medium from horse amniotic membrane-derived multipotent progenitor cells: immunomodulatory activity in vitro and first clinical application in tendon and ligament injuries in vivo. Stem Cells Dev. 2013; 22(22):3015-24.

Lim JH, Byeon YE, Ryu HH et al. Transplantation of canine umbilical cord blood-derived mesenchymal stem cells in experimentally induced spinal cord injured dogs. J Vet Sci. 2007; 8(3):275-82.

McGuckin CP, Forraz N, Baradez MO et al. Production of stem cells with embryonic characteristics from human umbilical cord blood. Cell Prolif. 2005; 38(4):245-55.

Park SB, Seo MS, Kang JG et al. Isolation and characterization of equine amniotic fluid-derived multipotent stem cells. Cytotherapy. 2011; 13(3):341-9.

Rahman MJ, Regn D, Bashratyan R *et al.* Exosomes released by islet-derived mesenchymal stem cells trigger autoimmune responses in NOD mice. Diabetes. 2014; 63(3):1008-20.

Soncini M, Vertua E, Gibelli L *et al.* Isolation and characterization of mesenchymal cells from human fetal membranes. J Tissue Eng Regen Med. 2007; 1(4):296-305.

Torricelli F, Brizzi LB, Bernabei PA. Identification of hematopoietic progenitors cells in human amniotic fluid before 12th week of gestation. Ital J Anat Embryol. 1993; 98:118-26.

Uranio FM, Valentini L, Lange-Consiglio A *et al.* Isolation, proliferation, cytogenetic, and molecular characterization and in vitro differentiation potency of canine stem cells from adnexa: A comparative study os amniotic fluid, amnion and umbilical cord matrix. Mol Reprod Dev. 2011; 78:361-73.

BIBLIOGRAFIA DE APOIO

Arruda I. Isolamento, expansão, caracterização, criopreservação e diferenciação in vitro de células tronco, derivadas de membrana amniótica, matriz e sangue de cordão umbilical canino [dissertação]. São Paulo: Unesp; 2012.

Barberini DJ, Freitas NP, Magnoni MS *et al.* Equine mesenchymal stem cells from bone marrow, adipose tissue and umbilical cord: immunophenotypic characterization and differentiation potential. Stem Cell Res Ther. 2014; 5:25.

Barros PSM, Garcia JA, Laus JL *et al.* The use of xenologous amniotic membrane to repair canine corneal perforation created by penetrating keratectomy. Vet Ophthalmol. 1998; 1(2-3):119-23.

Bongso A, Fong CY. The therapeutic potential, challenges and future clinical directions of stem cells from the Wharton's jelly of the human umbilical cord. Stem Cell Rev. 2013; 9(2):226-40.

Bruno S, Grange C, Deregibus MC *et al.* Mesenchymal stem cell-derived microvesicles protect against acute tubular injury. J Am Soc Nephrol. 2009; 20(5):1053-67.

Campos LL. Caracterização e expressão de MHC de classe II em células tronco mesenquimais bovinas, derivadas de membrana amniótica, sangue de cordão umbilical e gelatina de Wharton [dissertação]. São Paulo: Unesp; 2012.

Cargnoni A, Di Marcello M, Campagnol M *et al.* Amniotic membrane patching promotes ischemic rat heart repair. Cell Transplant. 2009; 18(10):1147-59.

Cargnoni A, Piccinelli EC, Ressel L *et al.* Conditioned medium from amniotic membrane-derived cells prevents lung fibrosis and preserves blood gas exchanges in bleomycin-injured mice-specificity of the effects and insights into possible mechanisms. Cytotherapy. 2014; 16(1):17-32.

Cargnoni A, Ressel L, Rossi D *et al.* Conditioned medium from amniotic mesenchymal tissue cells reduces progression of bleomycin-induced lung fibrosis. Cytotherapy. 2012; 14(2):153-61.

Carrade DD, Borjesson DL. Immunomodulation by mesenchymal stem cells in veterinary species. Comp Med. 2013; 63(3):207-17.

Castrechini NM, Murthi P, Gude NM *et al.* Mesenchymal stem cells in human placental chorionic villi reside in a vascular Niche. Placenta. 2010; 31(3):203-12.

Chen J, Lu Z, Cheng D *et al.* Isolation and characterization of porcine amniotic fluid-derived multipotent stem cells. PLoS One. 2011; 6(5):e19964.

Chen PM, Yen ML, Liu KJ *et al.* Immunomodulatory properties of human adult and fetal multipotent mesenchymal stem cells. J Biomed Sci. 2011; 18:49.

Corradetti B, Correani A, Romaldini A *et al.* Amniotic membrane-derived mesenchymal cells and their conditioned media: potential candidates for uterine regenerative therapy in the horse. PLoS One. 2014; 9(10):e111324.

Cremonesi F, Corradetti B, Lange-Consiglio A. Fetal adnexa derived stem cells from domestic animals: progress and perspectives. Theriogenology. 2011; 75:1400-15.

Cremonesi F, Violini S, Consiglio-Lange A *et al.* Isolation in vitro culture and characterization of foal umbilical cord cells at birth. Vet Res Commun. 2008; 32(1):S139-42.

De Schauwer C, Goossens K, Piepers S *et al.* Characterization and profiling of immunomodulatory genes of equine mesenchymal stromal cells from non-invasive sources. Stem Cell Res Ther. 2014; 5(1):6.

De Vita B. Isolamento e caracterização de células-tronco derivadas dos anexos fetais equinos [tese]. São Paulo: Unesp; 2011.

De Vita B, Campos LL, Listoni AJ *et al.* Isolamento, caracterização e diferenciação de células-tronco mesenquimais do líquido amniótico equino obtido em diferentes idades gestacionais. Pesq Vet Bras. 2013; 33:535-42.

Dominici M, LeBlanc K, Mueller I *et al.* Minimal criteria for defining multipotent mesenchymal stroma cells. The international society for celular therapy position statement. Cytotherapy. 2006. 8:315-7.

Egghofer E, Hoogduijn MJ. Mesenchymal stem cell-educated macrophages. Transplant Res. 2012; 1:12.

Engela AU, Baan CC, Dor FJMF *et al.* On the interactions between mesenchymal stem cells and regulatory T cells for immunomodulation in transplantation. Front Immunol. 2012; 3:126.

Franz MG, Payne WG, Xing L *et al.* The use of amnion-derived cellular cytokine solution to improve healing in acute and chronic wound models. Eplasty. 2008; 8:e21.

Friedenstein AJ, Deriglasova UF, Kulagina NN *et al.* Precursors for fibroblasts in different populations of hematopoietic cells as detected by the in vitro colony assay method. Exp Hematol. 1974; 2:83-92.

Gandolfi F, Vanelli A, Pennarossa G *et al.* Large animal models for cardiac stem cell therapies. Theriogenology. 2011; 75:1416-25.

Gilger BC. Equine ophthalmology. 2. ed. Maryland Heights: Saunders; 2011.

Hayati AR, Nur Fariha MM, Tan GC *et al.* Potential of human decidua stem cells for angiogenesis and neurogenesis. Arch Med Res. 2011; 42(4):291-300.

Herrera MB, Fonsato V, Gatti S *et al.* Human liver stem cell-derived microvesicles accelerate hepatic regeneration in hepatectomized rats. J Cell Mol Med. 2010; 14:1605-18.

Hoynowski SM, Fry MM, Gardner BM *et al.* Characterization and differentiation of equine umbilical cord-derived matrix cells. Biochem Biophys Res Commun. 2007; 362:347-53.

Huang YC, Parolini O, Deng L. The potential role of microvesicles in mesenchymal stem cell-based therapy. Stem Cells Dev. 2013; 22(6):841-4.

Igura K, Zhang X, Takahashi K *et al.* Isolation and characterization of mesenchymal progenitor cells from corionic villi of human placenta. Cytotherapy. 2004; 6(6):543-53.

Koch TG, Heerkens T, Thomsen PD *et al.* Isolation of mesenchymal stem cells from equine umbilical cord blood. BMC Biotechnol. 2007; 7:26.

Lange-Consiglio A, Corradetti B, Bizzaro D *et al.* Characterization and potential applications of progenitor-like cells isolated from horse amniotic membrane. J Tissue Eng Regen Med. 2012; 6(8):622-35.

Listoni AJ. Estudo do potencial de diferenciação de células tronco mesenquimais equinas oriundas do sangue da medula óssea, membrana amniótica e cordão umbilical, cultivadas sobre um filme de quitosana [dissertação]. São Paulo: Unesp; 2011.

Listoni AJ, Arruda I, Maia L *et al.* Differentiation potential of mesenchymal stem cells from equine bone marrow cultured on hyaluronic acid-chitosan polyelectrolyte multilayer biofilm. J Stem Cells. 2015; 10:69-77.

Maia L. Coleta, processamento, caracterização fenotípica das células-tronco mesenquimais e sua viabilidade de aplicação por via intratecal em equinos [tese]. São Paulo: Unesp; 2012.

Maia L, De Vita B, Moraes CN *et al.* Considerações sobre a obtenção, processamento, caracterização e aplicação terapêutica das células-tronco mesenquimais em medicina equina. Vet Zootec (Unesp). 2013; 20:359-73.

Maia L, Landim-Alvarenga FC, Mota LS *et al.* Immunophenotypic, immunocytochemistry, ultrastructural and cytogenetic characterization of mesenchymal stem cells from equine bone marrow. Microsc Res Tech (Print). 2013; 76:618-24.

Maia L, Landim-Alvarenga FC, Taffarel MO *et al.* Feasibility and safety of intrathecal transplantation of autologous bone marrow mesenchymal stem cells in horses. BMC Vet Res. 2015; 11:1-9.

Miki T, Lehmann T, Cai H *et al.* Stem cell characteristics of amniotic epithelial cells. Stem Cells. 2005; 23:1549-59.

Moore KL, Persaud TVN. The developing human. 6. ed. Philadelphia: W.B. Saunders Company; 1998.

Nauta AJ, Fibbe WE. Immunomodulatory properties of mesenchymal stromal cells. Blood. 2007; 110:3499-506.

Parolini O, Soncini M. Placenta as a source of stem cells and as a key organ for feto-maternal tolerance. In: Regenerative medicine using pregnancy-specific biological substances. London: Springer-Verlag; 2011.

Perry JS. The mammalian fetal membranes. J Reprod Fertil. 1981; 62:321-35.

Prestes NC, Landim-Alvarenga FC. Obstetrícia veterinária. Rio de Janeiro: Guanabara Koogan; 2006.

Raposo G, Stoorvogel W. Extracellular vesicles: Exosomes, microvesicles, and friends. J Cell Biol. 2013; 200(4):373-83.

Reed SA, Johnson SE. Equine umbilical cord blood contains a population of stem cells that express Oct4 and differentiate into mesodermal and endodermal cell types. J Cell Physiol. 2008; 215:329-36.

Trelford JD, Trelford-Sauder M. The amnion in surgery, past and present. Am J Obstet Gynecol. 1979; 134:833-45.

Zago MA, Covas DT. Células-tronco: a nova fronteira da medicina. São Paulo: Atheneu; 2006.

Índice Alfabético

A

Aberrações
- cromossômicas, 116
- estruturais, 116
- numéricas, 116
Abortamento
- induzido (terapêutico), 101
- não infeccioso, 99
- - nas demais espécies, 101
Acidentes pós-parto, 192
Ácidos graxos essenciais, 65
Acidose, 140, 147
Acrossomo, desenvolvimento do, 4
Actinomyces pyogenes, 37, 105
Agalactia, 83, 84
Agentes teratogênicos, 165
Aglepristone (RU 534), 91
Alantoâmnio, 24
Alantocório, 24, 27, 29, 33
Alantoide, 23, 26, 33
Altas temperaturas, diminuição
  da fertilidade e, 117
Alvéolos, 81
Âmnio, 23, 33
Amniocentese, 34
Amputação do teto, 83
Anasarca, 164
Anestesia para cesariana, 152
Aneuploidias, 116
Anomalias
- cervicais, 156
- pélvicas, 155
- vaginais, 156
- vulvares, 156
Anomalidades placentárias em
  fertilização *in vitro*, 111
Antibióticos, 106
Anticoncepcionais, 87
Antro, 1
Aparato de Golgi, 5
Apresentações distócicas, 163
Artrite-encefalite caprina, 95

Ascite, 164
Aspergillus sp., 105, 113
Assexualidade, indução de, 88
Atitudes distócicas, 164
Atonia uterina, 156
- primária, 175
Atropina, 153, 154
Auréolas, 28
Autoimplantes ovarianos, 88

B

Balanço hídrico e eletrolítico, 64
Bicarbonato de sódio, 154
Blastocisto
- eclosão do, 15
- estágio de, 16
- mantidos em condições *in vitro*, 16
Bovinos (*ver* Vacas)
Bromocriptina, 90

C

Cabergolina, 90
Cabra(s), 61
- desencadeamento do parto, 71
- indução do abortamento, 95
Cadela(s)
- avaliação ultrassonográfica da gestação, 55
- - principais achados ultrassonográficos, 56
- - - dias 14 a 21, 56
- - - dias 22 a 23, 56
- - - dias 23 a 30, 56
- - - dias 24 a 26, 56
- - - dias 25 a 28, 57
- - - dias 28 a 30, 57
- - - dias 37 a 42, 57
- - - dias 43 a 45, 57
- - - dias 47 a 53, 57
- - - dias 58 a 63, 57
- desencadeamento do parto, 71
- endocrinologia da gestação na, 62
- fase de preparação do parto, 74

- gestante, manejo nutricional da, 147
- indução do abortamento, 88
- intervenção no parto, 171
- líquidos amniótico e alantoidiano de, 39
- malformações letais e semiletais, 165
- neonatos caninos
- - desenvolvimento e manejo do, 148
- - fisiologia cardiopulmonar, 151
- - função digestória e nutrição do, 149
- - hidratação, 149
- - hipotermia, 149
- - micção, 149
- - reações posturais, 150
- - reanimação do, 151
- - sistema nervoso, 150
- - tônus muscular, 151
- retenção da placenta, 104
- técnica básica da cesariana, 183
Cálcio, 65, 148
Cálices endometriais, 28
Candida albicans, 105
Cápsula, 16
Carboidratos, 66
Carnívoros, 80, 84
- glândulas mamárias, 84
- lóquios, 80
- produção de leite, 84
- prolapso
- - da vagina, 131
- - uterino, 160
- reconhecimento materno da gestação 20
Caslick modificado, 135
Castração precoce, 88
Cavidade alantoidiana, 36
Células
- do *cumulus*, 2
- germinativas
- - migrantes, 46
- - primordiais (CGP), 45
- trofoblásticas dos bovinos, 28
Células-tronco, 2, 199, 205
- adultas, 200

208 Obstetrícia Veterinária

- derivada da medula óssea, 202
- do cordão umbilical, 204
- - do subendotélio venoso do, 204
- embrionárias, 200
- meio condicionado e, vesículas extracelulares derivadas de, 205
- mesenquimais, 200
- - da placenta, 202
Cervicopexia pela técnica de Winkler, 137
Cérvix, 66
Cesariana, 173, 182
- anestesia para, 152
- cuidados especiais com o nascido por, 153
Cirurgias do trato reprodutivo de éguas, 192
Citocinas, 21
Citoplasma, eliminação do, 5
Clivagem, 12
Cloprostenol, 90
Cloreto, 35
Colostro, 74
- absorção do, 142
- avaliação, 142
- produção de, 142
Congestão, 84
Contraceptivos, 88
- químicos, 88
Contrações
- auxílio às, 175
- controle da musculatura uterina, 75
- excessivas, 157
Contraturas articulares, 164
Cordão umbilical
- dos equinos, 99
- torção do, 121
Cório, 14, 33
Corioalantoide interplacentomal, 28
Corno não gravídico, 109
Corpo lúteo, 69
Corpúsculos de Malpighi, 46
Corticoides, 35
Corticosteroides, 90, 94
Cortisol, 66
- fetal, 69

D

Débito cardíaco, 64
Defeitos anatômicos, 156
Defesa uterina natural, 104
Deficiências nutricionais, 117
Deleções, 117
Delivramento, 77
Desenvolvimento
- embrionário, início do, 13
- mamário, 81
- - antes da gestação, 81
- - durante a gestação, 81
Desvio de angulação vulvar e perineal, 192
Determinação genética do sexo, 44
Dexametasona, 90, 94
Diferenciação
- das gônadas, 45
- - feminina, 47
- - masculina, 46
- do sexo, 44
Dilaceração(ões), 191, 192
- perineal de 3º grau, 194

Dilatação insuficiente de vulva e vestíbulo, 177
Diploteno, 4
Disgenesia gonadal, 116
Dispositivos intrauterinos (DIU), 88
Distocia(s), 172, 192
- de causa fetal, 163
- fetais, correção das, 164, 177
Distúrbio
- da ejeção láctea, 84
- do fechamento do teto, 84
Diurese, 64
Doxapram, 154
Ductos
- de Müller, 47
- de Wolff, 46, 47
Duplicações, 117

E

Edema(s)
- de úbere, 83
- excessivo, 156
- vaginal, 131
Égua(s), 78, 105
- abortamento não infeccioso, 99
- avaliação ultrassonográfica da gestação, 49
- cirurgias do trato reprodutivo de, 192
- delivramento, 78
- desencadeamento do parto, 70
- emergências obstétricas, 187
- endocrinologia da gestação na, 62
- exame da placenta, 79
- fase
- - de expulsão do produto, 75
- - de preparação do parto, 73
- glândula mamária, 85
- indução
- - de parto, 94
- - do abortamento, 93
- intervenção no parto, 170
- involução uterina, 79
- lóquios, 80
- malformações letais e semiletais, 165
- partos normais, 187
- potro recém-nascido, 140
- - potencialmente anormal, 143
- principais achados ultrassonográficos, 50
- - após 60 dias, 52, 50
- - dias 14 a 20, 50
- - dias 21 a 40, 50
- - dias 41 a 60, 50
- - dias 9 a 13, 50
- prolapso da vagina, 130
- prolapso uterino, 160, 191
- - completo na, 191
- - tratamento, 160
- reconhecimento materno da gestação 19
- restabelecimento dos ciclos estrais, 80
- retenção da placenta 103
- técnica básica da cesariana, 184
Eixo hipotálamo-hipófise-adrenal fetal, 35
Embrião(ões), 14
- de cadela, 16
- de equinos, 15
- de vertebrados, 43
- dos répteis e aves, 33

- implantação do, 21
- período de, 59
- produzidos por fertilização in vitro, 111
Emergências obstétricas em equinos, 187
Endocrinologia da gestação
- na cadela, 62
- na égua, 62
- na gata, 62
- na porca, 61
- na vaca, 60
- nos pequenos ruminantes, 61
Endometrites agudas, 119
Enemas, 143
Enterobacter agglomerans, 113
Envelope nuclear, 5
Envoltórios fetais, 33
Epinefrina, 153
Episiotomia, 177, 191
Epitélio celomático, 45
Epostane, 91
Equinos (ver Éguas)
Escherichia coli, 105, 113
Espaço uterino insuficiente, 120
Espermatocitogênese, 2
Espermatogênese, 2
Espermatogônia, 2, 3
Espermiogênese, 4
Esquistossoma reflexo, 164
Estática fetal, 163
- apresentação, 163
- atitude, 163
- posição, 163
Estenose, 177
Estreitamentos por cicatrizes, 156
Estresse
- fetal, 35
- térmico, 117
Estrógeno, 60, 66, 69, 89, 119
Euploidias, 116
Exame da placenta, 99
Exame(s)
- do cordão umbilical, 99
- do feto, 99
- dos envoltórios fetais, 99
- especial da glândula mamária, 169
- externo, 167
- - abdome, 167
- - glândula mamária, 167
- - pelve, 167
- - vulva, 167
- interno, 169
- - condições do feto, 169
- - condições dos anexos fetais, 169
- - vias fetais dura e mole, 169
- obstétrico durante o parto, 166
- pós-parto, 170
Exantema cutâneo, 82
Exostoses, 155
Extensão, 164
Exteriorização da dobra vaginal, 131

F

Fármacos indutores do parto, 92
Fatores de liberação de corticotrofinas, 69
Fecundação, 6

Felinos (ver Gatas)
Fêmea gestante, modificações físicas da, 64
- hemodinâmicas, 64
- metabólicas, 65
- nos órgãos reprodutivos, 66
Fertilização, 13
- do óvulo dos equinos, 15
- falha na, 115
- *in vitro*, anormalidades
    placentárias em, 111
Feto(s)
- enfisematoso, 122
- maturação do, 76
- número de, 63
- período de, 59
Fetotomia, 177
Fístula
- de teto, correção da, 83
- retovaginal, 194
Flagelo, desenvolvimento do, 4
Fluxo sanguíneo uterino, 64
Folículo(s)
- antrais, 1
- de De Graaf, 1
- fase de crescimento do, 1
- ovariano, 1
- pré-antrais, 1
- terciários, 1
Fósforo, 65, 148
Fotossensibilização, 82
Fraturas, 155
Fungos, 105
Furunculose, 82

G

Gametas masculinos, formação dos, 2
Gatas
- desencadeamento do parto, 70
- endocrinologia da gestação, 62
- indução do abortamento, 92
- malformações letais e semiletais, 165
- preparação do parto, 74
Gêmeos em equinos, 112
Genoma embrionário, ativação do, 14
Gestação
- alteração na duração da, 100
- - fase embrionária, 100
- duração da, 59
- - fatores ambientais, 60
- - fatores fetais, 59
- - fatores genéticos, 60
- - fatores maternos, 59
- em equinos, 21
- finalizadores da, 88
- ganho de peso na, 65
- gemelar, medidas para a correção da, 113
- interrupção da, 87
- múltipla patológica, 111
- na vaca, 52
- patologias da, 109
- reconhecimento
- - imunológico da, 20
- - materno da, 16
- - - em carnívoros domésticos, 20
- - - em equinos, 19

- - - em ruminantes, 18
- - - em suínos, 19
Girdle cells, 28
Glândula mamária, 81
- patologias da, 82
Gliconato de cálcio 10%, 91
Gônada(s)
- fetais, 48
- primordial, 45
Gonadotrofina coriônica (eCG), 21
Grânulo acrossomal, 5

H

Hematoma mamário, 83
Hemorragia via vagina, 190
Hérnia ventral, 192
Hidrâmnio, 109
Hidroalantoide, 109
Hidrocefalia, 164
Hidronefrose, 109
Hidropisia, 109
- das membranas fetais, 109
- dos envoltórios, 192
Hiperplasia, 131
- mamária benigna, 85
- vaginal, 132
Hipertonia, 157
Hipocalcemia materna, 35
Hipogalactia, 83
Hipoglicemia, 147, 154
Hipoplasia ovariana, 116
Hipotermia, 147
Hipoxia, 147
Histerectomia com manutenção
    dos ovários, 88
Histerotomia, 186
Hormônios da gestação, 60
- foliculoestimulante (FSH), 61, 88
- luteinizante (LH), 88

I

Idade gestacional, avaliação da, 49
IGF-II (*insulin-like growth factor* II), 22
Imaturidade, 143
Imunidade, passagem passiva de, 142
Imunoglobulinas, passagem transplacentária
    de, 26
Imunoproteção, função de, 26
Indução
- de assexualidade, 88
- de parto, 87
- - em equinos, 94
- - em ovelhas, 96
- - em vacas, 94
- do abortamento
- - em cabras, 95
- - em felinos, 92
- - em porcas, 96
- - em vacas, 94, 95
- - na cadela, 88
- - na égua, 93
Inércia uterina, 172
Infantilismo, 156
Infusões intrauterinas
- de antibióticos, 106

- de plasma homólogo, 106
Insulina, 66
Interação materno-fetal, falta de, 118
Interferona τ (IFNτ), 18
Inversão(ões), 116
- da vagina, 127
- - sintomas, 129
- uterina, 158
Involução uterina, 77
Irradiação, 88
Isoeritrólise neonatal, 145

K

Klebsiella
- *aerogenes*, 113
- *pneumoniae*, 105

L

Laceração(ões), 191, 192
- cervical, 195
- retais, 192
Lactação, 81, 82
Lactogênios placentários, 66
Lavados uterinos, 105
Leite
- artificial, 150
- da cadela, 149
Leptoteno, 4
Lesões
- de cobertura, 192
- do úbere e dos tetos, 83
Lidocaína, 153
Ligadura tubárica, 88
Ligamento pélvicos, 66
Lipídios, 66
Líquido(s)
- alantoidiano, 24, 36
- - de cadelas, 39
- amniótico, 204
- - de cadelas, 39
- - valores de creatinina, 34
- fetais, 33
- - composição, 36
- - função dos, 24
- - volume em ovinos, 34
Luxação sacroilíaca, 155

M

Maceração fetal, 123
Malformações letais e semiletais, 165
Mastectomia radical, 83
Mastites, 84
Meiose, 3
Mesênquima, 45
Método(s)
- anticoncepcionais, 87
- de aspiração do líquido amniótico
    de vacas, 35
- de turvação do sulfato de zinco (Zn), 142
Micoplasmose, 95
Microcotilédone, 29
Mifepristona (RU 486), 91
Modelo rígido Thygesen®, 179
Mola

210 Obstetrícia Veterinária

- carnosa, 115
- cística, 114
- hemorrágica, 115
- hidatiforme, 114
- vilosa, 115
Molécula HSP70, 117
Monstro
- complexo, 164
- simples, 164
Morte
- embrionária, 100
- - causas não infecciosas de, 115
- fetal, 115
- - consequências da, 120
- pré-natal do embrião, 115
Mórula(s), 14
- mantidos em condições *in vitro*, 16
Mucor spp., 113
Mumificação fetal, 120

N

Naloxona, 153
Neonato, manejo do, 139
- bovino, 146
- canino
- - desenvolvimento e manejo do, 148
- - fisiologia cardiopulmonar, 151
- - função digestória e nutrição do, 149
- - hidratação, 149
- - hipotermia, 149
- - micção, 149
- - reações posturais, 150
- - reanimação do, 151
- - sistema nervoso, 150
- - tônus muscular, 151
- cuidados com o umbigo, 141
- inatividade do, 147
- letargia do, 147
- valores de referência, 141

O

Ocitocina, 17, 18, 91, 92, 94, 105
Ômega-3, 65
Ordenha sanguinolenta, 83
Osteodistrofia, 155
Ovariectomia, 88
Ovário, 66
Ovariossalpingo-histerectomia, 88
Ovelha, 61
- desencadeamento do parto, 70
- indução de parto, 96
- volume de líquido fetal em, 34
Ovo, período de, 59
Óvulo, ativação do, 10

P

Palpação abdominal, 54
Papilomatose, 83
Paquiteno, 4
Parto
- desencadeamento do, 69
- distócico, 175, 187

- - consequências do, 190
- fases do, 73
- - dilatação da via fetal, 75
- - expulsão do produto, 75
- - preparação, 73
- - - cadela, 74, 73
- - - éguas, 73
- - - felinos, 74, 73
- - - suínos, 75, 73
- - - vacas, 73
- indução de, 87
- - em equinos, 94
- - em ovelhas, 96
- - em vacas, 94
- intervenção no, 170
- normal, 69
Pelve juvenil, 155
Pequenos ruminantes, 54
- endocrinologia da gestação nos, 61
- intervenção no parto, 170
- precoce, 115
- prolapso da vagina, 131
- puerpério, 78
- reconhecimento materno da gestação, 18
- técnica básica da cesariana, 185
Perosomus elumbis, 164
Placenta(s), 23, 69
- coriovitelínica, 28
- cotiledonária, 23, 26
- da vaca, 103
- de cadelas, 104
- de equinos, 28
- de ruminantes, 26, 104
- - aspectos histológicos da, 27
- difusa, 23
- discoidal, 23
- em porcas, 104
- endoteliocorial, 23
- epiteliocorial, 23
- equina, 103
- formação das membranas fetais, 23
- funcionamento anormal da, 100
- funções da, 24
- - órgão de alimentação do feto, 24
- - órgão de filtração, 25
- - órgão de secreção interna, 25
- - órgão respiratório do feto, 24
- hemocorial, 23
- normal, bovina, 111
- patologias de, 109
- retenção da, 102
- - bovinos, 104
- - cadelas, 104
- - égua, 103
- - porcas, 104
- - vaca, 103
- separação prematura da, 192
- sinepiteliocorial/sindesmocorial, 23
- zonária, 23
Placentação, 22
Placentite, 113
Polimelia, 164
Porca(s), 80
- delivramento, 80
- endocrinologia da gestação na, 61

- fase prodrômica ou de preparação do parto, 75
- indução do abortamento, 96
- intervenção no parto, 171
- involução uterina, 80
- malformações letais e semiletais, 165
- prolapso da vagina, 131
- reconhecimento materno da gestação, 19
- restabelecimento do ciclo estral, 80
- retenção da placenta, 104
- técnica básica da cesariana, 183
- ultrassonografia em modo B, 55
Posições distócicas, 164
Prematuridade, 143
Primeiro movimento respiratório, 139
Processo
- de Bühner, 134
- de Flessa, 135
Progesterona, 16, 60, 69, 119
- antagonistas da, 91
- depósitos de gordura, 66
- manutenção da produção de, 16
- ovariana, 71
- placentária, 70
- receptores de, 9
Prolactina, 60, 72
- inibidores da, 90, 92
Prolapso(s), 190
- da vagina, 127
- - bovinos, 129
- - carnívoros, 131
- - equinos, 130
- - parcial da, 127
- - - sintomas, 129
- - pequenos ruminantes, 131
- - suínos, 131
- - total, 128
- - - sintomas, 129
- retal, 192
- uterino, 158
- - bovinos, 159
- - carnívoros, 160
- - éguas, 160, 191
Prostaglandinas, 20, 89, 92, 106
- análogos da, 90
- E, 69
Pseudomonas aeruginosa, 105, 113
Puerpério, 77
Pulmões, maturação dos, 76
Putrefação, 122

R

Reação acrossomal, 8
Reanimação do neonato canino, 151
Reconhecimento
- imunológico da gestação, 20
- materno da gestação, 16
- - em carnívoros domésticos, 20
- - em equinos, 19
- - em ruminantes, 18
- - em suínos, 19
Reflexo
- de sucção, 150
- nervoso, 175
- palpebral, 150
Relaxina, 72

Reservas
- de carboidratos, 76
- de gordura, 76
Resistência à insulina, 66
Respiração espontânea, início da, 139
Retenção da placenta, 102
- bovinos, 104
- cadelas, 104
- égua, 103
- porcas, 104
- vaca, 103
Retropulsão, 164
Rotação, 164
Ruptura do tendão pré-púbico, 192

S

Saco
- alantoidiano, 24
- vitelínico, 23
- - primitivo, 33
Salpingectomia, 88
Secreção pulmonar fetal, 35
Serosa, 33
Sínfise púbica, 66
Sinus terminalis, 28
Sódio, 35
Staphylococcus aureus, 113
Streptococcus
- beta-hemolítico, 105
- *zooepidemicus*, 113
Suínos (*ver* Porcas)
Sutura em "U"
- horizontal, 135
- vertical profundo, 136

T

Tamanho pequeno para a idade gestacional
    (SGA), 143
Tecido mesonéfrico, 45
Técnica(s)
- básica da cesariana, 183
- de retenção pela aplicação de pontos
    separados em "U", 135
- do "cadarço de sapato", 135
- operatórias, 193
- - Caslick, 193
- - Pouret, 193
- - Mondino-Merck, 193
Teratologia, 165
Termorregulação, 140
Teste(s)
- de aglutinação
- - em látex, 142

- - para determinação de aloanticorpos
    anti-hemácias, 143
- de imunodifusão radial simples para
    determinação de IgG, 142
- do fracionamento de proteínas por
    eletroforese, 142
- projetados para o neonato, 144
Teto
- amputação do, 83
- fístula de, 83
Torção(ões)
- articulares, 164
- do cordão umbilical, 121
- uterina, 121, 157, 192
Tração, 164
- forçada, 175, 176
Translocações, 116
Tratamentos hormonais, 118
Trocas hemotróficas, 29
Trofoblasto, 14, 33
Tubérculo genital, 47
- identificação e localização
    ultrassonográfica do, 47
Túbulos mesonéfricos, 46
Tumores, 156
- mamários, 85

U

Ultrassonografia, 36
- transretal, 47
- verificação do sexo fetal, 47
Umbigo, 140
Urina, 34
Urovagina, correção de, 194
Útero, 16, 66
- inversão, 158
- prolapso, 158
- - bovinos, 159
- - carnívoros, 160
- - éguas, 160, 191
- torção, 121, 157, 192

V

Vaca(s), bovinos
- avaliação ultrassonográfica da gestação, 52
- bezerros neonatos, 146
- delivramento, 78
- desencadeamento do parto, 71
- endocrinologia da gestação na, 60
- fase de preparação do parto, 73
- indução
- - de parto, 94
- - do abortamento, 94, 95

- lóquios, 78
- malformações letais e semiletais, 165
- principais achados ultrassonográficos, 53
- - dias 21 a 24, 53
- - dias 25 a 30, 53
- - dias 31 a 40, 53
- - dias 10 a 20, 53
- - dias 41 a 90, 53
- - 2º e 3º trimestres, 54
- prolapso
- - da vagina, 129
- - uterino, 159
- - - tratamento, 159
- puerpério propriamente dito, 78
- restabelecimento dos ciclos estrais, 78
- retenção da placenta, 103, 104
- técnica básica da cesariana, 185
Vagina, 66
- inversão da, 127
- prolapso da, 127
- - bovinos, 129
- - carnívoros, 131
- - equinos, 130
- - parcial da, 127
- - - sintomas, 129
- - pequenos ruminantes, 131
- - suínos, 131
- - total, 128
- - - sintomas, 129
- sintomas, 129
Vaginites crônicas, 130
Vaginopexia pela técnica de Minchev, 136
- modificada, 136
Varíola mamária, 82
Versão, 164
Vesícula
- acrossomal, 5
- coriônica de bovinos, 26
Via
- de expulsão fetal, 73
- fetal
- - mole, 73
- - óssea, 73
Vitamina K, 154
Volume
- plasmático, 64
- sanguíneo, 64
Vulva, 66
Vulvoplastia, 192

Z

Zigoteno, 4
Zigoto aneuploide, 116
Zona pelúcida, 6, 8